藝術治療取向大全

理論與技術

Judith Aron Rubin　主編

陸雅青　審閱

陸雅青、陳美伊、蔡汶芳、呂煦宗、許玫倩
謝湘蓁、周怡君、張梅地、吳亭君　翻譯

APPROACHES TO ART THERAPY

Theory and Technique

Third Edition

Edited by Judith Aron Rubin

目錄

主編簡介

Judith Aron Rubin, Ph.D., ATR-BC，為一合格的心理學家、兒童與成人精神分析師、美國藝術治療學會（American Art Therapy Association）前理事長和終身榮譽會員。她同時也是 Expressive Media 的共同創辦人之一，並兼任執行長，且自 1963 年起開始從事藝術治療的實務工作。她任教於匹茲堡大學精神醫學系，並服務於賓州的匹茲堡精神分析中心，為 7 本書的作者和 13 部影片的製作人。

作者群

Susan Aach-Feldman, M.Ed., ATR*

西賓州盲生學校（Western Pennsylvania School for Blind Children）表達性藝術治療師；匹茲堡 Carlow College 藝術治療學程兼任；賓州藝術在特殊教育計畫（Arts in Special Education Project of Pennsylvania）顧問。

Pat Allen, Ph.D., ATR, HLM

芝加哥 Open Studio Project 協同創辦人及前協同執行長；芝加哥藝術學院（School of the Art Institute of Chicago）前兼任教授；加州 Ojai 市 Virtual Studio Pardes 執行長；*Art Is a Way of Knowing, Art Is a Spiritual Path* 作者。

Mala Betensky, Ph.D., ATR*

華盛頓特區私人執業心理師及藝術治療師；*Self-Discovery Through Self-Expression*、*What Do You See?* 作者。

Mildred Chapin, M.Ed., ATR, HLM

亞利桑那 Tucson 市畫家、詩人及藝術治療師；芝加哥 Barclay & Pritzker 醫院附屬治療部前執行長；*Reverberations: Mothers & Daughters* 和 *Haiku, Painted and Written* 之插圖和文字作者。

Gioia Chilton, Ph.D., ATR-BC

Creative Wellbeing Workshops, LLC 執行長；*Art/Research International: A Transdisciplinary Journal* 協同編輯；美國創意協會（American Creativity Association）2014 年 Torrance 獎得主。

Michael Edwards, R.A.Th., H.L.M.*

英國 Cornwall 私人執業之榮格分析師及藝術治療師；加拿大 Concordia University 藝術治療碩士學程前系主任；The C.G. Jung Picture Archives 榮譽策展人。

Joanna Clyde Findlay, M.A., ATR

加州專業心理學院（California School of Professional Psychology）、Alliant International University、Phillips Graduate Institute 兼任；*Art Therapy and the Neuroscience of Relationships, Creativity, and Resiliency: Skills and Practices* 協同作者。

Barbara Fish, Ph.D., ATR-BC

芝加哥伊利諾大學（University of Illinois at Chicago）及芝加哥藝術學院（School of the Art Institute of Chicago）專任；*Art-Based Supervision: Cultivating Therapeutic Insight through Imagery* 作者。

Michael Franklin, Ph.D., ATR-BC

Naropa University 藝術治療學程協調人；Bowling-Green-State University Saint-Teresa 學院前訓練課程主任；*Art as Contemplative Practice: Expressive Pathways to the Self* 作者。

Linda Gantt, Ph.D., ATR-BC, HLM

西維吉尼亞州創傷諮詢與密集創傷治療訓練中心（West Virginia Trauma Consultants, Intensive Trauma Therapy, ITT Training Institute）負責人；與 Louis Tinnin 協同發展創傷直覺反應及雙腦動力（The Instinctual Trauma Response and Dual Brain Dynamics）理論；藝術治療形式要素量表（Formal Elements Art Therapy Scale，簡稱 FEATS）協同發展人；美國藝術治療學會（American Art Therapy Association）前理事長。

Laura Greenstone, M.S, LPC, ATR-BC

Arts Based Approach to "Psychological First Aid" 之協同創作人；全國創造性表達聯合協會（National Coalition of Creative Arts Therapies Association）前主席；紐澤西州認證之災難和危機反應諮詢師。

Noah Hass-Cohen, M.A., Psy.D., ATR-BC

加州專業心理學院，Alliant International University 任教；Phillips Graduate Institute 藝術治療學程創辦人暨主任；*Art Therapy and Clinical Neuroscience* 協同編輯；*Art Therapy and the Neuroscience of Relationships, Creativity, and Resiliency: Skills and Practices* 協同作者。

Dominik Havsteen-Franklin, Ph.D., R.A.Th.

英國 NHS（National Health Service）藝術心理治療顧問；英國倫敦私人執業藝術心理治療師。

David Henley, Ph.D., ATR

紐約長島大學（Long Island University）藝術治療課程教授兼系主任；*Exceptional Children: Exceptional Art and Clayworks in Art Therapy: Plying the Sacred Circle* 作者，目前已退休，往返於康州的 Denver 和 Boulder 兩地。

Paula Howie, M.A., ATR-BC, LPC, LCPAT, HLM

Walter Reed Army Medical Center 前活動治療科主任；喬治華盛頓大學（George Washington University）、Norwich 大學 Vermont 學院、華盛頓精神醫療學院（Washington School of Psychiatry）專任；華盛頓特區私人執業；創傷治療顧問；*Art Therapy with Diverse Populations: Crossing Cultures and Abilities* 協同編輯。

Eleanor Irwin, Ph.D., RDT

匹茲堡大學（University of Pittsburgh）精神科臨床副教授；匹茲堡精神分析中心（Pittsburgh Psychoanalytic Center）前副教授兼主任；賓州匹茲堡私人執業領有執照之心理師、戲劇治療師心理劇導演和精神分析師。

Edith Kramer, D.A.T. (Honorary), ATR-BC, HLM*

紐約大學（New York University）和喬治華盛頓大學（George Washington University）藝術治療學程兼任教授；*Art Therapy in a Children's Community*、*Art as Therapy with Children*、*Childhood and Art Therapy*、*Art as Therapy: Collected Papers* 作者。

Carole Kunkle-Miller, Ph.D., ATR

西方精神醫學院暨診所（Western Psychiatric Institute & Clinic）以及西賓州盲生學校（Western Pennsylvania School for Blind Children）前藝術治療師；目前為私人執業的藝術治療師及心理師，和 www.Lifeline Coach.com 之私人教練。

Shaun McNiff, Ph.D., ATR, HLM

麻州 Endicott College 教務長及院長；麻州 Lesley University 表達性治療學程（Expressive Therapies Program）創辦人及前主任；*Imagination in Action*、*Art as Research*、*Integrating the Arts in Therapy*、*Art Heals*、*Trust the Process*、*Art as Medicine* 等書之作者。

Bruce Moon, Ph.D., ATR-BC, HLM

Mount Mary University 藝術治療博士課程教授兼協同創辦人；*Existential Art Therapy: The Canvas Mirror*、*Introduction to Art Therapy: Faith in the Product*、*Art-Based Group Therapy* 等藝術治療文獻之作者。

Catherine Hyland Moon, M.A., ATR-BC

芝加哥藝術學院藝術治療系教授兼系主任；*Studio Art Therapy* 作者；*Materials and Media in Art Therapy* 主編，協同為東非的孩子在芝加哥設立一個社區工作室及療癒性的藝術課程。

Laury Rappaport, Ph.D., MFT, ATR-BC, REAT

加州 Santa Rosa 聚焦與表達性藝術學院（Focusing and Expressive Arts Institute）創辦人及執行長；*Focusing-Oriented Art Therapy: Accessing the Body's Wisdom and Creative Intelligence* 作者；《正念與各類型藝術治療：理論與實務》（*Mindfulness and the Arts Therapies: Theory and Practice*）主編；Lesley University 表達性治療部門、Notre Dame de Namur University 教授。

Janie Rhyne, Ph.D., ATR-BC, HLM*

Norwich 大學 Vermont 學院藝術治療助理教授；愛荷華大學（University of Iowa）社會工作學研究所兼任教授；愛荷華州私人執業；*The Gestalt Art Experience* 作者。

Shirley Riley, M.F.T., ATR*

Phillips Graduate Institute 任教；藝術治療私人執業；*Integrative Approaches to Family Art Therapy, Supervision & Related Issues*（1996）協同作者；*Contemporary Art Therapy with Adolescents*（1999）和 *Group Process Made Visible: The Use of Art in Group Therapy*（2000）作者。

Arthur Robbins, Ed.D., ATR, HLM

紐約布魯克林 Pratt Institute 藝術治療學程教授；紐約 Institute for Expressive Analysis 創院主任；National Psychological Association for Psychoanalysis 任教；紐約市藝術治療及精神分析私人執業；*The Artist as Therapist*、*A Multi-Modal Approach to Creative Art Therapy* 等書作者。

Natalie Rogers, Ph.D., REAT*

Emerging Woman: A Decade of Midlife Transitions、*The Creative Connection: Expressive Arts as Healing*、*The Creative Connection for Groups: Person-Centered Expressive Arts for Healing and Social Change* 等書作者；IEATA 終身成就獎；Expressive Arts for Healing & Social Change: A Person-Centered Approach 文憑學程創辦人。www.nrogers.com。

Marcia L. Rosal, Ph.D., ATR-BC, HLM

佛羅里達州立大學（Florida State University）藝術治療學程教授兼系主任；前美國藝術治療學會理事長；*Approaches to Art Therapy with Children* 作者；*The Wiley-Blackwell Handbook of Art Therapy* 協同主編。

Judith A. Rubin, Ph.D., ATR-BC, HLM

匹茲堡大學（University of Pittsburgh）精神醫學系及匹茲堡精神分析中心（Pittsburgh Psychoanalytic Center）任教；心理師證照；*Child Art Therapy*、*The Art of Art Therapy*、*Art Therapy: An Introduction*、*Artful Therapy*、*Introduction to Art Therapy: Sources & Resources* 作者；13 部藝術治療及相關領域影片導演。

Barbara Sobol, M.A., ATR, LPC, CTT

麻里蘭州 Prince George 郡兒童與家族藝術治療師、Montgomery 郡健康與人類服務部門臨床個案協調人；華盛頓大學，Vermont College, NYU 任教；Washington Art Therapy Studio 主持人；D.C. Rape Crisis Center 顧問。

Elizabeth Stone, M.A., ATR-BC, LCAT

里昂／巴黎天主教大學（Catholic University of Lyon/Paris）心理實務學院（Ecole de Psychologues Praticiens）任教；Association Ã la Recherche en Oncologie Grenobloise 藝術治療師；精神分析心理治療與藝術治療，私人執業。

Nora Swan-Foster, M.A., ATR-BC, LPC, NCPsyA

科羅拉多州 Boulder 市私人執業之證照榮格分析師；作家、督導、Naropa University 講師和 Inter-Regional Society of Jungian Analysts（IRSJA）成員。

Tally Tripp, M.A., MSW, LICSW, ATR-BC, CTT

喬治華盛頓大學藝術治療學程助理教授及臨床主任；華盛頓特區藝術治療及心理治療私人執業；華盛頓精神醫學所團體訓練學院（Washington School of Psychiatry Group Training Institute）畢業。

Elinor Ulman, D.A.T. (Honorary), ATR-BC, HLM*

《美國藝術治療期刊》（*American Journal of Art Therapy*）創辦人及前執行主編；喬治華盛頓大學藝術治療學程創辦人暨兼任教授；*Art Therapy in Theory and Practice, Art Therapy Viewpoints* 協同主編。

Harriet Wadeson, Ph.D., LCSW, ATR-BC, HLM

The Dynamics of Art Psychotherapy、*Art Therapy Practice*、*Art Psychotherapy*、*Journaling Cancer in Words and Images* 作者，*Advances in Art Therapy* 主編；*A Guide to Conducting Art Therapy Research* 主編，*Architects of Art Therapy* 協同主編。

Edith Wallace, M.D., Ph.D.*

新墨西哥州 Santa Fe 市私人執業之榮格分析師和精神科醫師；Opening Channels to the Creative 工作坊帶領人；紐約 C.G. Jung Foundation & Institute for Expressive Analysis 任教；*A Queen's Quest* 作者。

Rebecca Wilkinson, M.A., ATR-BC, LCPAT

Creative Wellbeing Workshops 執行長；*Positive Art Therapy: Linking Positive Psychology to Art Theory, Practice and Research* 協同作者；*Miraval Mandalas for Meditation* 畫家／作者。

Katherine Williams, Ph.D., ATR-BC

喬治華盛頓大學藝術治療學程名譽副教授暨前系主任；華盛頓精神醫學所團體訓練學院畢業；華盛頓特區私人執業之藝術治療師暨心理師。

Laurie Wilson, Ph.D., ATR-BC, HLM

紐約市私人執業之藝術治療師暨精神分析師；紐約大學藝術治療碩士學程前主任；紐約大學精神分析學院任教；雕塑家；*Alberto Giacometti: Myth, Magic, and the Man*、*Louise Nevelson: A Life in Art* 作者。

（＊代表已過世）

頭銜縮寫說明

ATR 藝術治療證委會註冊藝術治療師（Registered Art Therapist, Art Therapy Credentials Board）

BC 藝術治療證委會認證（Board Certified, Art Therapy Credentials Board）

HLM 美國藝術治療終身榮譽會員（Honorary Life Member, American Art Therapy Association）

H.L.M. 英國藝術治療師協會終身榮譽會員（Honorary Life Member, British Association of Art Therapists）

R.A.Th. 英國藝術治療師協會註冊藝術治療師（Registered Art Therapist, British Association of Art Therapists）

REAT 國際表達性藝術治療協會註冊表達性藝術治療師（Registered Expressive Arts Therapist, International Expressive Arts Therapy Association）

RDT 國家戲劇治療學會註冊戲劇治療師（Registered Drama Therapist, National Association for Drama Therapy）

CTT 密集創傷治療認證創傷治療師（Certified Trauma Therapist, Intensive Trauma Therapy）

LCAT 認證創造性藝術治療師（Licensed Creative Arts Therapist）

LCPAT 認證臨床專業藝術治療師（Licensed Clinical Professional Art Therapist）

LICSW 認證獨立臨床社工師（Licensed Independent Clinical Social Worker）

LPC 認證專業諮商師（Licensed Professional Counselor）

NCPsyA 國家認證精神分析師（Nationally Certified Psychoanalyst）

審閱者簡介

陸雅青

學歷：臺灣師範大學美術系文學士

美國路易維爾大學表達性治療研究所藝術碩士

西班牙馬德里大學藝術博士

經歷：美國藝術治療學會認證專業會員（ATR-BC 92-024）

臺灣藝術治療學會認證藝術治療師（TRAT 2012-001）

臺灣藝術治療學會認證督導（TRATS-2016001）

中華民國諮商心理師（諮心字第 000355 號）

臺灣藝術治療學會專業會員暨創會理事長

臺北市立教育大學藝術治療研究所創辦人（臺北市立大學藝術治療碩士
學程前身）

臺灣心理治療學會終身會員兼理事

臺北市立大學視覺藝術學系暨藝術治療碩士學程專任教授

財團法人華人心理治療研究發展基金會藝術治療師／諮商心理師

臺北市立聯合醫院和平院區精神科暨早療中心藝術治療督導

財團法人呂旭立紀念文教基金會藝術治療師

臺灣師範大學健康中心心理輔導老師

現職：心禾診所（台北）藝術治療師／諮商心理師／榮格分析師，從事治療、
督導、諮詢與專業人員訓練等相關工作

譯者簡介 (按章節順序排列)

陸雅青

（請見審閱者簡介）

陳美伊

學歷：國立彰化師範大學輔導與諮商博士

　　　臺北市立教育大學藝術治療碩士

　　　國立彰化師範大學藝術教育碩士

　　　英國 Essex University 藝術史與理論研究所文憑

經歷：喆方心理諮商所藝術治療師／諮商心理師

　　　人文傳習書院心理治療所藝術治療師／諮商心理師

　　　信望愛智能發展中心藝術治療師

　　　各社福機構特約心理師

　　　中華民國諮商心理師

　　　台灣輔導與諮商學會諮商督導證書

　　　臺灣藝術治療學會認證藝術治療師

　　　臺灣藝術治療學會認證督導

現職：好晴天身心診所藝術治療師／諮商心理師

　　　國立彰化師範大學復健諮商所兼任助理教授

　　　臺北市立大學視覺藝術研究所兼任助理教授

蔡汶芳

學歷：臺北藝術大學美術系藝術學士

美國喬治華盛頓大學藝術治療碩士

經歷：美國藝術治療證照委員會註冊與認證藝術治療師（ATR-BC 03-153）

臺灣藝術治療學會認證藝術治療師（TRAT 2012-011）

臺灣藝術治療學會認證督導（TRATS-2016004）

現職：臺灣師範大學進修推廣學院兼任講師

呂煦宗

學歷：陽明醫學院醫學士

專業：精神科專科醫師

許玫倩

學歷：國立臺灣師範大學教育心理與輔導學系博士

臺北市立教育大學教育心理與輔導研究所碩士

國立臺灣大學外國語文學系學士

經歷：教育部審定助理教授（助理字第 153615 號）

中華民國諮商心理師（諮心字第 000762 號）

台灣輔導與諮商學會認證諮商督導（台輔諮督證字第 105052 號）

臺北市立大學藝術治療課程教師、諮商督導

臺北市立文山特殊教育學校藝術治療課程教師

現職：銘傳大學助理教授

誠心身心醫學診所（英語）心理師

新北市家庭暴力防治中心（手語）心理師

諮商心理師公會全國聯合會倫理委員會委員

臺灣諮商心理學會實習委員會委員

謝湘蓁

學歷：臺灣大學哲學系學士

臺北市立教育大學藝術治療碩士學位學程碩士

經歷：中華民國諮商心理師（諮心字第 002729 號）

臺灣藝術治療學會認證藝術治療師（TRAT 2015-008）

臺東縣家庭暴力及性侵害防治中心兼任心理師

家扶基金會臺東分會兼任心理師

臺東縣學生輔導諮商中心專任專業輔導人員

嬉心岸生態藝術遇療專案專員暨藝術心理講師

現職：第 3 空間心理諮商所負責人

行動藝術治療師、諮商心理師

周怡君

學歷：臺灣大學物理治療理學士

英國 Queen Margaret University 藝術治療碩士

經歷：臺安醫院表達性藝術治療中心美術治療師

文山特殊教育學校兼任藝術治療師

臺灣藝術治療學會認證藝術治療師（TRAT 2012-002）

現職：臺北市立大學兼任講師

行動藝術治療師

張梅地

學歷：中山醫學大學物理治療學士

英國 Goldsmiths College 藝術治療碩士

經歷：高雄醫學大學附設中和紀念醫院精神科藝術治療師

高雄市學生諮商中心兼任心輔員

臺灣藝術治療學會認證藝術治療師（TRAT 2012-045）

中華民國諮商心理師（諮心字第 001687 號）

現職：高雄市綠野仙蹤心理諮商所藝術治療師／諮商心理師

高雄醫學大學心理系兼任藝術治療講師

吳亭君

學歷：普瑞特藝術學院（Pratt Institute）學士

紐約大學（New York University）藝術治療所碩士

目前就讀中山大學公共事務與管理研究所

經歷：財團法人伊甸社會福利基金會藝術治療師

高雄榮民總醫院重症兒童病房藝術治療師

現任：社團法人臺灣小金魚親子共學協會理事長

專業研究：藝術治療／融合教育／非營利組織發展

原主編中文版序

能為《藝術治療取向大全：理論與技術》（*Approaches to Art Therapy: Theory and Technique*）第三版（編按：本書為原文書第三版）之中文版寫序，本人深感榮幸。本書初版於 30 年前，我十分欣慰此新版本至今仍是受用的。事實上，亞洲地區對藝術治療理論的支持，進而有完成譯文版的興趣，也著實令人興奮。

中文版的出版具體反映了此一相對新的專業，在一直以來均將藝術的力量用在個人和社會福祉上的區域之成長。自古，在中華文化所散播到的每一個角落，音樂、動作、戲劇和視覺藝術即整合在傳統的療癒實踐中；但在西方卻非如此。

許多美國的藝術治療師，包括本書中的兩位作者，在上一個世紀即認知到並頌揚亞洲取向的力量。本領域先驅之一 Elinor Ulman 曾前往中國學習書法，且經常談及那對她藝術治療思考的影響。其門生藝術治療教學者 Michael Franklin，也長久致力於學習佛法，近來在其新作《藝術作為冥想的實踐》（*Art as Contemplative Practice*）（2017）一書中，深入地描述了他如何將佛學和藝術整合在一起。

近年來，許多亞洲的實務工作者在心理改變服務上特別努力地利用藝術的力量，而那正是藝術治療的精髓。他們當中的一些人，就像本書的審閱者陸雅青教授一般，在西方的大學，通常是英、美兩國，接受研究所層級的訓練。

美國和英國是現代藝術治療專業的誕生所在，也仍是此訓練最廣博的地方。因為藝術治療真的是一種療癒性的世界語言，也就自然而然地有許多自西方取經歸國的亞洲人士，以及在東方生活和工作的西方人士在這些地區執業。

他們通常與本土的實務工作者合作，因而所發展出來的方法可與區域的法規及傳統相容。這可從不久前出版的一本書《亞洲的藝術治療：深刻入骨或薄絲輕裹》（*Art Therapy in Asia: To the Bone or Wrapped in Silk*）（2012）反映出來。其煽動性的副標題反映出在世界一角所發展出來的諸多取向想法，應用於另一個角落時在整合上的挑戰。

《藝術治療取向大全：理論與技術》是一本關於用不同理論方法來概念化藝術治療的書籍，傳達了一種化理論為實務的挑戰。期待本書所描述的眾多取向能對中文世界之教師和督導們有所助益，他們或許需要將之改編到所處的情境脈絡中，以更貼近其學生和實務者的需求。

感謝陸教授和她的同僚協助將《藝術治療取向大全：理論與技術》中的理念介紹給廣大中文區域的讀者群。最近一、二十年來，我有此殊榮為華人世界不同地點的不同成員講學，我知道我所學的遠比我所曾教的多得多。衷心企盼由本書之翻譯所可能帶來的交流，將幫助世界上所有的藝術治療師學習在整合發展自一個國家的理論與實踐時，能以更尊重的方式來看待另一個國家的想法和價值。為了讓藝術與治療的強大結合能更被廣為所用，我們彼此都有許多可相互學習之處。

Judith A. Rubin, PhD, ATR-BC, HLM

2018 年 1 月

PREFACE

It is an honor and pleasure for me to contribute a Preface to this Chinese translation [edition] of the 3rd Edition of *Approaches to Art Therapy*. This book was first published 30 years ago, and I am delighted that this new edition is still relevant.

The very fact that there is enough interest in the *theoretical* underpinnings of art therapy in this part of Asia to justify a translation is also exciting for me.

That is because it is a concrete reflection of the growth of this relatively new profession in a region that has always known and utilized the power of the arts for personal and social well-being. The integration of music, movement, drama, and the visual arts in traditional healing practices in all parts of China is ancient; not true in the West.

Many art therapists from America, including two contributors to this book, have recognized and celebrated the power of Asian approaches during the past century. Pioneer Elinor Ulman went to China to study traditional brush painting, and often spoke of its influence on her thinking about art therapy. Her student, educator Michael Franklin, has long studied Buddhism, recently describing in depth how he has integrated it with art therapy his recent book: *Art as Contemplative Practice* (2017).

In recent years, many Asian practitioners have endeavored to harness the power of the arts in the intentional service of psychological change which is the essence of art therapy. Some of them, like Dr. [Professor] Liona Lu, the supervisor of the translation of this book, have had graduate training in Western universities, usually in the U.S. and the U.K.

America and England were the birthplaces of the modern profession of art therapy and remain the areas where the discipline has seen its most extensive expansion. Because art therapy is indeed a "Universal Language for Healing", it was only natural that the profession would eventually be practiced in this part of the world, both by natives like Dr. Lu as well as art therapists from the West who have lived and worked in the East. They have usually collaborated with local practitioners so that what they developed would be compatible with regional norms and traditions. This is reflected in a recent book, *Art Therapy in Asia: To the Bone or Wrapped in Silk* (2012). The provocative subtitle reflects the challenge of integrating approaches developed in one part of the world with ways of thinking and behaving in another.

Approaches to Art Therapy is a book about different *theoretical* ways of conceptualizing art therapy, and addressing the challenging translation of *theory into technique*. It is my hope that the many *approaches* described in this book will be helpful to teachers and supervisors in Chinese-speaking areas, who will probably have to contextualize and modify them to be compatible and relevant for their students and practitioners.

I am grateful to Professor Lu and her colleagues for helping to make the ideas in *Approaches* accessible to the vast Chinese-speaking community. Having had the privilege of presenting to different members of that group in different locations during recent decades and I know that I have *learned* far more than I could possibly *teach*. I hope that the interchange made possible by this translation will help art therapists around the world to learn ever more respectful ways of integrating ideas and practices developed in one country with the mores and values of another. We all have much to learn from one another, in order to make the powerful synthesis of art and therapy available to more.

Judith A. Rubin, PhD, ATR-BC, HLM

January, 2018

審閱者序

　　雖然八零年代後期在美國求學時已拜讀 Judith Rubin 博士所編著的《藝術治療取向大全：理論與技術》，與作者相識卻是 2006 年秋天的事。當時臺灣藝術治療學會因她應邀至韓國講學，而有機會順勢邀請她到臺灣來演講及帶領工作坊。印象中的 Judy 身形嬌小，雖然腰痛不適多年，隨時背著內有幾個小枕頭的大背包，以便在休息時能調整到較舒適的坐姿，但思考敏捷、神采奕奕，對周遭環境充滿好奇、感恩和珍惜。幾天的相處，不只感佩她因應身體不適的方式和態度，更深深的為她對藝術治療傳承和發展所負的使命感所折服。那次在華人心理治療研究發展基金會的協助下，我們簽訂了發行她所製作的得獎影帶《藝術治療的多重面向》（*Art Therapy Has Many Faces*）的中文版。往後的幾年，隨著她新的藝術治療影帶計畫和幾次往返中國教學，我們也持續保持著聯繫。

　　前幾年在美國藝術治療年會的場合見到 Rubin 博士，只見已達「從心所欲」境界的她，除了背上的大背包外，又多拉了一個裝滿她所製作 DVD 的小行李箱。穿梭於不同世代、不同族群藝術治療師之間的她，仍是如此熱衷於專業推廣。Rubin 博士奉獻美國藝術治療學會公共事務多年，曾任該會 1977 年至 1979 年的理事長，並於 1981 年獲頒為終身榮譽會員。除幾位本領域的先驅之外，在第一代美國的幾位富影響力的藝術治療師中，她稱得上是最年輕，也是極少數能與不同治療立場者都保持良好關係的一位。或許是個性和工作因緣使然，她擅長以較宏觀的立場去看待這個專業的發展，《藝術治療取向大全：理論與技術》即是其最佳的代表作。在眾多由一人主編、多位作者偕同完成的藝術治療書籍中，本書第一版的「均衡感」是一大特色——每位作者都是各個取

向的代表人物，即便他們彼此在現實世界中可能並不是那麼相容。本版書延續和拓展了眾多取向，讓我們得以較客觀的看到近來藝術治療在美國的發展。

　　本書的三個版本各發行於 1987 年、2001 年和 2016 年，在民族大熔爐的國度，藝術治療的理論與技法除了有著來自藝術家本人對創作如何反映個人的內、外在現實及其在歷程中的療癒體悟之外，有著源自於歐陸精神分析、心理動力理論的色彩，隨著時間的推移，也融入了存在、人本、完形、認知等主義的精神，乃至於近來源於東方的較靈性、超個人的取向。在專業發展的層面上，為順應時代和社會的需求，藝術治療師針對所服務的社群，自然衍化出許多種觀看治療現象的哲學和做法。如 Rubin 博士所言，30 年來，這個版本走過了一個完整的歷史週期，再次肯定了藝術治療是以藝術創作為特色的心理專業，確認了其在畫室和社區的源起。

　　「藝術即治療」便是這股潮流的核心。創作歷程所蘊涵的心理動力，在安全情境中、他人的陪伴和見證下，有著導向復原的潛能。此為新近的神經科學、依附關係、心流、復原力、藝術媒材等理論的發展所支持。隨著時代的進步，我們對於人和藝術創作的本質有了更多層次的理解。其中頗為盛行的開放式畫室（Open Studio）取向因常被譯為「工作室三部曲」，在某些程度上傳達了治療師藝術活動制式的操作性，簡化了原本深具人文關懷的創作以及治療師—案主互動歷程，也忽略了人及其所處情境脈絡的獨特性。設計活動、把玩媒材轉移了治療師對「人」應有的關注，讓「藝術即治療」輕易的流為自助式藝術活動的口號。此為「藝術即治療」理念在教學與推廣上的挑戰。後現代**重拾藝術家身分的藝術治療專業如何成為與我們在藝術領域的同僚有所區分的助人專業**將會是我們努力的方向。

　　感謝本書每位譯者的支持與包容，讓每篇文章的譯文，不只求意義傳達的真確，也企圖做到對原作者個別性的尊重。每位藝術治療師譯者不只對所譯的文章內涵已有所專精，其中的幾位譯者更因所譯文章的某些字詞涉及不同的文化意涵或較為專門，嚴謹地做了些註解（第 2、8、13 和 16 章）。此外，由於見過本書的幾位作者，也對少數幾位頗為熟悉，在校稿時，不禁反思「學術性」

譯作的最高翻譯指標為何？除了使用優雅、足以真確地傳遞訊息的文句、讓文章具有可讀性之餘，如何張顯作者的「人」？在廣義的心理治療場域裡，治療師經常被喻為一面足以協助個案自由表達、反映、照見和洞察獨特自我的明鏡。用此來比擬這本心理類學術專書的翻譯指標：譯者恰如治療關係中的治療師，而每篇原文即是所處遇的不同個案；在為彰顯原著的精神、不添加過多譯者個人的色彩，與在讓譯文具有可讀性、具備文藝的書體之間是一項非常難拿捏的藝術。在此，尊重原著的精神展現在讓翻譯不只是做到「意到」，也試圖盡可能透過尊重原文中斷句處理的方式，來呈現作者之意念陳述或轉換的節奏，使之在讀者閱讀的歷程中活現。

　　本書的出版自第三版原文尚未發行前即開始醞釀。特別感謝譯者之一的陳美伊老師多年來與 Rubin 博士保持聯繫，在第一時間催生了中文版的翻譯工作。由於本書的譯者多、頁數多，從翻譯計畫正式執行到最後的付梓，歷經了近兩年半的時間。感謝林敬堯總編輯對發行如此「厚重」之手冊類專書的支持，其優秀團隊對編輯作業的嚴謹態度，讓這本集眾多作者、譯者心力之大成的書籍，得以對中文世界藝術治療的發展與推廣有所貢獻。

　　2017 年感恩節前夕邀請 Rubin 博士為本中文版寫序時，恰逢她二度自藝術治療領域退休，子女們為她與夫婿的金婚以及她的 80 大壽安排歲末家族旅遊的時節，滿懷對生命的感恩。其〈原主編中文版序〉點出了本領域一些東、西文化交流的事實和對彼此文化相互尊重的願景。期待這本以不同理論取向來看待藝術治療的書能協助華人世界的治療師化理論為挑戰，激發出更貼近服務對象情境脈絡的實務做法。

陸雅青
2019 年 1 月

致謝

像本書如此龐雜的計畫必然有著來自多人直接或是間接的協助。編輯一本著作尤其是種挑戰，而我承認在與所有的作者聯繫——請他們將早些時候的文章修訂或重寫時，自己有時感覺像是在「牧貓」。然而，我由衷地感謝他們所有人都同意貢獻一篇新的文章、修訂早期版本的章節、更新其作者資訊，以及全然和悅地對我的請求有所回應。有幾篇文章由兩人共同執筆或修訂，讓文章增加了另一種觀點。總而言之，第三版有幸能集合所有而成之，而我期待它對現在和未來的藝術治療師能有所助益。

本書的印製已歷經了漫長的 30 年，最早先是 1983 年有了這個要將所有的文章集結成第一版的念頭，但直到 1987 年才真正出版。多虧電郵和透過乙太（這是我對網際網路的天真看法）來傳輸文字和圖像的能力，它變得無與倫比地有效。第一版是打字在一種文字處理機上，那是一部介於早期寫作所使用的手動和電動打字機以及現代電腦之間的機器，而每樣技術的更新在當時看起來都著實很不可思議。

感謝數位相機的重大進步，許多新的或改寫的文章中的圖片是由作者們自己拍攝的。在第二版中的許多美麗的圖片是由攝影師 Susan Aach-Feldman 和 Lynn Johnson 所完成。匹茲堡大學遠距教學中心（Center for Instructional Development and Distance Education）的 Jim Burke 將其餘大部分作者所寄來或用於第二版的藝術作品的圖片加以數位化，而他所協助的這些檔案散見於全書。有些本版的新作者，像是 Michael Franklin，顯然也是位優秀的攝影師。我誠摯地感謝 John Mittner，他用 Photoshop 和其他神奇的軟體將本版的圖片修飾地極為美好。我也要對協助本版做封面設計的 Barry Cohen 和 Janice Rose 致謝。

本書是我所編輯的著作中，唯一有再版的，這在現在已是常態，但並非在初版當時。大部分在第一版的作者都是有遠見卓識者，也都是先驅——他們很大方地願意貢獻文章。他們不見得總是同意彼此，但卻願意為本書共同合作。在第二版增加了幾個部分，我很榮幸能聚集到 13 位新作者所提供的文章。為了第二版，我重寫了每部分的引言，增加了一些建議，也新增了數篇章節。

在想到要如何將本書再版以適應 21 世紀快速變化的藝術治療世界時，我轉向那些已使用這本書當教科書好幾年的同儕尋求協助。他們好幾個人回應了我的請求，給了真誠的回饋，這也要感謝藝術治療教育學者聯盟（Coalition of Art Therapy Educators，簡稱 CATE）及當時負責協調的 Juliet King。有許多人提出了一些非正式的建議，其中有多位已使用這本教科書很多年的教學者，更花了不少時間提供寶貴的意見。

我誠摯地感謝 Randy Vick 細詳和深思熟慮過後所提出的意見和建議。其他像是 Marie Wilson、Maxine Junge、Barbara Fish、Patricia St. John、Elizabeth Stone Matho、Judy Sutherland、Olena Darewych、Robyn Cruz、Marygrace Berberian、Erica Curtis、Arnell Etherington Reader、Geri Hurlbut、Lariza Fenner 和 Renee Obstfeld 的坦率直言尤其受用。當我徵詢下個世代的實務工作者和教師，請他們再去思考早期的取向或寫一些新的取向時，我獲得了很多人的協助，包括 Diane Waller 和 Sondra Geller。

他們所提供的內容給予我非常大的幫助，不只是在哪些章節他們要負責、哪些不是，也告訴我哪些新素材應該被放進來。對他們如此慷慨和清楚地回答我的問題，我心存感恩。應邀寫新文章的作者都如此即時且欣然同意，即便我在他們所提交的初稿給了不少建議。我最誠摯的謝意因此獻給所有每一篇文章的作者，因為他們讓我的編輯任務變得如此地愉悅和意義非凡。

對那些同意更新和改寫他們原始文章的作者們也同時致上最高謝意。感謝以下的同儕如此寬厚的寄給我相關演講、論文或插圖的影本：Mimi Farrelly-Hansen、Michael Franklin、Irene Jakab、Frances Kaplan、Anne Mills、Marcia Rosal、Irene David、Judy Sutherland 和 Elizabeth Stone。最後，我要以最真誠的心感謝外子、兒女和孫子女，因著他們的耐心和體諒讓我得以完成這本著作。

導論

　　本書的第一版發行於 1980 年代，20 年後再修訂了一次，為了決定本書要如何修訂才最能因應 21 世紀這個疾速變遷的藝術治療世界，我轉而向那些已使用本書當教科書好幾年的同儕。他們當中有許多人欣然的回應了我的請求。許多人非常受用的不只告訴我哪些章節他們可以實際負責，哪些不能，同時也告訴我什麼新的取向應該要被增加上去，並且提供了一些可能的建議人選。

　　要含括新素材而又要如出版社所要求的，不改變書的厚度，勢必要省略先前的幾篇文章。對我而言，要將那些我所徵求到的、已有情感的著作分離出去，有著相當的悲傷，也感到十分不捨。有些作者已經辭世，有些還健在。然而，自從我對這本書第一次有的想像以來，過去的 30 年間，藝術治療領域已有長足的發展，而為了能對來日的學生有所助益，書籍當能反映今日的現實。

　　事實上，這得感謝我所諮詢的同儕，他們所給我的刺激性想法，讓我對這本書有了再一次的想像，而那是剛開始時的我根本不敢奢望的。看似矛盾的，這個第三個版本走過了一個完整的歷史週期，再次確認了藝術治療在畫室和社區的源起。本書在 1980 年代中期的第一個版本反映出一個掙扎地要在法令上被認可的專業之狀態。此外，剛開始藝術治療主要從精神科崛起，絕大多數的藝術治療師當時受雇於心理衛生機構。也因此，第一版的多數理論主要是在心理學和精神醫學領域的，因為那便是藝術治療執業的所在，而也正是在這些地方，藝術治療師積極地尋求成為治療團隊對等的一分子。

　　然而，1987 年以來的這些年，無論在這個專業本身或在大一點的外在世界，其理論的景觀已有戲劇性的變化。最重要的原因或許是因為**藝術治療**在我於 1963 年剛開始執業時少有人聽過，但現在已是一個感覺親切和被人知曉的專

有名詞。其中由公眾所加值的益處是，藝術的部分真正的被看到，並不只是治療部分的協同夥伴——即《藝術治療中的藝術》（*The Art of Art Therapy*）第二版（Rubin, 2011）的核心，也是對等的另一部分。

　　任憑藝術治療常有被曲解和誤會的事實——做為一種混合體無可避免的影響——現在它在實務工作者心中的地位已較為穩固，且一般大眾對藝術治療相對地有較大的覺知。也因此，這個領域能逐漸回歸到以**藝術**為**核心**的根源，這個唯一能識別藝術治療師做什麼的面向——無論是領有證照的諮商師、心理師、教師、和／或證委會認證的藝術治療師（board-certified art therapists）。

　　換言之，我相信這個混合的專業在過去 30 年已有充分的發展，也培育出最富經驗的實務工作者，他們不只對其**藝術家**的部分有自信，對其**治療師**的角色亦然。由於此被加值、讓人引以為傲的精華，在觀點上產生了些轉移，也因此讓我得以確實地以不同的方式重新想像這個版本的模樣。這亦減輕了一些我將早期幾篇文章刪減的悲傷，因為它們有許多美好之處是在琢磨我們專業中**藝術**的部分，而我已將那些含括在「理論基礎」的部分。誠實言之，若無藝術這個基礎，本書任何一個版本所闡述的理論或技術取向著實難以或根本不可能存在。

　　同時也令人振奮的是，無論**藝術**或**治療**，這兩方面在最近幾十年都有所進展，尤其在教學者和從業人員間。藝術在最初所指的是視覺藝術，即便有些很早期的治療方案，如同 1940 年代在英國 Withymead 的方案一樣已包含其他形式的藝術（Hogan, 200l; Stevens, 1986）。隨著時間的推移，越來越多藝術治療師開始將其他模式帶入其工作中（E. Levine, 2015），這一個發展同時也反映在 David Henley 和 Shaun McNiff 所執筆的文章中。

　　再者，「**表達性治療**」以及「**表達性藝術治療**」的術語，如同在 Natalie Rogers 的文章所闡明的，不只一直有所推展（Atkins, 2002; Eberhart & Atkins, 2014; Knill, 2004; Kossak, 2015; Levine & Levine, 1999; Malchiodi, 2005），近年來也獲得了更多的認可。它們被運用在許多訓練課程，例如在 Lesley 大學的課程，同時顯然不只是在學術圈，也運用在一些組織，如國際表達性藝術治療協會（International Expressive Arts Therapy Association）（www.ieata.org）和諸如表達

性藝術高峰會（Expressive Therapies Summit）（www.summit.expressivemedia. org）的場合。本人一直以來對提供人們不同的表達性模式抱持正向的看法，非常樂觀其成，相信這不只對所有的表達性藝術治療師有益，更重要的是它也嘉惠了我們所服務的人群。

藝術治療在過去幾十年來的一個相關發展，便是對**遊戲**的想法感到較自在。過去有一段時間，為了要讓人們能嚴肅地看待這個專業，我們並不是那麼準備好要去強調工作中的遊戲部分。但事實上要有任何創造性歷程的發生，人必須要能投入於一種真正自由的即興遊戲之中（引自 Nachmanovich, 1990）。精神分析師 Winnicott 認為健康的成長與有效的治療都在他所謂的**遊戲空間**中——介於孩子與其母親，也在於病人與其治療師之間——發生。如同他在《遊戲與現實》（*Playing and Reality*）一書中所寫到的，「那就是在遊戲中，也只有在遊戲的當下，孩子或成人能有創意地運用到他整個的人格，而也只有是在創造性的當下，一個人能發現到自己（self）」（pp. 72-73）。

榮格分析師 Edith Wallace 在本書第一版她所著述的章節中，將之優雅地描述：

> 讓它成為、允許它是，最能以遊戲的方式來達成，並從中感受到一絲好玩的喜悅。我們能在「所有的藝術都是種冥想」的箴言中獲得驗證。只要一個人手執畫筆，則平靜降臨，心神也隨之專注，而這讓「傾聽」變得可能。**遊戲**曾被描述為是一種「沒有目的的狀態」（Winnicott, 1971, p. 55）。及長，我們變得如此地訓練有素，以至於必須哄騙我們自己來讓自己開放。手法之一是遊戲，而此意味著：**認真地遊戲、有趣地工作**。我們必須退讓，以允許那些更深層內在、沒有被訓練的部分來說話。對榮格而言，遊戲是必要的。他曾言：「它是認真的遊戲……它是發自內在需求的遊戲。這個創造性的心靈以它所喜愛的事物來展現」。
>
> （Jung, 1923. CW 6, pp. 154-155）

給我回饋的那些同儕告訴我他們所要求學生讀的部分，而本書第二版中的「導論」和「建議」很少被用到，因此那些文章和其他不再被大部分教學者所使用的都一併被刪除。然而，如前所述，我盡量從那些早期的文章中去擷取一些，如以上所摘錄的，清晰、生動和貼切的文句。過去 15 年從鏡頭中摘錄片段來製作教學影片的經驗，對我如何從過去的版本中選擇佳作來含括在新版書中，無疑地有重大的影響。

平等主義的演化

從歷史的觀點來看，藝術治療以精神分析理論為主，如同早期在美國精神醫學的發展一樣。在心理領域，心理動力取向與行為主義的擁護者曾有過激烈的辯論，此兩者均發展自 20 世紀初期。在回應這兩者固有的決定論時，多種不同的取向被提出，這便是後來我們所知曉的「人本的」，或是心理學的「第三勢力」。它們大多數強調人性中正向、「自我實現」的要素，以及為自己的命運做決定的能力，而不受看不見的潛意識和學習經驗所擺布。

所有人本治療師的特色即是相信個體不只有能力主導自己的生活，同時也是在自己治療中的一位**夥伴**。隨著時間的推移，在本書所有取向中，這樣一個**病人與治療師較為平等關係的看法變得相當強大**。這反映了較廣大心理治療領域從治療師是**專家**之主要變動，這樣的變動有時被稱做**後現代**（postmodern）（Burt, 2012）。如此「不知道」（not knowing）的謙遜已醞釀了好一段時間，包括在精神分析領域（Casement, 2013），後來遂成為主流。

Shirley Riley 在本書第二版她所執筆的〈系統取向的評論〉（Commentary on Systemic Approaches）中，對這樣的立場轉變寫下了一些意味深長的話語：

> 即便藝術治療總是運用外化的影像，且依據這些影像的訊息來引起變化，我們很少有人對放下「知道」的立場感到自在。在 1988 年，Anderson 和 Goolishian 提出了一種「不知道」的治療立場。這是被稱之為「社會建構主義」的觀點。他們相信治療師的信念系

統，即便是潛意識的，也會強加到個案身上。要符合「後現代」，在我看來便是要放棄已經被訓練好的知識。以個案為師，從他們在每個情境中所帶來的意義來學習是必要的。透過與案主「協同建構」治療，治療師成為在治療會談中的合作者。這樣的立場需要讓出權力，也是在治療關係上一個創造性的躍進。

這個敘事，這個被說出來、被相信的故事，成為改變的關鍵。故事被認為是真實的，而非第二手、被揣測而來的「防衛」，或其他用來形容未說出實情的心理學術語。實際上，並無所謂的「真實」，只有敘事，以及尋求埋藏在主要故事中其他故事的可能性。治療師變成了偵探，在腳本中找尋較令人滿意的意義。

在從事藝術治療時，社會建構／敘事的哲學是我較喜歡的思考方式。然而，雖然這是一個令人激賞的想法，說故事時的重要成分仍有缺失。故事需要有圖解！插圖讓治療中參與者的故事更加生動，讓它成為更「此時此刻」的經驗。這些圖畫在說故事者的現實中，廣化與深化了共同探索的新解法。

我們有些已在心理衛生領域工作好一段時間的人更會覺知到，要從其他學派中去區別任何一派的治療學說是非常困難的。我相信治療成長自其他學派，也與其他派別一起成長，而相較於任何其他方面，目前相對於案主，有較多的改變是在治療師的位置上。

一度，我們自認為是「專家」，自節孔中看資訊和從基礎線中去尋找病理，而今，我們成為共同合作的人。假若我們關注在節孔，我們解釋為何其他人認為這是病態的，並詢問案主他們的想法。他們想的便是我們所相信的。訓練並非要我們強加批判在案主身上。我相信很少有藝術治療師會批判他們的案主，但可能會評定他們的藝術作品。對我而言，藝術與藝術創作者是不可分的，因此，我無法對他們有不同的對待。

對案主懷抱信心是重要的後現代思維。除去對病理的追尋而轉向外在的社會和文化的壓力——而非僅限於個體的內在——是另一個根本原理。較大的宇宙觀亦是系統性思考的核心。在治療的關係

中這些信念沒有一個是可以假裝的。現代的治療師允許某些程度的透明，讓案主能進入其對生命和治療的哲學中。這兩種存在於世界的方式不應該被區分。

後現代的信念系統對治療師而言是一種解放。我們並不見得比案主聰明，但如此一來，則較能獲得尊重也較少壓力。我們期待與個人、家庭或在團體中的人們一起工作——其中「系統」本身成為一個有意義的處遇工具。由於藝術反映了治療的歷程、揭露了一些素材，進而引起了對生命事件的另外看法，我們因而能享受它。我承認我對在自己能力範圍內，擁有一個盡可能含括最多創意層次的哲學充滿熱情。在此刻我的現實是：我的專業和個人生活是和諧的；我尊重你的現實，也對你的現實感到好奇。

上述 Shirley 所言的一段關於**敘事**的訊息現在在 Linda Gantt 和 Laura Greenstone 的新文章中有所闡述，其中**圖像敘事**協助了那位受創嚴重、苦惱於侵入式幻覺重現的病人能逆轉人生，擺脫那些因而前來求助、困擾已久的症狀。該章中的這個取向所蘊含的理論是歷久彌新的。事實上無論理論的取向為何，只要它能幫助我們詮釋一些有關的現象，讓我們的工作做得更好，便是有意義和有價值的。理論與技法應共同攜手，彼此互為基礎，也彼此隨時間有所調整。

精神科醫師 Lou Tinnin 與藝術治療師 Linda Gantt 的創新療法便是這個系列長期發展的最佳範例。他們的取向即是以**圖像式的敘說**為主。他們是工作上和生活上的最佳拍檔，不斷的修正對待病人的作法，也同時就正在發生的事對他們所理解的理論有所調整。經過如此的臨床研究、精煉和修正理論與實務，他們發展出一種極其宏大的、已概念化的療法來協助遭受嚴重創傷的個案，尤其是那些在前語言階段遭遇創傷、已發展出解離性身分認同疾患的人。此療法是如此優雅，並且主要依據他們對大腦之於創傷反應是如何錯綜複雜的理解為訴求。對此，他們稱之為**本能的創傷反應**（Tinnin & Gantt, 2014）。

在該章所舉這個取向的範例中，理論與實務之間的緊密關係是為何本書仍然需要將它含括在內的主要原因。在這個新的黃金年代，當我們持續前進、奮

力邁向藝術治療本身更清晰、更一致的理論時，我們並非要放棄那個與之並行，真正瞭解因不同理論和技術取向來幫助他人成長的挑戰。持續這個辯論且嘗試應用不同的方式去思考人和藝術治療的改變是同等重要的，這是本書所有版本的作者們開始時的功課。

　　熟悉人們如何及為何發展與成長的不同理論有絕對的重要性，因為它讓身為藝術治療師的我們能用更多種不同的透鏡來觀看我們所面對的現象，允許我們對想幫助的人，知道做「怎樣幫助最好」較周全的決定。在本版的文章中，已研究過那些原始理論的作者概述他們所發現的那個理論與他們工作相應的部分。然後他們呈現依據對特定模式的瞭解所做的藝術治療的範例，如此，讀者較能輕易地銜接原始理論與其在自身專業上的可能應用之鴻溝。其中的挑戰是：「為了藝術治療情境的特殊需求，將〔任何〕理論加以改編，但在該理論的完整性上，盡可能至少有所承諾」，並確保「藝術的過程仍是一個『完整的影片播放軟體』（full player），而非只是其他心理治療的工具」（Stone, 1996, p. 1）。

第三版的變化

第一部分、理論基礎

　　如前所述，本版的第一部分是理論**基礎**相關的，尤其關注到**藝術**的部分。第一部分共有三章，前兩章主要是由前兩版書中相關的段落所建構而成。強調任何將視覺象徵當作意義承載體的工作——可說含括本書所談及的所有取向——是**象徵化**（symbolization）的議題。這便是 Laurie Wilson 在早先版本〈象徵和藝術治療〉（Symbolism and Art Therapy）中所寫到的組織原則（Wilson, 2001），因此它已被大量地摘錄在第一章。同樣對所有的取向也是重要的是對**觀看**方法的需求，如同 Mala Betensky 早期的那一篇〈現象學藝術治療〉（Phenomenological Art Therapy）（Betensky, 2001），也摘錄在本版的第一章〈藝術即治療：論象徵與觀看〉（Art is the Therapy: Symbolizing and Seeing）。

本版的第二章與治療師運用其藝術技巧來強化那些被協助者的經驗有關。早期一深具啟發性、運用到藝術治療師自己的藝術才能之例，可見於 Rawley Silver 為了要與她所任教的聽障兒童溝通而發明的「**刺激繪畫**」（Stimulus Drawings）中。如她在〈**藝術作為一種語言**〉（Art as Language）（2001）中所描述的：

> 原本這些刺激繪畫是為與聽覺或語言障礙的孩子溝通的一些嘗試。在一次意外的暫時性失聰之後，我在一所啟聰學校擔任志工美術老師。繪畫是我的職業，而我與孩子們分享它的樂趣。在 1960 年代，大部分的啟聰學校禁止使用手語，反而強調讀唇和口說，很少、甚至沒有提供視覺藝術教育。我的教學提議被學校接受，同時我念了一個碩士，之後又攻讀藝術和藝術教育的博士。
>
> 起初，孩子和我透過手語溝通，但當我開始畫出訊息，我們之間的溝通也隨之高漲了起來。我的家庭速寫喚起了他們的家庭速寫，很快地我們便透過畫畫來分享一些經驗……提供我的速寫給那些需要幫助的孩子來作為溝通的引子。那些廣受歡迎的速寫後來成為在那三項評估中所呈現的刺激繪畫（stimulus drawings）。（pp. 17-19）

在第二章〈身為藝術家的治療師〉（The Therapist as Artist）中，我摘錄了一些理論和治療師與案主之間的視覺對話，引用 Mildred Chapin 在〈自體心理學和藝術治療〉（Self Psychology and Art Therapy）原始文章中的繪畫。我同時也增加了一些 Barbara Fish 最近關於她所謂的「回應式藝術」（response art）方面的書寫，包括她與一位案主工作的生動例子（Fish, 2012）。在團體和個案工作上，藝術治療師運用自己藝術專長的部分在本版的許多章節，無論是舊有的或新增的，均有所描述。

在「理論基礎」部分的最後一章植基於「關係美學」（relational

aesthetics），是 Catharine Moon 為本版而寫的一種以藝術為基礎的取向。她是《工作室藝術治療》（*Studio Art Therapy*, 2001）的作者以及 *Materials and Media*（2010）的編輯。媒材為藝術治療的原始材料，由其所建構的一些概念基礎，諸如「表達性治療架構」（expressive therapies continuum）（Hinz, 2009; Kagin & Lusebrink, 1978），是所有理論取向都適用的。

「關係美學」的概念也被 Michael Franklin 在本版**當代取向**部分中所引用。然而，Cathy 和 Michael 他們所反映的，並非單純地回到畫室或只是對治療師與個案之間，那種沒有位階關係的偏好——即便他們兩人對藝術與平等主義都有深刻的承諾。他們同時也對將藝術治療應用於社會公益上展現了熱烈的渴望，對於那些處於社會邊緣、受壓迫和較弱勢者有份深刻而真誠的關懷——換言之，是一種想透過藝術和同理心來改變這個世界的驅力。

想讓藝術進到更廣大的社區，讓那些可能永遠不會進入到心理衛生系統的群眾也能接觸到藝術的渴望，在 Janis Timm-Bottos 的文章中被美妙地闡述。她遍及美國和加拿大的社區藝術工作室多年來已對許多人有所啟發。她早期的店面式工作室最近延展成她所謂的「藝術蕁麻疹」（art hives，強而有力的隱喻）著實令人振奮，不只為社區民眾捊供創造性的機會，也為大專院校許多不同訓練背景的學生，包括藝術治療，提供學習的機會。在 **La Ruche d'Art aka Art Hive**（http://www.arthives.org/tags/la-ruchedart）一文中，Janis 如此描述這個模式：

> 社區藝術工作室 aka Art Hive 是一個實驗性的、以藝術為基礎的、傳遞社會包容的非臨床藝術治療模式，它是跨界的，鼓勵藝術家、藝術教育家和其他社會科學者之間的共同合作和獨特的夥伴關係。其理論依據為行動理論、多元形式的認識論，而解放心理學（Liberation Psychology）則讓此以實力為基礎的工作方式更加堅固。

　　社區藝術工作讓我聯想到那些在阿德勒學派的「社會俱樂部」（social clubs）工作的藝術治療師，像是在英國的 Rita Simon（1992）、在紐約的 Rose Garlock（1987）以及在芝加哥的 Sadie "Tee" Dreikurs（1986）。Dreikurs 的取向是被她的學生 Judy Sutherland 在阿德勒心理專業學院（Adler School of Professional Psychology）訓練藝術治療師時所傳授和實踐的（私人信函，2014）。

　　1960 年代晚期，在金恩博士於匹茲堡被暗殺，以及一連串的暴動之後，一群藝術治療師在「馬丁路德金恩自由學校」（Martin Luther King Freedom School）為所有族裔的兒童和成人提供創造性的活動。1970 年代早期，Georgette Powell 在華盛頓特區創立了「未來的世界藝術中心」（Tomorrow's World Art Center），為所有不同年齡層的人提供課程和展覽（Junge, 2010）。在 1972 年和 1973 年，我在鄰近的兩個模範城市（貧窮社區）為年輕人和他們的父母規劃了一個療癒性的藝術課程（Rubin, 2008）。在社區與 Bob Ault 所謂的「身分不明的病人」（1989）工作並非什麼新鮮的事，但它又重新獲得了關注。

　　的確，藝術治療最顯著的發展之一，便是它在社會運動上的應用（Kalmanowitz & Lloyd, 2005; Kaplan, 2006; Levine & Levine, 2011）。這並非全然是新的想法，但在我們這個多事之秋的年代，卻有相當的復甦之勢。將藝術治療帶到街頭，造訪世界上那些被人為暴力或自然災害所摧毀殆盡的社區，亦成為藝術治療訓練中共同的部分。此由許多不同取向的人所完成，但值得一提的是，就像返回畫室一樣，它是這個領域中一個主要的力量。

第三版書的結構
第二部分、心理動力取向

　　本版的這個部分較先前的為少，原因很簡單，因為它在助人專業或在藝術治療方面已非最占優勢的理論。原先主要由 Naumburg 和 Kramer 所倡導的

兩個取向（分別為「藝術心理治療」及「藝術即治療」）依舊是藝術治療師工作中重要的兩極，因此〈發現與洞察〉（Discovery and Insight）以及〈昇華〉（Sublimation）有相關的兩章仍被包含在本版書中。Elizabeth Stone，曾為 Edith Kramer 的門生與同事，她在 Kramer 所寫的那篇與〈昇華〉有關的文章後面，增加了一些補充說明。而 Elinor Ulman 的那篇〈佛洛伊德的主題與變奏〉（Variations on a Freudian Theme）則跟隨在那兩章之後，因為它與這兩個主要取向以及她去整合兩者的企圖有關。

　　人際關係在精神分析和動力取向的藝術治療中變得越來越重要，尤其是依附、互為主體的和關係取向又再度獲得重視。所有的這些理論都是依據「客體關係」的原始想法而來，也在 Arthur Robbins 的那篇文章中有所闡述。為能幫助讀者更新此領域的最新想法，Eleanor Irwin 再次修訂了她的補充說明。最後，本版有一篇由 Dominik Havsteen-Franklin 依據「心智化」（mentalization）理論所寫的一種心理動力取向之新章節（Bateman & Fonagy, 2011）。

　　本版也包含了一篇，同時是藝術治療師、也是榮格分析師的 Nora Swan-Foster 所寫的〈榮格取向藝術治療〉（Jungian Art Therapy）。此外，新版本也有一篇是由 Michael Edwards 所寫的，自其原著——〈作為藝術家的榮格〉（Jung as an Artist）（2001）中所摘錄的一些片段，以及由 Edith Wallace（2001）所寫的作為附錄，其中她描述了一段愉悅的積極想像範例。

第三部分、人本取向

　　我邀請曾為本書第二版寫了評論的 Bruce Moon 寫一篇在術語和觀點上看起來都比前兩版較更符合當代思潮的新文章。他將之命名為〈藝術治療：實踐中的人本主義〉（Art Therapy: Humanism in Action）。Janie Rhyne 的〈完形藝術治療〉（Gestalt Art Therapy）仍舊被保留，Natalie Rogers 則徹底的修訂了她的〈個人中心取向表達性藝術治療〉（Person-Centered Expressive Arts Therapy）以反映她最近的工作。藝術治療在當前最活躍的正向心理學領域則以一篇由 Gioia Chilton 和 Rebecca Wilkinson 所聯合撰寫的新文章為代表。

第四部分、當代的取向

　　第三版的下一個部分不完美的命名為「當代的取向」。它自然地順著人本的理念，延展到後人本思潮的超個人想法。在此議題上，我將關於靈性導向的文章和另外兩篇文章含括進來。第一篇是由聚焦導向藝術治療（Focusing-Oriented Art Therapy）的 Laury Rappaport 所撰寫，她不只寫了一本專書（2008），同時最近也編輯了一本與正念和藝術治療相關的書籍（2014）〔編按：此書為《正念與各類型藝術治療：理論與實務》（心理出版社，2018）〕。另一篇新的文章為 Michael Franklin 的〈藝術治療中的冥想智慧傳統〉（Contemplative Wisdom Traditions in Art Therapy）。那是一篇讓人心靈飽足的文章，也反映了我請 Michael 所寫的，關於他作為一位藝術治療師，如何將東方內外兼修的智慧傳統整合在工作上（參照 Franklin, M., 2016）。

第五部分、認知與神經心理取向

　　本書下一個部分是一些依據認知心理學和神經科學的取向。Marcia Rosal 大刀闊斧地修訂了她在〈認知行為藝術治療〉（Cognitive-Behavioral Art Therapy）的那篇文章，更新了認知和辯證行為（Dialectical Behavioral）治療方面的發展。她在文章中也描述了一段 Ellen Roth 與一位有情緒困擾並發展遲緩男童的行為取向藝術治療（Behavioral Art Therapy）。Roth 非常有創意地將行為治療中的**現實塑造**（reality shaping）運用到藝術治療中。

　　本書在這個部分的方法也是依據先前所提的，最近幾十年來神經科學方面的大量文獻而來的（引自 Chapman, 2015; King, 2016）。為描述以神經學為基礎的藝術治療，我邀請到兩位同儕來寫一些關於他們的獨特看法和工作方法。如前所述，其中一位與其身兼伴侶和工作夥伴的人不只發展了關於「本能創傷反應」的理論，那也是一種相當有效的短期處遇方法。由於 Lou Tinnin 在能與她共同執筆寫那篇文章之前即已往生，於是 Linda Gantt 邀請一位已應用這些方法來與家庭暴力倖存者工作的同儕 Laura Greenstone 一起來寫這篇文章。Noah

Hass-Cohen 曾協同編輯早年關於藝術治療與神經科學的眾多書籍（Hass-Cohen & Carr, 2008），也與她的新作《藝術治療與神經科學的關係、創造性與復原力：技法與實務》（*Art Therapy and the Neuroscience of Relationships, Creativity, and Resiliency: Skills and Practices*）（Hass-Cohen & Clyde Findlay, 2015）的協同作者一起貢獻了一篇文章。在她們的那篇文章中，Hass-Cohen 與 Joanna Clyde Findlay 說明她們的藝術治療取向是以人際的神經生物學為基礎來發展的。

陸、系統取向

　　第二版書所介紹的系統藝術治療取向部分在本版書有些擴展，在家族與團體藝術治療中分別以兩章來描述。兩位原先的作者決定要邀請現在正在教這個領域的同儕一起來協同修訂她們先前的文章。家族藝術治療現在由 Barbara Sobol 與 Paula Howie 合作，而團體藝術治療那章則由 Katherine Williams 與 Tally Tripp 共同修訂。

柒、整合取向

　　本書最後的部分包括了那幾篇圍繞著一個中心主題或議題，而整合好幾個訊息來源的文章。它們包含了發展取向藝術治療，藝術治療在創意教學、想像與所有的藝術以及一個折衷式的取向。David Henley 和 Shaun McNiff 兩人修訂與更新了他們多元模式的文章，而 Harriet Wadeson 在這次也注意到要為先前所寫的那篇綜合取向的文章增加一些內容。

　　讀者可能會注意到有些取向沒有出現，包括在其他書中所談及的心理治療理論。由於任何的選擇歷程都是獨斷的，我在此對那些覺得哪個取向被低估的人致歉。此即，例如沒有關於女性主義或多元文化藝術治療的文章。在現實上真有這類的書籍，如 Hogan 的女性主義藝術治療（Hogan, 1997, 2002），以及前陣子才出版的關於在不同文化中的藝術治療（Kalmanowitz, Potash, & Chan, 2012）以及和不同團體的工作（Hiscox & Calisch, 1997; Howie, Prasad, & Kristel,

2013），對我而言，它們比較像是我們與**誰**或是我們在**哪**工作，而非**如何**工作。關於那點，它們就像是與兒童或老年人做藝術治療，或是在監獄或醫院做藝術治療一樣。

當然，若我們在藝術治療領域有更多的理論發展是件美妙的事，我們將會對藝術和人類是如此豐富和複雜的這點認知感到欣慰。由此可知，我們的探究應持續下去是有道理的，而我想，那是永遠的一件事。雖然那些都沒有簡單的答案，但當藝術治療師能看清楚理論與實務之間的密切關係時，理論便成為鮮活的領域，大大的讓我們的工作增能。這本書即便有著諸多的不完美，但註定對那些藉由藝術療癒功能來執業的人有所貢獻，它提供他們更深思熟慮和開放心胸的想法。

只有那些認識和熟悉理論的人可以用它來教導別人。這對任何的治療而言都是確實的，而對那些理論必須要有所調適，以便能將它的本質應用到一個特定形式的處遇上的，像是藝術治療，這點尤其真確。每篇文章的作者被要求為讀者介紹當篇理論的取向，特別要注意到與藝術治療相關的概念，且會舉一個或數個簡短的案例來為該理論的實務應用作說明。

然而我要提醒讀者，那些所做的描述通常絕大多數是非語言或是類似語言的過程，應該只將它們視為接近治療性的現實來理解。誠如 John Locke 在他〈瞭解人類〉（Human Understanding）的那篇論文所寫的：「假如文字被認為只代表它們所代表的意義，只是代表我們想法的一些符號，而非代表事物本身，那麼這個世界上的爭辯將會少很多。」印象所及，那個議題的最後一句話是 Lewis Carroll 在《鏡中奇緣》（*Through the Looking Glass*）中的話語：

> 愛麗絲說：「問題是，你能否讓文字代表如此多不同的事物？」蛋頭先生：「問題是，哪一個才是主人──如此而已。」期待本書，雖離完美有一段距離，但能幫助讀者成為自己藝術治療師工作的「主人」……「如此而已」。

關於匿名和隱私性的處理

　　所有文章的作者已將病人的真實姓名加以偽裝。由於只出現在極少篇文章中，因此我也將明確聲明的部分刪除以除去連結。我在此向讀者保證，除了 Michael Franklin 的那篇描寫在社區畫室，被他視為是夥伴而非個案的那些人之外，所有的人均為匿名。

參考文獻

Atkins, S. S. (2002). *Expressive arts therapy: Creative process in art and life*. Blowing Rock, NC: Parkway Publishers.

Ault, R. (1989). Art therapy with the unidentified patient. In H. Wadeson, J. Durkin, & D. Perach (Eds.), *Advances in art therapy*. New York, NY: Wiley.

Bateman, A. W., & Fonagy, P. (Eds.). (2011). *Handbook of mentalizing in mental health practice*. London, UK: Routledge.

Betensky, M. (2001). Phenomenological art therapy. In J.A. Rubin (Ed.), *Approaches to art therapy* (2nd ed., pp. 121–133). New York, NY: Brunner-Routledge.

Burt, H. (Ed.). (2012). *Art therapy and postmodernism: Creative healing through a prism*. London, UK: Jessica Kingsley.

Casement, P. (2013). *Further learning from the patient: The analytic space and process*. London, UK: Routledge.

Chapin, M. L. (2001). Self psychology and art therapy. In J.A. Rubin (Ed.), *Approaches to art therapy* (2nd ed., pp. 66–78). New York, NY: Brunner-Routledge.

Chapman, L. (2015). *Neurobiologically informed trauma therapy with children and adolescents: Understanding mechanisms of change*. New York, NY: Routledge.

Dreikurs, S. (1986). *Cows can be purple*. Chicago, IL: Adler School of Professional Psychology.

Eberhart, H., & Atkins, S. S. (2014). *Presence and process in expressive arts work: At the edge of wonder*. London, UK: Jessica Kingsley.

Edwards, M. (2001). Jungian analytic art therapy. In J.A. Rubin (Ed.), *Approaches to art therapy* (2nd ed., pp. 81–94). New York, NY: Brunner-Routledge.

Fish, B. J. (2012). Response art: The art of the art therapist. *Art Therapy: Journal of the American Art Therapy Association*, *29*(3), 138–143.

Franklin, M.A. (2016). *Art as contemplative practice: Expressive pathways to the self*. Albany, NY: SUNY Press.

Garlock, R. (1987). A program of creative arts therapies based on the theories of Alfred Adler. In J.A. Rubin (Ed.), *Approaches to art therapy* (1st ed., pp. 139–148). New York, NY: Brunner/Mazel.

Hass-Cohen, N., & Carr, R. (Eds.). (2008). *Art therapy and clinical neuroscience*. London, UK: Jessica Kingsley.

Hass-Cohen, N., & Clyde Findlay, J. (2015). *Art therapy and the neuroscience of relationships, creativity, and resiliency: Skills and practices*. New York, NY: Norton.

Hinz, L. D. (2009). *Expressive therapies continuum: A framework for using art in therapy*. New York, NY: Routledge.

Hiscox, A., & Calisch, A. (Eds.). (1997). *Tapestry of cultural issues in art therapy*. London, UK: Jessica Kingsley.

Hogan, S. (Ed.). (1997). *Feminist approaches to art therapy*. London, UK: Jessica Kingsley.

Hogan, S. (2001). *Healing arts: The history of art therapy*. London, UK: Jessica Kingsley.

Hogan, S. (Ed.). (2002). *Gender issues in art therapy*. London, UK: Jessica Kingsley.

Howie, P., Prasad, S., & Kristel, J. (Eds.). (2013). *Using art therapy with diverse populations: Crossing cultures and abilities*. London, UK: Jessica Kingsley.

Jung, C. G. (1923/1971) Psychological types. *Collected Works* (Vol. 6). Princeton, NJ: Princeton University Press.

Junge, M. B. (2010). *The modern history of art therapy in the United States*. Springfield, IL: Charles C. Thomas.

Kagin, S., & Lusebrink, V. (1978). The expressive therapies continuum. *Art Psychotherapy, 5*, 171–180.

Kalmanowitz, D., & Lloyd, B. (Eds.). (2005). *Art therapy and political violence*. London, UK: Routledge.

Kalmanowitz, D., Potash, J., & Chan, S. M. (Eds.). (2012). *Art therapy in Asia: To the bone or wrapped in silk*. London, UK: Jessica Kingsley.

Kaplan, F. (2006). *Art therapy and social action: Treating the world's wounds*. London, UK: Jessica Kingsley.

King, J. (2016). (Ed.). *Art therapy, trauma and neuroscience: Theoretical and practical perspectives*. New York, NY: Routledge.

Knill, P. J. (2004). *Principles and practice of expressive arts therapy: Toward a therapeutic aesthetics*. London, UK: Jessica Kingsley.

Kossak, M. (2015). *Attunement in expressive therapy: Toward an embodied empathy*. Springfield, IL: Charles C. Thomas.

Levine, E. (2015). *Play and art in child psychotherapy: An expressive arts therapy approach*. Philadelphia, PA: Jessica Kingsley.

Levine, S. K., & Levine, E. (Eds.). (1999). *Foundations of expressive art therapy*. London, UK: Jessica Kingsley.

Levine, E., & Levine, S.K. (Eds.). (2011). *Art in action: Expressive arts therapy and social change*. London, UK: Jessica Kingsley.

Malchiodi, C.A. (Ed.). (2005). *Expressive therapies*. New York, NY: Guilford.

Moon, C. H. (2001). *Studio art therapy: Cultivating the artist identity in the art therapist*. London, UK: Jessica Kingsley.

Moon, C.H. (Ed.). (2010). *Materials & media in art therapy: Critical understandings of diverse artistic vocabularies*. New York, NY: Routledge.

Nachmanovich, S. (1990). *Free play: Improvisation in life and art*. New York, NY: Penguin.

Rappaport, L. (2008). *Focusing-oriented art therapy: Accessing the body's wisdom and creative intelligence*. London, UK: Jessica Kingsley.

Rappaport, L. (Ed.). (2014). *Mindfulness and the arts therapies: Theory and practice*. London, UK: Jessica Kingsley.

Rubin, J.A. (2008). "Children and the Arts." In *The arts as therapy with children* [DVD]. Pittsburgh, PA: Expressive Media.

Rubin, J.A. (2011). *The art of art therapy* (2nd ed.). New York, NY: Routledge.

Silver, R. (2001). *Art as language: Access to thoughts and feelings through stimulus drawings*. New York, NY: Routledge.

Simon, R. (1992). *The symbolism of style*. London, UK: Routledge.

Stevens, A. (1986). *Withymead*. London, UK: Coventure.

Stone, E. (1996). "The intrapsychic and the interpersonal in art therapy," Paper presented at the annual conference of Art Therapy Italiana, Rome.

Tinnin, L., & Gantt, L. (2014). *The instinctual trauma response and dual brain dynamics*. Morgantown, WV: Gargoyle Press [available through Amazon/Create Space].

Wallace, E. (2001). Healing through the visual arts. In J.A. Rubin (Ed.), *Approaches to art therapy* (2nd ed., pp. 95–108). New York, NY: Brunner-Routledge.

Wilson, L. (2001). Symbolism and art therapy. In J.A. Rubin (Ed.), *Approaches to art therapy* (2nd ed., pp. 40–53). New York, NY: Brunner-Routledge.

Winnicott, D.W. (1971). *Playing and reality*. New York, NY: Basic Books.

第一部分
基礎理論

1

藝術即治療 陳美伊 譯

論象徵 Laurie Wilson
論觀看 Mala Betensky

簡介 Judith Rubin

藝術治療最重要的基礎即是**藝術**。缺少了藝術，就沒有藝術治療這門學問，本文中的任何理論也不會存在。這個領域最早是從藝術家們提供心理疾病患者在畫室創作所開始的。如同導論所述，過去幾十年來，我們見到藝術治療工作者回歸畫室，或做實務，或為訓練的趨勢。

正因為藝術治療中的藝術如此重要，因此為處於脆弱狀態者提供藝術創作的人，有必要學習和瞭解人類心理和其隨著時間而改變的歷程。本書有諸多章節介紹人們如何在藝術治療中瞭解人類自身和達致改變的各種方式。

首先，說到**藝術**時，就有好幾個不可或缺的重要元素。其中，不論何種理論取向，在治療中使用藝術時，有兩個常被我們認為是理所當然的基本元素。他們通常出現在人們進行藝術創作時——**象徵化**（symbolizing），以及當人們觀看創作時——**觀看**（seeing）。兩者皆是透過創造性的表達來形成和找尋意義的方式。在第二版中，分別有兩篇文章在這兩大主題上有精彩的陳述，其一是從心理動力的觀點出發，另一篇則是從人本的立場。雖然他們的理論基礎差異頗大，但都能清晰明確地陳述和表達各自的理論。

本章摘錄自本書第一版中由 Laurie Wilson 所撰寫的文章，原標題為〈象徵和藝術治療〉（Symbolism and Art Therapy）（Wilson, 2001）。身為藝術治療師和心理分析師的 Wilson，以自我心理學（ego psychology）為架構，特別是根據 Davis Beres（1965）的著作，透過分析的視角，來談象徵的議題。因為她的論述如此清晰，便直接將原本隸屬於心理動力章節的一部分原作摘錄於此。

論象徵 Laurie Wilson

人與萬物之別在於人有形成和使用象徵的能力。「與其把人定義為理性的動物,不如定義為象徵的動物。如此一來我們便能標示人的特別之處,也能對人邁向文明的方式有新的瞭解方式」(Cassirer, 1974, p. 26)。視覺想像力——象徵的精髓——即是藝術治療的基本素材。我將試著闡明,當我們鼓勵人們進行藝術創作時,便是在激發人們象徵能力的發展,而此種能力攸關自我的多種重要功能……。

象徵性歷程的病理學

從思覺失調症到失語症等很多種障礙都與形成象徵的功能失調有關。簡要地檢視某些特定的病理形式有助於瞭解創作視覺圖像在治療時的價值。Beres(1965)提出三個可以看見象徵歷程的病理學臨床領域:自我發展遲緩、思覺失調症和器質性大腦疾病。總而言之,「共同點是自我的現實感無法正常協調運作」(p. 16)。

自我發展遲緩

一位自我發展遲緩的兒童未發展出區別代表物和實際物之不同的能力——Linus 的毯子是媽媽。我們可以清楚的在智能障礙者身上看到這樣的情形,他們在這種會造成嚴重後果方面的能力之缺乏(與其他領域相較之下),會干擾其語言、思考歷程和客體關係的正常發展。

一位 22 歲,重度智能障礙的女性 Elena,智商為 20,在機構住了 18 年(引自 Wilson, 1977)。根據資料上的記載,她有著口腔期固著延長的情形。五歲時才戒奶瓶,緊跟著出現蒐集和咀嚼或吞食繩子及鈕扣的習慣。青春期時,Elena 仍會蒐集這些東西,但不再放入口中。到了 22 歲時,這個習慣不見了;取而代之的是常常把一串球狀金屬鈴鐺帶在身邊,或戴在脖子上。這鈴鐺是 Elena 自己用鐵絲串的,串上的數量時有增減。如果拿走她的鈴鐺,或是她自己不小心

遺失了，她會大哭或氣到敲桌打椅，甚至打翻桌椅。

除了這類的僵化固著之外，Elena 還會有安撫自己的動作，包括磨搓雙手，摸摸自己的臉頰、嘴巴和鼻子，還有撫摸自己的胸部等。通常當她感到沮喪時會開始做這些動作，但是一旦覺得舒服或得到安慰時，這種表達痛苦的方式就會不見。顯然 Elena 想要以撫摸來安慰自己，這樣的撫摸是來自過去別人對待她的經驗。

Elena 一開始接受藝術治療時，固定出現一個圖像：有著輻射狀線條的圓。如此的模式一而再、再而三地創作了一年半的時間，累積了不計其數的作品，且絕大部分使用紅色。雖然她願意更換媒材（使用蠟筆、顏料或碳筆），但是圖像和顏色則極少有變化。她也很黏人，需要不斷的被肯定和讚美。

經過兩年的時間，Elena 的藝術表達和整體行為皆有進步，脫離稚氣的依賴，變得相當成熟。提供協助的關鍵之處在於我們是否能瞭解她藝術創作裡的心理意涵。當她在藝術上和個人層面的某些需求上皆能得到滿足，並且引導她在這兩方面都有小而巧的改變時，Elena 就漸漸變得比較有彈性和獨立，最終便能獨自前往藝術教室。

她的圖像語言也變得豐富了，諸如實心的圓、身體形象、方形等，最後還可以把圓圈、三角形、正方形等做出組合變化，然後她也常將形狀混合搭配成為完整的人體、衣服和裝飾品等。她也能把放射狀模式做些調整，融入在不同的結構中，好比眼睛（圖 1.1）和胸部。

當我發覺 Elena 固著的放射狀基模等同於乳房、母親和鈴鐺，我明白了那串鈴鐺就是她的過渡客體。在一開始治療時，鈴鐺對她來說是替代品，不是象徵物，而此時我可以說她之所以固著於鈴鐺，是因為**象徵功能不彰**。透過藝術治療，Elena 慢慢發展出象徵的能力，那用來作為過渡客體的替代品（**等同作用**）轉變為原始客體——母親的象徵（**表徵作用**）了。

在藝術治療療程中持續不斷地創作視覺圖像，似乎真的刺激了她象徵能力的發展。只要那串鈴鐺和放射狀基模是母親的**替代**，它們就是無比重要、千金不換。最後當 Elena 發展出**象徵**的能力，喚起了那位缺席的母親，她也變得比

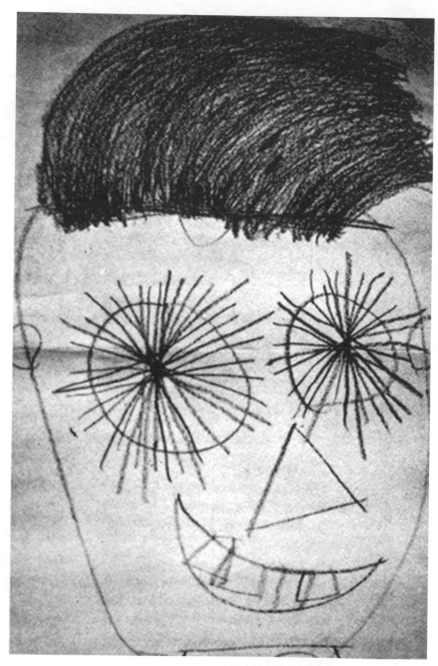

圖 1.1

較有彈性，她的安全感現在是象徵性的物品而非缺席客體的具體提醒物。因此，她可以把鈴鐺留在房間，不需要有過渡客體或照服員的陪伴就能來會面。我們也看見她用袖珍筆記本來代替鈴鐺──另一個原始替代客體的象徵轉化……。

器質性大腦疾病

當大腦受損影響思想運作的一部分或全部功能時稱之為**失語症**。善於與罹患生理疾病或殘障人士工作的藝術治療師 Irene Rosner，與 65 歲的 David 進行了三個月的藝術治療。他因中風導致右半邊身體癱瘓，伴隨口語不清。他曾從事私人的會計業務，自社會保險審查員的職務退休已有三年。他的太太患有腦性麻痺，五個孩子中也有一位是腦性麻痺患者。他們的家庭大致上是足供溫飽的。

當初入院時，David 的意識相當不清楚。他的是或不是的反應（頭部動作）不足採信，任何的溝通形式對他而言都相當費力。心理師的報告中說他只是偶爾清醒，而且只對視覺刺激有反應，會點頭。雖然他好像聽得懂別人對他說的一些話，但他的注意力是極其短暫的。他會持續發出刺耳的聲音，而且很難纏。

處遇計畫包括日常的物理治療和職能治療，語言治療每週兩到三次，和隔天一次的藝術治療。一開始藝術治療聚會只能撐 20 分鐘，後來當他專注的時間變長後，逐漸可以延長為 45 分鐘到一個小時之間不等。

一開始進行藝術治療時，David 的繪畫就像是幼兒的塗鴉畫。雖然那些線條和痕跡看起來像是隨意散置在紙上一樣，但從繪畫歷程可以看到他為了控制動作做出了相當的努力。因為右半身的癱瘓，表示 David 必須使用他的左手──小時候曾因罹患小兒麻痺症而虛弱無力的非慣用手。總之，當他畫圖時，他是聚精會神的。雖然他的繪畫對旁觀者來說難以理解，但是對他自己來說似乎獨具意義。所以他的藝術治療師就開始嘗試幫助他能畫出比較具體的形象來。

David 在藝術方面的進步與幼兒在繪畫上的發展是一致的。好在，他詞句反覆的情形越來越少，也增加了一些新的字彙；雖然他的塗鴉還是難以辨識，但終能命名。如同幼兒一樣，David 為任何一件作品所命名的名稱，可能隨情

境而改變。因此,有時他原先稱為「冰片」(ice chips)的,後來變為「魚」。這時期,心理師的報告中提到 David 比較清醒和專注了,可以使用非語言的提示來溝通他的需要,並且對指令的反應良好。

接下來,David 在兩方面有長足的進步。他開始創作出可以辨識的形狀,並且能給予相稱的命名,而且落筆的位置顯示出他能意識到整張紙的範圍。我們很容易能辨識圖 1.2 中的樹,David 將其命名為「魚、樹和阿米巴原蟲」。相較於他的早期創作,我們可以從 David 這時的作品看見他的構想和意圖。他刻意地做出許多封閉式的設計:各式各樣的圓圈,拉長的三角形和不規則形狀。因為他的手會顫抖,所以就像幼兒的繪畫一樣,這件作品中有些塗鴉線條是不容易辨識的。

即便如此,當我們細看 David 此時期的線畫,可以明顯看見形狀——其中有個基本造形的臉,一個簡單的圓形和兩個眼睛。隨後,當我們請他畫人時,

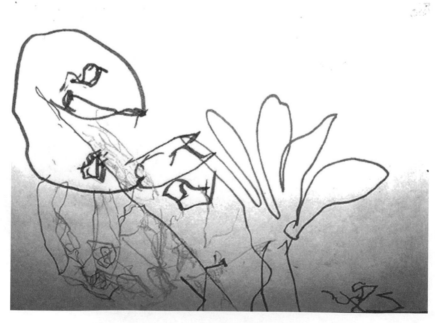

圖 1.2

David 把臉的造形加上一些身體部位就變成了圖 1.3 的創作。

當他畫時，這個人形是具有個人意義的。他開始哭泣，我們輕聲詢問，他回答：「我太太──她矮矮的、胖胖的、醜醜的、好棒的。」David 之前是沒有什麼情緒反應的；而現在則是真情流露。他的反應是受到了自己藝術創作的影響，這樣的反應似乎在他心理復原之路上扮演了關鍵的角色。他繼續創作更具統整性和個人意義的圖像，同時在語言和動作上也都有進步。

因為他接受了很多種治療，我們無法得知到底藝術創作對於他比較能專注、口語較清晰和情感表達更適宜，有什麼程度的幫助。但是這些事件如此的發展順序讓我們可以得知，腦傷的成人經過類似的視覺圖像發展時，包括語言等各方面的象徵能力也因此得到幫助，正如同幼兒在視覺圖像上的發展帶動象徵能力的形成一樣。

David 的進步好像是從繪畫先反映出來，之後才是語言和客體關係。我們可以從每一次視覺象徵形式上的進步──諸如塗鴉、命名塗鴉、樣式、可辨識圖像和人像畫等──就可對自我功能受損的復原情形進行推論。舉凡知覺、

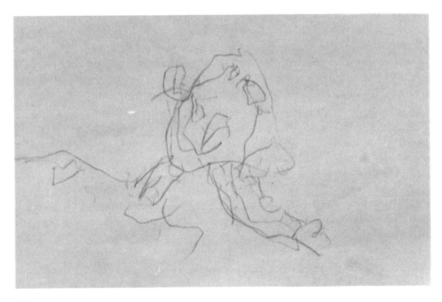

圖 1.3

記憶、概念化、現實感和組織能力等整合之際，再次恢復了**心理再現**（mental representations）——**缺席物的象徵**。重獲此能力時，感覺（情感）和人際（客體）關係也修復了——失去的愛重獲新生。

結論

從這兩個例子，我們學會透過視覺圖像的創作**發展**象徵能力——此乃絕大部分文明活動的基本能力——我們即可幫助患者恢復受損的象徵功能（自我功能亦是）。Elena 和 David 的病因皆屬於發展上的異常。其中 Elena 是屬於發展受阻的案例，圖像創作可以幫助她恢復與缺席客體連結的能力，而這個步驟也恰能促進她更自由地探索這個世界且自主的運作。David 主要的病徵則在於他的嚴重退化，他的圖像創作促進了更高階象徵能力的運作，最終得以修復他的客體關係。

語言是人們共享的一種象徵系統，是人類發展和經驗的核心。當使用語言有困難——或者因害怕而有口難言時——透過創作視覺圖像的象徵練習，就能有更進一步的發展。發展受損的病患就如同幼兒，可以先訓練其視─動運作的能力，以達到更高階層次——以語言形式來象徵的能力之運作。由於藝術治療師學習象徵構成的特質和它們與自我功能發展之間的關係，我們能即時用較好的介入來促進我們患者的成長……。

擁有發展架構的精神分析式自我心理學，對藝術治療師最為受用。將 David Beres 的象徵和心理再現的理論陳述加以應用，我們對一些藝術治療的功能有更多的瞭解。一方面，創作視覺圖像有助於自我功能不足和象徵發展受損的患者們發展出象徵的能力，這能力幾乎是所有文明活動的基礎。再者，當我們能瞭解藝術中象徵表達所扮演的某些角色時，我們便能變得更有效、更清楚的知道如何解釋我們辛勞的結果。

論觀看 Mala Betensky

　　Mala Betensky 最強而有力的主張除了在本書初版的原始文章中，也在她自己最後的專書《你看到什麼？》（*What Do You See？*）（Betensky, 1995）中強調，邀請藝術治療案主們以刻意的、不批判的和接納的方式觀看他們所創作的作品。以下摘錄自她的〈現象學藝術治療〉（Phenomenological Art Therapy）（Betensky, 2001），一開始便以現象學為基礎來說明她的取向。

寓居於世之人──意向的主體

　　藉由治療師的引導，以**意向性**（intention）的知覺來探究他自己的藝術創作，真實地觀看他自己的繪畫或雕塑，〔案主〕可能得以展開新局⋯⋯。**觀看**這個動作是至要關鍵。藝術治療對心理治療和現象學領域最主要的貢獻之一，可能就在於藝術治療相當看重人類真實經驗之雙重意義。首先，案主在藝術治療創作作品時是第一重的直接經驗。然後，他們緊接著親眼意識到這件作品，這是第二重的直接經驗。此時，他們在學習如何看時，需要一些協助，以便能鉅細靡遺地觀看這件藝術作品。

　　當我能完全放下先入為主的價值觀和既有概念來面對我眼前的作品時，當我訓練自己以開放的眼光和意向性來觀看作品時，我就能看到那件作品前所未有的面向。我也開始瞭解到法國現象學家 Merleau-Ponty（1908-1961）所陳述的真諦：「觀看事物即是要棲居其中，然後從中領會一切」（1962, p. 168），此即現象學家有意向性的，為了要「看見」（to see）而「看」（looking）。

意向性和意義

　　意向性，即我對我所觀看的對象是有意圖的。因著我的意向，所看之物在我面前以前所未有的清晰樣貌呈現。我所關注之對象，以前所未有的方式為我而存在。對我而言意義深重，現在它對我是有**意義**的。有時，意義對於我身為一個人的存在而言極為重要。人是種有意向性的存在，有著讓世界對他而言是

真實的、有意向性的意識。意向性甚至有助於開創新局，如同在藝術和科學的世界中，使未見的得以被看見……

　　對我來說，藝術治療似乎最能符合 Heidegger 賦予現象學的任務。因為意識能觸及現象進而探究現象，所以 Heidegger 認為現象學當能顯露人們隱而未現的存在面向。在藝術治療中，案主透過自由表達、隨性選擇媒材之歷程，加上視其藝術作品為某種結構性觀察之現象的方法，最能達到現象學的目標。

現象學直觀

　　我們總共會分兩個階段讓案主與作品之間產生直接的經驗。第一個階段，促進其覺察，有三個步驟。第一步是藝術創作的**視覺展示**（Visual Display），當案主告知治療師創作已經完成時，兩人一起將雕塑或者圖片置放或黏貼於方便觀看的地方。下一個步驟是**拉開距離**（Distancing），由藝術治療師提議兩人都退後幾步或者將椅子往後挪一些，以便進一步地觀看。如此一來這件藝術作品就成了獨立存在的現象。它與創作者分開，有了自己的屬性，成為世界的一部分。現在可以有距離地、不帶偏見、客觀地來檢視它了。蘊含強烈情緒的視覺作品，得以從某種客觀的角度來觀看了。

　　第三步驟是**意向性觀看**（Intentional Looking）藝術表現的歷程。此時藝術治療師邀請案主花點時間觀看圖畫、雕塑或者拼貼。他／她可以說：「現在好好的看著它，先研究它，然後看看你能看到什麼。當畫作近在眼前時，你常會有所忽略，而往往在過一會兒之後，又會看到一些先前沒看到的部分。所以，現在花點時間，盡可能仔細的去看你的作品。」

　　現在案主能專注且不受打擾地觀看作品。個案正與其創作的現象做溝通。藝術創作者變成了訊息的接收者，作品對他來說是似懂非懂的。現在作為觀看者的案主，接收了已成為現象場的藝術表現之中所深藏的訊息。新的觀察帶來深層豐富的瞭解，彷彿發現新大陸一樣。

　　治療師要注意的是，絕大部分的時候，這些事情是默默地進行的。所以一定要讓案主有充裕的時間去檢視作品，更重要的是治療師要學會安靜，習慣在

靜默中仍能感到自在，不要輕易地給出一些評價，以免影響案主。

第二階段，你看到什麼？

　　在治療師請個案分享前三個步驟的結果（視覺展示、拉開距離、意向性觀看）之後，現在治療師有個簡單的問題要問：「**你看到什麼？**」此問題包含現象學取向的兩大重點。第一個重點，個人觀點和意義的重要性，**你看到什麼？**身為創作者的**你**，不需要跟著別人的角度來看這件作品。**你的看法是必要的**，也是我們現在所在意的。這個問題強調了主觀真實的正當性和價值。從現象學的角度來看，每個人內在的真實才是最重要的。

　　「你看到什麼？」這個問句的第二個重點則與現象學的證據有關。所有能**觀看到**的都是從藝術的表達本身中所見到，而非從任何既有的理論假設或推敲而來。此能藉由引導案主留意作品中的特定結構性元件（component）和其所傳遞的感覺而來；某些元件與一種或其他多種元件之間的相關性為何；它們是彼此衝突、互補或是和平共存的；有什麼條理；作品內容之各個元件是否有某種歸類的方式；這些編組有什麼共通點，可否從藝術作品本身看到。當模糊的感覺漸漸清晰明朗後，就有能力重新辨識和命名這些感覺了。

現象學的描述

　　現象學的觀看是讓自我以十分精準的方式接觸藝術創作。這樣的接觸之所以成為可能，乃是因為自我和外在世界間，既圍繞著藝術作品，又彼此維持著密切的互動關係。當人們回答：「你看到什麼？」這個問題時，案主轉變成為觀看者，便盡其所能地精確**描述**作品當中的一切。必要時，藝術治療師可以協助案主一一說出作品中的各個元素。

現象學的闡釋

　　對藝術表達進行現象學討論是第二階段。治療師協助案主，如其所是的來

闡釋視覺作品中各層次的個別意義。而在前個階段中，治療師只是指出討論的地方，所談論的是作品**中**的個別部分和物件。

以下是摘錄自一位 12 歲的女孩對自己作品（圖 1.4）的**描述**，顯示藝術治療師只先引導元素命名的部分，以及提出作品中可以討論的部分和物件。

治療師（以下簡稱「治」）：婕，你看到什麼？

婕：我看到一個女孩在公園玩球。

治：她在玩球。

婕：我可再多說一些我現在才看到的東西嗎？

治：當然可以啊，說吧。

婕：嗯，我現在看到她其實不是真的想玩球。

治：嗯……我也這麼想。妳還看到什麼嗎？

婕：沒有了，真的。哦，那邊是她爸爸，在她後面，比較後面的地方。

治：嗯哼。她爸爸。

婕：對啊！然後他不想散步。〔有點生氣的樣子〕

治：從你的圖畫上，還可以看到什麼？

婕：〔指著最上面〕喔，喔，你看到那個房子了嗎？那是我們的房子，然後你看到我媽了嗎？她走回房子裡吧？你看，她叫我爸爸帶我去公園然後……然後我什麼都看不到了。〔突然間哭了，然後安靜了下來〕

治：〔遞了張面紙給婕〕嗯！我記得，當我流淚時，我也看不清楚，所以我現在來幫你看。我看到你的作品上有很多明亮的顏色，很好看。

婕：你是說太陽和樹嗎？我畫的那個太陽正在下山。它讓公園裡的所有事物都變得好美。

治：是的，我也看到了，而且你都畫出來了。現在，你會怎麼說這張畫的夕陽和其他的東西——除了人以外的東西，你可以用什麼字眼來形容那些人們和妳可以感覺到的東西？可以試試看嗎？

婕：你的意思是說整個公園，天空和太陽嗎？好像周圍什麼的嗎？或者是

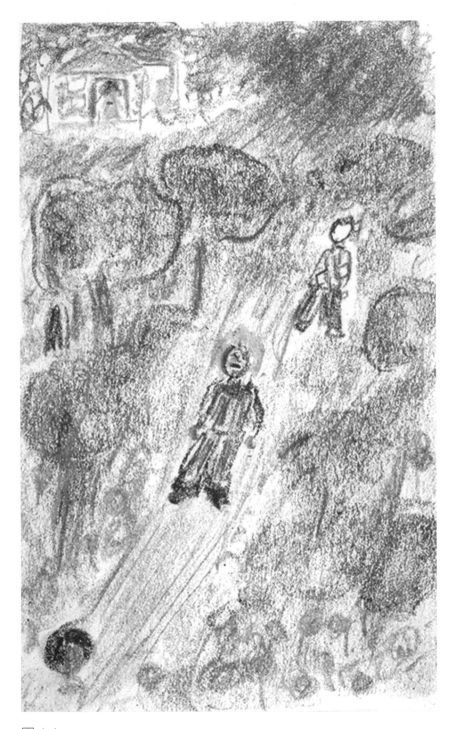

圖 1.4

背景嗎？

治：對啦，你剛剛已經說了，背景。好，現在讓我們再回到前面的人物部
　　分。

婕：女孩和她爸爸。

治：嗯哼！畫面上的什麼地方告訴我們她不是真的很想玩球？而她的爸爸
　　不是真的很想散步？你可以再看一下，然後告訴我們嗎？

婕：嗯，你看，那個球滾走了，差不多到紙張的邊邊了，而她並沒有跟著
　　跑過去。她只是走著而已，然後她的表情，好像，擔心嗎？那個嘴
　　巴……嗯，我不知道怎麼畫……〔做鬼臉〕這種嘴巴。

治：那畫上的嘴巴呢？

婕：那只是條直線，看起來好像生氣什麼的。

治：然後爸爸呢？

婕：哦，他看起來好像他根本不在那裡。你看，他根本不想走。他在生我
　　的氣。還有，哦，你看，我忘了把他的夾克上色。而且我根本沒有畫
　　他的臉。

　　回答「你看到什麼？」這個問題，具有觸媒的功效，並且在案主可以駕馭
的程度內，帶出存在的核心衝突。有位內向退縮的青少年畫了條在網子裡的魚，
以很現實導向的方式回答這個問題：「我看見一條魚……在網子裡。」他越來
越緊張地繼續說道：「感覺這條魚在難過和生氣。」

　　在接下來的會面中，繼續進行描述的部分時，男孩能夠指出畫中的線條
讓這條魚看起來「僵硬」和動彈不得，但相反地，那些鮮豔的色彩線條卻也
「裝飾」了這條魚。治療師對於這樣的矛盾感到疑惑，男孩回答說：「魚是氣
炸了……因為他不能向水中其他的魚展示他的顏色。」在這裡使用人稱代名詞
「他」，可視為一種過渡到之後男孩能直接指稱他自己的能力。以上是自我發
現的改變歷程示範：對魚的認同，原本是前意向的（pre-intentional），後來變
成意向的（intentional）。

　　有位青少女針對自己的圖畫（圖 1.5）被問到「你看到什麼？」這個問題時，回答說：「嗯！我看到一群人。他們好像是站著的，看起來好像很沮喪，什麼的。」我們先對開頭的這幾句話進行討論和進一步的確認，女孩常常使用「什麼的……」，然而卻說不出個所以然（雖然對她來說可能是有意義的），但在案主和治療師討論藝術作品的過程中，漸漸得以澄清和理解。治療師要能仔細聆聽，才能在案主緩慢又吃力的訴說藝術表現時，捕捉到模糊的線索。

　　要闡釋藝術作品裡蘊含的想法和感覺通常不外乎兩條路徑。一是從案主角度出發，然後處理主題。另一條則是強調某些結構的屬性和他們彼此之間的關係。治療師通常先傾聽案主描述內容，然後才談結構。就這位青少女來說，治療師嘗試去瞭解：這些人會是誰？他們為何擠在一起？他們是為了取暖嗎？還是在躲避什麼東西？他們現在發生了什麼事？即將發生什麼事？這種做法讓案主對創作主題有豐富的觀察，但不僅止於此。

　　從現象學的觀點，討論藝術作品的結構可能會比討論藝術作品的內容，來

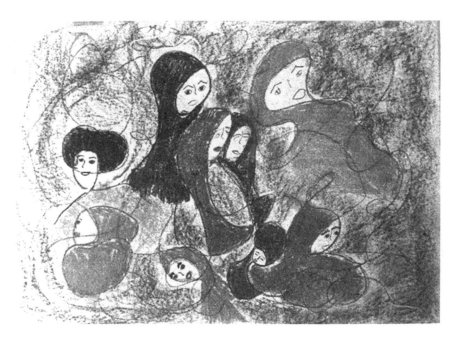

圖 1.5

得更有收穫。結構有傳遞情緒意義的能力，比內容更能敏銳的貼近案主真實的內在世界，後者則是在某些較偽裝層次的象徵裡。

接下來的對話和圖像是作者摘錄自上述同一位女孩和同一件作品（圖 1.5）的藝術治療療程錄影。

治：讓我們來看看這些人的位置。他們分別都在畫紙上的哪些地方？

案主（以下簡稱「案」）：嗯，這些人有點像是擠在一起，還有……他們好像擠成好幾個小團體……

治：擠成哪幾個小團體？你能指出來嗎？

案：這裡有個團體，這個團體有三個人……這三個在這裡，這裡兩個……然後有一個在上面……

在後續的聚會中，「有一個在上面」成為自我發現的重點：女孩認出了她自己。

程序四——現象學整合

最後一個程序是現象學的整合，一共包含三個自我發現的面向。首先是案主對藝術創作過程的反思。他／她可能會談到起初的動機和後來實際完成作品的做法。完成品的某些部分在創作當下好像是刻意的，但有些部分卻是不經意的，像是由它們本身所引發出來的，並未意識到怎麼做的決定，或甚至創作者自己根本都沒覺察到是怎麼來的。以下以同一次療程為例：

案：看起來這裡這個人……嗯……不像其他人那樣擔心。

治：哪一個人？

案：這裡這個。

治：黃色那位嗎？

案：嗯哼。

治：不像其他人那麼擔心？嗯，嗯。〔停頓很久〕當你在畫的時候，你知

道嗎？還是你現在才看到？

案：沒有，是我現在才看到的。

現象學整合的第二個面向是尋找案主一系列作品之間的相似處和差異處。把現在和過去的作品拿來做比較時，案主會發現某些重複出現的特定部分或主題（Betensky, 1973）。這位青少女從選出的兩件作品中，發現她以不同的方式來表達「沉重」感。當將一系列作品拿來互相比較時，能識別出一些共同的模式，首先是在藝術創作中，然後是在人們面對生命情境的反應。當案主有能力從藝術表達中找到一些模式時，案主就可以進一步看見一些行為模式。然後當案主對這些模式產生質疑時，改變便隨之而來。

第三個現象學整合面向順勢而生：尋找案主在藝術表達歷程中的掙扎，與在真實生活經驗中所因應的努力兩者之間的相似之處。在某次藝術治療聚會的討論中，這位青少女談到自己「在紙上」的改變，然後她也認為自己變得比較能選擇朋友和交朋友，也預定回學校上一些課，而這些正是她現實生活中所面臨的兩大難題。

結論

從觀看創作者他們自己的藝術表現開始，自己的新樣貌顯而易見地呈現，藝術表現與案主變觀看者的主觀經驗之間開始進行新的溝通。案主學習以更清晰和細膩的方式來看待作品中形式構成要素的現象以及它們之間的互動。然後他們將之與內在的心理能力連結，並應用剛學到之觀看他們自己外在和內在現象的藝術去看自己和他人的世界。

當他們發現自己在與他人互動時的樣貌時，有些事情發生了：他們不再那麼自我中心，確實地在他們的日常生活中成為世界的一分子。他們先是負起對他們自己創作的責任，然後積極地參與知性且藝術性的歷程，以修通那些在他們自己與他人的互動中所遇到的困難。這即是現象學取向藝術治療的特殊貢獻——透過藝術創作和其結構的後續處遇——達到從前意向性的運作到充分意向

性的存活。

參考文獻

Beres, D. (1965). Symbol and object. *Bulletin of the Menninger Clinic, 29,* 3–23.

Betensky, M. (1973). Patterns of visual expression in art psychotherapy. *Art Psychotherapy, 1,* 121–129.

Betensky, M. (1995). *What do you see?* London, UK: Jessica Kingsley.

Betensky, M. (2001). Phenomenological art therapy. In J.A. Rubin (Ed.), *Approaches to art therapy* (2nd ed., pp. 121–133). New York, NY: Brunner-Routledge.

Cassirer, E. (1974). *An essay on man.* New Haven, CT: Yale University Press.

Merleau-Ponty, M. (1962). *Phenomenology of perception.* London, UK: Routledge.

Wilson, L. (1977). Theory and practice of art therapy with the mentally retarded. *American Journal of Art Therapy, 16,* 87–97.

Wilson, L. (2001). Symbolism and art therapy. In J.A. Rubin (Ed.), *Approaches to art therapy* (2nd ed., pp. 40–53). New York, NY: Brunner-Routledge.

2

身為藝術家的治療師 ^{陳美伊　譯}

Mildred Chapin、Barbara Fish

簡介 Judith Rubin

　　打從一開始，使用藝術治療這個名詞和投入這個領域工作的人便主要是藝術家，如 Adrian Hill，他把自己在肺結核療養院住院期間所做的事稱為**藝術治療**（Hill, 1945, 1951）。他常用畫畫來打發時間，後來當醫院引進職能治療時，他受邀為其他患者上美術課。他也開設了一個使用美術複製品進行藝術欣賞的課程，後來還推廣到全英國的醫院。Hill 提倡藝術治療不遺餘力，最後出任 1964 年成立的英國藝術治療師協會的理事長。

　　熱衷於探究複雜心理現象的藝術家 Florence Cane，在其胞妹亦是藝術治療先驅 Margaret Naumburg 所創辦的 Walden 森林小學擔任美術老師。1951 年時，Cane 寫了《藝術的療癒品質》（*The Healing Quality of Art*）這本書，其中有篇文章名為〈現代心理治療〉（A Modern Psychotherapy）。Cane 在這篇文章中的一段，寫了關於**我們每個人內在的藝術家**，另外還有個感人的個案研究。藝術家 Edith Kramer 於 1950 年時，開始任職於 Wiltwyck 男子學校，展開為期七年的藝術方案，從中建構出她個人的藝術治療理論，並於 1958 年出版了她的第一本書，《兒童社區中的藝術治療》（*Art Therapy in a Children's Community*）。在這些實驗性質的工作分別進行之際，個別藝術家也受邀或自願在各地協助精神疾病患者，比如 1951 年，有雕塑家 Hanna Kwiatkowska 在國家心理衛生中心（National Institutes of Mental Health）服務，或是 1953 年，有畫家 Elinor Ulman 在華盛頓特區綜合醫院（DC General Hospital）（Junge, 2010）等。

　　同時，1946 年在肯薩斯州的 Topeka 市，藝術家 Mary Huntoon 受雇於 Karl Menninger 醫師，教導溫特榮民醫院（Winter VA Hospital）的精神病患做藝術

創作，並以〈創造性藝術即治療〉（The Creative Arts as Therapy）一文刊登於 1949 年的 *Menninger Bulletin*（Junge, 2010）。在第二次世界大戰期間，基於信仰原因，拒服兵役的藝術家 Don Jones 選擇在紐澤西的一所精神病院執行替代役，因患者的遭遇而深受觸動的他，素描和彩繪他們的肖像，以自己的藝術作為自我治療的形式。置於本文後半段所摘錄的〈**回應式藝術**〉（Response Art）出自 Barbara Fish（Fish, 2012）之手，她在文中引用了 Jones 自己的陳述如下：

> 以前的創作經驗成為我現在的避難所和求生存的管道。我逐漸意識到對於壓力大到喘不過氣的人來說，創造性的表達方式大為可用。我發現自己與這些患者一樣，在繪畫的過程中，不僅鍛鍊，同時也經歷過了人生的苦痛。
>
> （Jones, 1983, p. 23）

戰後 Jones 搬到肯薩斯州，他在 Topeka 市教授的美術課程，吸引了 Menninger 基金會工作人員的目光，於是將他的藝術作品介紹給想在基金會美術館收藏他作品的 Karl Menninger 醫師。Don 認為若 Karl 醫師要收藏他的畫作，他樂觀其成，但是更希望能進入 Menninger 基金會工作。1951 年，他成為繼 Mary Huntoon 之後在這間著名機構的第二位藝術治療師，於此展開他先驅性的工作，最後還訓練出藝術家 Bob Ault。

雖然 Menninger 基金會全面採用精神分析的治療取向，而 Jones 和 Ault 根本上是藝術家背景，但他們卻能找到方法把從分析師同事們身上學到的融入到自己的取向中，發展出以藝術為主的藝術治療。當 Jones 離開基金會，到俄亥俄州 Worthington 市的 Harding 醫院發展自己的方案時，他的取向還被應用到那個部門。當 Ault 退休後，創立了「Ault 藝術學院」，在那裡創作、教課和進行他所謂的「與潛在患者工作的藝術治療」（Ault, 1989）。

建立和鞏固任何領域之專業地位絕無捷徑。對藝術治療這個領域而言更是如此，因為作為臨床工作者，藝術家的自我和治療師的自我這兩個身分之間

難免彼此拉扯較勁。即便孰輕孰重已經不再是重點，但是要能找到時間和能量來創作仍有實際上的困難度。這樣的情形，打從這個領域一開始，便有一些不滿的言論，無論是在個人層面或是在哲學層面上，事實上，美國藝術治療學會於 1976 年的研討會主題就是：「創造力和藝術治療師的身分認同。」Bob Ault 在那場會議的演講中，對此問題卻能輕鬆以對（1977, p. 53）。那時有人問他：「如果有人在半夜三點時把你搖醒，問你說：『你是藝術家還是治療師？』你會怎麼回答？」Bob 回答說，他覺得比較喜歡稱自己為「藝術家」，即使他並不喜歡被迫做選擇。Mari Fleming（1993）和 Mildred Lachman-Chapin（1993）曾在主題為〈從臨床工作者到藝術家：從藝術家到臨床工作者〉（From Clinician to Artist: From Artist to Clinician）的一系列文章中探討同樣的議題。這兩位作者原本就都是優秀的臨床工作者，當他們從工作職場上退休後，皆熱烈地投入藝術創作和展覽的全職工作中。

進行臨床工作時，處理那些潛在衝突的方式之一，便是在進行藝術治療時使用治療師的藝術家自我（the therapist's artist self）。1986 年，Edith Kramer 把幫助患者進行藝術表達的方式概念化為「第三隻手」（Kramer, 1986）。這樣的概念類似於療癒性藝術教育家 Viktor Lowenfeld（1957）所謂的「拓展參考架構」，以某人的輔助性自我（auxiliary ego）來成就他人的創造性表達之概念。但是，Mildred Chapin 在《藝術治療取向大全》中提出了一個全然不一樣的角度，納入藝術治療師自己的藝術創作來作為對患者所呈現的一種**回應**，有些案例使用圖像，也有些以口語的方式來回應。她自己也認為這很大膽。

當 Millie 第一次公開發表時，我受邀做評論，說實在，我也看到她在方法論上的風險，我擔心這種做法有可能會在應該保持完整的患者私領域，也就是我先前所說的「自由的架構」中滲入治療師的個人議題。尤其當時我也在接受正統的精神分析訓練，特別在意有那些未被識別出來的反移情議題會對患者的治療產生嚴重不利的後果。

我一直對 Winnicott（1971b）的「塗鴉技術」（squiggle technique）感到驚豔，它完全是互動式的，實際上是要治療師和患者輪流創作圖像，但前提是治

療師要像 Winnicott 那樣，具有豐富經驗和對自我的瞭解，才有資格能安全地使用這樣的技術。Millie 自己曾經接受過完整的分析，也具有相當程度的自我覺察能力。她的方式其實很好，畢竟她是位具有同理心和通情達理的治療師，但若換做是自我瞭解不足，和不成熟的人來使用時，是比較容易出問題的。當我有此顧慮難以全然釋懷，難免對於藝術治療師和患者一起創作，或對患者做回應性的創作，仍懷有自己的想法。重要的是，因為這種做法已經越來越普遍的被運用於各種不同理論派別和經驗程度的藝術治療師之實務中，我因而決定在此保留 Millie 大部分的原文或許是有益的。文章的主題原為〈自體心理學和藝術治療〉（Self Psychology and Art Therapy）（Lachman-Chapin, 2001），另外因為 Kohut（1971）是位精神分析師，所以本章之前是歸在心理動力取向的章節。

治療師即藝術家 Mildred Chapin

簡介 Judith Rubin

> Millie 首先注意到 Kohut 的**自體心理學**概念，無論從「如何」和「為何」的向度來看，對藝術治療師都格外貼切，之後她便說明如何使用實務工作者的藝術自我來幫助案主發展健康而非病態式的自戀。她從成長中的孩子無法從母親之處獲得滿足，但現在可透過藝術治療師對案主藝術創作所提供的讚美和肯定，來滿足其 Kohut 所稱的「自體—客體」（self-object）之需求的部分開始提及……

當案主以**自己的**行動投注於創作，亦即創作他或她**自己的**藝術作品之際，這就是種進步……自戀地投入於一件藝術作品有利於案主的個體化，不再需要以渴望出風頭的幼稚樣子來獲得肯定。更重要的是，透過此鏡映（mirroring）的歷程，治療師對於案主實質的努力給予最大的認可……。

Kohut 認為嚴格地說來鏡映是一種同理「自體—客體」的反應。Kohut 的自體—客體可以是具有提升自我價值功能的人或物。此與真正客體（true object）

不同，而是指一個人單憑其自身的天賦被尊重和對待。在自戀的早期發展階段，如同我先前所描述的，孩子需要一個自體─客體作為鏡映之用。無法被自體─客體所同理，對成長中兒童的自我感將予以破壞性的打擊。在精神分析治療中，面對一位具有自戀型人格疾患的患者時，治療師具有自體─客體的功能。鏡映移情作用讓治療師以某種特定滋養的方式來同理地回應患者。理論上，隨著時間的推移，患者會對這些反應有所覺察，會瞭解自己在跟治療師要些什麼，能重新建構某些個人的生命故事，以及，最重要的是，會從修復性的同理經驗中受惠，開始建構一個一致的自我感。

　　　　Millie 接著形容她如何使用自己的藝術性回應來與一位名叫
　　Mary 的案主工作，以對 Kohut 所謂的「鏡映」有所呼應……

　　我們可以在下述的案例中說明這個歷程，特別是圖 2.3、2.4 和 2.5 中所呈現出的治療進展。在圖 2.3 中，Mary 把自己當成一位貪婪、破壞力十足的人，她對掌控且幾乎對實質占有這個物體的渴望是巨大和無所不能的；這個物體被看做是**必須**能被全然持有，且能被全然吞下的某物或某人。我創作出圖 2.4 予以回應。這讓她可以從一位成人的角度來看待新生兒，並瞭解其自體─客體的原始（archaic）需求。之後，她創作了圖 2.5，雖然所看到的自己好像還是「飢渴的」，但是已在某種有結構的環境中。

　　這麼一來，讓她能從目前現實生活的角度來看待和瞭解自己的「飢渴」。她一度很害怕與新男友出遊，害怕自己會成為圖 2.3 的噬人巨魚，然後毀了一切。經過這樣的互動之後，她實際上能應邀出遊且樂在其中。一開始，自體─客體的原始需求是相當難以滿足的，現在調整到一個較受控制的狀態。

　　在主要的自戀階段，嬰兒無法發洩內在的張力。只有透過一個「夠好的母親」（good-enough mother）（Winnicott, 1971a）之張力才得以緩解。爾後，當孩子採用過渡客體（transitional object），在心中喚起那位不在場的母親時，便能自行緩解張力。自行調節張力便是形成自我結構的基本步驟。

如同 Winnicott 一樣，Kohut 指出藝術性的工作透過提供一個表達的方式（而非只在身—心形式**之內**運作），可以成為處理痛苦和緊張的工具；就像過渡客體一樣，可以將張力轉化為某種自我調節的機制。此機制的運作方式可以如此描述：先是喚回或想像出那不在場的客體——這是關鍵的第一步；接著形成內攝的客體，此時能接受它但還未認同；最後是認同客體，直到它成為當事人的一部分。Kohut 把這樣的機制稱為**轉變內化作用**（transmuting internalization）或結構建造（structure building）。表示這個人已經能以較獨立的方式來釋放壓力。因此，藝術和創造力似乎不只是釋放壓力的方式，也是種鞏固自我力量的方法。

身為藝術家，我們傾向以同理的方式來看待這個世界。我們把主觀的心理狀態投射到自己的藝術作品中，而這些作品以一種置身於我們之外的方式將我們的反思具體地表達出來，讓他人得以透過同理心來瞭解。我們對別人的藝術作品也能感同身受。因此，當我們幫助案主創作出深具表現性的藝術作品，以及當我們回應其創作時，我們已經與同理的反應產生共鳴。

身為藝術家，我們在做創作時也相當投入的在表達自我。當我們面對憂心忡忡的案主時，不論他們的診斷為何，我們可能會覺得這些人受困在他們「自己」裡面。也就是說，我們身為藝術家的特質，同時也有作治療師的功能。很可能有些莫名其妙的誇大、愛現其實是我們自己性格的一部分。因此，我們不只能鏡映和同理地接納案主這些原始的掙扎，也能提供他們我們自己所找到的解方。藝術能作為展示的形式和創造的方法，是神奇的、能被理解的、被尊敬的和被肯定的。

我也相信藝術作品本身就能成為一個「自體—客體」，協助案主，從把治療師當成自體—客體，到能創造出自己的自體—客體。有治療師在一旁給予那期待已久的同理回應，幫助案主邁向個體化之路。

我還發現另一個提供鏡映同理回應的方式——那就是與案主**一起**進行藝術創作。我們先有些交談，然後分別開始作畫，通常避免看到對方的創作。我非常關注案主的想法，但是對於自己要做什麼並未預設立場。當創作完成時，我

們先看案主的作品，然後才看我的。當案主對我的作品做回應時，我也提出我的看法。

　　這是透過我的藝術技巧和臨床經驗所形成的前意識歷程給案主做的回應。這是個大膽的做法。所有優秀的治療師都會使用他們的潛意識來回應，但是在這裡，有著**看得見**的作品讓雙方來檢視。它記錄著治療師的回應。如此一來，案主變得能活生生的感受到他／她所關係到的這個人的真實性。治療師則無可避免地要去面對藝術作品中任何的反移情議題或個人問題，且必須加以處理，好讓治療關係得以推展。藝術治療師利用了自己的藝術家身分。案主從一位「真」的人身上，接收到具體而鮮活的同理反應。

　　接下來的案例中所介紹的 Mary，有著在相互性中從未被滿足之需求，那是一種來自外在世界的同理反應。我相信這源自於她非常早期的生命經驗中，想要與母親產生連結的渴望。她從未享受過健康的共生經驗，未能從中學習到 Winnicott 所描述的那種宏大的創造力來安撫自己。雖然這個案例不符合 Kohut 的理論架構（例如：患者的需求主要在於個體化），但它確實突顯出就**自體**（self）的發展而言，不論人們處於哪個階段都需要別人的回應。我的藝術治療技術還是一樣：**按著他／她的需求層次**，以同理性藝術來回應案主的需要。Mary 未能說出口的問題是：什麼是融入？融入安全嗎？我會不會毀了與我打成一片的那個人？

　　對我而言，只要藝術治療師能意識到案主對特定的程序是否已經準備好，並且對它有所要求，藝術治療便能提供自體發展所需的滋養、同理回應的許多管道。

案例

　　Mary 是位 20 出頭的年輕女性，從青少年初期開始吸毒，在一次自殺未遂之後，被送到一間精神科醫院。她有多次與毒品相關的住院紀錄，也曾接受過多位治療師以詮釋和解釋的方式，而非同理共鳴的方式做處遇介入。她的家人曾經放棄過她；從他們的角度來看，這會是最後一次幫助她了。

身為處遇團隊的成員之一，我提供她在住院期間和之後在門診的個別藝術治療服務。對於我前面所描述的互動式技術，她的反應良好；所以大部分的時間我們都是這麼做的。在醫院時，她會坐在床上，拿一塊板子放在腿上做創作，而且堅持要把房間的燈光調暗。我則坐在床邊，也拿塊板子放在腿上做創作。當她出院後再回診時，我們會面對面坐在一張牌桌旁。我在我們兩人中間放了塊板子，這樣她就不會看到我的創作，除非她已經完成了，否則我也很少會去看她的創作。

以下兩個例子用來說明這樣的互動，一次是發生在醫院，另一次是在門診。

圖 2.1「有空來看看我」是當她住院時，有次前男友來看她之前所畫的，他是她住院兩個月後的首位探視者。我請她畫一幅她的期待，畫出想到要再見到他了，有什麼想法和感覺。但是她不願意畫。取而代之的，她從塗鴉中畫出了一個「吸大麻」的男人頭像。這人臉上有條長長的、縫過線的疤痕，側面的臉上畫著兩個正面的眼睛，怒髮衝冠。可能因為嗑藥的關係，整個人看起來是扭曲的。我說這讓我想到關於她跟男友吸毒的事情，但是她不同意這樣的解釋，說她不喜歡這張圖，然後很快地翻過面來創作圖 2.1。

她說，這就像是曾說過「來啊！有空來看看我」的性感人物 Mae West[1]。有些「迷幻」又「好玩」。她指著圖上在女性的左邊，彎曲扭動的彩色線條好像是「令人眩目的迪斯可燈光」。她以一種粗俗輕蔑的口氣說：「酷啊！」好像她一點都不在乎的樣子。那位女性的手臂和肩膀都是紅色的，而身軀的周遭則籠罩著黯淡的藍黑色。

這圖像給我的感覺像是在說她和她男友曾有過的香豔、刺激的人生，但是現在卻是各分東西。特別是那畫中明顯的分界，恰似真實的自己與塵封的記憶之間的區隔；一如那自我陶醉、不斷放「閃」的性感人物，卻只能孤芳自賞。那也可能是關於她在醫院的行動受限，之前禁止有任何訪客探視及通訊的寫照。整張圖是沮喪、陰沉、憂鬱的調子。我還聯想到一個小女孩穿上媽媽漂亮的衣服，想要成為性感的女人。這些我都沒有告訴她。

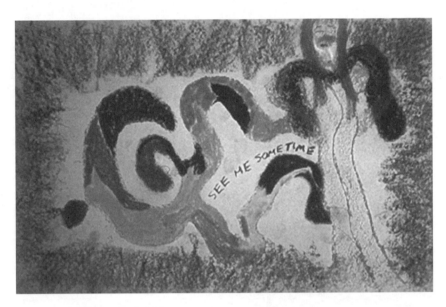

圖 2.1 「有空來看看我」

　　但是我給她看我的圖畫，圖 2.2。那是我從一張塗鴉畫延伸而來的，畫了一個 Mary 說看起來像是修女的人。她說看到一個裸體的修女在餵嬰兒喝母奶，很好笑。然後她咯咯地笑著說她聽過一個關於修女做愛的故事。她好像被這個圖像吸引了，把它命名為「裸體的修女」。我們談到嬰兒和母親，然後她一直抱怨自己的母親，這個議題也一直都是我們工作的重點。

　　她形容自己的母親是很冷酷、很煩人的人，對她期待過高、希望得到孩子的支持而不是給予孩子支持。在住院前，Mary 就已經有段時間沒有跟母親聯絡了，如果有必要跟家裡聯絡時，會是跟父親聯絡。而在這張畫中，修女母親並沒有看著嬰兒，甚至在母嬰間最起碼的視覺連結都沒有。

　　Mary 是被領養的，她的母親因糖尿病而無法懷孕生子。她的創作中有很多是跟口腔有關的圖像。她的精神科醫師形容說：「她從來沒有找到她的嘴巴。」她未曾有過與人的共生連結，而這是自我撫慰能力發展的前奏。嗑藥則是種自我撫慰的企圖。

　　Mary 基本上也是孤單一人的，就如同圖 2.1 所示，與母親的第一個重要連

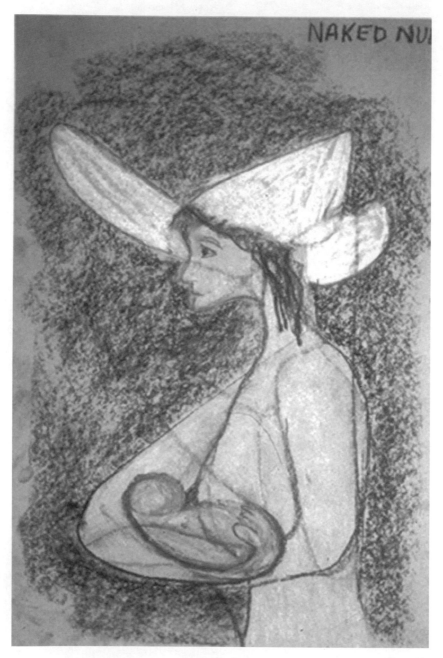

圖 2.2　「裸體的修女」

結就未曾好好建立，往後便難以與其他人有真正依附的關係。圖中所呈現的性感是假的，是種模仿成人的行為，缺乏與另一個人的關係。那是狂亂、自戀和招搖的。

我相信我的圖畫反映出在我前意識中，她對她母親與自己誕生之間的奇特關係。我不認為那個母性的人物是個修女。我認為那是**她的**聯想。事實上，我在創作的時候，事先並未做任何構想。但是當她做出這樣的聯想時，我才明白自己**為她**所畫的是一位非典型的母親，是個毫不性感，更遑論懷孕生子的人。舉凡冷酷、貞節和母職這些概念，全部濃縮在一個圖像中。母親的身體是赤裸、溫暖的肉體，對她而言遙不可及，但卻也感覺像是被那個孩子所拒絕的人。

孕育生命的性結合也是被禁止的、非法的。這個部分可能關係到她那位因為未婚生子所以才出養 Mary 的生母。這也意味著性行為是種遙遠、違法的行為，神奇地創造小孩，卻與伴侶或孩子之間都不需要有一個關係。這些關於性的想法，有些可以從她的圖 2.1 之中看見。我的圖畫則展現出她對自己的出生，以及她生命早期與母親缺乏連結的想法。

我們並沒有說出這些對我們圖畫的詮釋。我們只是談到有關於她對她母親（現在）的憤怒，以及她把色修女的故事拿來做參考的部分。但是我那來自潛意識的圖畫，為她鏡映出她那深層的、生命早期的、無法言喻的經驗；亦即，透過這些圖像和她對圖像所產生的連結，讓她找到了一些意義，也讓我自己後續能有所推敲。

我相信是這種藝術的對話，幫助她在醫院能從心理的蛹中破繭而出。Mary慢慢地可以接受來自醫療團隊各個成員的照護，有時可以自我安撫，也能有些淺薄的人際關係，最後終於能出院。

出院後，Mary 的人生有了很大的調整，她有了份固定的兼職工作，並且找到一個新的男朋友。當對這次的戀情開始認真時，她卻有點擔心。她告訴我，當她的男友邀她一同去拜訪一些朋友時，她很害怕。之後她畫出了圖 2.3「吞下去」。這是我請她試著畫出她的害怕之後她所做的。她說最下面的那隻大魚是她自己，就要吞下魚鉤了，一旦她吞下魚鉤，就會把整條船和船上的人都拉下

來，他們所有的人就會溺斃。然後她談到過往所有被她毀掉的戀情，很害怕這次也會弄得一團糟。

我把我尚未命名的圖畫（圖2.4）給她看。Mary說她看到了一個鳥巢裡有隻母鳥和一些蛋，除此之外沒有其他想法或聯想。然後我解釋說，那鳥巢裡的蛋即將孵化成嗷嗷待哺的雛鳥們。我說道，對新生的小動物們（和嬰孩）來說，進食是攸關生死的重要大事，他們是盲目地貪心、想得到食物，只想要用食物來飽足自己，別無所求。我解釋這種率性、飢不擇食的貪婪和需求可能也會讓嬰兒感到極度的驚恐。

我說，我們在人生道路上，有時候本能中那種令人不安、極度飢餓的感覺可能會再次湧現，所以當她希望親近男友的當下，可能也感受到同樣因飢餓而引起的狼吞虎嚥之本質。我說，也許她自己的那隻母鳥所帶回來的蟲兒對小鳥們來說是不夠的。她馬上回應說：「所以妳會吃下去。」我說：「對，妳向前，然後吞下。」後來她將她的圖畫命名為「吞下去」；而我稱我的作品為「就要吞下去。」在這個互動中，我在畫之前先從她的創作中，看見了尖銳、飢餓的魚嘴。我聯想到的是新生的小鳥，所以我那張有著蛋在鳥巢中的畫是有意識地針對她剛開始的圖像來回應的。

在接下來的會面中，Mary畫了「但願能活下來」（圖2.5）。很明顯地，她繼續在思考她的飢不擇食，但不再是從破壞和恐懼的角度了，而是在表達她自己的生存需求。她已經有點摸索到自體的原始面貌，而這本身則賦予了她某些心理結構。畫中那看似情緒激動的動物造形之環境，是由幾何圖形所形成的網絡，這即暗示了這個結構。

在第一張圖畫的對話中，Mary呈現出的自己是位「縱情歡樂」的性感女人。雖然性意味著與某人有著身體上的接觸，但是她的圖像卻是孤單的、自我陶醉的、封閉的和哀傷的。我的畫是對她那深層的孤單，以及在重要的嬰兒早期階段缺乏真正令人滿意的親密接觸之同理回應。正如同我們在她住院期間所見證到的，這是她真正的痛。

在第二張圖畫的對話中，Mary傳達出對自己無止盡需求的毀滅性感到害

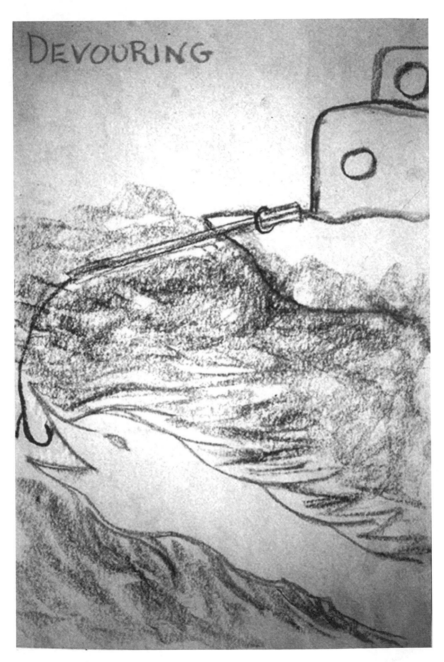

圖 2.3 「吞下去」

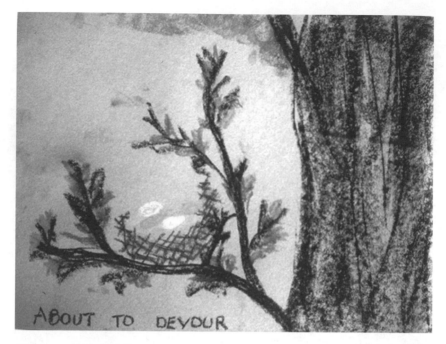

圖 2.4 「就要吞下去」

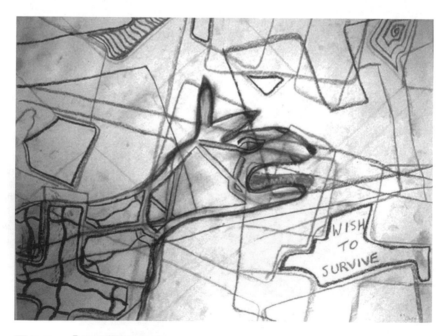

圖 2.5 「但願能活下來」

怕。我的圖畫提供了她一個能瞭解自己需求的情境脈絡。對她而言，這是一種對已經覺察卻尚無法忍受之事的「再框架」方式。

在這兩個對話中，透過我作品的同理回應，我領略到她的自大（在圖 2.1 的被注目，和在圖 2.3 中有那麼驚人的破壞力），以及她因生命早期缺乏母愛的失望感受（圖 2.2）。這些我對她生命初期自體發展所做的回應，其實很難用口語表達，因為它們是發生在語言發展之前。用口語的同理回應，可能也不及這類藝術性圖像來得那麼直接。

這並不代表說非得要用具象的意象來對話才有效。選擇這些圖像的原因是因為它們比較容易呈現和複製。無論在這個或在其他的案例，許多時候我和案主也會創作抽象的圖畫和雕塑。線條、顏色和形狀等基本的形式元素與具象的圖畫或雕塑一樣，皆能成為強而有力的視覺／藝術表達和溝通的語言。

可能打從 Mary 呱呱墜地之際，她創傷性的母職經驗便已被開啟。Mary 從未體驗過 Winnicott（1971a）所稱之「抱持性環境」（holding environment）的母親同理回應。因此，生命中自體整合的發展缺少了這個關鍵步驟。對於這類族群，與藝術家一起用圖像來對話能提供重新體驗早期重要關係的方式，因為在相互的關係中，人們比較能順利地投入，有機會為修復關係獻上一己之力，或許能修復那些來自嬰兒時期之親子互動中所產生的原始敵意和致命恐懼。

治療師即藝術家──回應式藝術 Barbara Fish

簡介 Judith Rubin

當 Barbara Fish 邀請我閱讀她的博士論文，其中她描寫到所謂的「回應式藝術」時，我必須承認那情形就像當初我聽到 Millie 的想法一樣矛盾。但是當我越讀越多，就覺得這技術真是精采有趣且大有可為。Fish 在近期以此主題所發表的文章（Fish, 2012）中，談到很多可以在會面之外使用藝術的機會，比如承載某人的痛苦（如 Don Jones 所畫的精神病患），作為督導的一部分，以及用來做訓

練（引自 Fish, 2016）。但是，因為本書的焦點是放在藝術治療的相關做法，所以我只摘錄她文章中有關於在治療性會面時與案主共同創作藝術的部分。這包括一份簡短的文獻回顧，和隨後精彩的案例分享。

藝術治療師使用自己的藝術創作來瞭解治療工作可以追溯到這個領域的早期……Moon（1997, 1998）曾描述他與患者們在聚會中完成創作的工作情形……很多藝術治療師針對他們使用自己的藝術作品做討論作為在聚會中關係對話的部分（Fish, 1989; Franklin, 2010; Moon, 1998）。

不論是在治療聚會中和案主一起的創作，或是額外帶進會面中的回應式藝術，都能讓案主明白藝術治療師對他們的瞭解為何，而這有助於治療關係的深入發展（Fish, 1989, 2006; Wadeson, Marano-Geiser, & Ramseyer, 1990）。Moon（1998）曾見識到一個藝術圖像能「提供另一種理解的方式，讓同理心充分發揮，帶領著藝術治療師進入〔案主〕的生命深處」（p. 57）。Franklin（2010）在帶領青少年團體藝術治療的同時，創作出許多藝術圖像，強調藝術治療師「身分不同於一般人，若能善用敏銳的同理心藝術形式來接受、連結和回饋他們對案主的情感回應，則有利於建立一種互為主體的瞭解」（p. 166）。如此一來，「就能以藝術、精準的口語和視覺的傾聽，來回應那些可能剪不斷理還亂的情緒」（p. 166）。

以回應式藝術來同理

與患者工作聚會時，我也會使用回應式藝術，舉 Warren 的例子來說，他是位來自鄉下小鎮的 16 歲患者。Warren 因雙親嚴重的暴力對待，幼年時即成為該州所監護的兒童。經過多年的住院和門診治療，醫院的醫療團隊決定斷絕他父母親跟他的接觸，因為他們持續的物質濫用情況，已經無法擔負起照顧 Warren 的責任——這個決定讓他很生氣。他據理力爭地表示，他的問題只有跟他的家庭聯繫才能解決。

　　聽著 Warren 憤怒地抱怨醫療團隊所做的決定，我畫了**家**（圖 2.6）。當他說話的時候，我拿起色鉛筆，從我的角度畫出在他的憤怒之下所隱藏的渴望和失落。當他看著我的畫時，平靜了下來。我告訴他，我想表現的是他遠遠地望著他的家，他說，他覺得我瞭解他的感受。聚會後我又研究了這個圖像，赫然發現自己的思鄉之情。時值父親病危、生命終了之際。這圖像引發我強烈懷念兒時的家，和面臨巨變前夕的感受。

　　Warren 的反應並未讓醫療團隊改變他與家人必須區隔的決定。但是相信我瞭解他的感受之後，改變了我們的關係。我們之間已然化敵為友。繪畫幫助我從各種不同的角度來瞭解事情。雖然我能瞭解 Warren 的感受，但是我同時又是支持這個決定的醫療團隊成員。那個圖像對 Warren 也頗有幫助。他知道我認為如果他繼續跟家人保持聯繫，對他只有傷害。然而，因為那張圖，他相信我明白他的感受。

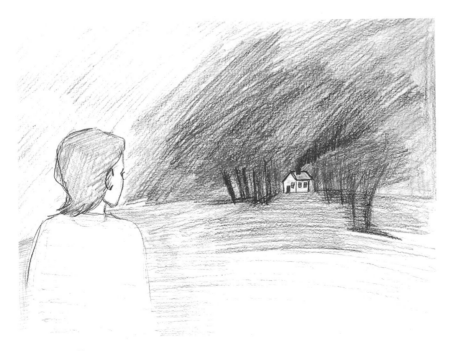

圖 2.6 「家」

Wadeson, H., Marano-Geiser, R., & Ramseyer, J. (1990). Through the looking glass: Dark sides I, II, III. *Art Therapy: Journal of the American Art Therapy Association, 7*(3), 107–118.

Winnicott, D.W. (1971a). *Playing and reality.* New York, NY: Basic Books.

Winnicott, D.W. (1971b). *Therapeutic consultations in child psychiatry.* New York, NY: Basic Books.

註解

[1]　Mae West（1893-1980）：演員、劇作家、螢幕編劇、也是美國眾所週知的性感偶像。最為人所熟知的是其黃色雙關語。

3

關係美學與藝術治療 蔡汶芳 譯

Catherine Hyland Moon

美感經驗存在於藝術品一而再、再而三地不斷產生連結的時刻。

（Davey, 引自 Maclagan, 2001, p. 14）

簡介

　　本章描述一種藝術治療取向，是強調以藝術為基礎的思考與工作方式。關係美學考量藝術的特定觀點和存在方式，是已廣泛的運用在許多個案族群和不同場域藝術治療實務的一種理論建構。這種理論建構並非想取代受心理學或其他領域影響的跨領域模式，而是為所有藝術治療的實踐提供一個根本基礎。這就是本章對此領域提出的一個核心問題：藝術治療能具備何種以藝術為基礎的觀點與專長，能和健康照護相關的專業有所區分？

當代藝術脈絡

　　當前「藝術」界線的拓展遠遠超出傳統美術的範圍，包含工藝、建築、設計、原民藝術、視覺文化，以及那些製作具體物件而衍生的可能是次要或無關緊要的工作。文化產物的範疇不再是「藝術家」的專有領域，主要是因為科技、社交媒體和自己動手做（DIY, do it yourself）的時代思潮而變成更大眾化。即便繪畫、素描、雕塑仍然健全的存在，但在藝術史上有個轉折──始於 1960 年代持續到現在──朝向非物質化、表演性、合作性、參與性和社會性本質的實踐。對藝術治療特別重要的是許多「社會實踐」的顯現，這其中有社區參與、共同製作、跨領域性、對社會和政治參與的關注，以及旨在影響實際生活等特徵（Kester, 2004; N. Thompson, 2012）。為了回應這個藝術形式和目標的領域轉

變，藝術史學家和評論者一直在斟酌如何理解藝術的意義與功能，以及如何評估其品質。

考慮到藝術治療學術中與當代藝術和評論相關的理論缺乏嚴謹性（Gilroy, 2014; C. Moon, 2010），我選擇將本章的焦點不放在傳統的概念，而是置於當前的美學理論。對藝術和美學持續保持連結的跨領域學術，將有助於實務工作者在這個混合領域的藝術特質上維持一個堅固的立足點。雖然不是所有關於當代藝術的都與藝術治療有密切關聯，但仍有許多訊息可以從關於當前藝術本質和文化產物的跨領域對話中獲得（Frostig, 2011; Marxen, 2009, 2011）。這不僅適用於在社區工作室環境工作的藝術治療師，也適用於在**任何**場域工作的藝術治療師。

藝術治療專業並非存在於真空狀態中。我們都被指涉到 Enwezor（Kester, 2011, p. 4）所主張的，那歷史上對藝術家身分質疑的政治和社會危機中。什麼是藝術治療在「個人議題很少被連結到能幫助其建構、隔離其起源，和催化其解除之更大社會脈絡」的社會角色（Becker, 2012, p. 68）？參與當代藝術理論和藝術實踐能幫助我們思考我們在處理社會問題時的貢獻，以及在強化它們時的責任。

多元美學

構成美感以及「藝術」的經驗，是由社會、文化和政治背景大不相同的個人和群體的生活經驗所塑造。例如，西方假設藝術的功能是反映和記錄經驗，此受到非西方文化之藝術實踐所質疑。非西方文化者認為藝術是發展形成和參與式的實踐，且與形而上的轉化和意義相關（Crowther, 2009）。音樂治療師 Stige（2008）提出**多元美學**光譜存在的觀點，它是經由本土化的理解和所形成的表達的多重相交來陳述。

雖然我承認多元美學的存在，也知道自己是如何受到身為白種人、中產階級、大學教育及接觸西方美學思想的影響。當在不同的社會和文化脈絡下工作時——無論是在南營[1]（Global South）還是芝加哥附近地區——我試著避免挪

用或異化（exoticizing）其他文化的美學思想和藝術。我也試圖避免強加我自己
的觀點，同時對那些讓我對欣賞美學之多元本質更豐富的不同觀點抱持開放的
態度（Marchianò, 2009）。當前藝術實踐著重於合作與脈絡的獨特性，與美學
的跨文化方式是一致的。

當代藝術理論和評論中的美學

藝術和美學（極）簡史

美學（aesthetics），源自希臘字 *aisthesis*，泛指感官和知覺的經驗。約在
18 世紀末，主要依據 Kant 的**判斷力批判**（Critique of Judgment），讓美學變
得更狹隘的與藝術哲學以及建立普遍評量藝術品質標準的任務相關（Welsch,
2009）。隨著時間的推移，藝術的美學變得更窄化且與特定感官經驗的種類
——美的感知——連結（van Maanen, 2009）。

1980 年代早期，**反美學**（anti-aesthetic）一詞被用來表明對美學狹隘定義
之合理性與相關性的質疑。它也代表參與政治或是根植於民間風格的跨領域實
踐、迴避特權美學領域的概念（Foster, 1982）。美學實踐與反美學實踐間的錯
誤分裂仍持續體現在藝術學校的教學法中，即便強而有力的理論辯證顯示，所
有藝術都有政治和美學面向（Elkins, 2013）。

當代美學理論

為了本章的目的，美學被定義為「對藝術本質的批判性反思」。考量目前
藝術媒材、方法、目標的多元性，且依據生活經驗和文化特定意義所建構的審
美標準歷程被質疑、採用與重新制定，美感判斷不再被視為是中立和絕對的，
而是條件性的（contingent）、互為主體的、特定時間和地點的，以及可辯論的
（Halsall, Jansen, & O'Conner, 2009; Welsch, 2009）。

許多年前，藝術治療師 Shirley Riley（1996）呼籲一種**實用美學**（pragmatic
aesthetic）；其中創意不僅限於物品的製作，也包含在迫切的社會議題中找到成

功的生活方式。藝術理論家也類似的辨識出美學更具社會相關性與回應性的需求。Bennett（2012）提出「實踐美學」（practical aesthetics），一種透過追溯感知、感受、社會歷程和連結網絡，積極運用藝術以顯示其意義和經驗轉化的方式。她的方式響應社會環境的流行、對跨領域概念的開放，且相對於藝術作品本身，更關注由於動力關係所導致的歷程和方法。這些原則與 Riley 所提倡的藝術治療的實用美學相呼應，因為她們提出一種在社會和物質相互關聯的存在中，具有開放尋找意義特性的美學方法。

藝術的社會實踐與藝術治療實踐的層面交會，其特點是強調合作、參與和歷程。這質疑藝術的本質和藝術家的身分認同，且提出接受和分析關係導向藝術的新方法。Kester（2011）指出審美標準的需求考量到方案的長期影響，而方案成功與否的評估，與挑戰成見、催化理解、調解交流、促進新洞見且同時能維持同理的認同和批判性分析有關。

當前，「藝術」被嵌入世界中，那是由人們藉由象徵式的實踐、參與創造文化等許多方式所組成，包括那些在流行文化可見到的。文化研究學者證實存在著許多超越學術界所認可的觀看和辨別特質的模式，肯定了一般的藝術創作者或觀看者能有意識的洞察（Felski, 2004）。當今有些藝術教育者，受到文化和視覺研究的影響，拒絕教授傳統美學而偏好情境美學。他們所感興趣的是學生不單是學習成為藝術的生產者，同時也是瞭解視覺文化滲透當代生活每個面向之見多識廣的消費者（Freedman, 2003; Meban, 2009）。

當代藝術治療的美學理論

在藝術治療領域中，有著迴避其依據藝術界精英主義以及與風格和品質判斷有關聯的美學理論之傾向，因為那似乎與此專業強調藝術歷程和治療師的中立性不符（Maclagan, 2001; B.L. Moon, 2014）。然而，「拒絕所有的美學問題，將它視為市場和文化階級的同義詞……自我邊緣化到藝術和政治去權（disempowerment）的程度」（Bishop, 2009）。與其否認美學與藝術治療理論和實踐的關係，實務工作者當務之急是提升在專業中傳遞關於價值、品味標準、

技巧評估的覺察意識。如同任何專業，這些美感的價值、品味和方法不是無關的，而是對藝術治療集體認同的感知和形塑有所貢獻（Hamera, 2011）。

在《工作室藝術治療》（*Studio Art Therapy*）（2002）中，我寫到關於描述美學理論和藝術治療關係之學者的諸多貢獻。雖然我提到由後現代感受力（sensitivities）所引發的美學理論，但該書出版的主要推力是關於現代主義以及與其相關的傳統美學。因此，本章將聚焦在近期所出版的文章，以及思考它們所傳遞關於此領域與當前美學理論的關係，來接續先前談及的部分。

一般來說，近期藝術治療出版的刊物持續強調現代主義的美學觀點，雖然在藝術治療理論和實踐上已有調適。它們涉及四個廣泛的主題：美感邂逅的心理學（S.K. Levine, 2009; Maclagan, 2001; McConeghey, 2003），修正對美的理解（例如，Kossak, 2009），那些挑戰慣有的心理治療看待藝術觀點的實踐（Gilroy, 2014; Henley, 2002, 2004; Huss and Maor, 2014; G. Thompson, 2009），以及個案、治療師或兩者之美感（aesthetic sensibilities）所扮演的角色（Aigen, 2007; Franklin, 2010; Marshall-Tierney, 2014; G. Thompson, 2009）。

最成熟的整合美感於實務的方法之一首先是由 Paolo Knill 所提出，接著由 Ellen Levine 和 Steve Levine 來擴充（Knill, Levine, & Levine, 2005）。在他們的方法中，治療師有一個「美感責任」去超越同理的見證，且採取積極的角色去形塑療程以引發個案的美感回應。這個積極的角色包含提供回饋使正在發生的經驗具體化、提供對開展的藝術歷程有所好奇之回應性挑戰，以及提供建設性的回饋（Knill, 2011; E.G. Levine, 2015; S.K. Levine, 2011）。這工作是依據「高敏感度低藝術技巧」（low skill-high sensibilities）的原則，其中強調美感的滿意度，且作品的成功是源自於其發展，而非來自技巧相關的能力（Knill, 2011）。此方法保存藝術經驗的完整性，而不仰賴外來的詮釋理論（E.G. Levine, 2015）。

除了上述的四個主題，有些作者已經開始提及與藝術治療相關的當代美學主題。Alter-Muri 和 Klein（2007）注意到在後現代的藝術脈絡中被認為合理實踐的範圍，並挑戰有些藝術治療師所認為，在治療脈絡下所創作的作品是圖像

而非藝術的觀點。Schreibman 和 Chilton（2012）以他們自己的督導關係並不涉及「事實或結果，而是……〔與〕有變化的、可能的（contingent）和轉化之互為主體與激起情感意義」的審美反思為特徵，來反映後現代的感受性（p. 190）。同樣的精神在 Whitaker（2010）的環境藝術治療取向中獲得迴響，在其中，她確立了一個框架，並接著鼓勵個案主要以即興的方式工作。Timm-Bottos（2011）提供一個以社區為基礎的藝術治療實踐來參與環境和經濟議題的案例。

隨著這個領域向前邁進，涵蓋範圍廣泛藝術實踐的美感理論，包括在身體上或以身體創作的藝術作品、以時間為基礎的藝術、聲音藝術，以及短暫、觀念、合作、參與或以行動為基礎的藝術，將對藝術治療最受用。此外，藝術治療的範圍最好有一種理論支持，該理論不僅涵蓋藝術創作的歷程或作品，或甚至是治療師和個案之間的關係，而是包含構成藝術治療實務的觀念、關係和意義創造歷程的整體動力（Abrams, 2011; C.H. Moon, 2002）。

關係美學

藝術中的關係美學

2002 年，在我出版的《工作室藝術治療》書中包含關於「關係美學」的一個章節，在此同時，Nicolas Bourriaud 的《關係美學》（*Relational Aesthetics*）一書的英文版也出版。Bourriaud 的書在藝術界引起一陣騷動，獲得學者褒貶不一的評論，但感興趣的大多是新一代藝術家、評論家和策展人，並引起他們的共鳴（Elkins & Montgomery, 2013）。

Bourriaud 定義關係美學為「將理論視野放在人類互動及其社會脈絡的領域上，而非對要有個獨立而*私人*象徵空間之堅持」（p. 14）。他的焦點是放在一群特定的藝術家在畫廊所編排展示的創作，是刻意去產生關係而非「物件」。然而，這本書已經在更廣泛的藝術實踐之脈絡下被評價，此脈絡中的關係歷程比 Bourriaud 所考量到的更為即興、合作且因地制宜（Doyle, 2013; Kester, 2011）。

除了批評他的學術品質，評論家質疑 Bourriaud 所歸因的那些被討論藝術作品之價值，以及其所延伸的，與其他的社會參與藝術實踐之價值。這樣的作品被批評為邀請觀眾進入促進自滿的微觀烏托邦，而非擾亂其慣性反應，以及面對可能在現實世界誘發其行動之矛盾的社會事實（Bishop, 2009, 2012; Elkins & Montgomery, 2013）。評論家也指出，關注社會實踐關係的影響通常沒有延伸到對那些維持運作、使畫廊活動變為可能之員工的支持，即使在其所聲稱面對勞力剝削的作品中（Doyle, 2013; Jackson, 2011）。另一方面，支持者認為作品是對集體失聯感的批判性回應，也是面對藝術界精英主義的一種方式。他們提議經由藝術創造一套共同的假設，可能不僅是肯定，同時也提供了情感和關係的平台以鬆動和產生政治反應的新形式（Elkins & Montgomery, 2013; Jackson, 2011; Kester, 2011）。

藝術治療的關係美學

藝術治療的關係美學，是指以關係為中心對藝術實踐本質的批判性反思。當代對藝術治療關係美學的觀點是包含廣泛的藝術媒材、方法和實踐，並考量治療經驗的整體動力。其主要關注的是對藝術本質之反思，其中並促進和深化與自我、他人、藝術歷程／作品和社會政治脈絡的關係連結。與 Bourriaud 的關係美學以及其他社會實踐理論家所提出之不同處，在於它將辨識內在心理、想像和情感的歷程（與自己的關係）視為一個連續性關係相遇之必要和重要的面向，而此面向能經由藝術被探索和體現。

在《工作室藝術治療》中，我主張將美學的議題和原則獨立審視，這是種探勘藝術治療專業中的特定知識和經驗。考慮到知識產物的全球連結和社會建構本質，此取向似乎不再顯得謹慎。藝術治療作為一個混合的學科，與其他許多聲稱和藝術及關係美學有所相關的職業和實踐（民族誌表演、社會工作、社區劇場、文化人類學、倡議藝術、行動研究等）有密不可分的，只有當我們以合作與──是的──**關係的**方式來從事學術上的追求，藝術治療才能茁壯成長。

我之前曾提供關於關係美學的深入討論，包括一系列探究藝術治療在多

方面實踐之連結潛能的問題。我還檢視了關係美學對實踐的多方影響，包括藝術治療師如何構思他們的工作、試圖去瞭解個案、共同創造治療空間、與個案連結、投入藝術作品、記錄他們的工作，以及與他人談論關於藝術治療的本質（C.H. Moon, 2002）。

在本章的最後部分，我提供一些額外的關於關係美學實用意義上的想法。尤其，我專注於當前在藝術與美學的討論中，那種強調合作、集體性、社會意識，以及對藝術的定義是廣泛和包容的情況下，對藝術治療理論和實務所產生的影響。

關係美學的實際含意

這個部分以非小說的創意信件形式書寫。其中，我分享近期運用關係美學取向在一個男性庇護所的**藝術運作**（ArtWorks）方案（關於藝術運作的更多訊息，參見 Moon & Shuman, 2013）。

* * * * * *

我親愛的藝術治療同道，

如你們所求，我寫信來分享一些關於關係美學的實際運用。讓我先簡短的描述近期工作的一個場域：

> 我走下地下室的階梯，聽見電視惱人的刺耳聲，但至少我沒有對氣味皺鼻子。我在想自己好像純粹已經習慣了這種氣味所以不再注意到它。不同年齡的男人圍坐在老舊體育館的大圓桌旁，有些在閱讀，其他人在玩牌或僅只是盯著此空間，他們大多數被大螢幕的電視給迷住。螢幕上我看見「百萬富翁幸運轉輪抽獎」（Wheel of Fortune Millionaire Maker Sweeptakes）的宣傳！我不禁苦笑，在男性遊民庇護所看見這個宣傳著實是個諷刺。

　　我找到一個工作人員幫忙打開儲藏室，開始將裝滿藝術媒材的收納箱搬運到我們每週三下午設置的小「工作室」舞臺上。我環顧四周，看看今天有誰可能會加入我們。我們歡迎所有的人參加，但通常被拒絕。也許他們認為我和我的藝術治療同事們是闖入者，且懷疑我們的動機。有些人說他們對藝術不感興趣，而或許其他人認為這是與他們目前生活狀態無關「不必要的裝飾」。他們多數不會在庇護所太久，而這個現實讓我們很難與之建立關係，或讓他們感受到有個社群在支持他們的藝術創作。一週過一週，我從來不曉得誰，或是有沒有誰會露面。所以，當這天 Roger 從我身後冒出來，說：「嘿，Cathy，我知道我今天想做什麼」時，我很高興。

　　這是個需要費力才能運作的困難空間，有時這讓我的美感協調能維持敏銳並運作良好有著相當大的挑戰。我不會描述特定的程序或是精彩的成功故事；相反地，我會讓你們知道關係美學如何以細微和日常的方式，來影響我思考和工作的做法。我將涵蓋我曾經犯過的一個錯誤，以及一些仍在我腦海中盤旋的問題。那是因為從錯誤中學習或是提出問題有助於讓我的實踐取向維持在一個活躍和創意的狀態。

　　上文我所描述的場景是關於一個仍持續進行且被稱為**藝術運作**的方案，是由七位藝術治療師（包括我）所共同組成。我們在芝加哥附近地區建立免費的社區藝術工作室，目的是為了在不同社會差異（富裕和貧困、有無精神疾病、有家和無家可歸、年老和年輕等）中的人們減少污名並提升相互間的瞭解。我們藉由安排空間，讓那裡的人們有機會經由自然而然發生而非人為方式的共享活動來認識彼此。這些工作室是依據完全包容的原則運作，意思是**每個人**都受歡迎。我們能在這個男性庇護所保存此工作室的規定之一，是它必須是社區中的任何人都可受用的。

　　在男性庇護所中所發生的，並非你們想像的傳統治療。那裡沒有心智狀態的檢查、治療計畫或進展紀錄。整體的目標是以社交而非個人作為導向的，且聚焦在復原力而非病理上。我的合作者與我都是促進者（facilitators），同時也

是參與者。我們與庇護所的宿客和社區成員一起創作藝術、教導、學習、歡笑、聆聽、談論相關的挑戰，以及分享我們克服這些挑戰的想法（圖 3.1）。

我們不是不知道他們有對成癮、精神疾病、身體疾病的掙扎或是犯罪的歷史，但這是因為有些參與者公開和自發的分享他們的掙扎。同時，我們意識到這些個人掙扎與種族歧視、階級、同性戀恐懼（恐同）和其他系統性的問題有所交集。許多我的藝術治療合作者與我所做的關鍵性反思是我們的社會地位——除了一位混合種族／亞美混血、一位拉丁裔／白種人和兩位自認為是酷兒（queer）者外，所有皆身為順性別為女性、身體健全、心智上能應對（mentally coping）、中產階級、受大學教育的，白人和非同性戀者的藝術治療師——如何影響我們與大多數男性和少數婦女的工作。他們貧困，大部分是有色人種，許多患有生理疾病及／或精神疾病，同時他們的教育水準從高中輟學到大學畢業不等。當我們與所有參與者並肩工作致力於減少權力上的差異，但我們也知道在系統的層面上，它遠遠不及公平競爭的水平。閱讀和談論藝術中的社會實踐幫助我們意識到這些複雜的社會差異。

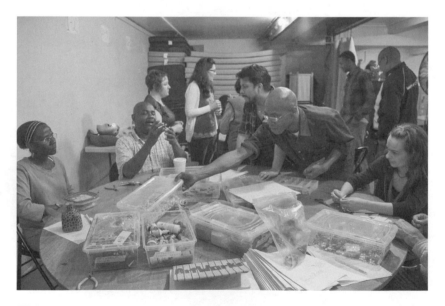

圖 3.1

這些是我想和你們談的關於關係美學的主題：將工作概念化、考量脈絡、與個案連結以及與藝術作品產生關聯。接下來我將提供一些例子，讓你們對這個理論如何在實務中執行有些想法。我偶爾也會告訴你們一些我發現對我有幫助的其他藝術治療師們的想法。

好吧，第一個主題：將工作概念化。身為在精神病院接受專業「成長」的藝術治療師，我感謝我的導師 Don Jones，在那裡，我的實踐中心從來沒有悖離過藝術。後來我受到 Millie Lachman-Chapin（2000）的啟發，她以堅定的信念聲稱自己的藝術家身分，並與個案一起創作藝術。

然而，我知道有許多藝術治療師對「藝術家」的身分並不感到自在，或覺得此身分已經被他們工作環境的要求所榨乾。也許你也是其中之一。這是我們領域的問題。我這麼說並不是因為每個人都必須要參與畫廊現場，或是所做的作品以藝術界的標準來看，要會被認定為是「成功」或「前衛的」。這是個問題，因為如此一來會削弱了我們領域的可信度，同時也可能阻礙了個案去擁抱他們自己的藝術家身分認同。否認藝術家的身分，藝術治療師將淡化和削弱了那些挑戰藝術界階級，懷抱更具包容性、可及性和參與性的藝術與藝術家概念在更廣闊的世界中所做的進展。

你們可能會好奇我所宣稱的藝術家身分對我意味著什麼。好吧，其中之一是我很清楚我（和藝術治療領域）占有一席之地，即「藝術界的位置」（art world table）。我認為這是我的責任去與其他對藝術有所承諾並以它作為一種增進健康人際和集體關係的藝術家和思想家交談。

認同藝術家身分的核心意識運作也幫助我看待我所做的一切都具有藝術性。它有助於我創意的去思考如何做小型和暫時的視覺環境改變，透過與每個我所遇到的人「進行」連結而非隔離，以及不以刻板模式而以具體的詩意來看待工作人員、來賓、訪客，而能改造這個男性庇護所，我們縱橫交錯的生活形成了每週的新創作。我知道這聽起來可能有一點傷感，但這對我而言是件嚴肅的事情。根植於藝術家的身分認同，幫助我以同理、創意和主動性（sense of agency）來面對我的工作。

現在讓我來談論一些關係美學觀點的相關脈絡考量。傳統上，藝術治療的情境脈絡被視為是治療師和個案之間的關係，涵容在辦公室或工作室的私人空間。現在我們大多數都知道關係的脈絡其實更廣泛也更複雜。例如，那個男性庇護所的脈絡是在前體育館內的開放工作室空間，也是訪客、工作人員、志工進行其日常遊民業務的地方。除此之外，它還是個多元、混合收入的社區，憂喜參半的面臨社區的貴族化。在社區之內外是這些男性所遇到的多個社會服務場域，那是他們自己所被嵌入的更大壓迫系統，因此可能與維持現存的不平等結構有牽連，但也可能沒有。最後，在全球的層次而言，長期有無家可歸者的背景原因，是富國與窮國之間差距日益擴大的經濟秩序。

啊！是的，我同意，有很多要去思考的。現在我是要告訴你們藝術如何拯救世界嗎？不是的。抱歉。但我將和你們談論關於抵制和改變的小行動。

Patricia Fenner（2012）書寫關於包含在一個治療空間中所有元素的「級聯效應」（cascading influences）（p. 12），而 Shelly Goebl-Parker（2012）表示建立在環境中的美感必定與曾留意創造連結的模式有關。儘管最初我認為拖著藝術媒材到庇護所的舞臺區域和排上桌椅僅是必要的例行工作，後來我經由美感的透鏡看待這個每週的儀式。他們有些人即便沒有留下來創作，也會幫助完成這些任務。我開始思考這是創造連結的模式。問候在庇護所的人也是一樣，即使是那些對藝術不感興趣的人。當然，為藝術創作和對話創設一個集體的空間也是關於創造連結的模式。所有這些小行動都建立起一種可應對遊民普遍疏離和經濟隔離的經驗模式（圖 3.2）。

你們可能不認為這些「抵制和改變的小行動」是藝術治療的一部分，但我認為是。構成這些日常行為作為我的藝術實踐，幫助我以新的眼光來看待它們並欣賞它們的關係價值。隨後，我以高度的意圖執行它們；我思考它們的藝術性，以及我如何能使他人和我自己在更有意義的關係促進方式中參與它們。這種思考和行為提供我在壓迫脈絡下的主動性。我不是客觀環境的受害者，而是一個巧妙擾亂權力和特權慣性的藝術家，以小而顛覆的方式挑戰它們的。

這並不意味著我和我的同事們總是對的。我們在庇護所最亂的一次是我們

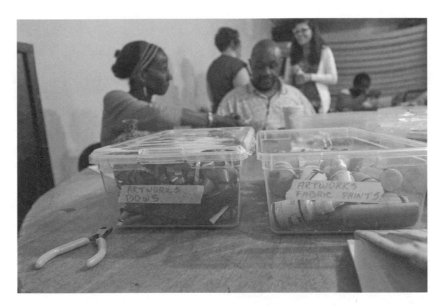

圖 3.2

如何決定在七個月後要離開這個地點。直言不諱的說，我們的行為就像是有特權的（大多是白人，相對而言富裕、身體健全、心智上能應對、受大學教育的）藝術治療師：我們單方面的決定要關閉店鋪。我們有自己的原因。我們一直無法達成和不同的社區參與者群體工作的任務，因為婦女與兒童不願意來到這個位於有點冒險地區之男性庇護所的地下室。所以我們感到洩氣，同時也厭倦了被我們複雜生活當中的許多責任耍弄。但即使如此，我們其實可以事先徵求庇護所的訪客和工作人員，以及我們宣稱合作對象的少數社區參與者的意見！這是我們戴上先入為主眼罩，並「遺忘」關係美學的其中一次。我想在內心深處，我們擔憂我們的合作對象之一會想出一個如何讓我們的社區參與者多元化，並讓工作室持續下去的好主意……然而疲憊的我們已經準備要休息了。

　　這導向第三個主題：關係美學如何影響我和個案工作的取向。反思我們在關閉庇護所工作室時所犯的錯誤，我和我的同事們決定，當我們開設下一個藝術運作工作室時，我們會立即聚焦在取得社區的同意、發展共享的社區領導者角色，以及從社區成員身上學習什麼是**他們**感興趣而想製作的。我們決定如果

我們當中沒有人能在某個既定的晚上前往此空間時,即便沒有我們,這個工作室應該仍能運行。我瞭解在許多藝術治療的場域中,這可能是個激進和行不通的概念。但這不是重點。我試圖說明的是,從關係美學的有利角度來看藝術治療實務是導向**與**(with)個案或參與者工作,而不是**用在**(on)他們身上或**為**(for)他們工作。藝術治療師與藝術治療的參與者一起共創這個經驗。

我在《工作室藝術治療》一書中,書寫關於關係美學如何影響我與個案的工作。確實,它影響我所做的一切:

- 經由他們生活的詩意去瞭解個案;
- 視我們共同的工作為表演藝術的合作;
- 辨識和回應個案所提供的接入點(points of access);
- 使用我的美感去觀察和記錄療程;
- 藉由我在療程中所創作藝術作品的風格和內容,經仔細推敲後,做出關於治療師透明化的選擇;
- 運用我的美感去增進同理;
- 運用我的美感理解去處理抗拒和形成同盟;以及
- 決定是否或是用什麼方式在個案旁邊投入藝術創作。

如果我需要做個總結,我會說關係美學可用來告知我與個案工作的每個面向,因為關係是藝術創作歷程的核心。個案和我可能創作作品,但我們也可能投入於互為主體的交流,那有著我們在這個世界安身立命方式的含意。還有好的優點,從關係美學的觀點來處理工作通常讓工作變得更有趣、動人、有意義和令人愉快。

然後,現在是我最後的主題:關係美學在我對藝術作品態度上的影響。我看待藝術治療中藝術作品的方式,和其他任何地方所展示或表演的藝術作品相同。也就是說,我不會給它一個狹隘的意義或僅把它看做是進入創作者心靈的一扇窗。藝術能有多種意圖和意義,所以我傾向以開放和好奇的心態來處理自

主的藝術作品和關係的實踐。我可能被藝術作品所感動，感到滿意、開心、平靜、困惑或不安；但在治療的情境中，我試著在與它的關係以及其不斷演變的意義上保持開放。

有時藝術的意義是講究實際的，而非自我表達的。在庇護所，男性經常製作首飾，有時作為禮物，但多數是自己保存。這對必須攜帶他們所有家當從一個地方到另一個地方的人來說，似乎是個合適的藝術形式。一位男性製作書套保護他的聖經，而一位女性使用廢棄的塑膠袋製作毯子，希望能賣了它們。有時藝術的意義僅只是表面上看起來的樣子：一種消磨空暇時間、與他人連結、美化自己的生活、製作實用的東西、體驗快樂等等的方式。這些也是照顧自己和照顧他人的關係實踐（圖 3.3）。

無論焦點是自主的作品或是關係的扮演，感知是連結藝術作品的核心面向。全神貫注地見證藝術創作相當於聆聽另一個人，如此她或他能感到被看見和聽見。這不一定與觀看完成的藝術作品有關，卻總是關於見證共同創作的歷程。在庇護所的一位男性教導我的一位同事如何創作摺疊紙鏈，他用此做

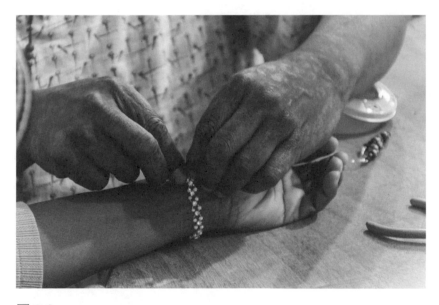

圖 3.3

了一些令人印象深刻的精細作品。當我觀察到我的同事專注的觀看與聆聽，我想著他被看見、聽見和受重視的經驗可能如何抵銷他身為遊民的典型經驗（圖3.4）。

　　大體上，我對藝術作品的取向是依脈絡而定的。在庇護所中，所有的參與者透過我們的創作以及我們如何回應彼此和周圍所發生的事的經驗，共同創造了美感的環境。在更傳統的藝術治療場域中，個案對自我探索和意義建構感興趣，我的工作方式便略有不同。在那裡，我們共同努力尋找方法來探索——而非解釋——藝術作品。敘說故事、用聲音或動作回應、藉由創作另一個作品來放大一個意象、將靜態的藝術作品帶到表演的層次……喔，有無限的可能！

　　總而言之，這取決於我們每一個人都去思考，關於運用我們的藝術知識和美感，來為我們在特定藝術治療實踐中之參與者的需求做最佳服務的方式。因為我總是挑戰自己去提高對關係美學的理解，我將以一些我正在思考的、關於當前藝術治療實務與當代藝術和美學理論有交集的問題，來結束這封信：

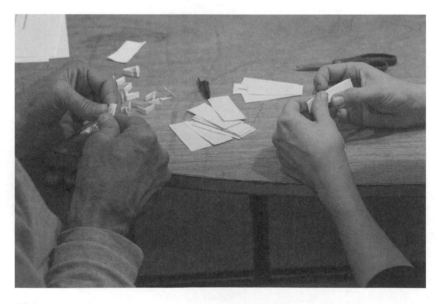

圖 3.4

- 在傳統的藝術治療場域，我們如何降低自己作者的或指導者的角色，而能更合作的與個案工作？
- 是否有發展主動性和發展專門技巧之間的相互作用？
- 是否有特定個案最需要的、與操作具體藝術媒材或無形社會實踐相關的技巧？我的意思是指，如聆聽、為自己發言、倡議、領導或甚至是補助案撰寫、方案規劃等等的技巧。
- 當個案對他或她自己藝術作品意圖的狀態較談論作品的認同和藝術的成效更重視時有何損失？
- 藝術治療師是否對致力於非批判性的、空想的社會改良（do-gooder）之藝術實踐感到愧咎？
- 藝術治療如何協助處理問題的社會和政治面向，而不危及脆弱的個案？
- 我們以何種方式來幫忙解決社會問題，以及用什麼方式讓我們能強化它們？

　　雖然關於關係美學的運用，還有更多我可以說的和更多我可以提出的問題，但我想是結束這封信的時候了。我說的話只是帶著你們瞥見關係美學可能如何形塑和了解一個人的工作方式。我希望你們把它當作一些想法、一點靈感。

最好的祝福，

Catherine Hyland Moon

致謝

　　我感謝下列的這些人，他們以藝術和美學為基礎的藝術治療取向，對我身為藝術治療師的思考和工作方式有貢獻：Pat Allen、David Henley、Ephrat Huss、Don Jones、Paolo Knill、Edith Kramer、Millie Lachman-Chapin、Ellen Levine 和 Steve Levine、Bruce Moon、Don Seiden、Savneet Talwar、Janis Timm-Bottos、Randy Vick 以及 Pamela Whitaker。我也感謝我**藝術運作**的合作夥伴，她們與我並肩工作、啟發我，以及在我們共同經歷這些時，幫助我批判性的檢

視工作。她們是 Jackie Bousek、Angela Lyonsmith、Melissa Raman Molitor、Val Newman、Jeannette Perkal，以及 Valery Shuman。正如我書寫這一章，我站在所有這些藝術治療師的肩膀上。

參考文獻

Abrams, B. (2011). Understanding music as a temporal-aesthetic way of being: Implications for a general theory of music therapy. *The Arts in Psychotherapy, 38*(2), 114–119.

Aigen, K. (2007). In defense of beauty: A role for the aesthetic in music therapy theory. Part I: The development of aesthetic theory in music therapy. *Nordic Journal of Music Therapy 16*(2), 112–128.

Alter-Muri, S., & Klein, L. (2007). Dissolving the boundaries: Postmodern art and art therapy. *Art Therapy: Journal of the American Art Therapy Association, 24*(2), 82–86.

Becker, C. (2012). Microutopias: Public practice in the public sphere. In N. Thompson (ed.), *Living as Form: Socially Engaged Art from 1991–2011* (pp. 64–71). New York, NY: Creative Time Books & Cambridge, MA: MIT Press.

Bennett, J. (2012). *Practical aesthetics: Events, affects and art after 9/11.* London, UK: I.B. Tauris.

Bishop, C. (2009). The social turn: Collaboration and its discontents. In F. Halsall, J. Jansen, & T. O'Connor (Eds.), *Rediscovering aesthetics: Transdisciplinary voices from art history, philosophy and art practice* (pp. 238–255). Stanford, CA: Stanford University Press.

Bishop, C. (2012). Participation and spectacle: Where are we now? In N. Thompson (ed.), *Living as Form: Socially Engaged Art from 1991–2011* (pp. 34–45). New York, NY: Creative Time Books & Cambridge, MA: MIT Press.

Bourriaud, N. (2002). *Relational aesthetics* (S. Pleasance & F. Woods, Trans.). Dijon, France: Les presses du réel. (Original work published 1998).

Crowther, P. (2009). Artistic creativity: Illusions, realities, futures. In F. Halsall, J. Jansen, & T. O'Connor (Eds.), *Rediscovering aesthetics: Transdisciplinary voices from art history, philosophy and art practice* (pp. 133–146). Stanford, CA: Stanford University Press.

Doyle, J. (2013). *Hold it against me: Difficulty and emotion in contemporary art.* Durham, NC: Duke University Press.

Elkins, J. (2013). Introduction. In J. Elkins, & H. Montgomery (Eds.), *Beyond the aesthetic and the anti-aesthetic* (pp. 1–16). University Park: The Pennsylvania State University Press.

Elkins, J., & Montgomery, H. (2013). *Beyond the aesthetic and the anti-aesthetic.* University Park: The Pennsylvania State University Press.

Felski, R. (2004). The role of aesthetics in cultural studies. In M. Bérubé (Ed.), *Aesthetics of Cultural Studies.* Hoboken, NJ: Wiley & Sons. Retrieved from https://www.academia.edu/2769254/The_role_of_aesthetics_in_cultural_studies

Fenner, P. (2012). What do we see? Extending understanding of visual experience in the art therapy encounter. *Art Therapy: Journal of the American Art Therapy Association, 29*(1), 11–18.

Foster, H. (1982). *The anti-aesthetic: Essays on postmodern culture.* Port Townsend, WA: Bay Press.

Franklin, M. (2010). Affect regulation, mirror neurons, and the third hand: Formulating mindful empathic art interventions. *Art Therapy: Journal of the American Art Therapy Association, 27*(4), 160–167.

Freedman, K. (2003). *Teaching visual culture: Curriculum, aesthetics, and the social life of art.* New York, NY: Teacher's College Press.

Frostig, K. (2011). Arts activism: Praxis in social justice, critical discourse, and radical modes of engagement. *Art Therapy: Journal of the American Art Therapy Association, 28*(2), 50–56.

Gilroy, A. (2014). Taking a long look at art: Reflections on the context of production and consumption of art in art therapy. *Art Therapy Online: ATOL, 5*(2), 1–36.

Goebl-Parker, S. (2012). Aesthetic listening: A Reggio-inspired studio research paradigm for art therapy. In H. Burt (Ed.), *Art therapy and postmodernism: Creative healing through a prism* (pp. 325–343). London, UK: Jessica Kingsley.

Halsall, F., Jansen, J., & O'Conner, T. (2009). *Rediscovering aesthetics: Transdisciplinary voices from art history, philosophy, and art practice.* Stanford, CA: Stanford University Press.

Hamera, J. (2011). Performance ethnography. In N.K. Denzin & Y.S. Lincoln (Eds.), *The Sage handbook of qualitative research* (pp. 317–329). Thousand Oaks, CA: Sage.

Henley, D. (2002). *Clayworks in art therapy: Plying the sacred circle.* London, UK: Jessica Kingsley.

Henley, D. (2004). The meaningful critique: Responding to art from preschool to postmodernism. *Art Therapy: Journal of the American Art Therapy Association, 21*(2), 79–87.

Huss, E., & Maor, H. (2014). Toward an integrative theory for understanding art discourses. *Visual Arts Research, 40*(2), 44–56.

Jackson, S. (2011). *Social works: Performing art, supporting publics.* New York, NY: Routledge.

Kester, G.H. (2004). *Conversation pieces: Community + Communication in modern art.* Berkeley, CA: University of California Press.

Kester, G.H. (2011). *The one and the many: Contemporary collaborative art in a global context.* Durham, NC: Duke University Press.

Knill, P.J. (2011). Communal art-making and conflict transformation. In E.G. Levine, & S.K. Levine (Eds.), *Art in action: Expressive arts therapy and social change* (pp. 53–77). London, UK: Jessica Kingsley.

Knill, P.J., Levine, E.G., & Levine, S.K. (2005). *Principles and practice of expressive arts therapy: Toward a therapeutic aesthetics.* London, UK: Jessica Kingsley.

Kossak, M.S. (2009). Therapeutic attunement: A transpersonal view of expressive arts therapy. *The Arts in Psychotherapy, 36*(1), 13–18.

Lachman-Chapin, M. (2000). Is art therapy a profession or an idea? *Art Therapy: Journal of the American Art Therapy Association, 17*(1), 11–13.

Levine, E.G. (2015). *Play and art in child psychotherapy: An expressive arts therapy approach.* London, UK: Jessica Kingsley.

Levine, S.K. (2009). *Trauma, tragedy, therapy: The arts and human suffering.* London, UK: Jessica Kingsley.

Levine, S.K. (2011). Art opens to the world: Expressive arts and social action. In E.G. Levine & S.K. Levine (Eds.), *Art in action: Expressive arts therapy and social change* (pp. 21–30). London, UK: Jessica Kingsley.

Maclagan, D. (2001). *Psychological aesthetics: Painting, feeling and making sense*. London, UK: Jessica Kingsley.

Maclagan, D. (2011). Between art and therapy: Using pictures from the world of art as an imaginal focus. *Art Therapy Online: ATOL, 1*(3), 1–9.

Marchianò, G. (2009). An intercultural approach to world aesthetics. In A. Van den Braembussche, H. Kimmerle, & N. Note (Eds.), *Intercultural aesthetics: A worldview perspective* (pp. 11–18). Heidelberg, Germany: Springer Science+Business Media.

Marshall-Tierney, A. (2014). Making art with and without patients in acute settings. *International Journal of Art Therapy, 19*(3), 96–106.

Marxen, E. (2009). Therapeutic thinking in contemporary art: Or psychotherapy in the arts. *The Arts in Psychotherapy, 36*(3), 131–139.

Marxen, E. (2011). Pain and knowledge: Artistic expression and the transformation of pain. *The Arts in Psychotherapy, 38*(4), 239–246.

McConeghey, H. (2003). *Art and soul*. Putnam, CT: Spring.

Meban, N. (2009). The aesthetic as a process of dialogical interaction: A case of collective art praxis. *Art Education, 62*(6), 33–38.

Moon, B. (2014). *Artist, therapist and teacher: Selected writings by Bruce L. Moon*. Springfield, IL: Charles C. Thomas.

Moon, C.H. (2002). *Studio art therapy: Cultivating the artist identity in the art therapist*. London, UK: Jessica Kingsley.

Moon, C.H. (Ed.). (2010). *Materials & media in art therapy: Critical understandings of diverse artistic vocabularies*. New York, NY: Routledge.

Moon, C.H., & Shuman, V. (2013). The community art studio: Creating a space of solidarity and inclusion. In P. Howie, S. Prasad, & J. Kristel (Eds.), *Using art therapy with diverse populations: Crossing cultures and abilities* (pp. 297–307). London, UK: Jessica Kingsley.

Riley, S. (1996). Re-authoring the dominant narrative of our profession. *Art Therapy: Journal of the American Art Therapy Association, 13*(4), 289–292.

Schreibman, R., & Chilton, G. (2012). Small waterfalls in art therapy supervision: A poetic appreciative inquiry. *Art Therapy: Journal of the American Art Therapy Association, 29*(4), 188–191.

Stige, B. (2008). The aesthetic or multiple aesthetics? A response to Kenneth Aigen. *Nordic Journal of Music Therapy, 17*(1), 25–29.

Thompson, G. (2009). Artistic sensibility in the studio and gallery model: Revisiting process and product. *Art Therapy: Journal of the American Art Therapy Association, 26*(4), 159–166.

Thompson, N. (2012). *Living as form: Socially engaged art from 1991–2011*. New York, NY: Creative Time Books & Cambridge, MA: MIT Press.

Timm-Bottos, J. (2011). Endangered threads: Socially committed community art action. *Art Therapy: Journal of the American Art Therapy Association, 28*(2), 57–63.

van Maanen, H. (2009). *How to study art worlds: On the societal functioning of aesthetic values.* Amsterdam, The Netherlands: Amsterdam University Press.

Welsch, W. (2009). Aesthetics beyond aesthetics. In F. Halsall, J. Jansen, & T. O'Connor (Eds.), *Rediscovering aesthetics: Transdisciplinary voices from art history, philosophy and art practice* (pp. 178–192). Stanford, CA: Stanford University Press.

Whitaker, P. (2010). Groundswell: The nature and landscape of art therapy. In C.H. Moon (Ed.), *Materials & media in art therapy: Critical understandings of diverse artistic vocabularies* (pp. 119–135). New York, NY: Routledge.

註解

[1] 南營指的是過去稱為第三世界國家、發展中國家、未開發國家,或是相對於富裕北方的貧困南方國家。

第二部分
心理動力取向
精神分析（佛洛伊德）

4

藝術治療中的發現與洞察 陸雅青　譯

Judith Rubin

前言

　　假如 Margaret Naumburg（1947, 1950, 1953, 1966）還在人世，她毫無疑問的會是寫此部分第一個章節的最佳人選，並把重點放在 Freud 早期「讓潛意識內容意識化」的目標上，而這實際上導向洞察（自我應在本我所在之處）。在對同時身為主編和作者是否適當的天人交戰之後，決定自己來寫本章。然而，對自己在正統的佛洛伊德學院接受古典精神分析技術的訓練，將之運用在與兒童和成人的藝術治療工作上，我感覺自己和我大部分的同儕一樣，足以以我們首位先驅的傳人自居。

背景

　　Freud 很早便認知到他許多病人的溝通都是視覺上的描述。事實上，最初他積極的請他們描述圖像，用的是一種「集中」（concentration）的技法，以喚醒其沉睡的記憶。

　　　　我將手放在病人的額頭或把她的頭夾放在我的兩手之間，然後說：「在我雙手的壓力下，妳將會想到它。當我放鬆手上的壓力時，妳將會看到妳面前有些東西，或有些東西會進入妳的腦海中。讓它停留一會兒。那將會是我們所要尋找的東西——好了，妳看到了什麼，或者妳剛才有什麼事發生？」

　　　　　　　　　　　　　　　　　　　　（Freud & Breuer, 1893-1895, p. 110）

他寫到其中的一位被分析者:「看起來就像是她正在閱讀一本厚厚的圖畫書」(Freud & Breuer, 1893-1895, p. 193)。即便他後來放棄了這個技法而改用自由聯想(free association),他的指導語仍是以視覺的用語來陳述,請病人「假裝你就像是位在火車包廂中倚窗而坐的旅人,正對包廂中的某人描述你所看到的,窗外正在不斷變化的風景」(Freud, 1913, p. 135)。

幾年之後 Freud 寫下了這段經常被藝術治療先驅 Margaret Naumburg 所引用的文字:

> 我們主要以視覺圖像來經驗它〔夢境〕……描述夢境的困難,部分原因是因為我們必須將圖像轉譯成文字。做夢的人經常告訴我們:「我能把它畫下來,但我不知道怎樣說它。」
>
> (Freud, 1916-1917, p. 90)

正如 Naumburg 喜歡指出,Freud 並未將繪畫包含在古典分析的技法之中,即便「狼人」在其治療中畫了一個夢:「他加上了一幅畫,那上面有樹和幾隻狼的畫,此印證了他的描述」(Freud, 1918, p. 30)。

Freud 同時也報告了第一位接受分析的兒童—— Little Hans 所畫的一幅畫。在他父親畫了一張塗鴉之後,Hans 畫了「一個短的線條,然後又在上面加了一些,要讓『它小便的雞雞長一些。』」(1905, p. 13, Fig. 4.1)。的確,素描和圖畫從最早便被認為是兒童分析的技法。Anna Freud(1927)說:「除了使用夢和白日夢外,還有一項有助益的技法,是許多接受我分析的兒童所最常使用的,那就是繪畫;我的個案中,有三位兒童持續一段時間幾乎都用它來取代其他的溝通形式(p. 30; 參照 Rambert, 1949)。

即便兒童分析使用藝術較為自在,很少治療師在治療成人時使用素描或繪畫,雖然也有例外。Marcinowski「研究他病人的夢與其圖像表達之間的關聯」(Bychowski, 1947, p. 34)。Pfister 試著為「一位藝術家病人透過自由聯想自己的畫作來做精神分析,但少有進展」(Naumburg, 1950, p. 12)。然而,他興致

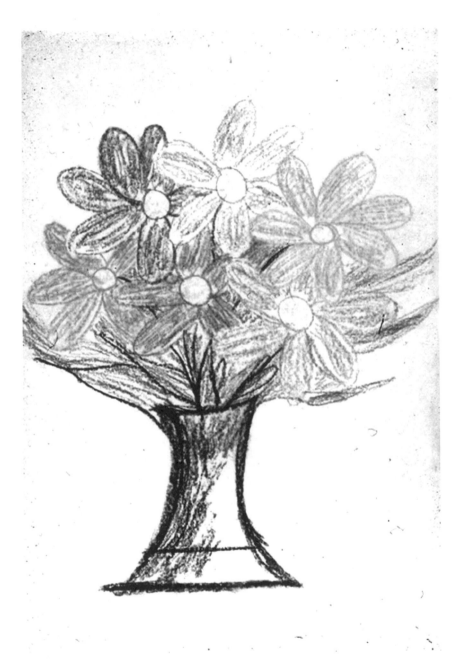

圖 4.1

勃勃地寫下與一位 18 歲病人的工作，他「帶來許多油畫和素描，而我依據好的分析程序，請他邊展示邊為我做說明」（Pfister, 1917, p. 390）。事實上，那個分析「幾乎只與圖畫和詩作有關」（Ibid., p. 399）。

在 1925 年，Nolan D.C. Lewis 注意到「藝術作品的詮釋長久以來被認為是精神分析技法的一部分」（p. 317）。有時候病人自發地提供了素描或繪畫，也被分析師加以利用（Bychowski, 1947; Hulse, 1949; Liss, 1936; Milner, 1969; Sechehaye, 1951）。其他時候，分析師讓藝術家來協助病人創作，然後病人再將它們帶到個別（Naumburg, 1966, p. 14; Spitz, 1954）或團體的分析中（Schilder & Levine, 1942）。

有些分析師甚至要求成人在治療情境中使用藝術媒材，像是 Mosse（1940）鼓勵心理治療的病人先用手指膏畫畫，然後再做自由聯想，或是 Auerbach（1950），他邀請躺在躺椅的病人在便籤本上隨意塗鴉。Stern（1952）鼓勵病人們在家自由畫，然後將圖畫帶來給他們的分析師。而這樣的機會來自有許多分析師曾要求「病人對難以描述的夢以繪畫畫出它的細節」（Slap, 1976, p. 455）。

然而，Freud 關於潛意識透過圖像來溝通的洞察與在治療中運用藝術的真正整合，大部分是藉由 Margaret Naumburg 的努力成果，其長久和有產能的職涯是以教育者作為開始。在 1914 年，她創立了 Walden 學校，一所依據精神分析原則和強調藝術的學校（Naumburg, 1928）。身為最早接受分析的美國人之一，Naumburg 也鼓勵她的所有老師都去接受分析。

她在 Freud 的「本我心理學」時期，當「讓潛意識的內容意識化」是主要的治療目標時開始出道。透過「自發性」的藝術表達來「釋放」潛意識的圖像因而成為她的教育方式，同時也是她後來所發展的，稱為「動力取向的藝術治療」之核心（Naumburg, 1966）。

Freud 最早的心智模式便是人稱之為「心理地形」（topographic）的理論。將人類的心智視為一地理樣貌的整體般，他提出了不同層次的意識──從最深層、最難觸及的（潛意識），到容易觸及但未被意識到的（前意識），到那個

所謂的「在心中」的（意識）。

　　Freud 隨即加上了將心智劃分為「三等分」的做法，以原始的「本我」（id），作為被壓抑（忘記）的願望（本能、想法）。這些衝動（本能驅力）經常爭著要釋放（滿足），且以一種偽裝的形式來表達，因為只有如此，它們才得以躲過「審查」（用來讓不受歡迎的想法免於被意識到的力量）。被「自我」（ego）影響的「折衷辦法」是藉由找到某些方法去滿足或釋放衝動，而無須冒犯到環境（現實）或個人的道德守則〔「超我」，（superego）〕所組成。這樣的理論讓 Freud 以說溜嘴和作夢來解釋在心理上所呈現的折衷辦法。

　　最早的精神分析師以 Freud 的早期治療方式來工作，在當時他致力於令人感到窒息的「淨化」（catharsis），或「發洩」（abreaction）感受。揭露原本壓抑的創傷事件（「讓潛意識的內容意識化」）因而被視為從精神官能症復原的關鍵。

　　Margaret Naumburg 對 Walden 學校小朋友的「自發性」藝術表達感到振奮，同時也從她自己被分析的經驗感到獲得解放，那包含了她畫了一些夢和幻想的圖畫。她因而在淨化與溝通的見識上，將透過用圖像來「釋放」（releasing）被壓抑的內容（潛意識）視為是療癒的。

　　Naumburg 與許多分析取向的藝術治療師分享她對象徵式藝術表達之療癒潛能的熱忱，以及藝術在衡鑑中豐富的投射可能。雖然她並非使用藝術在診斷或治療上的唯一一人，但在強調它是主要的媒介而非輔助的工具這點上，她是獨特的。

　　Naumburg 幸運地和分析師 Nolan Lewis 醫師會面（Naumburg, 1975），這讓她有機會在一所精神病醫院用藝術來探索和一群小朋友的工作。Naumburg（1947）接著發表了一系列的個案研究，其中她回顧了一些藝術在診斷和治療上的文獻，也呈現了她與兒童的工作。之後她又有與思覺失調症患者的藝術治療（1950）以及精神官能症青少年與成人（1953, 1966）的藝術治療書籍出版。

　　Naumburg 將她的取向稱之為「動力取向的藝術治療」（dynamically oriented art therapy），認為它主要是依據對佛洛伊德理論的瞭解。她同時對

Jung（1964）的普遍性象徵（集體潛意識）（collective unconscious）之概念和 Sullivan 的「人際精神醫療」（interpersonal psychiatry）（1953）的想法有所共鳴，並將之併入到她的工作中。身為一名熟悉眾多象徵學派思想的學者，Naumburg 堅定的主張：任何人的藝術要有令人信服的意義唯有來自畫者本人。她對於將象徵意義解碼的簡化或嚴格取向心存質疑，這樣的立場與 Freud 對於夢的解析的教誨一致。

絕大多數的分析師都同意，瞭解夢中隱含意義的唯一有效方法，便是讓做夢的人盡可能的自由聯想（Altman, 1975）。只有對顯明的內容做如此異質的聯想能導向 Freud 所稱的「夢的工作」所掩飾和隱藏的含意〔例如，象徵化（symbolization）、凝縮（condensation）、換置（displacement）、反轉（reversal），及其他的防衛機制〕。如同 Freud 自己所指出的：「有時雪茄就只是一支雪茄」，而所有從顯明內容所做的象徵意義之譯文都是假設，只由做夢者自己的聯想加以確認或駁斥。

Naumburg 所形塑的在治療中使用藝術的取向，就像大部分的精神分析師所做的一樣。在技術上，她試圖去刺激自由聯想，那是 Freud 自己所發明的方法。Naumburg（1955）視病人的藝術為一種「象徵語言」（symbolic speech）形式的治療師角色，仍然處在她較語言模式的溝通架構中。

在精神分析或分析治療，其做法是，首先，讓病人盡可能自由地表達他或她自己。然後治療師與病人一起努力去瞭解什麼正在干擾病人，以至於讓其能力無法有效地運作，那也就是，已內化的衝突。

有兩種重要的工具，「移情」（transference）——病人所知覺到以及對治療師做反應的象徵方式——以及「反移情」（countertransference）——治療師所知覺到以及反應給病人的象徵方式。移情對識別那些因過去未獲解決的衝突而產生的知覺扭曲有所助益。反移情對治療師有什麼被病人所挑起是個線索。雖然這兩者最初被認為是種干擾，但現在已被認為是非常有價值的訊息資源。

在分析式治療中，治療師透過提問、澄清、面質，和其他形式的介入去協助病人瞭解並掌控先前所未知的挫折來源——尤其是詮釋，其中可能的關聯或

許會被巧妙的提出來。與一般大眾對分析式藝術治療師獨斷的將意義加諸在病人或其藝術上的諷刺相反，這個方法事實上是高度尊重的，而其目的總是在幫助病人自己去發現或做詮釋。

　　精神分析式心理治療，於是有其目標：第一，揭露並從而發現被壓抑的素材（想必是內化的衝突所造成的困擾）；其次，協助病人對這些先前潛藏想法和感受的行為之意義有所洞察。假如對個案而言，這個過程透過一個充滿感受和認知意義的關係又活現了起來（移情的精神官能症），此人便能被協助去充分地改善，尤其是有神經質的問題時。

　　雖然在工作中我尊重、也使用其他參考架構，但我和大部分的病人都發現將藝術用在揭露、頓悟導向的取向是最強大有力且令人振奮的。發現先前未知且通常是自己不想要的部分，往往帶來內心的震撼。不只因為看見，同時也因感受到而覺得激奮——所知道的和所被隱藏的之間的連結，其勢力旗鼓相當。「頓悟」（insight）在好的分析式藝術治療並非理性的事；它是活生生的覺察，讓所有曾被視為無解的事變得合乎情理。當它被深刻的感受、把握和接受，此內在改變所導向之真正且持久的變化可以說是令人驚豔不已。

　　我持續對如同本部分的其他幾篇所描述的自我心理學、客體關係和心智化（mentalization）的發展感到振奮。但大部分我臨床工作的組織原則仍是從發展（Colarusso, 1992; Erikson, 1950; A. Freud, 1965）和動力（McWilliams, 1994）的兩種病人正發生了什麼事的觀點來看的精神分析式理解。即便今日已少有病患符合古典精神官能症的樣貌，但這些概念仍然是有用的，如同以下的一位成人之藝術治療案例說明。

案例：L 女士

　　幾年前，我有機會與一位 27 歲的年輕女性做個別藝術治療。在她的第一次藝術療程，以及後續療程之表現，便能舉例說明精神分析式的取向如何能同時促進對素材的瞭解和做技術上的決定。L 女士被邀請從可使用的藝術媒材中做自由選擇，用它們來創作出任何她想要的。就像自由聯想般，此非結構的取向

被規劃來幫助病人盡可能自由的去表達他們的困擾（Rubin, 2005）。我在她自發說話期間做了一些評論，主要是為了促進一個能更自在流利的會談，以及放鬆地運用媒材的創作過程。

我傾聽她自發的話語並觀察她的行為。我只問她對藝術作品本身的特定「聯想」，類似於分析師經常對釋夢所做的。而為了要找到素材的意義，我就一種分析式評估的輪廓中所強調的幾個議題來思考（A. Freud, 1965; Freud, Nagera, & Freud, 1965）。首先注意到轉介的理由、歷史以及可能的環境壓力。L 女士與她四歲半的女兒 Lori 的轉介是在 Lori 的憂鬱症狀因其父母的離異而促動之後。L 女士對自己是否有能力去照顧她兩個孩子中的任何一位都感到越來越焦慮。被轉介來做藝術治療是在她的口語治療做了兩個月之後，她在那當中往往否認所有的情感。

雖然 L 女士的憂鬱和焦慮很明顯的是她對情境的「反作用」，其未獲解決的衝突和適應機制需要被瞭解，以便能協助她去克服當前的壓力。精神分析式的瞭解不只包含外在的事實，也含括對病人內在的「情境」（situation）：功能的發展層次（就原慾和攻擊驅力的發展以及客體關係而言），以及是否有明顯的固著（fixation）或退化（regression）。

由於精神分析認為未獲解決的衝突是精神官能症的根源，因此也注意到衝突的來源。衝突可能是源自外在世界（其他人）、「內在的」（矛盾）或在結構的意義而言，「已內化的」（在隱喻似的心智部分之本我、自我和超我的之間或之中）。要評估一個人接受精神分析治療的能力，也要注意到其挫折忍受度、昇華的潛能、對焦慮的態度，以及相對於退化的進展（progressive）傾向。

精神分析式的理解能幫助一位治療師去認識一個人的問題**在哪裡**「卡住」（發展上的），面對**什麼**在做防衛（所害怕的衝動），以及**如何做**（有利的適應和防衛機制）。我們將來看 L 女士的第一次藝術療程，以便能轉譯一些這樣的術語到藝術治療的臨床資料。如同在所有動力的治療中，最初的假設需要依照自然浮現出的素材來不時地測試與修正，直到最後當我們回顧後來的療程時，它已變得顯而易見。

L 女士的第一次藝術療程

　　L 女士緊張地選擇了 12×18 吋的白色畫紙和細粉筆，畫了一個放滿不同顏色花朵的花瓶（圖 4.1）。在創作中，她先後談到她的擔心（承認說她在家有練習畫圖）以及提及她藝術科目有好的成績是因為老師有清楚的指示。雖然是批判的，說這張畫「糟透了」且又「歪了一邊」，但她能夠正視畫架上的畫，回答我所提問之「當妳看著它時，心中有何想法？」的聯想。她說她很愛花，喜愛種花也愛插花，而對這個興趣的種種，她「簡直就像」她媽媽一樣。聚焦在紅色的花，她說她喜歡紅玫瑰，但它們給她一種悲傷的感受，因為這使她想到醫院。

　　她的第二張畫衍生自她自己的塗鴉，一個由我所建議的引子（starter）畫起，因為她對剩下的時間要做什麼感到非常的不安。這張圖（圖 4.2）讓她想到一個「捲起來的圍欄」。她哭訴著回憶前一個夏天有幾次她必須把她的小孩圈在圍欄裡。她解釋到她必須要這麼做，以便能做好自從離婚後落在她肩膀上的所有家務，像是除草和照顧草坪。她承認原本擔心我對她把孩子圍起來會有所非難；她明顯地感到愧疚，也擔心已經傷害到了 Lori。L 女士在她的第一次 45 分鐘療程的最後看起來已較放鬆。她從頭到尾都在控制，這與轉介她來的精神科醫師說她對任何具威脅性的情感和想法都高度防衛的感覺一致。

　　精神分析對任何人溝通（語言與非語言）的理解，即便是在第一次療程，都涉及了移情的訊息：病人對治療師的一些源自於過去未獲解決之衝突的想法、感受、和期待的一些投射。我因而也聽到了 L 女士談及她的美術老師給了她好的指引，用來作為對我沒訴她要做什麼而讓她感到不安的指責。她讓我知道對我有何所求──要做什麼的清楚方向──同時還有她的期待──批判。我聽到她對她的藝術之批判性評論像是反映些許健康的自戀，也像是一個嚴厲、苛刻的超我之指標。

　　我同時也檢視自己對她的反應：**反移情**。因為那部分是我自己內在世界的反思，我最好能瞭解才不會影響到自己的工作；那也是關於病人的一種線索。我發現自己對她虛假、不自然的微笑感到不滿，我意識到那讓我聯想到一位阿

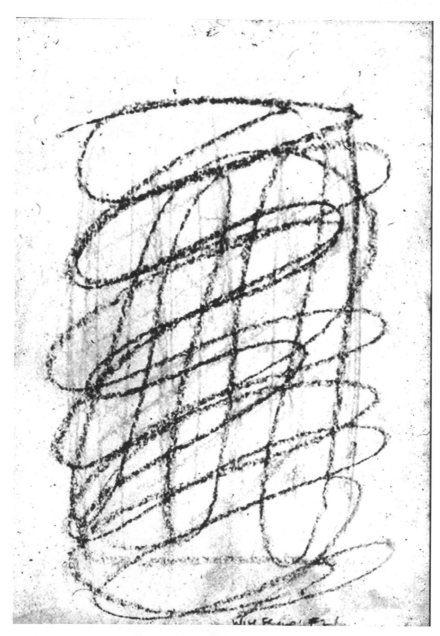

圖 4.2

姨，她的微笑中微微的隱藏著敵意。我同時也被她事先練習過繪畫一事感到受控制，即便我對這事所引發的焦慮是同情的。我在想她對那個帶去治療的小女孩是有多麼控制。

L女士最先對她那張表面上看起來愉悅的畫的內容之聯想——她「愛」種花和插花——對比於她表面上所呈現的愉快、負責和滿意生活的自己。她說她「就像」她母親一樣的陳述，暗示可能有分離和個體化的問題。強迫重複（repetition-compulsion）的理論也讓我假設若她和她的父母有任何未獲解決的困擾，也將會以某種方式在她與她的孩子間重演。

藝術所呈現的內容與對它最先的聯想，就像所呈現的夢境般，是一個較不顯明（隱含）意義的欺騙性偽裝。L女士接下來的聯想——對紅玫瑰和它們給她的悲傷感覺，還有她所提及一間醫院的事——是她第一次對自己憂鬱的傳達。舉例而言，她未清楚表明誰可能生病了，不論這代表著對她健康的掛慮——現在她已被拋棄——或是對某人（母親？先生？孩子？）掛慮（偽裝）的敵意。在笑容可掬和花瓶中鮮豔花朵的背後隱藏著許多焦慮，暗示她使用反向（reaction-formation）的防衛機制。

當L女士卡在那兒無法做第二件創作時，我瞭解到就「心理決定論」（psychic determinism）而言，任何連續性行為（思考、談話、行動、藝術）的訊息分析是以有意義的方式連結。她的卡住與兒童在「遊戲時的中斷」類似（Erikson, 1950），意味著所引發的焦慮（想必與談論到花、悲傷和醫院有關）足以去干擾她的運作（例如，建構一個潛意識的抗拒）。

我因而建議她來畫一張由一名兒童分析師（Winnicott, 1971）和一名創意美術教師（Cane, 1983 [1951]）所各自發展出來的「塗鴉畫」（scribble drawing），那通常提供給病人他們自己非結構的刺激來投射更多的意象。Margaret Naumburg（1966）欣然接受這個由她的姊姊（Cane）所發展出來的投射技術，因為它能協助藝術家釋放沉睡的潛意識意象。

L女士將她快速畫下的圖像命名為「捲起來的圍欄」。我的第一個念頭是她有多麼地「緊張」、神經緊繃地控制自己的情感，而這喚起了一種反移情的

衝動來逗她。這些想法從我「均勻地徘徊的注意力」中浮現出來，看起來與她隨後提及夏日在院子工作時用圍籬把小孩圍起來的聯想有關。其關於我對她不贊同而產生的焦慮，以及對她要對 Lori 的憂鬱負責之恐懼，更進一步說明了她有一個嚴厲的超我和強烈的罪惡感。她將自己視為有害的，暗示了她早先的聯想——病痛和死亡的玫瑰——可能源自潛意識對他人死亡的願望，或許是對她所形容的，和她一模一樣的母親。這暗示她使用認同（identification）來作為一種防衛，這個關於她對她女兒有敵意的假設在後來的治療中有被證實。

即便對我有種「好母親」的理想化（idealization）防衛，L 女士能利用每周一次的藝術治療來探索她對其父母和先生的憤怒和刺痛的感受，接受她對她孩子的矛盾心理。她過不久便能用她的藝術作品來作為關於自己資訊的重要來源。在許多次療程中，就像下一段落所將描述的，她似乎是前意識地，在告訴我前一週所發生的重要事件時，幾乎不經意地使用媒材。然後會將她的作品放在畫架上，有趣、好奇地注視著它，想從它身上學習，經常覺得它令她迷惑，好像它是來自別的地方，不是她自己所畫似的。

L 女士的倒數第二個藝術療程（在每週一次治療歷經十個月之後）

L 女士選用壓克力顏料，將它們直接用調色刀塗到一張小號（9×12 吋）的畫布上。談及她最近所關心的議題，包括對於結案的悲傷，她畫了一系列的橢圓造形——有些是綠色的，有些是黃色的。退化到早些時期的依賴階段，她問我「可不可以把顏色混在一起」。我提醒她可以做任何她想要的，她用調色刀把它們都混在一起——起初慢慢的，之後用力的——幾乎塗抹了整個表面，創造出一大塊厚厚的黃綠色顏料。她最後用一圈結實的白色把塊面圍住，有效地把它「涵容（containing）」了起來（圖 4.3）。

如同往常，L 女士知道她結束了，將畫布放在畫架上讓我們可以一起看。她最初想到是海洋，將它命名為「海洋的迷霧」。她的聯想讓自己訝異，她繼續說到她不喜歡海，她害怕下水，害怕魚，一種她似乎無法克服的恐懼。「無論在什麼時候……任何東西碰到我的腿，我便會，妳知道的，抓狂！水母、鯊

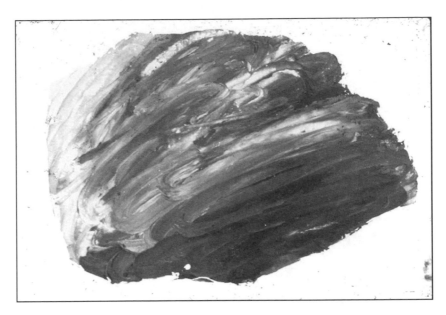

圖 4.3

魚──那是什麼？」她神經質的笑著，描述她對馬的恐懼和曾被一隻狗咬過，憶起她在「有許多猛犬的社區」長大，然後反思追溯到她的童年有這麼多的問題。

　　她回到她對在海裡游泳和被一條鯊魚咬到的恐懼。當問到她對她的藝術作品感覺如何，她稱它是「圓圓的一大團」，且說──就像她經常說的──「我不知道怎麼會變成這樣，我並沒有故意要把它畫成這樣。」這幅畫讓她想到「水中的漣漪」，而「它看起來有些狂野，但我想我並沒有意思要讓它變這樣。」她說她原本想要「比較平靜的東西」，而「海也算是種寧靜的」，而她就是要那種遼闊的空間。「總而言之，我不喜歡擁擠，妳知道的，被擠壓或遮蓋住的感覺。」

　　L 女士隨後決定畫另一張畫，這次在一張 9×12 吋的白紙上用她一用就愛上的材料──粗的廣告粉筆作畫（圖 4.4）。在她快速作畫時，她提及了在結案後要去上美術課的計畫。注視著畫架上的畫，她的第一個念頭是它看起來「像是在顯微鏡底下的變形蟲……它看起來似乎是由一團水水的東西包圍著，就像

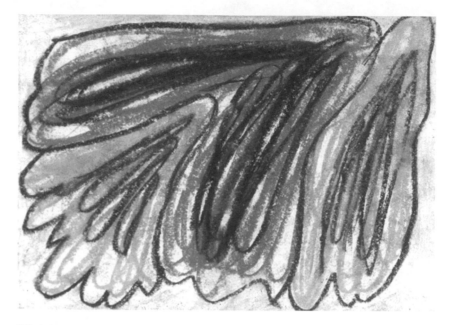

圖 4.4

是你剛把它從水裡撈起放到顯微鏡底下，雖然水不是棕色的，除非它是很髒的泥巴水。」

　　她似乎卡住、停頓了一下，所以我就問：「假如他們是人，那他們會是誰？」她笑了一下說：「那就對了──又是三人！我不管怎麼畫，到最後總是三個什麼的造形。我不知道為什麼會那樣。我完全無意識地在作畫，但有可能有某些原因，它老是用這樣的方式做結束。喔，好，我猜中間的又是我。我似乎總是在中間的位置。」她認出裡面的造型是 Lori 而在右邊的是她的兒子，說它看起來像是她在「試著保護」Lori，有可能因為 Lori 比她弟弟「懂事」。

　　L 女士隨後說到 Lori 是敏感和膽怯的，尤其在晚上。她說昨晚 Lori 是如何無法入睡，因為「她老是想著有個人從梯子爬上來，進到她的房間或我的房間。」她將這幅畫命名為「母愛」。然後她想到 Lori 對恐懼的思考是如何的反覆執迷，而她如何也是這樣；但「我試著把它從我的心中推開，就像我做任何讓我害怕的事一樣。」我懷疑所有關於被攻擊的恐懼意象（鯊魚、狗、男性的

侵入者）與即將到來的結束，以及與感覺越來越脆弱、較沒有「被保護」的焦慮有關（就像她看到自己保護著 Lori 一樣）。L 女士同意即便她試著否定或不承認她的焦慮，隨著預期與治療師的分離，這個焦慮是有被強化的。

L 女士在此較晚近療程中的藝術作品，就過程與其聯想兩者而言，比起第一次的創作更反映出她的衝動。她對她作品和想法的驚奇反應顯示出她自由地表達自己的能力有被強化。她的「觀察自我」（observing ego）變得更強，讓她能「看到」較多令人害怕的意象；以及注意到不舒服的感受，像是對於結束的悲傷與焦慮。

比起其他療程，她在這個階段的憤怒較不容易被她理解，或許在倒數的療程對我懷有敵意這件事令她恐懼得難以思量。我則感覺到她已經間接的從攻擊似地塗抹壓克力顏料將它表達了出來，對此她將之視為「打破」某種「規則」（不能混色？），這與她畫第二張時選擇用棕色和黑色的粉筆，剛開始將它當作髒的「泥巴水」一樣。

雖然 L 女士很少用客觀反映現實的方式創作，她喜歡將意象投射到她的藝術創作上，且通常對她所「看到」的東西感到興奮和驚訝。此種觀看一個圖像——她體會到是源自自己本身——的現象有一種 Ernst Kris（1956）所謂的「本我頓悟」（id insight）的情感品質。此種關於對自己的一些發現在精神分析治療是重要的。儘管單靠洞察力是不夠的，如上所述，將感性的經驗與堅定感連結在一起時，它的價值便非常地強大有力。

結論

過去幾年來，我已使用不同的形式與不同的病人工作——範圍從完全口語的成人的分析，到使用藝術在成人的分析，到使用藝術的兒童分析，到成人與兒童的精神分析式藝術治療——我確信藝術能大大的強化對分析經驗的頓悟（「從中看到」）。或許因為藝術除了在「揭露」潛意識意象和發現潛意識幻想及衝動的價值外，它也是具體、可觀看到的。

在訓練有素的臨床工作者手中，分析式取向的藝術治療提供非常豐富的媒

介來促成許多病人的改變。我自己和那些受過佛洛伊德學派訓練者所信服的，是古典分析對大多數的人而言不見得是恰當也不見得是必要的，但是它所教導的理論在瞭解和指引所有的治療工作上，無論臨床工作者是以一種支持性的／開發自我（supportive/ego-building）或是詮釋／揭露的方式去做，都仍然是有用的。

在精神分析式藝術治療，治療師經常需要轉換立場，有時需要去支持防衛，有時則分析它們。這種轉換通常是快速的且相關線索很微弱，因此在相當穩定的情況下，它必須是有彈性的——這被稱為「架構」（frame）（Langs, 1979; Milner, 1957），或是我所謂的「自由的框架」（framework for freedom）（Rubin, 1978/2005）。然而我們知道穩定的、可依賴的「抱持性環境」（holding environment）（Winnicott, 1971），指的並非是一成不變。而是，在精神分析式藝術治療，臨床工作者依據當時對特定病人所感知到的最大需求來即時更換其立場。

舉例而言，我試圖用最少限制（最能促進和最少干預）的介入，來作為協助一位在某些程度上需要治療師提供活動之病人的方式。對像 L 女士一樣在第一次療程會卡住的病人，我可能會建議畫張「塗鴉畫」或盡可能自由的創作一系列的圖像（Rubin, 1981），讓我的「輔助自我」（auxiliary ego）協助病人不費力的去做表達。另一方面，當一個人較能處理頓悟導向的取向時，我可能會對前一個圖像或聯想中有什麼而導致當前的「分裂」有些懷疑（例如，分析其抗拒）。

類似地，如果有人創作出混沌的圖像，我也可能試圖找一個方法來協助他們釐清和組織這些混亂的意象（例如，支持防衛）。我可能建議一次只建構和觀看一個圖像，或選擇一些並將它們放置到一張新的圖畫中。假如他們一般時候的功能都還不錯，而這個混亂似乎是對壓力的反應，則我或許會請他們停止，並想想看在先前的圖像或陳述中是什麼產生了壓力。

無論是哪一種情形，我都會提供看起來最中肯的支持——若不是在創造／表達的過程中建設性地介入，就是在洽當的時機，邀請病人的「觀察自我」和

我一起來看到底發生了什麼事，以便能有更好的領悟。在這兩種情形，我都會試圖從一個分析的觀點去瞭解這個卡住或退化，並在那個特定的時間點即時提供似乎是最有用的介入。

在此方面，就像透過藝術在執行診斷或治療時的大多數議題一樣，精神分析式取向對我在瞭解和介入上是很有幫助的。雖然藝術治療師不可能表現得像傳統的分析師那樣的被動和中立，我越來越感覺到在絕大多數的案例中，不管是否要進行分析，足夠的中立性（neutrality）對促進移情的發展是有助益的。

而就像精神分析師所強調的，與病人的「聯盟」對有效的分析工作確實是重要的，這對藝術治療和對分析都是如此。隨著時間的推移，我更瞭解精神分析的理論，病人和其作品也變得沒有那麼不可思議。無庸置疑的，接受這個訓練比起沒接受過這個訓練，讓我成為一位更加優秀的藝術治療師。

參考文獻

Altman, L.L. (1975). *The dream in psychoanalysis* (2nd ed.). New York, NY: International Universities Press.

Auerbach, J.G. (1950). Psychological observations on "doodling" in neurotics. *Journal of Nervous & Mental Disease*, 304–332.

Bychowski, G. (1947). The rebirth of a woman. *Psychoanalytic Review, 34*, 32–57.

Cane, F. (1983). *The artist in each of us.* Craftsbury Common, VT: Art Therapy Publications. (Originally published in 1951).

Colarusso, C.A. (1992). *Child and adult development: A psychoanalytic introduction for clinicians.* New York, NY: Plenum.

Erikson, E.H. (1950). *Childhood and society.* New York, NY: Norton.

Freud, S. (1905). *Analysis of a phobia in a five-year-old boy* (Standard ed., Vol. 10, pp. 2–149). London, UK: Hogarth Press.

Freud, S. (1913). *On beginning the treatment* (Standard ed., Vol. 12, pp. 123–144). London, UK: Hogarth Press.

Freud, S. (1916–1917). *Introductory lectures on psycho-analysis* (Standard ed., Vol. 12). London, UK: Hogarth Press.

Freud, S. (1918). *From the history of an infantile neurosis* (Standard ed., Vol. 17, pp. 3–124). London, UK: Hogarth Press.

Freud, S., & Breuer, J. (1893–1895). *Studies in hysteria* (Standard edition, Vol. 2). London, UK: Hogarth Press.

Freud, A. (1965). *Normality and pathology in childhood: Assessments of development*. New York, NY: International Universities Press.

Freud, A. (1927/1974). The methods of child analysis. *The writings of Anna Freud* (Vol. 1, pp. 19–35). New York, NY: International Universities Press.

Freud, A., Nagera, H., & Freud, W.E. (1965). Metapsychological assessment of the adult personality. *Psychoanalytic Study of the Child, 20*, 9–41.

Hulse, W.C. (1949). Symbolic painting in psychotherapy. *American Journal of Psychotherapy, 3*, 559–584.

Jung, C.G. (1964). *Man and his symbols*. New York, NY: Doubleday.

Kris, E. (1956). On some vicissitudes of insight in psychoanalysis. *International Journal of Psychoanalysis, 37*, 445–455.

Langs, R.J. (1979). *The therapeutic environment*. New York, NY: Aronson.

Lewis, N.D.C. (1925). The practical value of graphic art in personality studies. *Psychoanalytic Review, 12*, 316–322.

Liss, E. (1936). Play techniques in child analysis. *American Journal of Orthopsychiatry, 6*, 17–22.

McWilliams, N. (1994). *Psychoanalytic diagnosis: Understanding personality structure in the clinical process*. New York, NY: Guilford.

Milner, M. (1957). *On not being able to paint*. New York, NY: International Universities Press.

Milner, M. (1969). *The hands of the living god*. New York, NY: International Universities Press.

Mosse, E.P. (1940). Painting analyses in the treatment of neuroses. *Psychoanalytic Review, 27*, 65–81.

Naumburg, M. (1928). *The child and the world*. New York, NY: Harcourt, Brace.

Naumburg, M. (1947). Studies of the "free" art expression of behavior problem children and adolescents as a means of diagnosis and therapy. *Nervous and Mental Disease Monograph, 17*. (Reprinted as *An introduction to art therapy*. New York, NY: Teachers College Press, 1973).

Naumburg, M. (1950). *Schizophrenic art: Its meaning in psychotherapy*. New York, NY: Grune & Stratton.

Naumburg, M. (1953). *Psychoneurotic art: Its function in psychotherapy*. New York, NY: Grune & Stratton.

Naumburg, M. (1955). Art as symbolic speech. *Journal of Aesthetics and Art Criticism, 12*, 435–450.

Naumburg, M. (1966). *Dynamically oriented art therapy: Its principles and practices*. New York, NY: Grune & Stratton.

Naumburg, M. (1975). Unpublished transcript, "Interview with Judith Rubin" for film Art Therapy: Beginnings (American Art Therapy Association).

Pfister, O. (1917). Analysis of artistic production. In *The psychoanalytic method*. New York, NY: Moffat, Yard.

Rambert, M. (1949). Drawings as a method in child psychoanalysis. In *Children in conflict* (pp. 173–190). New York, NY: International Universities Press.

Rubin, J.A. (1978/2005). *Child art therapy* (3rd ed. 2005). New York, NY: Wiley.

Rubin, J.A. (1981). Art and imagery: Free association with art media. In A.E. DiMaria (Ed.), *Art therapy: A bridge between worlds*. Falls Church, VA: American Art Therapy Association.

Rubin, J.A. (2005). *Artful therapy*. New York, NY: Wiley.

Schilder, P., & Levine, E.L. (1942). Abstract art as an expression of human problems. *Journal of Nervous & Mental Disease, 95*, 1–10.

Sechehaye, M. (1951). *Symbolic realization*. New York, NY: International Universities Press.

Shapiro, S.L. (1976). *Moments of insight*. New York, NY: International Universities Press.

Slap, J.W. (1976). A note on the drawing of dream details. *Psychoanalytic Quarterly, 45*, 455–456.

Spitz, R. (1954). Review of Psychoneurotic art by M. Naumburg. *Psychoanalytic Quarterly, 23*, 279–282.

Stern, M.M. (1952). Free painting as an auxiliary technique in psychoanalysis. In G. Bychowski & L. Despert (Eds.), *Specialized techniques in psychotherapy*. New York, NY: Basic Books.

Sullivan, H.S. (1953). *The interpersonal theory of psychiatry*. New York, NY: W.W. Norton.

Winnicott, D.W. (1971). Therapeutic consultations in child psychiatry. New York, NY: Basic Books.

5

昇華與藝術治療 呂煦宗　譯

Edith Kramer

　　我對昇華（sublimation）的瞭解是以佛洛伊德精神分析思想為基礎的，這些思想因行為科學以及我在從事藝術治療工作中獲得的臨床觀察而得到證實，並且更加寬廣。

　　根據佛洛伊德理論，**昇華**意指一種心理過程，來自於本我（id）的原始衝動，被自我（ego）轉化為一些複雜的行動，而這些行動並不直接滿足這些衝動。在這個轉化過程中，不具有社會性的原始的行為被轉換為能被自我所接受且具有**社會性**的行為，不過這些行為不見得一定能**被社會所接受**。我們只要想想 Socrates、Rembrandt、Freud 和其他數不清的許多人，就可瞭解許多來自於昇華的成果是如何不被社會所接納。

　　昇華不是簡單的心智活動，它包含了許多機轉，包括換置（displacement）、象徵（symbolization）、趨力能量的中和（neutralization of drive energy）、認同（identification）與整合（integration）；必然具有的三種改變是：興趣所向的客體、意欲的目標，以及達到新目標所憑藉的能量性質。昇華必然包含了放棄原欲滿足（renunciation）的要素，然而昇華依舊保持著與驅動該過程之原欲衝動的關聯，以至於個體在昇華的過程中還是可以得到部分的滿足，這些原欲和攻擊趨力的壓力可以有部分的釋放。由於它涉及本能的延遲滿足以及趨力能量的疏導，以這點來說，昇華是一種防衛機制。

　　昇華的概念隱含了這樣的認知：人類的本能是混亂的，不能仰賴它來安全地調節行為。我們假設調節低等動物行為的本能機制會因為概念思考能力的進化而萎縮。這讓人類得以憑藉其稟賦來研判情境，靠古老的本能組織來行事便顯得過時而無用了。

　　精神分析心理學也假設這種缺乏心智思考（但卻是精巧地維持了平衡）的組織解體時帶來了累積而尚未調節的各種趨力——原欲以及攻擊性的能量急迫地需要被立即釋放——不顧時間、地點、情境是否合適，以及是否為非理性且可能致命的行為。人類物種的生存仰賴新的精神組織發展，這樣的發展能掌握所有目標導向的行為，也能夠馴化和引導原欲的能量。這個新的組織——自我，成為人類生存不可或缺的器官，它具有無窮的彈性與效率，但是和古老的本能之調控方式相比，也較脆弱和不可靠。

　　昇華意味著在原始的需求與比較複雜的一組意念和行動之間建立**象徵性連結**。這可能形成了可以激發意念並且能感知類比的能力，這樣的能力涉及了思考的初級歷程（primary process）與次級歷程（secondary process）。感知類比屬於初級思考的範疇。當次級歷程主導時，象徵性的表徵失去了多樣變化的力道與急迫性因而得以穩定。想像取代了幻想。我們必須假設初級歷程與次級歷程的心智運作以及概念性思考的能力，是與時俱進、互相依存地逐步形成的。顯然，對任何缺乏這種心智功能的動物來說，全然的昇華是不可能發生的。

　　不過，我們發現在有些較低等的物種中，某些特定的現象與昇華相當類似，這點讓我們確認我們所思考的這個過程並非沒有前例，而且具有生物學上的可能性（對於這些議題更深入的討論，可參考本書第一版的第 27 至 29 頁）。人類的主觀經驗可以和減輕壓力的生理過程連結是合理的假設；由一長串對於滿足基本衝動的調整與修正所連結的行動，具有產生快樂與痛苦情緒，並且降低壓抑的能力；而且，人類在生物學方面的遺傳包括了能夠將相當多的能量導引進入這些過程的能力。

藝術治療中的昇華

　　昇華不限於藝術，它穿透了整個人生，是無所不在的過程。不過，在這個章節中，我們將聚焦在藝術治療過程中對於昇華的觀察。我們要區別昇華與宣洩（catharsis）、單純的換置作用，以及在那些精神病患的藝術創作中可以見到的高度性化（sexualized）與／或帶有攻擊性的想像。

宣洩

　　當 Smith 太太結束一天的假期，回到她擔任房長的小屋後，發現她的房子一團糟，她藉由將紅色顏料覆蓋整張白紙來釋放情緒。她接著在紙張的最底部畫了一個絕望地伸出雙手的小人。當她完成的時候，她已經將自己安撫到能夠恢復工作的程度了。Smith 太太找到了所處情境的象徵：在白色的紙上塗抹了象徵她強烈憤怒的紅色。她經歷了情緒宣洩所帶給她的安慰，在這樣的釋放之後，她又能生氣勃勃地回到手邊的工作上。

中和作用的失敗

　　Jim，20 歲，是一位接受行動治療模式的妄想型精神病患者，用彩色鉛筆試圖畫一個番茄，毫無疑問地像是一個乳房的形狀，因為有一個深紅色的色塊看起來像是一個傷口或瘀青而顯得邪惡。這個影像訴說了他對滋養的渴望、對於性慾的困擾、對於性行為的虐待感覺，還有他的焦慮。這張圖畫沒有完成，像是一個失誤、一次換置不成功的嘗試。昇華未達成。

經由誘發與支持而來的昇華

　　昇華是一個複雜的過程，需要一些自我強度與智力，在協助之下，18 歲的 Jack，一位可接受教導的智能發展遲緩者，在一次難忘的藝術治療時段中能夠經歷到強烈的昇華。當 Jack 被告知他喜歡的實習藝術治療師將在他生日前離開時，他憤怒地衝出了藝術治療室。過一會兒他回來後，開始有系統地、生氣地撕毀一整疊的圖畫紙，一張接著一張。此刻主責的藝術治療師拿起被撕裂的紙說道：「現在你做了兩張紙。你願意把其中一張送給我當作禮物嗎？」Jack 愣住了。他的眼睛亮了起來。他努力地在其中一半張紙上寫了藝術治療師的名字縮寫，在另外一半張紙上寫了自己名字的縮寫，然後把寫上藝術治療師名字縮寫的那張紙交給治療師。

　　隨後他向治療室中所有的其他人問了他們的名字縮寫。他把紙張撕成更小

張，在每張紙片寫上其他人名字的縮寫，很自豪地分送給在場所有的人。他的情緒戲劇性地改變了。他已經為自己被迫與喜愛的治療師分離之痛苦找到一種可持續發洩的象徵性方法。他仍然是撕裂紙張；但不再是破壞，而是建設性的動作。而且他很認真努力——因為要記住每個人的名字縮寫，還要把每個字母書寫正確，確實是絞盡他有限的智力到極限。這段插曲持續了大約 20 分鐘，直到該次治療結束為止。然而隔天當他獨自一個人的時候，他把許多在那位實習生幫忙下所完成的黏土成品弄碎了。昇華在沒有持續的支持之下無法維持。

昇華與其他防衛機制

在面臨焦慮與情緒的擾動時，自我可能啟動了一些防衛機制。因此，昇華經常伴隨其他的防衛機制一起發生。

八歲大的 Kenny，在他的背部、頸部，還有雙手遭受了二級灼傷，需要做整型手術。大火是在他媽媽不在，只留他和兩個弟弟，沒有大人在家的兩天中發生的。她隨後被以疏忽的罪名起訴。當他傷勢好轉之後，被送到一個兒童精神科病房觀察。在心理工作中包括了一次藝術治療評估。

這個評估是由病房的藝術治療師做的，Kenny 在評估前見過她。同時在場的，還有一位剛來不久的藝術治療實習生。當 Kenny 注意到這位實習生臉頰上的一塊亮紅色胎記時，他顯得不安，且對她的「醜陋疤痕」指指點點。當他被邀請作畫時，他馬上開始畫這位實習生，密切地觀察她，畫出一張特別注意描繪到雀斑和胎記的畫像。在作畫的時候，他顯得比較平靜了。在面對提示了他自己嚇人的創傷印記時，他的第一個反應是投射，「不是我，是這個**學生**好醜」。然而，當他開始畫畫之後，比較健康的防衛機制也開始運作。藉由讓自己忙於畫畫，他能夠觀察她而不會被焦慮和反感所淹沒。他所完成的成熟而細緻的畫像驗證了他具有相當強度的自我功能。

然而，當 Kenny 被邀請做黏土創作時，他退化了。他塗抹、嗅聞這種陌生的材料，把黏土丟在地上，咆哮著：「地板好爛，它讓大便掉下去了」。他抗議與不理性的強度示意了有介入的必要。治療師示範了黏土之其他的可能性，

做出了一個小男孩來吸引他的注意。Kenny 很快地開始玩這個人偶。他把它放在黏土做的床上，說這小孩「壞壞，因為他尿在床上」（Kenny 會尿床）。接下來的討論是關於這黏土男孩和 Kenny 對於無法控制自己尿尿的感受。他表達了希望醫師能幫得上忙的期待。

Kenny 把黏土男孩好好的放在一邊，重新開始形塑黏土。他拍打出一塊扁平如煎餅形狀的東西，又做了許多黏土球[1]，他發現加上樹幹就可以做成一棵蘋果樹。當他被邀請用顏料把他的樹上色時，他對於顏色的選擇有很深的考量。「蘋果是紅色的」，他沉思，「但它們不是有時也是棕色的？」Kenny 堅定地說他不要棕色的蘋果，因為「那代表它們是有蟲的」。他又進一步宣稱他不用棕色或黑色來畫他的樹，因為它們是「壞的」顏色。當他發現混合土耳其藍和黃色可以調出很亮的綠色時，喜不自勝地開始把整棵樹塗上這種顏色，包括樹幹，只有蘋果是紅色的。但他不滿意這樣的效果。他發現黑色會是比較合乎現實樹幹的顏色。他也發現忘了為每個蘋果留下梗。他加上了棕色的梗，說道：「它們可以是棕色的，蘋果不可以」。完成的作品中，所有的梗和樹幹都沒有連結，看起來像是有長柄的煎鍋盛著蘋果。Kenny 很開心。

黏土帶出了 Kenny 最為困擾和最成熟與健康的功能。材料所具有的肛門意涵在剛開始的時候導向大量的退化（regression），失去了現實感。不過，在示範中看到了黏土可以被形塑為象徵性物件的可能之後，Kenny 能夠接受邀請，將他的困難在象徵性的遊戲中演出，而不是藉由妄想性的行為來表現。象徵性的遊戲讓他能夠釋放焦慮並獲得再保證。這足夠激發他創造了一棵適當的蘋果樹。剛開始的時候，他僵化地區別了好與壞，排斥棕色與黑色，認為它們是「壞的」顏色。他的行動範圍因此而受限也顯得貧乏。無論如何，他超越了訴諸分裂的傾向。取而代之的，他找到了一種符合現實的顏色整合方式，且仍能創造出一棵適當的蘋果樹。昇華達成。

不過，這次治療並未以這樣的勝利作結，因為 Kenny 接著被邀請使用廣告顏料作畫。他快速地用水彩筆沾了黑色顏料，畫了一幅簡易版的實習生畫像——第一次他是用鉛筆畫的，然後寫上了她的名字。然而當他用紅色顏料來填

滿她的疤痕時，眼淚卻突然奪眶而出。他塗掉了她的名字，改寫自己的名字，宣稱：「我很醜，我的臉很醜，這是為什麼我想殺死自己。」接著，他用黑色顏料在圖畫上加了一個大的停止標誌。

如此絕望的訊息自然是需要給予直接的回應。因為藝術治療師知道 Kenny 持續進行心理治療中，她向他確認並提醒他醫師將會幫助他處理情緒，而且指出他能夠畫出一個很大的停止標誌，是在提醒自己他想克服這些危險的感覺。

這次治療最後是帶著希望的訊息結束的，Kenny 檢視了他的蘋果樹，對自己保證它會被好好地保存——這個動作證實了那個健康的、具有象徵性的短暫存活對他而言是珍貴的，即使昇華本身並不足以消除自殺意念的竄生。的確，正如同昇華可以降低僵化防衛的效力，它也可能促進這樣的防衛。Kenny 在面對絕望的全面衝擊時，需要訴諸來自於外界的秩序與規則所提供之直接而禁制性的指令。無論如何，這樣的做法比起他原先的投射與分裂仍是比較健康的。因此，將自己的挫折感不加掩飾地溝通，開啟了一條走向有效的心理治療之路，而那棵完成的蘋果樹則為持續而豐富的藝術治療帶來希望。藝術治療和心理治療時常是像這樣相輔相成的。

投射，色情與昇華

12 歲的 Gordon，一位熱情的繪畫資優生，和他的朋友 John 一起參加藝術治療。在一次治療中，兩個男孩發動了一場俗稱的溜口說或打幾十（slipping or playing the dozens）對罵遊戲的較量，那是一種慣常的互虧接龍遊戲，兩個人互相極盡所能地用各種性變態和淫穢的字眼來貶損對方的媽媽與祖母。

相互辱罵在貧民區的孩童們之間是習以為常的社交模式，事實上他們的母親就是在賣淫的。這樣的辱罵可以被加上各種多樣的創造，但是關鍵的羞辱總是在於這個鄙夷的宣告「你總是有個媽媽」。交相羞辱的雙方藉由投射而得到釋放。孩子不可能控訴自己的媽媽不倫的拋家棄子，但是他能夠很自在地控訴羞辱另一個小孩的媽媽，並且得到同樣的羞辱回報。如此這般嘲弄可能保持在朋友之間好玩的層次，但是比較常見的是以打架收場。

　　這一次倒是相當平和。當辱罵機械式地一來一往交換著的時候，Gordon
開始畫了一大幅〈白鯨記〉（Moby Dick）中的白鯨（圖 5.1，原作的大小是
11×4 呎）。Dick 這個字的雙重意涵（刑警和陰莖）讓這標題在此刻更增添了
淫穢的意味。任何人都會猜測在這種對話中所創作的圖畫一定是粗劣淫穢的。
然而，我們看到的是一張具有力與美的惡魔圖像，可以說是體現了 Melville 經
典之作的象徵意義。

　　這隻白鯨漂浮在一片淺藍色海洋之上，噴出藍色的水柱。天空是以稀疏的
筆觸來表現。鯨魚的身軀是細微的淡灰色調，某些重點部位加上了深灰。整張
圖畫輕柔銀白的氛圍和鯨魚邪惡的表現成尖銳的對比。他咧嘴冷笑，露出尖銳
白森森的牙齒，牙齒圍繞著裡頭暗紅色的口腔。他的黑色小眼睛顯露了陰險、
邪惡的神情。整個身體傳達了一種裸露的感覺。

　　這張圖畫的性象徵意涵是明顯的。我們看到了男性與女性元素的混合。鯨
魚整體可詮釋為一支巨大的陽具，且是帶著牙齒的危險武器。另一方面，鯨魚
的嘴，也可以詮釋為像一個會吞噬陽具的有牙陰道（vagina dentata）。而鯨魚
整體也像是女人的身體，分岔的尾鰭代表了大腿和陰部。最特別的是比例，大
約 3：8，對鯨魚來說，是出奇的長，這隻鯨魚完全填滿了整張畫面。同樣特別
的是這張畫的觸感。這隻鯨魚不是裝飾性的象徵；它是一隻立體、活生生的生
物。

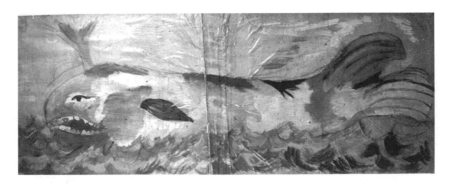

圖 5.1

Gordon 在畫鯨魚時全然投入。他一遍又一遍地塗刷鯨魚的身體表面，加上更多細微的層次。雖然他畫畫的方式可以聯想到自慰，倒是不至於到強迫性、一再重複的程度。Gordon 從未失去對畫筆和顏料的掌握；他知道自己在做什麼、何時該停止。對於完成這幅畫他感到自豪，那位彼此交換髒話的夥伴也對他讚美有加。這次治療在一種滿足的氛圍中結束。

如果比較作畫時談話的意義和畫 Moby Dick 的象徵意義時，我們會發現它們都和同樣的痛苦情境有關：男孩們對母愛的渴望未能得到滿足，對於母親的不忠感到憤怒，對她的行為感到羞恥，也對他們自己不倫的慾望和幻想感到罪惡與羞愧。

表面上，男孩們的談話更直接表達了這些。它意味著：「你的媽媽是放蕩的，她實際上不夠格被稱為媽媽；而你，她的兒子，準備好用性的方式攻擊她，藉此來羞辱她。」當我們仔細聽那些冷酷無情的字眼時，發現這些施虐其實並非針對個人，因它們是如此機械式地被說出口而變得沒有意義。這些話在男孩更深層的渴望和哀傷周邊無止境地巡迴環繞著，無法帶來任何洞見或釋放。對母親的渴望被否認，淹沒在互相施虐的洪流中。

當 Gordon 畫出了這張半魚、半哺乳動物、恐怖、迷人、又不可測的巨大影像時，他是帶著同樣矛盾、恐懼和壓力的感受在創作的，也是這些同樣的感受驅使他和同學進行冷酷無情的互相羞辱、威脅，甚至幹架。不過，他現在可免於強迫性地重複非出於他自身意願的刻板行為。藉由象徵，他找到一種方式可以將他的衝突從狹隘局限的生活帶入更寬廣的想像與冒險世界裡，讓自己可以免於無意義的重複。畫畫並未改變他困擾的本質。他所受的傷害太深以至於無法畫出良善的圖像。他只能畫出愛與恨、男與女之怪物般的組合，但是在創作的時候，至少在創作期間，他可以停止成為內在衝突的無助受害者。

如果沒有許多先前讓 Gordon 得以發現他的能力、學習信任自己，並且對治療師有信心的藝術治療過程，這個偶發的事件將不會發生。在這個關鍵的療程中，治療師不需介入。她對粗鄙淫穢的嘲弄所表現出的容忍和支持性之臨在已足可建立一種讓圖畫可以實質化的氛圍。

換置與昇華

在我的下一個案例，我們將看到從換置到昇華的過渡。Donald，12 歲，是個聰明，但是有情緒困擾的孩子，因為生殖器的小手術而誘發了精神病的崩潰。在一次急性發病期間，他對鼻子產生了強迫性的興趣。想要學習雕刻「人類能擁有的最完美鼻子」變成了他的野心之所向。在多次的藝術治療療程中，他除了鼻子之外，什麼都不雕塑。

後來，他試著去雕塑人頭。剛開始的時候，它們看起來都很像一個巨大的鼻子占據了大部分的臉（圖 5.2）。他因為這樣的重複而感到痛苦。他非常明白人們有不同的臉和鼻子，但是不管他如何努力，都只能一再做出同樣的鼻子和同樣的臉。最後，他決定要以比較像成年人的態度來認真投入，做自己的塑像，希望藉此來突破困局。

他被教導如何用木頭和石膏來建造骨架，如何有系統地把黏土敷在這個堅固的核心外圍。用這種方式做的雕塑將會被切割為兩半，脫離中心的骨架，然後再組合起來，放在窯中燒烤，最後再漆上顏料。Donald 為了要看自己而使用了一個能夠兩面使用的刮鬍鏡子──一面放大一面縮小的鏡子。只要轉換個面，他就可以跟自己的臉很貼近或離很遠，這點令他無限著迷。這樣的過程似乎有助於為他找到適合的距離，並且感受自己是一個整體。當塑像在窯中燒烤過後，Donald 花很多時間仔細地為皮膚、頭髮、眼睛、嘴巴和汗衫調色，想要和自己的樣子相稱（圖 5.3）。這個塑像標示了一個轉捩點，對他的自我感知和對他人的感知而言皆然。他成為了一個敏銳的肖像畫作者，能夠用炭筆畫出極為出色的自畫像。這種戲劇性的能量提升和生產力的提高是昇華的重要特點。

才在不久之前，任何複雜的雕塑程序都是遠超過 Donald 的能力所及。他只能不停止地重複把玩刮鬍鏡子──反射光到牆上或是隨意讓世界變大變小。很重要的是，當 Donald 從退縮和破碎的狀態中走出來的時候，那些材料、工具，以及如何使用它們的指導能夠適時地提供給他。在這個重要關頭，有技巧的使用黏土建造一個具體塑像的邏輯和心智重新整合的過程是並行的，且證實了後者的發生。為了研究細部和整體，可將鏡子或前或後移動的演練，以達到一致

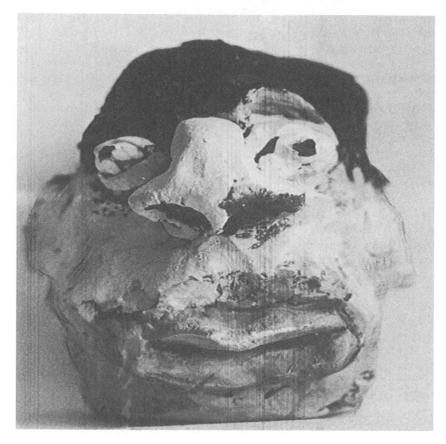

圖 5.2

的目的。我們在 Donald 的歷程中看到症狀與昇華的差別，但我們也看到這兩者是如何密切地關聯著，有時候甚至密不可分。

達成昇華

在與成人工作時，瞭解昇華過程的重要性不亞於對兒童的藝術治療。Carmine Lombardi，一個有天分的自學藝術家，克服了他對藥物和酒精的依賴後，變得全神貫注在大理石上雕塑巨大的淚珠。許多沒料想到的事情發生了。石頭裂開，形狀必須修正。不論如何，這作品不容易完成。

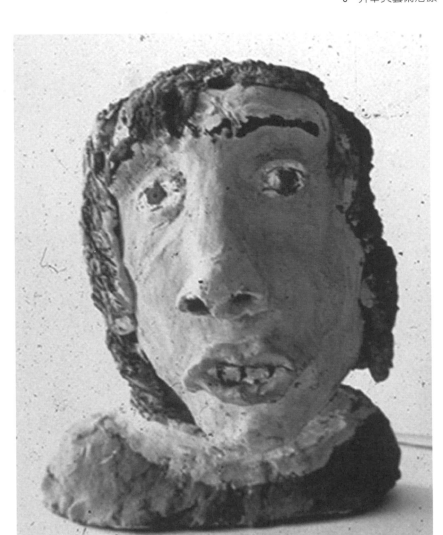

圖 5.3

　　在這個時候，藝術治療師 Vera Zilzer 建議他走到戶外去畫他的家鄉 South Bronx 所有的樹。他完成了許多精心創作的圖畫。它們頌揚屹立在瓦礫堆和茂盛的野草、野花、夏椿樹當中之 20 世紀早期建築的廢墟（圖 5.4）。Lombardi 並未被鼓勵埋首於哀傷，也沒有要逃離家鄉環境的悲劇。反之，他受到一些作品和案例的激勵（Vera Zilzer 是一個傑出的藝術家，也是適當的認同客體），

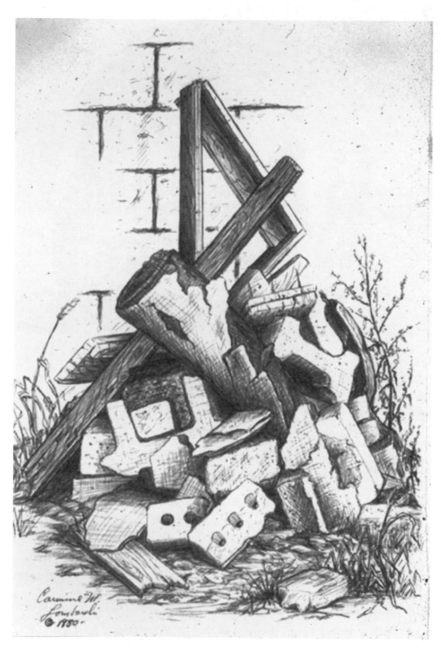

圖 5.4

藉此統整現在和過去：他內在的世界與外在的情境。Lombardi 的作品成為社區的驕傲。一系列作畫所啟動的昇華過程注入了創作的能量，讓作品有更寬廣的表現空間。

結論

藝術治療師對於昇華觀念的態度必定在基本層次上影響其實務與治療的樣貌。把昇華視為強大的能量來源的藝術治療師和只是把昇華視同蛋糕上的糖衣的治療師是很不同的。昇華無法按計畫而獲得，我們能做的是建構一種氛圍，讓相關的過程能夠開展。

Winnicott（1965）對於這種情境的典型說得很好，在該情境中，孩子接觸到的母親之臨在是良善可親的，一點也不覺得突兀。由於孩子可以平和地感受到她的持續存在，所以他可以進入放鬆的狀態。本能衝動的經驗——以 Winnicott 的話來說是**本我經驗**（id experiences），可以發生在一種奠基於自我（ego）的關係架構中，而不是直接源自於本我，這樣的經驗是清明的，不是狂熱的。自我會因經驗而茁壯，不至於受到壓迫。

這種過程的特質在於和原始的心智有良性的接觸，能夠讓自我更豐富、更有活力。潛抑被移除，較為古老的功能被活化。自我領域中的意念與記憶在短暫的時間裡受到原始思考歷程機制的影響。為了讓與本我疆域的接觸是有利而無害的過程，個體必須能夠抗拒持久退化的牽引，這樣的話，即使非理性的初級歷程（primary process）思考活躍著，且早期原欲和攻擊趨力被激化，自我仍能持續在成熟的層次運作。如果一切順利，這將會帶來新的成長契機。Ernst Kris 在 1952 年從精神分析的觀點來闡述這些過程，提到「造福自我的退化」（regression in the service of the ego），而 Silvano Arieti（1976）則提出「三級歷程」（tertiary process）這個詞來代表這種創造性的合成。不過，我們必須知道這樣做所必須承擔的風險，如果自我無法承受來自本我的壓力，有可能發生病態的退化。

無疑地，Winnicott 以精神分析概念所說的那種陪伴下的獨處，為創造

藝術或替代性經驗提供了理想的情境。在藝術治療實務上，我們常常必須比 Winnicott 所描述的母親更為活躍。有時候我們必須直接參與病人的創造活動。有些時候，我們可能是提供病人生命中所欠缺的基本催化之第一個人，就像 Kohut（1966）說的，「母親眼中的光芒」鼓舞著自我功能的運作。當我們試圖將創造過程原欲化（libidinize），我們仍舊必須在支持自我與尊重病人有不受到干擾的內觀需要之間維持平衡。我們必須記住的是，只有在支持性的情境以及不侵入的接觸中所發生的，對個人來說才能被感覺為真實的。被強迫的製造或是強加而得的資訊很難被充分類化吸收，在個體的生命中也不會有長久的效果。

不論是精神內在的衝突還是存在於人的趨力與環境要求之間的衝突都不會獲得最終的解決。藝術中的昇華仍會是持續不斷的任務，但不會像因為情緒的沉滯所導致的重複那樣貧乏或空洞。而是，每個努力都構成了新的、導引至解決另一個部分的開端，所以，如果進行順利的話，每一個新的作品都會變得比前一個更有力、更有趣。

藝術和其他形式的昇華之間有沒有不同之處？我們在沉思所有昇華的傑出成果時，被激發的感覺和藝術作品帶給我們的是類似的。當我們在欣賞一座橋、一張漂亮的地毯、一支精巧的樂器、一件英雄的行為、一題數學方程式，或是任何其他珍貴的成就時，引發讚嘆的並非只在於其功能。我們都曾經歷過馴化本能、建構自我結構，以及變得更人性的種種困難。因此，即使我們本身並未能由其成果中獲益，並且對於要被克服的困難之技術面也沒有任何瞭解，我們仍然能夠經驗到昇華所需的努力及其成功之處。不論如何，大部分昇華的產物在情緒上是中立的（neutral），即使它們激發了美感上的愉悅或甚至激發了崇敬的感覺。

另一方面，藝術重新訴說了「轉化」的故事；它基本上提供了見證這個過程可感受到的快樂。藝術對於社會的價值包括刺激昇華並且影響社會的走向。藝術家與觀眾一同朝著兩個方向旅行，其一是從原始的創造衝動走向它最終的形式，然後再從對於形式的沉思走向深層的複雜、矛盾且原始的情緒。在這個

冒險的歷程中，意識、前意識與無意識的過程彼此是互補的。可能的情況是，情感被涵容而非被中和，這對藝術而言是根本重要的，然而其他形式的昇華則會被相似數量的原始慾望或攻擊趨力所干擾。

　　藝術治療師如果可以瞭解到昇華是一個對於情緒健康而言是很重要的過程的話，就會去保護它不受到不當的干預，這點將會影響治療介入的性質與時機。在與有嚴重困擾者和智能發展遲緩者工作時，相當仰賴藝術治療師對於昇華和前驅活動所扮演的角色之界限的感知能力。本章所呈現的理論取向鼓勵尋找昇華的蛛絲馬跡，即使是盡其所能而無法企及也要如此。

　　當我們對昇華的力量有所認知的同時，我們必須要避免對昇華的救贖能力抱持過於正向而不切實際的信念，也要避免過度地簡化議題。我們要記住的是，藝術與昇華並不相同。藝術遠較昇華具有更多的功能，不論是在個人生活或是在文化和眾人的生活方面皆是如此，所有這些領域都是藝術治療師所關注的。**Kenny** 的故事是很好的一個案例，可以看到藝術治療在單一次療程的局限中所提供的許多功能。在面臨其他急迫的需求下，過早地強求昇華與忽視昇華的價值所導致的破壞性相當。

參考文獻

Arieti, S. (1976). *Creativity: The magic synthesis.* New York, NY: Basic Books.

Kohut, H. (1966). Forms and transformations of narcissism. *Journal of the American Psychoanalytic Association, 14,* 243–272.

Kris, E. (1952). *Psychoanalytic explorations in art.* New York, NY: Schocken Books.

Lorenz, K. (1966). *On aggression.* New York, NY: Harcourt, Brace, Jovanovich.

Winnicott, D.W. (1965). *Maturational processes and the facilitating environment.* New York, NY: International Universities Press.

註解

[1]　一般的情況下，孩子們必須等他們的雕塑燒好才能上色。但是因為顏色選擇提供了雕塑之情緒意義的重要資訊，在第一次評估的療程中會有不同的做法，就是鼓勵孩子直接在潮濕的黏土作品上色。

附錄──昇華

Elizabeth Stone

　　Edith Kramer 指標性的篇章描述了昇華的各種變異及其在藝術治療的應用，在我們的文獻中確實有著奠基石的位置，雖然經過時間流逝，仍然是瞭解藝術治療在當代之實務的根本要點。Kramer 在她的治療方法中，將昇華視為最重要的內在機制（Kramer, 1958, 2000, 2001），當時正處於 20 世紀中期，這個概念在精神分析師之間特別受到重視。昇華起初被視為 Freud 後設心理學皇冠上的寶石之一，但其實在他最早的著作中就已經出現了（Freud, 1892, 1914, 1923）。

　　精神分析師在這些年來持續演繹這個概念，和精神分析理論中穩定建置之新路徑互相配合著。昇華的概念在自我心理學的領域中持續是重要的部分。自我心理學的先驅之一，Heinz Hartmann，注意到適應在維持精神健康所扮演的角色（Hartmann, 1958），而昇華是其中顯著重要的特質。的確，在堅定的支持者（Loewald, 1988）與反對者之間一直存在著關於昇華概念的激烈辯論（Fogel, 1991, p. 251; Schafer, 1975），然而，對於如何瞭解創造力在精神結構的發展上所扮演的角色，尚未有足以取代的概念出現。這篇短文將以過去數年精神分析演進的角度來看 Edith 文章中幾個重點的意義。

　　以其歷史脈絡來看，對於瞭解藝術作品為何特別地存在著這件事，沒有比透過 Edith Kramer 所描述的昇華概念更好或更一致的解釋了。引介這個理論非常有助於讓藝術治療在精神分析社群的眼中看起來可以更專業，因為藝術治療看起來可以脫離藝術教導，而仍能保有治療的目標。藝術治療師的反思能夠受到重視，並能與精神醫療團隊中其他專業的盟友協同工作。

　　Edith 之將昇華概念應用在藝術治療的過程與作品和其解釋內在精神轉化過程的時間點非常契合，處於極度失功能與自我結構脆弱之各種崩解狀態的個體，在使用藝術媒材時會發生這樣的轉化過程。Kramer 提醒我們創造過程所涉及到

的複雜精神內在機制，這些機制大幅增加了令人滿意的療癒經驗。區別這些機制（置換與其他防衛機制）對於深化治療師理解個案之治療經驗來說是很重要的。昇華與其他過程運作的程度有助於評估自我的強度，而且，使用治療工作同盟的能力也必須被視為評估的關鍵因子，這點後文將會進一步闡釋。

透過 Kramer 清晰切實的書寫，昇華已經穩固深植在藝術治療理論中。Edith 明白地闡述為了要保護昇華過程不要受到不當地干預，藝術治療師的角色就是要小心切中時機的治療介入，儘管清楚的明白我們無法駕馭精神內在的過程，例如外在強加的指導。雖然看起來好似矛盾，但是能夠抱持兩種（或更多種）不同的、甚至相對立的概念對一個治療師的反思能力來說是很重要的。Edith 所說的那個防護罩也保護了從精神崩解的漩渦中初步萌發的創造過程，讓個體能夠經驗到些微的愉悅，因而鼓舞了這個經常是費力辛苦的過程，讓它能夠繼續走下去。

簡而言之，Kramer 旨在保護自我的力量和情緒上的健康（Kramer, 2001），讓「治療性的自己」（therapeutic self）在藝術治療經驗中得以開展。這個由藝術治療師所帶來的精神定位可以視為當今所強調的容受能力以及正向心理學運動的先驅。

正如同 Freud 經常在他的著作中到處留下一些概念的線索，讓後繼追隨者進一步發展一樣，Kramer 的著作也是如此，蘊含了一些概念的雛形。在 Freud 著作中一個著名的例子就是在他身後才發展的客體關係理論，雖然客體關係理論的種子可以在他早期的著作中見到，例如：在〈哀悼與憂鬱〉（Mourning and Melancholia）（Freud, 1917）。我們可以拿來論說的一個核心是，在 Kramer 的著作中可以找到客體關係的角色，這點甚至也存在於她對昇華的論述中。

Kramer 淡化了治療關係的力量，但毫無疑問地，她看見了藝術治療師採取支持態度的重要性，以及建立良善、不侵入的氛圍的必要。現今我們主張以關係為中心，希望能在藝術治療中帶來治療性的改變，甚至於昇華。我們把藝術治療師的能力概念化為能夠治療性地**涵容**（contain）與**培育**（foster）一種可信賴感，讓病人能感受到真正地「被抱持」（Winnicott, 1965），這種抱持提供了

病人自由表達意象的基礎，若非如此，這些意象可能從來都沒有機會發生。在這種關聯性的脈絡之中，讓病人的自我功能可以快速地統合所有可用的自我資源來創造，或是把飽含意義的意象集合在一起，將它從無形、無想像的原始狀態轉化過來。

Kramer 確認藝術治療師的良善支持態度是不可或缺的，如果有此需求時，甚至於要求要更進一步提供直接的幫助。她描述的不具侵入性、沉思的氣氛，對於自我反思以及情感的萌發而言是重要的。她也如此寫道：「有些時候，我們可能是提供病人生命中已錯過的基本促進因素的第一人。Kohut（1966）所說之『母親眼中的光芒』鼓舞著自我功能的運作。」這樣的光芒不僅培育了正常的自我功能運作，實際上也成為整個治療關係最重要的部分。沒有這道光芒的話，昇華將沒有機會啟動。我們現在延伸 Kramer 的想法如下：治療關係是藝術治療成功的**關鍵**，也是昇華歷程的基礎。

Kramer 描述的 Jack 的故事讓我們看到一個絕佳的案例，在其中，治療關係站在關鍵的位置上，不只是培育，實際上更是強力推動了昇華的過程。她讓我們看到失去了關係上的連結如何干擾了創造性的投入。當 Jack 發現他所愛的實習治療師即將離開時，內在的關係世界崩解了，他爆發了極度的憤怒。藝術治療師介入了，並提供他涵容，暫時地「復原」（restoration）了一種客體關係，即使並非是與他所愛的實習生。

藝術治療師將 Jack 撕碎紙張的行為從一個破壞性的行為「轉化」成為潛在的「禮物」（gift）──用它最具體的意義來說，提供給他在新的象徵關係中安定下來的感覺。當下，藝術治療師參與了 Jack 內在關係的世界，因而使他較為平靜、更有包容力，暫時重新組織起來，以至於讓他不僅能夠與治療師連結，也更能夠與其他在場的病人連結，送給他們用撕下來的紙所做成、寫上大家名字縮寫的「禮物」。我們看見了在治療性工作同盟中，關係的力量如何可以作為一種涵容的力量來抵禦可能帶來崩解危險、干擾內在表徵世界、摧毀任何可能發生創造性過程的強烈感受。

當 Jack 於隔天自己獨處時，他毀了他在實習生離開之前和她一起做的黏土

作品。他的孤單感喚起了失去她的感覺，掏空了他的內在資源。他對她的情感連結以及他們的關係所包含的意義曾經讓他可以發揮功能做出黏土作品，也同時支持了他，所以昇華是有可能的。

Kramer 對 Gordon 的解釋亦是如此，如果之前他沒有接受多次藝術治療的話，將不可能創造出那隻壯觀的鯨魚。之前的治療將他穩固地安頓在治療關係中，讓轉化的經驗成為可能。他對藝術治療師的信任，伴隨著他從累積的技巧所獲得的自信，最終能讓他創造出這個奇蹟，即使他所深深渴望著的母親是被詆毀和施虐的，也悲慘與創傷性地不在他身邊。

Edith 概要說明了構成昇華防衛機制的成分：置換、認同、象徵等等。**認同**的重要性是不能被低估的，它的基礎在於治療中與治療師建立的關係。當客體連結貧弱時，它也會召喚早期潛意識的正向認同——即使是最微小的。認同是帶來轉化過程的重要催化劑，這些過程的統合稱之為昇華。將認同的一些元素、一部分，或是一組理想化（idealizing），在培育昇華過程中扮演了重要的角色。

隨著當代精神分析思想的演進，我們對於在昇華中運作的內在要素的瞭解已經擴展到超越了 Freud 最初以本能為基礎的雙趨力理論（Freud, 1920）。當 Edith 概述她在藝術治療中昇華的應用時，尚未能有其他的關係動機系統也同樣可行的認知。如果把趨力之間的衝突視為基石，那麼我們存在的許多其他面向也可以被視為隨時處於衝突狀態的，包括情感、創傷，還有更多其他的，並且受惠於這個轉化的過程。

現今，關係的模式包括了自我與互動調節所期望的模式（Beebe & Lachmann, 2003），這些取代了以趨力為思考客體關係與治療關係的方式，且已經在早期發展的研究中被證實（Beebe & Lachmann, 1988, 2002, 2013）。我們可以清楚地看到，運用關係期望模式的概念比用本能理論更能夠瞭解 Kramer 對於 Jack 失去實習生的創傷反應，以及他後續在撕碎紙張事件中藉由昇華的轉化之動人描述。

參考文獻

Beebe, B., & Lachmann, F.M. (1988). The contribution of mother–infant mutual influence to the origins of self- and object representation. *Psychoanalytic Psychology, 5*, 305–337.

Beebe, B., & Lachmann, F.M. (2002). *Infant research and adult treatment: Co-constructing interactions.* New York, NY: Analytic Press.

Beebe, B., & Lachmann, F.M. (2003). The relational Turn in Psychoanalysis: A Dyadic Systems View from Infant Research. *Contemporary Psychoanalysis, 39*, 379–409.

Beebe, B., & Lachmann, F.M. (2013). *The origins of attachment: Infant research and adult treatment.* New York, NY: Routledge.

Fogel, G. (1991). Book review of Loewald's *Sublimation: Inquiries into theoretical psychoanalysis. Journal of the American Psychoanalytic Association, 39*, 250–257.

Freud. S. (1892). Draft L [Notes I] frp, extract from the Fliess Papers. *The Standard Edition of the Complete Psychological Works of Sigmund Freud.* London: The Hogarth Press.

Freud, S. (1914). On narcissism. *The Standard Edition of the Complete Psychological Works of Sigmund Freud, Volume XIV (1914–1916): On the History of the Psycho-Analytic Movement, Papers on Metapsychology and Other Works*, 67–102. London: The Hogarth Press.

Freud, S. (1917). Mourning and melancolia. *The Standard Edition of the Complete Psychological Works of Sigmund Freud, Volume XIV (1923–1925): The Ego and the Id and Other Works*, 1–66. London: The Hogarth Press.

Freud, S. (1920/1955). *Beyond the pleasure principle, XVIII* (2nd ed.). London, UK: Hogarth Press.

Freud, S. (1923). The Ego and the Id. *The Standard Edition of the Complete Psychological Works of Sigmund Freud, Volume XIX (1914–1916): On the History of the Psycho-Analytic Movement, Papers on Metapsychology and Other Works*, 237–258. London: The Hogarth Press.

Hartmann, H., (1958). *Ego psychology and the problem of adaptation.* New York, NY: International Universities Press.

Kohut, H. (1966). Forms and transformations of narcissism. *Journal of the American Psychoanalytic Association, 14*, 243–272.

Kramer, E. (1958). *Art therapy in a children's community.* Springfield, IL: Charles C. Thomas.

Kramer, E., (2000). *Art as therapy: Collected papers.* Ed. by L. Gerity, London, UK: Jessica Kingsley.

Kramer, E. (2001). Sublimation and art therapy. In J. A. Rubin (Ed.), *Approaches to art therapy: Theory and technique* (2nd ed., pp. 28–39). New York, NY: Routledge.

Loewald, H.W. (1988). *Sublimation: Inquiries into theoretical psychoanalysis.* New Haven, CT: Yale University Press.

Schafer, R. (1975). Psychoanalysis without psychodynamics. *International Journal of Psychoanalysis, 56*, 41–55.

Winnicott, D.W. (1965). *Maturational processes and the facilitating environment.* New York, NY: International Universities Press.

6

佛洛伊德的主題與變奏 呂煦宗　譯

三個藝術治療理論家 Elinor Ulman

任何特定的科學觀點所代表的，只是將原始素材在某種思考下組織起來的一種
可能的方式〔但是〕……我們卻常常以為某個理論是唯一正確的……我們很少
聽到這樣的認知：在一個人的觀點之後的象徵系統在某個程度上是主觀的選擇。
我們選擇了我們的概念架構，不只是根據智力上的判斷，也是因為它和我們的
思考方式一致，而且因為隨之而來的臨床工作方式與我們的人格相合。注意這
種主觀性……帶來了值得期待的試驗性（tentativeness）。

Susan Deri

　　受到上述引文的啟發（Deri, 1984, p.18），我將要來探索三位於藝術治療
領域寫作論述的治療師在理論的想法和個人的價值系統之間的關聯性：Margaret
Naumburg、Edith Kramer 和我自己。藉由這樣的探索，我希望能在藝術治療師
之間提倡 Deri 所看到的「試驗性」，這在她論述中是被分析師們所期待的。我
們三位都自認為是承襲於 Freud 的想法，但是我們之間的不同形塑了藝術治療
在不同方向的發展。

　　我要先簡短地提出 Freud 理論中幾個重要的、被某些人認同、但也引起某
些人疑慮的特點來作為開始。然後我會概要整理這三位作者早期對於藝術治療
的定義，再來，我將對於哪些個人因素影響了她們的信念選擇做一些推想。最
後，我將提出個案治療案例來說明我採用的方法，用寫劇本的手法來呈現在選
擇任何藝術治療取向的情境都需要面對之議題的複雜性。

佛洛伊德思想的特質

讓人們選擇 Freud 作為指引來瞭解自己與他人，乃至於形塑治療介入方式的關鍵特質是什麼呢？我認為最根本的部分在於**衝突本來就存在於人的天性中**。人類需要讓內在對立的力量能夠和解，此已受到許多非——佛洛伊德的人士所認同。傳統的象徵如**原罪**（original sin）已被 Freud 以新的隱喻——**自我與本我**如史詩般的纏鬥——所替代。

許多人因為感受到衝突是與生俱來的這種觀點之嚴峻而退卻，他們不管有多少對立的見解存在，還是寧願相信人性本善，只是經過世代交替傳承之後，受到邪惡的父母或是社會的影響，原本的良善被扭曲了。（但是誰形成了這樣的社會呢？）不過，對我們當中的某些人來說，認知到成為良善之人的困難有助於對自己和他人懷抱慈悲心。把一個人的努力視為是命運的一部分，而不是生來就比較低等、或是來自邪惡父母或社會（集體的雙親）傷害的徵兆，就不至於令人感到那麼挫折了。

佛洛伊德思想的另外一個面向，同樣既受到支持也遭受反對的，就是**昇華**（sublimation）的概念。昇華的理論假設人類的偉大成就——在藝術、科學、英雄式的自我犧牲，乃至於更多日常生活中文明化的社會行為——都是由性與攻擊的能量所驅動的。想到「糞堆裡長出玫瑰」時，是引起嫌惡感還是驚嘆地讚美呢？對於那些贊同 Freud 思想的人來說，昇華的概念不會因為玫瑰的出身卑賤而貶抑它；反之他們從玫瑰身上看到了奇蹟般轉化的見證。

內在的衝突與昇華只是佛洛伊德思想中可被理解的、受到許多人排斥的兩個面向。兩者都可以被視為 Freud 基本發現的直接推論，這個基本發現就是**潛意識**（unconscious）在人類生活中的關鍵角色。這個概念也是受到很多人反對。設想一個對於自己的某個非常重要——甚至強而有力——的部分**一無所知**，是多麼恐怖的事，因而也很難去接受。在眾多其他的特質當中，「接納」（acceptance）需承擔對於模糊的高度容忍。只要是被我們歸類於認同 Freud 理念的藝術治療師們，就能假設在他們之間存在著可觀的共同基礎，即使他們之間也有歧異性存在。

藝術治療的三個理論

Naumburg

雖然 Naumburg 和 Kramer 兩人都倚靠精神分析式的頓悟，她們之間的分歧（在實務與理論皆然）卻與時俱增。一個有學識的朋友曾評論說：「Naumburg 將精神分析的病人從躺椅上移到畫架前」。這個做法的影響深遠。Naumburg 自己的說法是：「她做藝術治療。」

> 技術的基礎在於藉由自發性的表達釋放〔潛意識〕；它扎根在病人與治療師的移情關係上，還有對於自由聯想的鼓勵。因此它與精神分析式的心理治療有密切的連結。
>
> （Naumburg, 1958a, p. 516）

> 治療有賴於……不斷地努力於讓〔病人〕獲得對〔他的或〕她自己的象徵性設計的詮釋……。創作的影像是一種介於病人與治療師之間的溝通形式；〔它們〕構成了象徵的語言。
>
> （Naumburg, 1958b, p. 561）

在此我想附帶說明我的意見。Naumburg 在藝術治療中所專業地應用到的精神分析技術，不可只看其表面的價值。尤其是，她稍微鬆散地談到**自由聯想**（free association），她說的其實比較像是她的病人對於他們的創作所給的**意識層面之詮釋**。這些病人並未如被分析者所要求的那樣，困難的嘗試去放棄語言的管控機制。同樣地，她所謂的**移情**看來比較像是她與病人之間的**治療性同盟**（therapeutic alliance）。

Naumburg（1958a）提到在精神分析取向的心理治療中使用畫畫與黏土雕塑的好處如下：

> 首先，它讓夢、幻想與其他內在經驗能夠直接以影像而不是文

字的方式表達出來。其次，潛意識資料以圖像來投射比藉由語言的
表達更容易逃過審查，所以治療過程可以加速。第三點，創作是可
以持續存在不被改變的；它們的內容無法被遺忘抹滅，且它們的創
作者是誰也是無法被否認的。

（p. 512）

第四點，移情的解決變得比較容易。病人的自主性因為他對自
己的創作提供詮釋的能力之增長而受到鼓舞。

（p. 514）

因此，藝術被視為一種可能改善精神分析流程、使之更為精簡的附加成
分；Naumburg 認為藝術治療既是**主要的**，也是**附加的**治療形式。就此點而言，
Naumburg 並未提及個案創造性歷程的經驗可以是她所說的那種藝術治療的益
處。不過，事實並非都是如此。早在十年前，她便曾這樣寫道：

一些研究的重要發現……來自於將兒童的藝術表達視為協助診
斷與治療的工具，認為想像與創造性的表達，在其自身，便是成長
與滋養的來源，也是每個個體生命中的一種溝通語言。

（1947/1973, p. 89）

Kramer

Kramer 的基本想法和 Naumburg 早期的想法有比較多共同之處。在 Kramer
的一貫論述中，她發現藝術本身就解釋了藝術治療師對心理治療的獨特貢獻。
她在使用「佛洛伊德自我心理學中的洞識來闡釋藝術品質的問題」上超越了
Freud（Kramer & Ulman, 1977, p. 22），但是她對於創造過程所固有的療癒性質
之瞭解是緊實地奠基在佛洛伊德的人格理論上的。在她早期的論述中（1958），
她說藝術是「藉由創造人類經驗的等同物來擴大這些經驗範疇的方法」（p.

8）。藝術家們運用這些等同物可以選擇、變化，並重複他所想要經驗的。他能夠再次經驗、解決，並整合衝突。在整個歷史上「藝術幫助人們調和在個人的本能衝動與社會期待之間永遠存在的衝突」（p. 6）。但是超我的要求和本我之間的衝突是不可能永久地妥協。藝術治療師為造福混亂病人的整體人格，而讓創造性經驗能為其所用，他必須使用「與藝術創造的內在法則相容的方法」（p. 6）。

　　當 Kramer 在 1958 年發表她的第一本書時，Naumburg 的四本關於藝術治療之著作中已有三本問世。後來，由 Naumburg 的「動力取向的藝術治療」（她在 1966 年出版的最後一本書即以此為名）發展而來的治療方式被稱為**藝術心理治療**（art psychotherapy），而 Kramer 她自己採用**藝術即治療**（art as therapy）來界定她的工作（1971）。當我於 1961 年開始在思考我自己對於藝術治療的定義時，這些詞尚未廣為人知，但我將會在討論後續的發展時，回溯性地使用它們。

Ulman

　　從我開始嘗試定義藝術治療能包含藝術心理治療與藝術即治療兩者，到現在已經將近半世紀了。我在 1961 年發表了我的信念，即「藝術治療的領域必須能夠容納這樣的努力，讓藝術或治療這兩個詞都不會被延展太遠，以至於失去了實質的意義……」（p. 19）。我所認定的

> 　　治療程序是那些被設計來協助在人格方面或是在生活中發生比較好的改變，這些改變能夠在治療結束後仍然持續保持下去……因此，沒有碰觸到人格核心的特殊學習就不算治療的部分……。藝術治療師經常要忍受把藝術創作媒材當作防衛或是逃避之用，但這並非他的目標。
>
> （p. 19）

我當時對**藝術**提出了一個非常精要的定義：

> 它的動力來自於人格；它是一種在混亂中找到次序的方法……
> 有著內在的混亂感覺與衝動，是無中生有的大量令人迷惑的印象。
> 它是一種發現自己與世界，並且建立兩者關係的方法。在完整的創
> 造過程中，內在與外在現實融合為新的現實……。

> 在藝術治療中，藝術與治療的相對比例在一個很廣的範圍內有
> 相當大的歧異性。有時候，完成藝術創造過程這件事情可能因為其
> 他更迫切的目標而被犧牲。刻板與強迫性的、用來排解危險情緒的
> 工作方式有時必須要能被容許。溝通與頓悟可能優先於藝術表達的
> 發展。另一方面，當無法預見頓悟可以有穩固的成果時，可能要特
> 別避免將衝突暴露出來，反而要讓藝術的表現較為優先。

（p. 20）

討論

Naumburg 與 Kramer 各自主張的觀點與作法代表了藝術治療的全貌或該有的樣貌，這樣的主張在 1950 年代相對是比較容易的。但是在 1961 年，當我剛開始嘗試為藝術治療做更周密的定義時，似乎很明顯地，以精神分析為基礎的藝術治療之討論無法忽視這兩位思想家分歧的想法。

雖然兩者都相當倚重佛洛伊德的人格理論來理解人們的心理需求，但她們對於這些理論在藝術治療實務上的意義之看法則相去甚遠。Kramer 比較認同佛洛伊德的**原則**，但是運用和精神分析師類似**技術**的則是 Naumburg。Kramer 以其對年幼個案有治療成果的名義，發展了她自己認為可引發出可能最有效的藝術之方法。

在理論發展中的主觀因素

她們對於佛洛伊德觀點的選擇，以及她們所據以發展的藝術治療理論上，

可能受到什麼樣的個人態度之影響？

Naumburg 與 Kramer 之間的對比

　　Naumburg 生於 1890 年，成長於紐約，在那兒她自歐陸移民的父親後來成為成功的商人。她的雙親認同於他們的時代，到了 Margaret 這一代才開始對於 19 世紀末僵化的傳統有所批判。也許這點可以說明她在論述中所流露的備戰特質。不論是在她早期的教師職涯或是後來的治療師職涯，她總是不向既成的建構靠攏，在學術或是精神醫療方面皆然（Frank in Detre et al., 1983, p. 114）。

　　Naumburg 所受的教育及經驗似乎都讓她傾向於折衷主義。她是批判性的思想家，從不同的來源來合成她自己的想法，而不是從一個理論思想跳躍到另一個。也許是機緣如此，Naumburg 的第一個分析師是榮格學派的，榮格學派的思想對於她早期在藝術治療的想法來說勢必是重要的（Naumburg, 1950, pp. 15-34）。她之後接受了佛洛伊德學派分析師的治療，故她後來所發展的技術大多是來自於佛洛伊德學派的思想：聯想的工作、對移情的關注，以及對潛抑素材的解放。事實上，她宣稱主要受惠於 Freud、Jung，以及 Harry Stack Sullivan（Frank in Detre et al., 1983, p. 114; Naumburg, 1953, p. 3）。

　　Kramer 大約晚於 Naumburg 之後 25 年出生，早年生活在希特勒合併奧國之前的維也納。家族許多成員和朋友都是藝術家。她的雙親都不是墨守成規的人，他們反抗自己家族中的中產階級價值。有些熟識的人是早期 Freud 圈子裡的年輕人，所以她熟悉精神分析及他們的想法，而她自己接受的分析則是正統的路線。儘管 Kramer 對源自於自我心理學的理論發展抱持開放的態度，她從未從屬於任何否定 Freud 教誨的學派。

　　Kramer 與 Naumburg 之思想的關鍵點在於兩位的生命中**藝術**所占據的位置。Kramer 自始至終都是藝術家，畫畫是她整個人生持續的熱情所在。難怪她畢生工作很重要的回報──藝術的昇華，應該是她對於藝術治療如何奏效之信念的基石。她主要的職志在於藝術這點也讓她樂於接受自己是一個**兼職的**（adjunctive）治療師，因為，不同於以治療為主的治療師，這讓她能夠自由地

將十二個月中的四個月完全投入繪畫當中（有些 Kramer 思想的追隨者不認同她的觀點：藝術即治療無法單獨作為治療的主要形式。）

　　Naumburg 知道許多關於藝術與藝術史的知識。她對於所處年代之藝術的反應是博學而敏銳的（Frank in Detre et al., pp.112-113）。還有一點，無疑地，從觀察她姊姊 Florence Cane 在 Walden 學校的工作讓她學習到很多（Cane, 1951/1983）。因此她能夠在治療師的工作裡適時加入藝術指導（Naumburg, 1966, p. 131）。她也瞭解藝術治療經常強化了病人藝術的品質，因為它釋放了在所有藝術中都同樣運作的潛意識力量（Naumburg, 1953, p. 7）。她選取作為插圖的作品大部分都是表現性的藝術作品——迥異於貧乏的、有時候在藝術心理治療中是足夠的（或是被鼓勵的）棒狀人形。

　　即使 Naumburg 對藝術有所理解，但她主要的自我認同並不是藝術家，她被描述為「一位後來成為心理學家和藝術治療師的教育工作者」（Kniazzeh in Detre et al., 1983, p. 115）。Naumburg 認為藝術治療是獨特的治療模式，可以提供許多完全仰賴於口語對話的「談話治療」所沒有的好處。在她的晚年，她渴望被認為是一名心理治療師，特別是在精神分析的圈子裡。**主要**是治療師的身分，隱含著一年 365 天的責任非常適合她，因為*藝術治療*是她生命的中心。

Ulman 的背景

　　我的個人史與傾向同樣影響著我對於藝術治療的理念發展。我的年紀比 Kramer 大五歲左右，而我們大約同時進入藝術治療領域。我成長於巴爾的摩。我的父母是中產階級自由派人士，他們熟識的人大部分是教師與專業人士。我是家中第一位成為藝術家的人；繪畫是我的第一個專業，也是我做了大概八年的主要工作。我在 1966 年說明自己對於藝術治療所強調的特別面向時，我這樣寫著：「當我在 1950 年代開始在精神科診所工作時，我看待自己可能成為一位藝術*老師*，而不是藝術*治療師*」（p. 9，強調保留原文）。

　　現在我要補充的是，當初我進入精神醫療場域完全是偶然的機會。當時我是藝術家，但是我在我的創作上遭遇了瓶頸，需要另求謀生工作。由於仍心懷

藝術與藝術家的世界，即使無法恢復純然藝術家的身分，我仍試著尋找一種可以和藝術有穩當關聯的職涯。我（1966）繼續寫著：

> 受到 Florence Cane（1951） 與 H. Schaefer-Simmern（1948） 清楚地敘述藝術教育新取向的指引，我想要成為自己所期許的那種藝術老師。當時 Naumburg 是唯一為精神分析取向之藝術治療發言的人，我不認為自己夠資格去追隨她，但是當某些診所的病人引領我稍微朝那個方向走的時候，我是感覺很開心和興奮的。不過我大多數的病人並未嘗試將他們圖像的象徵性意涵轉譯為文字，但是他們似乎仍從他們的作品中獲得了某些有價值而別處無法提供的東西⋯⋯八年後 Kramer 的書《兒童藝術治療》（*Art Therapy in a Children's Community*）（1958）問世了⋯⋯Kramer 從佛洛伊德理論的觀點來分析藝術在個體與社會的情緒經濟面所占據的位置。我開始明白精神分析與藝術的洞識之間微妙的關係，對我未能闡明的作為藝術老師與藝術治療師兩者相距不遠的感覺則獲得了理論的支持。
>
> （p. 9）

　　在此我必須提及其他有助於決定我的思考之個人因素。首先，我在剛進入藝術治療領域之前不久就接受了個人的分析。事實上我見過三位分析師，雖然各自有不同程度的非正統性，但仍然主要是認同 Freud 的。當然，我在躺椅上的時間並不適用在討論對立的心理學理論或生活的哲學，但很可能是我的分析師的態度影響了我最終選擇了佛洛伊德的觀點。

　　其次，雖然我轉換到藝術治療領域是因為在畫家的生涯上受挫所致，但我不只是視覺型的，也是語言型的人。我對於文學表現的天分與品味不亞於我在視覺藝術方面所具有的能力。我發現語言的心理治療世界是迷人的，想要發展對能同時含括 Naumburg 與 Kramer 想法的藝術治療有更多的瞭解。

　　前文已經介紹過 Kramer 對於藝術的心理與社會功能的觀點，現在我要提出我的關於藝術在人類發展上的角色之論點（1971, p. 93）：

依據 Susanne Langer 的詞語，藝術的工作是要為感覺提供形式，這也是人類創造自己世界的基本方法。每個孩子都需要成為藝術家的緣故是因為他必須找到一個方式來感知他自己和周遭的世界，並且在兩者之間建構一個關係……但是這樣的任務並不會在兒童期就結束，終其一生，藝術都是內在與外在世界的交會之處。

後來，我在同樣的主題上做了進一步的闡釋：

文化史與每個人的發展史類似之處在於兩者都見證了普世的傾向，也就是以藝術作為調解兩個互相衝突之需求的方法：一個需求是情緒的釋放，另一個是需要找到秩序並且建立組織……。藝術的過程探求人類知能最寬廣的範疇。如同成熟的一般意義，它要求許多無法逃避的衝突元素之間的整合，這些元素包括衝動與控制、攻擊與愛、感覺與思想、幻想與現實、潛意識與意識……。藝術的功能已經有許多理論探究了……。連結這些觀點的共同想法是認知到藝術具有內在固有的整合性特質，它們能夠聯合人格中對立的力量，並且幫助調節個體的需求以及外在世界的要求……。要能夠真正駕馭生命的任務必須仰賴有紀律的自由，而藝術創造過程可以是一個典範。

（1977, p. 14）

由於我是從自己的藝術經驗出發而接觸了藝術治療，不意外地，我對**藝術即治療**自然是心存熱情的——這是非常個人的理由——這樣的熱情超越了我對**藝術心理治療**的。不過，我瞭解這兩種將精神分析理論應用在藝術治療的方式都是適當且有效的，藝術心理治療與藝術即治療可以同時並存，或是在同一位治療師的不同工作時間中進行。在我的臨床生涯中，我在兩者之間活動著，視情況使用藝術即治療，或是在情境需要時轉換到藝術心理治療的方式。

藝術即治療在成人的工作

以下的兩個案例是為了要說明我對於藝術即治療是什麼的看法，以及為什麼我在這樣的治療方式中感到如此滿足的原因。

Mary

Mary 立即展現了對於使用藝術媒材的興趣。她並沒有特別的藝術天分，只接受過很少的正規教育，也沒有展現不尋常的智力或是語言能力。在很小的時候，她住在農場裡，之後則是在育幼院中度過的。當我在一家綜合醫院精神科病房見到她時，她已年近 30 歲。她被診斷為妄想型精神分裂症，但是在她住院後不久，她較嚴重的症狀緩解了。不過，圖 6.1 顯示了她病情的嚴重性。在其中，我們感知到恐怖的自我貶抑與性取向矛盾的極端暴力表現。

其他早期的畫作反映了兒時的刻板情況，Mary 把這些帶入使用藝術媒材的新體驗中。如同圖 6.1 一般，它們顯示極端的僵硬，她看到她在創作中的品質，並且表現出反感。漸漸地，她的作品變得比較少症狀，且看起來具有民俗藝術裝飾性的美。剛開始她引以為傲，後來則貶損它們「太照比例」，這是她對於死板與「僵硬」的用詞，這兩個性質也是她對於自己的作品與人格兩者都不喜歡的部分。

圖 6.2 是 Mary 參加團體後大約三週的時候畫的。我們對此作品也感到很興奮。當她往後退，在思索她的圖畫中哪裡需要另外一朵花的時候，我樂於見到她新發現的優雅。她快樂地宣稱：「這是我這輩子第一次做到不是很**工整**的一件事情！」她繼續談到她在餐廳的工作。她和另外一位女服務生如何互相令對方抓狂，因為如果她以特定方式擺放的鹽與胡椒罐被移動位置的話，她就會陷入了一個原地打轉的情況裡。

Mary 在我沒有提供示範或協助之下創作了許多畫作，她為這樣的原創力感到自豪。開始的時候，她請求我幫她作畫，會因為我不想這麼做而生氣。然後，幾乎是在同時，她又會控訴我不讓她照自己的意思作畫。現在她因為前夫無法

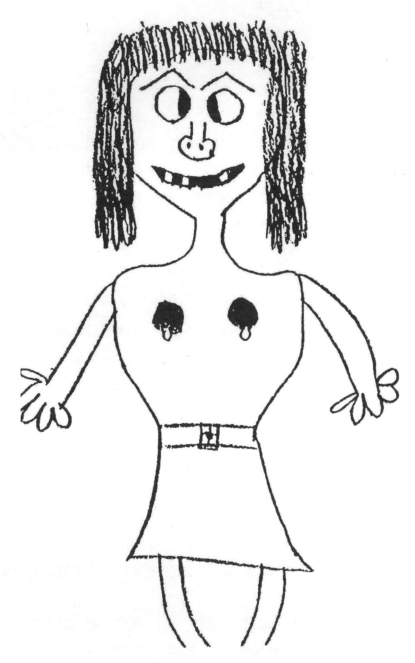

圖 6.1

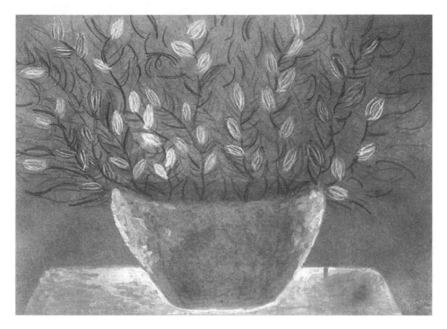

圖 6.2

在場看到她的畫作而感到遺憾。「他從來就不認為我能做**任何事情**……他剝奪了我的思考能力。但是這種狀況其實在孤兒院時就開始了。在那裡，每一件事情都為我們設想好了，甚至時間亦然。時間對我而言沒有意義。」

　　透過藝術，Mary 抓到了一絲自我價值與能力的感覺。那幅有花的畫作也教導了她，她可以放棄強迫性的防衛，不會因此而導致災難發生。相反地，自由地玩的感覺、控制地導入自己的藝術，允許她能夠比往常更有效地發揮功能。

　　瑪麗的圖畫提示了另外一個當我們選擇藝術即治療時會做的犧牲。當作品越是接近藝術的境界，它的診斷性價值就可能越少。「壞的藝術總是引起人們對藝術家的揣測，而好的藝術則非如此」（Kramer & Ulman, 1977, p. 21）。Mary 的早期作品，如同圖 6.1 所顯示的，是赤裸裸、症狀的清楚展現。另一方面，圖 6.2 顯示了她在特定的情況下能夠充分的表現藝術性。

　　在藝術治療的小圈子裡為真的事情，同樣在較大的藝術世界裡也是真的：

白日夢的藝術、自我陶醉自傳式的自我辯解，以及無意中所流
露出的病態，無可避免地引起人們對於作者的問題與動機之揣測。
偉大的藝術則反之，引發我們思考的不是關於作家與其經驗，而是
關於我們自身的經驗與我們自己……。每一個偉大的作品都具有它
自己的生命，和作者的身世是分開獨立的。

（Kramer & Ulman, 1977, p. 21）

瑪麗的故事確認了我們常聽到的這個說法之合理性：藝術能夠為語言表達
能力不足人們的表達性需求提供服務。另一方面，Janet 擅長文字的使用，卻主
要是將它們作為防衛之用。從她的經驗可以見到藝術在切入情緒煙幕的用處，
這種煙幕是高度語言化的人會設立的。

Janet

Janet 的故事和 Mary 一樣，所顯示之藝術治療的面向是比較著重在特殊功
能的經驗，而不在於詮釋的面向。藝術創造過程本身是有功效生活之片刻展現，
提供了珍貴的觀察來窺探藝術領域之外有廣泛應用的思考與行動模式。更甚於
此，個案可能從藝術體驗中獲得有用的洞識，這些不是刻意設計而得，也不是
從它們的象徵意涵分析可得。

Janet 的作品說明了這類型治療性的藝術經驗。她是個美麗、聰明、年輕且
酗酒的女人。在參加我工作的診所提供的藝術治療團體之前，她曾經多次嘗試
學習透視法，想找到一些能夠幫助她達到「正確的」圖像表現的規則。可以理
解到她對於第一次治療中所畫之緊繃而平板的風景畫並不滿意。她說，她嘗試
不要迷失在細節中、不要過於準確；結果是，她的圖畫變得模糊又塗過頭了。

我最初的介入是引領 Janet 做一些韻律練習與塗鴉，作為尋找比較是來自
於內心、比較不流俗之影像的方法（參照 Cane, 1983, pp. 56-80）。圖 6.3 是從
塗鴉發展而得的，時間大約是 Janet 參加藝術治療團體一個月的時候畫的。她現
在能夠達到的力量、動感與深度，被視為一種藝術的成就。Janet 自己將這些轉

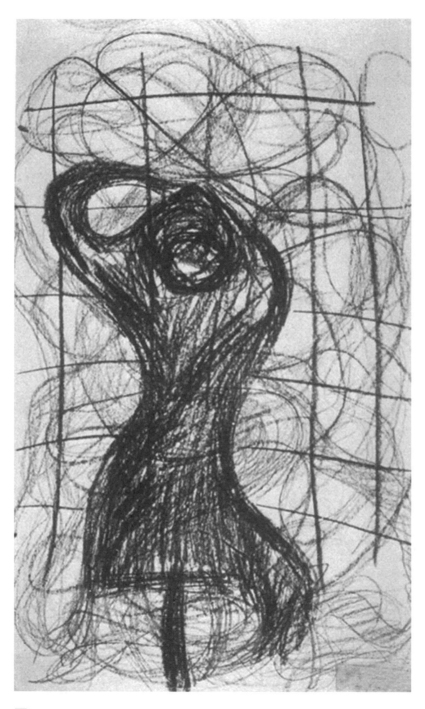

圖 6.3

譯成心理學的詞語：「我第一次真的聽懂了我的治療師說我必須學習信任自己的直覺的意思。」在這些話語裡她確認了一種內在自由的新經驗，以及對於更有效的行動方式有了新的覺察，不同於她往常慣有的，過於理智地計畫與控制她的生活。

Janet 提到塗鴉讓她想到了一種服裝樣式，她用自己喜歡的方式來放置它，從一扇窗戶裡往外看。她自發地注意到一些象徵性的細節，這些細節像是自我的影像，但是圖畫最顯著的象徵性聯想則從未被談到。

Janet 的一條腿在她小時候就被截肢；她的不便要回溯到先天的畸形，而這也是許多嚴重問題的根源。Janet 與醫療人員都很清楚這些關聯性。它們在服裝樣式的象徵性表達，充滿生趣，然而卻被一隻義肢貫穿而不能動，這並未能讓 Janet 在意識層面上得到更多洞識。不論如何，Janet 對於此美感地轉化而來的自我表徵之熱情，似乎在潛意識的層次上幫助她更能夠接受自己的殘缺。

在另外一個連結中，Janet 說：「我就是本我和超我」，確實，這樣的觀察還蠻適切的——她的本我醉醺醺的、暴力的、淫亂的；她的超我則戴著一圈酒癮匿名者（Alcoholics Anonymous）的光環和一臉甜美奉獻助人的面具。在她創作藝術的經驗中，Janet 終於找到了也知道了一些自我成功運作的時刻。

圖 6.4 是在那張服裝樣式圖之後一年多畫的。冷冽與孤單的感覺訴說了關於 Janet 的一些事情，但是也激發了許多人相同的感覺。就最謙虛的水平來看，Janet 在此達到相當程度的藝術性。

Janet 和許多成人一樣，很容易把來自於藝術經驗的洞識轉譯為文字。洞識往往伴隨著從藝術即治療而來的改變，即便治療師並未把它設定為目標亦然。我們注意到在 Janet 的案例中，是她圖畫中的形式特質對她說話，確認了她在創作過程中曾經驗到的。主題本身倒是不怎麼重要。

像這樣以自發的言語表達新的洞識，在成人使用藝術即治療的時候經常發生，在兒童比較少見。相較於兒童，成人在藝術即治療與藝術心理治療之間的界線是比較模糊的。

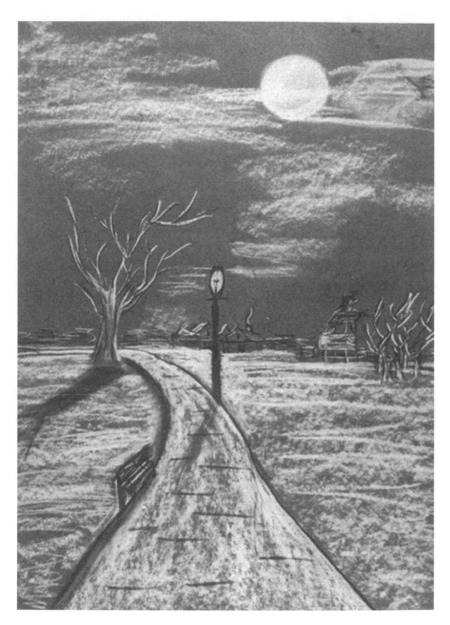

圖 6.4

治療選擇的結果

　　有時候是當下的情境而不是個案的需求決定了治療要選擇藝術心理治療還是藝術即治療取向，每一個選擇都犧牲了那個不被選擇的治療所伴隨的情況及其結果。有時候，藝術治療師在寬廣的範圍內有很多選擇——選擇範圍取決於治療師本身的能力。而在其他情況下，選擇受限於其他的因素，如：是否有足夠的工作人員、鐘點薪資和機構的政策等等。

Greta

　　為了能生動地顯示選擇藝術即治療或藝術心理治療的結果，我們來看看Greta 的兩幅畫。Greta 是三十出頭歲數、面貌姣好、有著曬過陽光的膚色的金髮女人。她到訪我每週工作數小時的日間照護醫院，當時我不在，她被告知即將有藝術治療團體要開辦。她熱切地同意了連續出席四週的承諾，這樣的原則是我和工作同仁所共同設定的。

　　不幸的是，為 Greta 介紹各類型治療活動及有哪些可以報名的工作人員，對於藝術或是藝術治療都不夠清楚，無法對她說明這個特別開設的團體和一般的藝術課程有何不同。團體結構配合整體課程的性質規劃，包括團體活動及隨後的團體討論，由於我每週只有上班幾個小時，我們設計的結構希望能在種種限制中發揮最大的效果。在每次的聚會，團體同意採納由我或是團體任一成員所提供的一個主題。藝術創作時間設定為 45 分鐘，之後圖畫會公開擺放來讓大家討論。因此，在設定了藝術心理治療的結構中，我們讓藝術——乃至於藝術即治療——難以發生。

　　Greta 的第一次治療中，團體同意採用團體成員之一提出的主題。畫一隻你想要成為的**動物**，如果當初你出生時就是這種動物的話。Greta 對這樣的嚴格控管、時間限制，以及跟團體討論圖畫並聽取大家的意見所帶來的壓力感到憤怒。圖 6.5 充分表達了她的暴怒。她稱它為「樂園之鳥」，並表示她在這張圖裡除了她欣賞的美之外沒看到別的！一位成員稱這幅畫為「教室裡恐怖的暴君」。

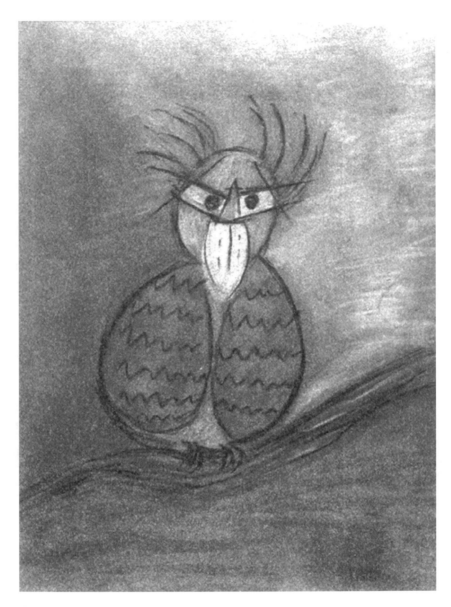

圖 6.5

他和我都感受到 Greta 緊緊地控制著主要是針對我的暴怒。

　　這個團體的藝術心理治療性質意外地顯露出藝術即治療可能對 Greta 有價值之處。雖然我一方面因無法將團體設定轉變為如她所願的形式而感到遺憾，

但對於她生動的圖像表達能力之進一步經驗將會如何，我仍然相當感興趣，並且好奇團體是否能容許她繼續維持全然否認，這是在她初次展露感覺的時候所表現的。

我從未有機會瞭解這點。Greta 在接下來的三次團體都缺席了。一位工作人員勸她履行對團體的承諾，她出席了耶誕假期前的最後一次治療。我瞭解對於受苦於精神崩潰的人來說，假期是多麼困難的一件事，我提供了一個主題：試著把你對於即將來臨的假日的感覺放進圖畫中。Greta 顯得壓抑退縮、明顯地憂鬱，迥異於初次團體中遇見的那隻傲慢的樂園之鳥。她慢慢地作畫；這幅帶著許多耶誕祝福的薄弱圖畫（圖 6.6）表現貧乏。

此時日間照護醫院的時間表也有更動，八人團體的畫圖時間之後，緊接著是整個照護中心的會議——大約有三十位個案與所有能參加的工作人員的全院會議。我們決定帶著作品到會議現場，把它們釘在牆上，在那兒它們可能會引起其他人的注意而成為會議上討論的焦點。

大會主持人通常是一位年輕的精神科醫師，非常善於面質。他瞄準了 Greta 圖畫中那顆六角形的星星，問她為何選擇一個猶太教的象徵物來掛在她的耶誕樹上。Greta 花了數分鐘解釋說，只是因為大衛之星比較容易畫，因為只要畫兩個三角形就好。Miller 醫師不屑於這樣的藉口；他與 Greta 都知道她可輕易地畫出五角星。

突然間，洩洪閘門打開了，Greta 開始告訴所有與會者關於她的父親。他曾是希特勒時代德國的高級官員；Greta 心目中的他是雙親中比較溫暖、比較有愛心的。而現在，身為周遭有許多猶太朋友的美國成年人，她無法接受她所愛的這個男人該為許多無辜的猶太受害者之死與酷刑負責這樣的認知。

然後她轉而說明耶誕對她的特殊意義。那是在一個耶誕節的時候，她的妹妹差一點死在一場滑雪的意外中，她的媽媽卻冷酷地退縮，讓年輕的 Greta 承擔了所有的責任。而那個有愛心的父親又如何呢？戰後他已經入獄，為了所犯的罪行等候審判，就在她妹妹發生意外之前一年的耶誕夜，他被發現在獄中上吊身亡。

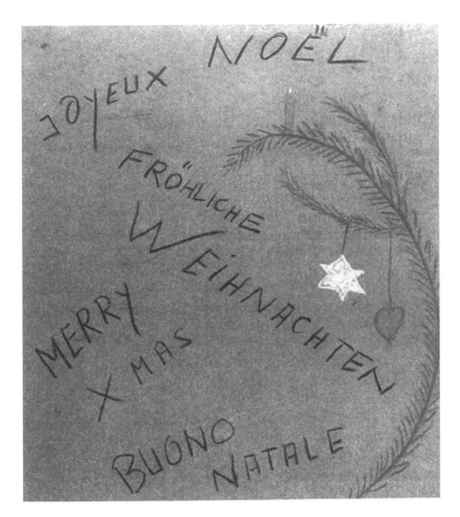

圖 6.6

　　眾所周知 Miller 醫師是不會讓成員離開會場的，無論他們如何急迫地懇
求。Greta 說完故事之後問是否能離開。Miller 醫師和所有在場的人一樣，無言
以對，只點頭示意。整個團體都屏息無聲。當我們看著 Greta 圖畫中那微弱而
空洞的耶誕符碼，我很確定我絕不是唯一一個想到那顆懸吊在耶誕樹上的紅心
是連結到她在獄中上吊父親的人。

　　機構的工作人員從未經歷過 Greta 如此大量情緒對外宣洩的情況。這樣的

結果似乎是因為在藝術治療中採取了藝術心理治療的方法，指定了耶誕節的主題而來的。

Greta 在醫院為期一個月的療程已接近尾聲，而我沒再見到她。從我們的兩次經驗來看，無法判定哪一種藝術治療方法會對 Greta 更有幫助。只有一件事情是確定的：在日間醫院的環境中，她無法同時擁有兩種方法。我們設想的治療計畫是希望能盡量讓更多個案受益；無可避免的，這樣的設計無法隨時對每個個案來說都是最好的治療。

結論

我希望如此對三位理論家的簡要介紹能鼓舞新生代藝術治療師熟悉廣泛的實務取向，能夠維持一種彈性，讓他們在每個個案工作上選擇最適合的方法。我在 1961 年曾這樣寫道：「當我們談到因果關係時，藝術治療師和精神醫療的其他專業是同在一條船上的——大多是在海上。當有不錯的改變發生時，我們不能全然知道，有多少是因具有美感的圖畫，或有多少是因一個戲劇化說出來的新洞識有關」（p. 19）。

以佛洛伊德理論為基礎的藝術治療，從 Naumburg、Kramer 與 Ulman 三者之間不同的理論與實務發展傳承下來，為良好的改變提供了極大的可能性。但是不論理論基礎為何，我們仍然必須面對治療工作上的限制。曾有這樣的言論：一般來說，心理治療的最終成就在於治癒健康的人，養護生病的人。

接受這種對我們工作的實際期待也許並非如乍見之下那麼諷刺。生病的人可以被養護在老式封閉而絕望的病房，或可能在一個有尊嚴的日間病房中，這個病房提供了藝術治療和其他有助益的機會。雖然可能缺乏治癒的機會，卻具有大量的緩和改善效果，低估這樣的效果是錯誤的。

參考文獻

Cane, F. (1983). *The artist in each of us* (Revised Ed.). Craftsbury Common, VT: Art Therapy Publications. (Originally published 1951).

Deri, S.K. (1984). *Symbolization and creativity*. New York, NY: International Universities Press.

Detre, K.C., Frank, T., Kniazzeh, C.R., Robinson, M.C., Rubin, J.A., & Ulman, F. (1983). Roots of art therapy: Margaret Naumburg (1890–1983) and Florence Cane (1882–1952), a family portrait. *American Journal of Art Therapy, 22*, 111–123.

Kramer, E. (1958). *Art therapy in a children's community*. Springfield, IL: Charles C Thomas.

Kramer, E. (1971). *Art as therapy with children*. New York, NY: Schocken Books.

Kramer, F., & Ulman, E. (1977). Postscript to Halsey's "Freud on the nature of art." *American Journal of Art Therapy, 17*, 21–22.

Naumburg, M. (1947). *An introduction to art therapy Studies of the "free" art expression of behavior problem children and adolescents as a means of diagnosis and therapy* [Republished 1973]. New York, NY: Teachers College Press.

Naumburg, M. (1950). *Schizophrenic art: Its meaning in psychotherapy*. New York, NY: Grune & Stratton.

Naumburg, M. (1953). *Psychoneurotic art: Its function in psychotherapy*. New York, NY: Grune & Stratton.

Naumburg, M. (1958a). Art therapy: Its scope and function. In E.F. Hammer (Ed.), *The clinical application of projective drawings* (pp. 511–517). Springfield, IL: Charles C. Thomas.

Naumburg, M. (1958b). Case illustration: Art therapy with a seventeen year old girl. In E.F. Hammer (Ed.), *The clinical application of projective drawings* (pp. 518–561). Springfield, IL: Charles C. Thomas.

Naumburg, M. (1966). *Dynamically oriented art therapy: Its principles and practice*. New York, NY: Grune & Stratton.

Schaefer-Simmern, H. (1948). *The unfolding of artistic activity*. Berkeley and Los Angeles: University of California Press.

Ulman, E. (1961). Art therapy: Problems of definition. *Bulletin of Art Therapy, 1(2)*, 10–20.

Ulman, E. (1966). Therapy is not enough. The contribution of art to general hospital psychiatry. *Bulletin of Art Therapy, 6*, 3–21.

Ulman, E. (1971). The power of art in therapy. In I. Jakab (Ed.), *Conscious and unconscious expressive art—Psychiatry and art* (Vol. 3, pp. 93–102). Basel, Switzerland: S. Karger.

Ulman, E. (1977). Art education for the emotionally disturbed. *American Journal of Art Therapy, 17*, 13–16.

7

客體關係與藝術治療 陳美伊 譯

Arthur Robbins

與患者的內在世界相遇

　　有位患者進入我的辦公室。我立刻被她的雙眼中憂傷卻晶瑩剔透的空洞所吸引。她面無表情，偶現一抹微笑。47 歲，未婚卻精疲力竭。當她開始說自己的故事時，我明白她父母親所遺留下的房地產，讓她有一小筆收入、不用為五斗米折腰。如此說來，她應該是無憂無慮的了，但是她卻異常的忙碌，任務應接不暇。她認為自己每天不知為誰而忙，而且越來越覺得人生苦短。弔詭的是，她覺得自己比實際年齡年輕許多。

　　對這女人來說，人生就是一系列長長短短的戀情。有些來不及開始就結束了；有些則徒留憂傷痛悔。她的口吻悠然抒情，非常引人入勝，但同時卻詭異地不著邊際。這患者無疑具有空虛的特質，與任何具體性和確定性都沾不上邊。唯一清晰響亮的訊息就是她那極度的孤單和深層的失落。我有種想要給她溫暖和保護的衝動，即便她一味地逃避，如同沙子從我的指尖滑落一般。這讓我想起「廣島之戀」（Hiroshima Mon Amour）這部電影，訴說原子彈浩劫裡映照出一位年輕女子悲慘的遭遇。對她來說，性愛是混沌世界中的一線生機。

　　我請她畫幅圖來代表自己，原本希望可以得到更多訊息來認識她所處的內在世界。她卻抗議道：「這聚會的時間根本不夠我畫圖。」所以我問她是否願意在家畫。她馬上同意。

　　接下來的聚會中，她帶來一疊圖畫，看起來都是用單一藍筆快速完成的。具有動感，但是缺乏立體感。雖然她對其中一幅描寫她身體性感地帶的圖特別感到滿意（圖 7.1C），但只說她渴望被愛撫，此外沒有多說什麼。倒是對另一幅圖畫有比較多的描述。向外伸出的手（圖 7.1B），代表她那隸屬於某個更大

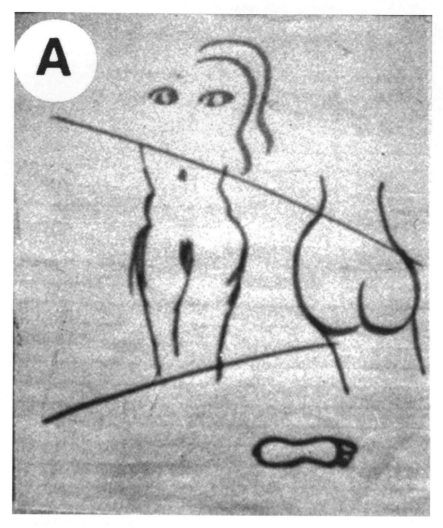

圖 7.1A

的東西之需要。第四幅圖（圖 7.1D），代表她所愛的猶太社群，她進一步發揮
說：「這些圍繞著一個大拱型的人們聚成一個半圓形，他們隸屬於某個更大的
東西。」我又注意到那雙眼睛，就像那對在畫中向外直視、尋求接納的眼睛。
她的畫作如同輕柔、性感的碎片，向人招手說：「抱我。」

　　患者畫自己身體（圖 7.1）的方式，似乎比較片段，而不是一氣呵成的，讓

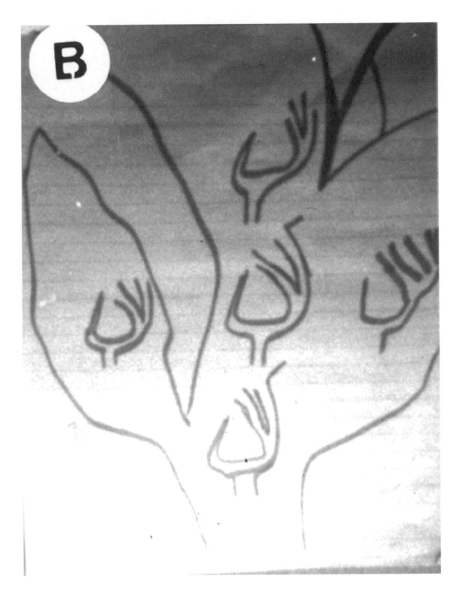

圖 7.1B

我不禁懷疑她所得到的是某人疏離、互不相關的擁抱。當我把以上這些印象放在一起時，我看見宗教的力量帶給她活力和融洽的假象，加上她對性的態度，性愛機制剛好補償了她生命中所欠缺的基本連結，那就是母嬰之間的早期共鳴。

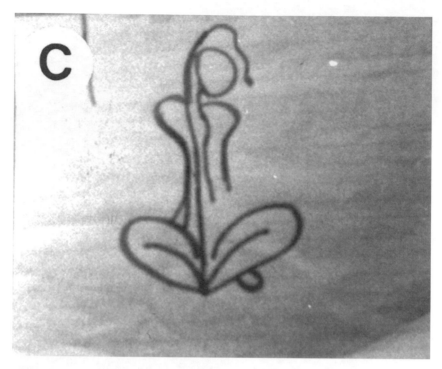

圖 7.1C

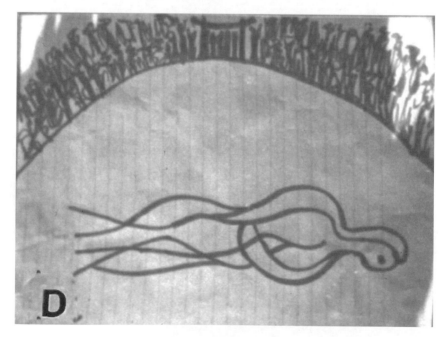

圖 7.1D

　　雖然這位患者未曾提到她的母親，但是我可以感覺到母親在治療室中的存在。她是位敏銳、急躁的人，很容易讓孩子喘不過氣來。患者的內在小孩仍然渴望著接觸，同時也害怕和母親在一起時那難以喘息和任人擺布的感覺。這些雙向的拉扯，造成她的支離破碎，在與人建立親密關係時很容易就混淆了。

　　當母親的影像在空中瀰漫時，父親的影子也悄悄地來到治療室與我們同在，儘管患者壓根兒都沒提到他。我懷疑他是那位以非語言的方式提供身體接觸和溫暖的人，成就患者某些虛浮的定義。

討論

　　透過這簡短的描述，我試著透露出，從治療一開始靠著主客兩實體之間的複雜互動關係所營造出來的心理空間。在這樣的空間裡，過去與現在交織出獨特的情感氛圍。我感受到患者過去的內在經驗在當下重現。我體會、感覺，也看見源自過去人際關係裡的感情、情緒和態度，它們以圖像和圖畫的方式再現，確實的充滿我的工作室。

　　那些圖像代表我們每個人的內在都存在著**我**和**你**在說話，創造出我們獨特的世界觀，而在此同時，也引導和形塑我們每個人對外在世界的反應。任何一位患者內在的圖像與我內在的人際關係相遇。隨著我們彼此認識，我內在的母親、父親和孩子就相似的經驗、知覺和感覺的特點而言，碰觸到了患者內在的母親、父親和孩子。很明顯地，任何一次兩人的相遇，都會捲入許多層次的知覺意識，當關係中兩人的過去相遇時，偶爾會看不見彼此的身影。

　　藝術為這樣的接觸加添了層次感。有時候藝術會鏡映（mirror）或深化當下已經在進行的關係。在其他時候，藝術形式反而呈現出與對話內容全然相反的樣態。這個新面向為我們的內在關係提供了一個新的視野，因為它將我們帶到新層次的意識中。

　　這些早期已經內化但至今仍影響著我們的關係，形成我在實務上所運用的客體關係理論的核心。我並非指在單一書本中能完全盡訴的統一理論，亦非指被特定理論學家所支持的主張。這個專有名詞的使用體現了我自己從整套精神

分析理論所得到的精華。

回到精神分析理論的源頭，客體關係理論中的「客體」指的是個人的慾力能量（libidinal energy）所傾注的對象（who）或事物內容（what）。而我指的「慾力能量」是能量和生命的構成儲槽，有性慾的部分，也有攻擊的部分，但是遠遠超越這兩者。那是我們每個人向外發展，找到出口，並與世界接觸的能源。在這樣的架構下，人類的行為可以由本我（id）、自我（ego）和超我（superego）這個三重系統來形成概念，當這個系統失衡時，就會產生衝突，表現出來的可能是各樣的防衛機制和各種精神官能症狀。

本我（id）的力量，代表的是原始的幻想、期望等等，處心積慮地想獲得關注，並非得被滿足不可。在我們的一生中，可以從夢境和幻想中感覺到這些力量的存在，它們就是我們種種初級思考歷程（primary process thinking）的內容。隨著人的成熟，自我和超我相遇了，並且修正了本我的原始面貌：自我，有著理性、邏輯、次級思考歷程（secondary thinking process）的特質，致力於整合外在現實和內在世界的種種需要；超我，含有諸如理想、好、壞和邪惡等信念系統，影響了自我對本我的反應。伊底帕斯危機（the oedipal crisis）未能順利化解，被認為是因這些力量的失衡所引起。

精神分析對精神官能症的治療是針對防衛機制、抗拒和移情做分析；也會處理關於羞愧、罪惡感和焦慮等議題。對於精神官能症的人來說，內在有個清晰又明確的我和你。焦點大都放在將潛意識帶到意識層面，把初級思考素材帶進次級歷程的組織中。理想的治療結果是修正自我的防衛機制和超我的限制，允許患者擴展其生命空間，並能承受生命中更豐富、更具象徵性和想像力的存在。

在文章之初，我所提到的患者並不完全符合精神官能症的範疇。如同許多人一樣，她其實是落在一個相當廣泛且原始的精神狀態光譜中，包括——精神病、邊緣型人格、自戀型人格、情緒疾患、反社會人格、孤僻型人格（schizoid personality），這些人早期的母嬰關係不是出了問題，就是母嬰關係貧乏。面對這類的患者，把潛意識素材帶到意識層面是行不通的。因為他們的心智結構缺

乏整合和凝聚的系統。我們的任務之一，因而變成是在建立而不是揭露，也是在補充早期母體系統所失落的對話。

共鳴（resonance）是這類治療邂逅奏效的關鍵。治療師「鏡映」，或提供情緒上的反應，能促進同理的歷程，對治療歷程來說，至關重要。例如我一開始時提到的那位患者，她核心的治療議題便是客體失落：患者的生命中缺乏一個可以緊密附著的重要對象。若從認知的角度來覺察這個議題本身對她來說幫助不大。她需要在治療中可以修復失落所造成的創傷，同時也能給她勇氣去度過痛苦和被遺棄之感受的一種關係。

如同在所有涉及早期不當客體關係的治療一樣，都會有自相矛盾的情形。雖然治療師無法真的**成為**（be）患者所失落的對象，但是治療師的同在和真實體驗到患者的問題，有助於修復原來的創傷和問題。在這樣的治療中，我們經驗到患者早期的失落和問題，涵容並組織他們的這些經驗，希望能提供他們一種氛圍，讓創傷、失望和困惑的經驗可以在更高、更令人滿意的層次中加以重組。其他與較原始心理狀態相關的議題有失去界限和退化到混淆的狀態，兩者都會在治療關係中被檢視和經驗到。

藝術所扮演的角色

藝術在此情境下，或為一種容器，或為梳理的機制，可以鏡映出內在的客體關係，以及相關的防衛機制和發展議題。這個關係提供了安全的架構，讓個案得以在其中研究和體驗客體世界。所表達出來的藝術形式會呈現所創造出來之關係的不同層次定義。因此在文章之初所呈現的臨床案例裡，那既抽象又自給自足的藝術創作特質所鏡映出來的便是最初治療關係的品質。

藝術治療提供**心理空間**（psychological space）的可能——那是透過兩人的互動而形成——以鏡映或補償（提供兩極）的方式來重組。這樣的空間與Winnicott 所謂的「**過渡空間**」（transitional space）（1971）有異曲同工之妙。它既不是裡面也不是外面，而是連結主觀和客觀現實的中介地帶。廣義來說，當壓抑的防衛機制壓得讓人難以表達時，死亡或**病態的空間**也可能以藝術的形

式展現，或是在關係中發生。關係被經驗和規劃成要再重新創造兒時死寂的互動。病態空間是過渡空間的一種特定面向，且至少可以在兩種不同的層次被體驗到。

在創作的行動中，患者世界裡的許多圖像透過藝術的形式被塑造和反映出來。這也發生在治療時的人際關係中，因此可以在藝術表達中補償或鏡映當下正在發生的事。治療師有技巧的維持一個正向和支持的關係，並把它當作背景或架構，以利藝術治療歷程的持續進行。當病態的空間接管互動關係時，則需要巧妙和有創意地搜索出隱藏的客體關係，然後找到合適的藝術形式來重建心理空間。

關於過渡空間和病態空間的概念所隱含的是：這些關係以不同的能量系統為特徵，而它們也形塑我們所處的空間。每個系統中的開放和封閉層次各異，完整或不完整的層次亦不相同。在原始的心理狀態中，藝術治療師所提供的創意經驗有助於該能量系統產生不同層次的轉換。換言之，我們透過鏡映或補償來填補空缺，以達到完形（gestalt）或完整。

接著藝術治療要努力的是改變能量模式以提升新的知覺系統。藝術形式能為內在的分裂和兩極對立賦予新的意義，並整合成新的整體。我們透過圖像和象徵再現我們過去的經驗，擴大了客觀現實的界限。每一個圖像都是由能量、感官經驗和顏色所形塑，有著自己的韻律、體積和重量。因為它的本質是非語言的，這些象徵和圖像通常很難以口語來表達清楚，因而與藝術的形式十分契合。

這裡帶出了在藝術治療中如何使用文字的複雜問題。如果自我要能掌握和理解原始的素材，一定要喚起以文字為基礎的次級思考歷程。雖然個人圖像的藝術形式也具有邏輯和判斷的次級思考歷程，然而文字更能直接的貼近真實。將詩詞的隱喻變成藝術的表達時，則轉化了文字的世界，讓陳腔濫調也有新意，雖然文字與真實有強烈的關聯，但是文字不能涵蓋所有的真實。從這個觀點來看，透過非語言的表達可以經驗和理解到不同層次的真實。藝術形式因而將客體關係加以組織，並且將它們鏡映給患者。

發展性客體關係

　　臨床上使用客體關係理論的本質是基於對發展歷程，以及它們如何顯現在一般成人和病態成人身上，能有深層的理解和敏感度。雖然 Freud 和其弟子們已經假設始於出生之時有個發展模式，他們卻相信伊底帕斯危機太過於強烈，以至於抹煞了所有之前的記憶。Margaret Mahler 採用 Freud 的驅力理論，但也同時看重三歲之前生命的重要性以及母子的互動變化對人格的影響（Mahler, Pine, & Bergman, 1975）。這也奠下了內在的我和你之理論基礎。

　　Mahler 的發展階段始於正常的自閉狀態，特點是與母親有著完美的一體感。到了差不多三個月大時，依附的歷程逐漸開展，她稱之為**共生**（symbiosis）。在這未分化的混沌狀態中，嬰兒內在的我和你逐漸成形。當我們追溯共生階段時，母子在分離和合一之間掙扎，個體化和分化逐漸產生，孩子繼續經歷幾個次階段，包括**孵化**（hatching）、**實踐**（practicing）和**復合**（rapprochement）。孩子的成長是——從共生到**分離**（separation）和**個體化**（individuation）——逐步達到**認同**（identity）和**客體恆定**（object constancy）的過程。

　　到孩子差不多兩歲半時，知道人我的差別，而且**自我**（self）感已達穩定，並且瞭解到**別人**（other）也是個完整的個體，而不是個需求滿足器。此時的孩子能容忍矛盾的心理，已經改善了「全好」和「全壞」的二分法，可以自己獨特的自我滋養和自我肯定形式來達到自戀式（narcissistic）的平衡。

病態客體關係

　　Horner（1979）為與每個發展階段有關聯的問題訂定了詳細的大綱，將病理學與因早期客體關係受損所衍生的議題做出關聯。若自閉階段出了問題，則會形成初級嬰兒性自閉，其特質是缺乏依附和隸屬感。雖然精神病性人格在正常自閉階段的初期能順利發展，但通常在原始依附上仍是困難的。大概從第四和第五個月開始正常共生階段時，若未能成功分化，便形成如在精神病狀態所見到的，難以分辨內在和外在的現實。孤僻特質（schizoid character）的形成被認為是源於對依附的否定，可說是自分化的共生階段開始。

最後，發生在大約 12 到 18 個月大時的復合階段，出現無法整合和自我凝聚的現象。這些問題會導致邊緣型人格和自戀型人格。這兩類族群在面對復合危機的任務時，都放棄自主性，但是他們表現的方式各異。邊緣型人格傾向是混淆不清的，全面性地使用全好全壞的二分法來尋找理想對象；而自戀型人格則在誇大的自我裡找到依歸。雖然形式不同，但有個共同的企圖心，都想要找回生命早期階段與母親一體的完美感。情感性疾患也是在復合階段出了問題。這些患者們尚未能解決好壞其實是一體兩面的困境。外面所保留的，全是好的和滋養的，而他們「壞的」飢餓和貪婪則都留在裡面。

藝術治療、創造力和遊戲

如上所述，每個發展階段的問題可以對應出特定的臨床樣貌，有著各自的痛苦和焦慮，也重現在治療關係中。藝術治療師有時所面對的挑戰是區辨類似的圖像，並給予適當的回應。

換個角度說，每次都需要一個複雜的藝術架構，好讓病態空間能轉化為治療空間。當病態空間是死氣沉沉時，治療空間則能帶來新的解決之道和新的潛力，伴隨出現的是自我的重生感。新的關係有了空間，新層次的覺察於焉產生。

藝術治療師的挑戰是提供一個可以促成這種轉化的經驗，並且維持治療空間的活潑性。不要寄望各種發展階段相關的既定處方，因為那些無法應付這麼複雜的議題。唯一可靠的是所謂的藝術治療師的藝術性（artistry）——透過他或她對患者的藝術作品和他們之間的關係不斷地進行象徵性的理解——讓治療歷程保持流暢。

Winnicott 所說之關於創造性和遊戲的概念，有助於我們將發展理論、藝術的使用和治療技術這三條線綁在一起。Winnicott 從個人如何面對內在和外在空間的優勢觀點來趨近這些關係。他從人一出生，母親揣測嬰兒的需要，允許嬰兒把母親的乳房幻想成自己的一部分開始說起。

　　人們一出生就開始要面對關係，這個介於客觀知覺和主觀理解之間的問題，每個人都需要母親提供即時和恰當的幫助來找到解決之道。**我所謂的中介地帶指的是嬰兒所被允許、介於初始創造力和基於現實測試（reality testing）的客觀理解之間的地帶。**過渡現象代表的是初期階段幻想的應用，若無此現象，人們對於和一個客體關係的想法是像被其他人所知覺到的，是其外在的另一個存在，便毫無意義可言。

（1971, p. 11，楷體的部分是原文）

　　因此讓我們從人類的發展脈絡來看創造力。這個幻想的根源，提供創造出一個個內在和外在真實過渡空間的基礎。一開始在這個空間裡，嬰兒幻想這個世界是他或她的，如此一來，他或她可以沉浸在一體感的喜悅中。只是這一體感的幻想為了要符合外在真實世界的要求，往往需要適時地重組。

　　但是發展不是為了放棄幻想，而是為了能發展出可以讓幻想成真的能力和技術。在人類關係的脈絡中，創造力讓人們的內在想像世界與外在世界趨於一致，因而每個人都可以塑造自己的命運。但每個人是否真的有**成為**自己社交世界創造者的能力，端看個人是否能順利完成過去各項發展上的挑戰。

　　有時由於人們過去的發展有些缺陷或問題，藝術表達可能是發掘創造力和創新潛力的工具，雖然這樣的創造力可能無法應用在未來的社交關係中。我們都認識一些這樣的藝術家。若無支持性的治療關係，單靠藝術，將無法修復發展缺陷。

　　Winnicott 認為，為了恢復早期的創造力，並且重建那可以連結內在和外在真實所不可或缺的過渡空間，患者和治療師都必須準備好去投入遊戲。事實上，他形容治療就像是遊戲，或在一些案例裡，像是在幫助患者變得能遊戲。換作是藝術治療師來做時，同樣也要能進入遊戲狀態。遊戲，就像 Winnicott 所形容的，並非盲目的活動或只是好玩而已，雖然玩必定是其中的一個要素。在治療中的遊戲，涉及到卸下理性控制的能力，且能在心理空間裡體驗非目的導向和不預設立場的作為。

在這個空間，圖像和象徵依照原有時空架構下的邏輯和組織浮現到意識層面。透過象徵性的遊戲，患者被協助在藝術形式和藝術關係裡去組織其心理空間。透過初級和次級歷程的整合，讓形式和內容合而為一。這也讓受限的和未受限的能量得以浮現，並在融合和分離、掌控和失控之間取得平衡。治療性遊戲因而成為工具，為兩人的關係和共鳴創造了「抱持性環境」（holding environment），在此早期客體關係的缺陷可以得到修復，創意的人生得以重新開始。

不同發展階段患者的介入取向

要注意，不同發展時期的議題需要不同形式的「抱持」。例如，因正常自閉階段極度缺乏關愛而導致病態自閉的患者，在藝術形式和關係中的抱持環境需要有結構和感官刺激；針對節律障礙的患者還需要學會跟得上節奏。

對於共生初期有創傷的患者，尚未能清楚的界定自己與他人，需要有結構和界限，而且要明確和定義。因為他們的世界相當混亂無序，需要溫柔卻堅定的抱持，使用語言來澄清和連結圖像世界和外在真實。

對依附能力嚴重受損的精神病患者而言，權力和競賽的世界是連結他或她與人們的語言。為了要有效，藝術治療師需要進入這樣的世界，並遵守其遊戲規則。對這類精神病性遊戲不可掉以輕心，要有所預備並保持警覺。相反地，以物質或愛來「餵養」這類患者，盼望能建立和促進依附關係，則是不智之舉，且濫用了治療關係。在此，如同在任何情況下一樣，首要診斷和治療考量的就是避免與患者的客體生活經驗不同步，這需要仰賴技術、藝術性以及思考。

有關邊緣型人格的文章很多，作者建議讀者去閱讀 Masterson 和 Kernberg 的文章，此文章是此領域的重要資源。這類患者卡在分離—個體化時期的復合階段中——所謂「可怕的兩歲」，常讓為人父母者不知所措。這時的孩子知道何謂分離，但是害怕孤單，想要同時朝向兩個不同的方向。難就難在想要分開但又要渴望在一起。當父母想靠近點，而孩子哭喊著說「不要！」的時候，孩子所渴求的自主性與沉默的、經常被拒絕的擁抱需求糾結在一起。對一個兩歲

的孩子來說，這是可以被理解的。但是對成人患者而言，這可是個令人困惑和挫敗的畫面。若能認知瞭解這些議題，對藝術治療師的幫助將難以計量。

　　實際上這類患者消耗的不僅是藝術媒材，也消耗治療師的耐心。藝術治療師的挑戰是維持高度的覺察力，當他或她變得害怕，並且「消失」在渴望救援和支持的潛藏情況時，仍能緊跟著患者退化的方向。藝術治療師要避免在時而低估時而高估的價值觀中暈頭轉向，隨時留意那無所不在、非好即壞之二分法的跡象。這類患者非常善於搞分化，可以把治療團隊變成兩軍對峙。此外，還有諸如投射性認同（認同我們所向外投射的對象）、退縮、內攝、否認等防衛機制。這些外在表現都要在藝術的治療性遊戲中加以關注和正視。不用多說，針對邊緣型人格的患者，不建議提供消極被動取向的抱持性環境。

　　相反地，通常完美傾向的自戀型人格者，不一定會以本能的防衛機制來面對藝術治療師。這類患者通常不同於與因理想而與人對立的精神官能症患者，「理想化」在其治療歷程中是一個重要的發展步驟。這類患者未曾接受過一位母性客體穩定又充分的鏡映或肯定，因此藝術治療的互動賦予一個關鍵性的修復機會，提供了早期家庭環境所錯過之在鏡映和定義上的長久追尋。藝術和這個關係的相互作用不一。有時候，患者可以透過藝術來鏡映他與治療師的關係。但有些時候，因為患者面對渴望／害怕鏡映的能力是如此脆弱，所以只能以非語言的形式來承受。

　　憂鬱的情緒狀態提供另一種分裂的例子，但在質量上異於邊緣型人格者所使用的分裂。情感性疾患者也是卡在復合的階段，他們無法整合內在的全好和全壞兩部分，選擇把強勢、惡意的部分內攝，而逐出好的部分。藝術創作被用來透過患者自己的藝術表達，幫助他們找到內在的力量和自我價值。全然控制的創作經驗具有滋養的功能，促進患者找到那與內在的壞客體糾纏不清且已失散許久的好我。

　　藝術治療師對患者發展階段的評估以及他或她在體驗、組織和反思患者內在狀態的能力為患者提供了一個恢復錯失經驗的環境，並找到新層次的自我定義和整合。

　　我要再強調一次，人要經過崎嶇的發展階段之痛苦才能成長，絕非由治療師來滿足患者的渴望。在此重申治療中的矛盾：我和你在一起，但又是彼此分離的；我瞭解你的需要，但是不能拿走你的痛苦。不論出於多好的一番好意，凡是剝奪患者的憤怒、痛苦和絕望者，都是在幫倒忙。藝術治療師可以做的就是營造一個抱持性環境，讓人可以承受痛苦，可以有空間成長和茁壯。

　　本取向的理論假設是我們內在心理結構的二元性，一種能同時經歷到柔軟和堅強、結構和無結構、疏離和親近、溫暖和冷淡等的二元性。藝術治療師所提供給患者的共鳴補充了這些二元性，讓患者和治療師之間之流暢的美感表達，形成一個足以容納複雜卻真實溝通的空間。在這空間裡，可能常要進行對立整合，還有初級和次級歷程的統整。這空間也為進步和退步、融合和分化等狀況而存在。

結論

　　在藝術治療中應用客體關係理論時，可將其視為尋找和組織來自許多覺察層次之大量印象的方法。這樣的結合，讓人有機會以創意的方式汲取內在的資源，來回應治療中的溝通。

　　當我們想要瞭解介於創造性的發展、客體關係病理學和治療技術之間複雜的關聯時，進行藝術創作似乎是個頗為理想的方式。當非語言的圖像為我們掌握到過去關係裡言語不足以表達的精髓時，也同時賦予了它們形狀和意義。

　　身為藝術治療師，我們之整合所有的技術提供了治療團隊一個特殊和強大有力的面向。我們的挑戰是一方面能善用精神科醫師和精神分析師會用的概念，另一方面能保有我們藝術家身分特有的看法和想法。從這樣的角度，口語和非口語的行為與身／心結合成為一體，如同我們是藝術家也是治療師一樣，認可我們對連續性和個體化的推崇。

參考文獻

Horner, A. (1979). *Object relations and the developing ego in therapy*. New York, NY: Jason Aronson.

Kernberg, O. (1975). *Borderline conditions and pathological narcissism*. New York, NY: Jason Aronson.

Mahler, M., Pine, F., & Bergman, A. (1975). *The psychological birth of the human infant: Symbiosis and individuation*. New York, NY: Basic Books.

Masterson, J. (1976). *Psychotherapy of the borderline adult*. New York, NY: Brunner/Mazel.

Winnicott, D.W. (1971). *Playing and reality*. New York, NY: Basic Books.

附錄──客體關係

Eleanor Irwin

定義

　　客體關係理論指的是一套精神分析的發展性、結構性概念，這套理論將嬰兒對身旁之人之需要，視為其心理動機的核心（Akhtar, 2009, p. 194）。精神分析的本質是一種客體關係的理論，聚焦在其對兒童早期關係的影響；這些經驗如何影響和塑造潛意識的衝突；心理結構的發展；和往事重現（Kernberg, 1980）。客體關係理論的基本假設是：孩子打從一出生開始就會「接收」（take in）外在世界的各種元素，形成自己和重要他人的代表。如此一來，藉由天生的力量，小孩**積極的塑造**養育自己的環境，同時又受其**影響**。

　　受到知覺、心像、動覺、聽覺和視覺記憶等的強烈影響，孩子的心理結構逐漸成形，最後形成結構和功能直接受到人際經驗衝擊的自我（the self）。在施與受的環境中累積經驗，孩子靠著自我的基本能力慢慢的發展出自己的特質和性格。特別是在最初的 18 至 24 個月大時，隨著孩子的**大腦**慢慢地成為他或她的**心智**（mind），負責身體感覺動作模式的右半腦變得活躍起來，之後是左半腦以語言為主、線性思考的發展。當孩子尚未成熟的大腦與母親成熟的大腦開始互動，加上遺傳基因的組合和來自照顧環境的影響，一個內在世界逐漸成形。於是，孩子成為這齣戲裡活躍的演員，逐漸能為自己來因應那些加諸在他或她身上的經驗，不論好壞。

內化和核心自我的形成

　　孩子心智和性格的養成，並非一蹴即成。嬰兒透過一個稱為**內化**（internalization）的歷程來「理解」（take in）外在世界，這個通用的名詞提及好幾個發生在邁向一個完整自我旅程的歷程。內化這個名詞指的是不同的方式──駐點（way-station），就像隨著孩子邁向較佳的心理結構的機制一樣，包含**體**

內化（incorporation，自我和他人合而為一之際）；**內攝**（introjection，自我和他人是「部分客體」，尚未完全整合）；和**認同**（identification，自我和他人之間有明顯的區別，選擇的特徵成為自我的一部分）。這些內化（internalization）的模式在生命的前三年最為明顯，孩子的核心自我和基本認同，一路從潛意識到前意識的，最後朝向有意識的大方向移動。

客體關係和早期生命經驗的重要性

　　近來嬰兒研究、依附理論、發展心理學、精神分析和神經科學等，皆有著突破性的進展，在在突顯出早期照顧的重要性，因其乃是大腦（brain）演變成心智（mind）過程中最重要的關鍵依據和架構。當一位「夠好的母親」（Winnicott, 1958）能夠敏銳地適應（attune）嬰兒時，她便透過安全的依附，促進了孩子最終自我調節情緒狀態的能力。關於這樣的理論，D.N. Stern 以自我感的進展來加以說明，支持兒童在形成健康核心自我的過程中，協調（attunement）所扮演的重要性，他關心的是嬰兒從 2 至 3 個月大開始到 15 個月大時，所發展的**互為主體性**（intersubjective relatedness）（例如：自我的浮現、核心自我、主觀自我、口語自我，1985）。Stern 寫道：嬰兒與照顧者的關係經驗會形成 RIGs〔「那些已經被一般化事物的代表」（Representations that have been Generalized）〕，而這所指的是**前語言**（preverbal）時，依此刻對此刻（moment-to-moment）原則，事物大概是如何進行的一般化記憶。這讓一個成長中的孩子有個「世界」大概是如何運轉的基模，此概念與 Freud 的「潛意識」，以及神經科學家的「內隱自我」（implicit self）不謀而合（Schore, 1994, 2003）。兒童接收了最好和次好等等的照顧經驗之後，便形成了關於「好」和「壞」經驗的幻想，這些經驗造就了「好我或壞我」和「另一個好人或壞人」，為自我和他人代表的二元性預備了舞臺。

自我／客體代表的分裂和二元性

　　起初，客體關係理論是 Melanie Klein（1932; Hinshelwood, 1991）在實務

工作中發展出來的概念，一般來說，大家一致推崇她是客體關係理論的始祖。Klein 雖是 Freud 的忠實門生，但是她強調**關係**與 Freud 強調驅力大不相同。她寫道：孩子有時經驗到自己是「好的」（被愛的和可愛的）或「壞的」（被討厭的和有攻擊性的），在極端的兩極做防衛性的分裂，讓「好的」和「壞的」兩者能區隔，以免在幻想中，他或她可能被拋棄。只有經歷「夠好的」發展，孩子才能從最早期妄想─分裂狀態（paranoid-schizoid position）的妒羨和攻擊進入到足堪忍受**既愛又恨**衝突感的憂鬱狀態（depressive position）。接著是那些「部分客體」的整合，讓「他者」被當作是「完整的」客體。

　　英國學者諸如：W.R. Fairbairn（1952）（他是為**客體關係**下定義的人，相信孩子打從一出生就會「尋找客體」）、D.W. Winnicott（1958, 1965, 1971）、M. Balint（1968）和 H. Guntrip（1969）等人，有著不大一樣的客體關係概念。他們之間的概念不盡相同，也與 Freud 和 Klein 的有別，但是都強調母嬰間的**現實性**（reality），而非如 Klein 那樣強調嬰兒的幻想生活。特別是 Winnicott，他是位兒童精神科醫師和分析師，處理母子關係的經驗相當豐富。

　　美國自我心理學者，包括 Erik Erikson（1950）、Edith Jacobson（1964）、Margaret Mahler（1968）和 Otto Kernberg（1976, 1980）等人，雖然也採用 Freud 的驅力理論，並且從性心理和心理社會的角度來看待兒童的發展，但也把發展視為與他人關係的成長。人際取向的精神分析師，則受到 Henry Stack Sullivan（1953）的影響，Sullivan 不認同 Freud 的驅力模式，而偏好**關係**結構的模式。Jay Greenberg 和 Stephen Mitchell（1983），以及 Stephen Mitchell 和 Margaret Black（1995）強調的是人際客體關係（interpersonal object relation）理論，而這對提升移情和反移情議題中「關係」層面的覺察非常有幫助。上述這些理論學家們雖然都講客體關係，卻也有意見相左之處，特別是在 Freud 的趨力理論、攻擊的角色，和技術面，更特別是在移情和反移情的作用上。

不同客體關係理論之間的共識

　　不同學者對攻擊的角色（例如：究竟是生而有之，或是受挫折而來？）和

技術面（例如，移情和反移情的比重如何拿捏？）看法不同，但達成以下共識：

1. 客體關係理論的目的在於解釋兒童是如何「接收」外在世界，以及兒童是如何積極地參與內在世界的塑造。

2. 嬰兒從很早期就有種稱為原始的關係性（relatedness），會逐漸形成複雜的心智功能，然後長大成人（詳見 Tronick, 1989）。Klein 形容這是嬰兒從處於妄想—分裂狀態找到如何到達憂鬱狀態的歷程。自我心理學家們則使用不同的術語，認為這是兒童發展自我／超我結構的歷程。

3. 所謂客體的代表（representation），指的是累積自與他人相處的眾多經驗所形成的各種心像，它們是由認知過程所組織，尤其是情感。但是，客體的代表並不是指他人的**形象**，而是與他人的**關係**。

4. 生命早期心理結構的形成與變化，比 Freud 所強調的伊底帕斯階段對人的影響來得重要。

5. 「好我／壞我」和「好人／壞人」的內化代表對兒童潛意識心理活動的影響至大，特別是三歲以前。

6. 早期生命中關於「好」與「壞」的我與他人代表的這個二元性，最終成為心理結構的部分。「好」我和「理想」我的代表構成自我（ego）與善良超我的部分；而「壞」我和攻擊性的投入與解離之「壞的」或「假我」的代表（Winnicott, 1965）則構成了幼稚、能迴向攻擊自己（self）和／他人的苛刻超我。

7. 如果是健康的發展，內化的客體關係之後會被同化，成為更為整合的結構（Jacobson, 1964），個體便可以忍受所有人際關係本質的愛恨衝突。

結論

　　當心理動力治療已經從「一人」心理學（聚焦在患者）變成「兩人」心理學（聚焦在患者和治療師之間的互動歷程）時，若治療師可以成為患者生命中的「新客體」，將更能實際有效的修復發展缺陷。同樣地，在兒童研究、依附

理論、心理分析和神經科學等領域的新發現，加上晚近對協調理論和在親子及
治療關係中「斷裂和修復」週期（Schore, 2003; Tronick, 1989）的大量關注，皆
有助於治療師精進臨床技術，更有效能地為有需要者提供服務。如同 Winnicott
（1971）多年前所提出的，親子之間與治療師和患者之間有明顯的平行關係。
當我們持續留意在這個稱之為心理治療的微妙舞蹈中，我們是如何影響「他人」
時，我們也更瞭解自己是如何被「他人」所影響。

參考文獻

Akhtar, S. (2009). *Comprehensive dictionary of psychoanalysis*. London, UK: Karnac Books.

Balint, M. (1968). *The basic fault*. London, UK: Tavistock.

Beebe, B., & Stern, D. N. (1977). Engagement-disengagement and early object experi-ences. In M. Freedman & S. Grand (Eds.). *Communicative structures and psychic structures* (pp. 38–77). New York, NY: Plenum Press.

Erikson, E. (1950). *Childhood and society*. New York, NY: Norton.

Fairbairn, W.R.D. (1952). *An object relations theory of the personality*. New York, NY: Basic Books.

Greenberg, J., & Mitchell, S. (1983). *Object relations in psychoanalytic theory*. Cambridge, MA: Harvard University Press.

Guntrip, H. (1969). *Schizoid phenomena, object relations and the self*. New York, NY: Basic Books.

Hinshelwood, R.D. (1991). *A dictionary of Kleinian thought* (2nd ed.). London, UK: Free Association Books.

Jacobson, E. (1964). *The self and the object world*. New York, NY: International Universities Press.

Kernberg, O. (1976). *Object relations theory and clinical psychoanalysis*. New York, NY: Jason Aronson.

Kernberg, O. (1980). *Internal world and external reality*. New York, NY: Jason Aronson.

Klein, M. (1932). *The psychoanalysis of children*. London, UK: Hogarth.

Mahler, M. (1968). *On human symbiosis and the vicissitudes of individuation* (Vol. 1). New York, NY: International Universities Press.

Mitchell, S.A., & Black, M.J. (1995). *Freud and beyond: A history of modern psychoanalytic thought*. New York, NY: Basic Books

Shore, A.N. (1994). *Affect regulation and the origin of the self*. Mahweh, NJ: Erlbaum.

Shore, A. N. (2003). *Affect regulation and the repair of the self*. New York, NY: W.W. Norton.

Stern, D. (1985). *The interpersonal world of the infant*. New York, NY: Basic Books.

Sullivan, H.S. (1953). *The interpersonal theory of psychiatry*. New York, NY: Norton.

Tronick, E. (1989). Emotions and emotional communications in infants. *American Psychologist, 44,* 112–119.

Winnicott, D.W. (1958). *Through pediatrics to psychoanalysis.* London, UK: Hogarth.

Winnicott, D. W. (1965). *The maturational process and the facilitating environment.* New York, NY: International Universities Press.

Winnicott, D.W. (1971). *Playing and reality.* Middlesex, UK: Penguin.

8

心智化基礎的藝術心理治療 許玫倩　譯

Dominik Havsteen-Franklin

簡介

透過藝術來進行心智化已有悠久的歷史，因為心智化理論定義了我們能如何利用想像力來構想出自我和他人心智狀態表達的歷程。在本章，我希望能呈現在藝術治療中創作如何能體現心智化的歷程，其間對藝術作品的探索，啟動了反思人際事件的能力。**心智化**一詞早在 1807 年即被使用，1906 年並首次出現在《牛津英語辭典》（*Oxford English Dictionary*）中。《牛津英語詞典》（Stevenson & Waite, 2011）所提供的兩個定義，同時也在藝術治療實務中運行：

1. 在心中建構或有個圖像，去想像，或為某物賦予一個心理特質。
2. 心理上的發展或加強，或給予心理上的刺激。

心智化是想像自我或他人行為背後之心理狀態的能力。例如，緊蹙的眉心或聚精會神的樣貌，可能是個人全神貫注的思考、考量，或者是困惑，這些都因當時的關係或情境因素而有不同意義。心智化是我們賦予人我之間行為互動品質意義的歷程。對多數人來說，這個歷程發生的既自然又隱微，可說是關係的基礎。因此，藝術治療中的心智化，通常與人際脈絡有關。Bateman 和 Fonagy（2004）將心智化定義如下：

> 在有意圖的心理狀態基礎下，個體或隱約或明確地詮釋其個人或他人之行為是有意義的歷程，例如：欲望、需求、感受、信念以及原由。

（p. 302）

以心智化的觀點來看，在另一個可持續給予回應、予以理解，以及保有好奇心的人面前進行藝術創作，是有重要療效的，如此一來，這個圖像才能被用來理解病人在當前的關係、在治療中，以及在現在的人際脈絡中發生了什麼事。依此觀點，我所說的也包括創作當下的空間裡所發生的任何互動。治療師會依病人的人際脈絡做出或隱微或明確的回應，此外治療師也透過圖像的探索，幫助病人心智化其意識或前意識的想法、信念以及欲望。

顯而易見的，以心智化為基礎的藝術治療，本身即具有心智化的目標。這意味參與的美妙之處是夾雜著好奇心，進而尋求建立一種讓病人充滿好奇的過程。儘管過程中常常針對行為做出看似真實合理的解釋，心智化藝術治療的目標卻不僅僅是找到答案而已。以心智化為基礎的工作，聚焦在為個案對自我或他人的牢固概念建立起具好奇和探索的能力。Fonagy 和 Allison（2014）制定了心智化的必要元素：

> 簡單來說，在治療中經驗到的感覺使我們有足夠的安全感來思考我們自己與我們所處世界的關係，並學習到關於那個世界的新知以及我們如何在其中運作。

（p. 376）

社交功能的轉變，始於我們能夠領悟到有可能會誤解自己與他人所正經驗的事。下列的臨床實例說明了治療師對個案的觀察會影響其在社會情境中的方向。

臨床實例 1：Harriet

當被診斷有邊緣性人格疾患的 21 歲英國白人女性 Harriet，在接受了每週一次約六個月的藝術治療、激動地進入治療室後，仍然回到她有多痛恨她的母親的主題敘述上，因為母親把她當小孩子對待。她舉出了數個例子，包括母親

趁她不在家時幫她打掃房間、把她放在地板上的衣服拿去清洗，以及幫她買食物等。Harriet 認為這些是故意的敵對行為，有時是讓她割腕自傷的原因。她對自己如此依賴母親以及有如此感到被困、被迫害的感覺而陷入憂鬱的狀態。

在這個療程中，治療師反映了這些經驗對 Harriet 來說是多麼的困難，尤其是受困其中的感受。治療師試著在不排除母親刻意將 Harriet 當小孩子對待的情況下，探索母親可能發生了什麼事情。但這個方式並不是特別有用。然而，這一次，病人小心翼翼地在紙上畫了許多大小不一的圓圈（圖8.1）。當治療師詢問這是什麼圖像時，病人非常詫異，因為她以為紙張上面的字母「A」是非常明顯的。她以為治療師也會看到這個字母，但對治療師來說，這些只是隨機排列的圓圈，就像漂浮在空中的泡沫一樣。

Harriet：什麼？！你沒看到？這很明顯啊！

治療師：我真的沒看到。妳認為妳所看到的這些是什麼字母？

Harriet：這是「A」啊！你一定有看到！

治療師：喔，對，我現在可以看到了，但這對我來說不是十分的明顯。這個「A」代表什麼意思呢？

Harriet：我認為這代表了《愛麗絲夢遊仙境》（Alice in Wonderland）。我昨晚看了這部電影。

治療師：原來是這樣……我對於妳以為我也能看到這個圖案十分訝異。也許我的理解是錯誤的，但這是否也是妳的母親常碰到的狀況呢？當她幫妳打掃時，不一定總是能知道妳的感受？

Harriet：我不確定。我常常因此生氣而走回房間後鎖門，這樣就不需要再聽她無止盡的嘮叨。不管發生什麼事，我都不相信她給的任何解釋。

這個短短的文本中，有好幾個重要的特徵；治療師問了很多開放式的問句，對 Harriet 的創作圖像真心感到好奇。治療師對沒發現「A」一事坦言以對。焦點較少放在隱喻的內容上，例如：治療師覺得這幅圖像很空洞貧乏，像是易

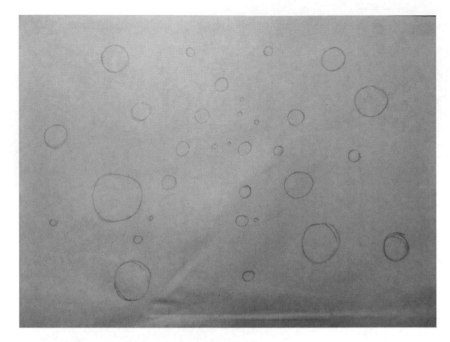

圖 8.1 圓

破掉的泡泡——治療師將此連結到病人脆弱的自我狀態——且她可能會暴怒，突然失去界限和心智化的能力。病人也提到了愛麗絲夢遊仙境，讓治療師覺得這可能表示她回到房間並將門鎖上，退化到幻想世界有關。然而，處遇的主要焦點在於利用圖像去反映那些對他人心中在想什麼的假設。

這是因為以心智化的觀點來說，在有能力運用象徵之前需要有支撐心智化的基本能力。在特定的界限內，治療師體現其好奇心。原因在於儘管治療師會使用聯想和象徵來幫助自己探索有關病人的人際情境，但使用明確的象徵時仍需小心的引導，讓病人心中所呈現的情感和人際關係事件得以維持。換句話說，對病人而言，防衛的使用象徵較為容易，其人際脈絡以及情感連結中有意義的焦點可能被混亂或理智化的對話所掩蓋。

然而，藝術作品具有象徵性的內容，在下一個有複雜性憂鬱症的臨床案例中，我們將更仔細的探索心智化模式中象徵的使用。在前一個例子中，治療目

標是將 Harriet 受迫害的經驗心智化，包括了個人及脈絡中其他人的感受、事件、想法、信念和欲望。在對話的結尾，一連串事件揭示了行為的一般模式：**感到生氣，退縮，自殘**，治療師和病人接下來可以開始反思，從 Harriet 所持有的假設，來看另一個人意圖之心智狀態的品質可能會如何。

透過真誠及具有同理的好奇心，可將認為關係是普遍的、極端的和破壞的固著想法，轉變成對於探索他人（包含治療師）的想法感興趣。透過圖像來反映心理功能的品質，對於表露自己和他人曖昧難懂的心理特別有用。然而，圖像也可用來作為深化心智化能力的方式，例如透過感知圖像來作為一個尚未有定論前的具體溝通。

心智化的四個概念向度及其與藝術治療的關聯

個體在人際領域如何社會化運作之理論模型的發展，已經在廣泛的心智化概念中獲得認同。儘管心智化的概念看似簡單，但它借鑑了許多有關精神分析理論的理論取向和概念範疇（Holmes, 2006; Kernberg, Yeomans, Clarkin, & Levy, 2008）以及思想的發展學派。Choi-Kain 和 Gunderson（2008）檢視了心智化概念的本體論，那是由經驗證據支撐的心智化概念領域。這四個領域分別是**情感意識**（affect consciousness）、**同理心**（empathy）、**心理意識**（psychological mindedness）以及**正念**（mindfulness）。

情感意識

圖像是用來溝通和體現情感狀態的方法。根據 Schaverien（1999），當病人的情緒沒有其他表達管道時，藝術治療的過程可以促進情感狀態的具象化。Nowell Hall 任職於英國的治療性社區服務。她形容創作的歷程對某位居民來說是「用以溝通其感受的方式之一」，並接著表示：「創作圖像可說是創造一座橋梁，也是提供一種『說』出其深切絕望狀態的方式」（1987, p. 171）。覺察感覺狀態和連結的情感常常和身體的、發自內心深處的，以及肌肉運動的層次有所連結，也和那些更進一步發展的方式，像是和個人經驗相關的詩詞創作有

關。這樣來說，植基於心智化取向的圖像創作是多面向適用的，且可成功地運用於不同情感經驗的心智化。

同理心

同理心常被認為是在心理治療中一個關鍵的改變因子（Bohart & Greenberg, 1997; Elliot et al., 2011）。由於圖像是病人情感世界具象化的方式（Schaverien, 1999），因此，治療師能藉由比起口語表達容易取得的圖像所獲得的素材來進行同理也就絲毫不讓人訝異了。

而這也可以是雙向的——藝術回應提供彼此相互的同理協調。如同 Allen（1995）所表示的：「共同創作能打破人們彼此的藩籬和隔閡，醞釀出情感和同理」（p. 163）。Taylor Buck 和 Havsteen-Franklin（2013）也反思了治療師的自我揭露以促進同理的歷程，

> 有位藝術心理治療師表示，她在會談中運用圖像創作來描述一種治療中共享的「卡住的感覺」，這讓病人探索：什麼引導著藝術心理治療師和病人到此重要關頭。

在心智化的模式中，治療師和病人的攜手合作，是歷程改變所不可或缺的，那需要治療師展現一種同理的回應，來促進病人發展同理心。如同上述，這可透過創作或口語的方式來達成。

心理意識

根據《心理動力診斷手冊》（*Psychodynamic Diagnostic Manual*）（Gordon, 2010），心理意識是描述人們在對自我當下或長遠的觀點中，觀察或反思自己與他人一系列感覺、價值觀、目標或經驗的能力。Ferrara（1996, p. 47）在其藝術治療中跨文化心理意識之可能影響的研究中，寫道：

　　　　在情緒意識層級所產生的結構轉化也會發生在藝術發展中。當賦予心理圖像造形，並創造出藝術時，此歷程常常涉及感覺動作的反射性或身體的感受，正如同繪畫發展的動覺塗鴉階段（Lowenfeld and Brittain, 1987）。這個過程和情感意識的初始階段類似。在藝術治療中的詮釋過程，病人被鼓勵去覺察混合的感受或所交雜著的不同混合感受。

　　Ferrara 認為心理覺察的連續性是從病人創作圖像的方式所形成的，且治療師可促進藝術創作的過程，以覺察情感經驗的細膩之處。

正念

　　以心智化為根基的藝術治療取向極為推崇謙遜的理解，而不是透過圖像有先入為主的想法。藝術治療師 Michael Franklin（2010）認為此取向的治療師與病人開始工作時，就如同要去認識一個陌生人一樣。

　　　　目標是全心的投入當下的圖像和行為，屏除可能會汙染新手心識的偏見,或衝動性的詮釋。

（p. 163）

　　心智化藝術治療師的立場最好可被瞭解成讓正念外顯，如同允許圖像開展的方式般，向病人示範如何對其行為和想法進行正念，以及圖像揭示了些什麼。

臨床實例 2：Harmonie

　　Harmonie 被轉介到社區藝術心理治療服務進行評估，以及進行藝術治療，因為就像她的照護個管說的，「她喜歡畫畫」。Harmonie 曾多次因嚴重的精神病發作而住院，在那兒她感覺世界充滿敵意，並認為她是在維京族家庭出生的。事實上她是一位英國非裔加勒比海的黑人年長女士。當進入治療工作室時，她

表明了想要「被糾正」。經過討論後，我發現她的意思是指她畫的天空應該有進步的空間。當她畫天空時（圖 8.2），她說：「這只是天空……沒有其他東西了」。更進一步去探索時，常會讓她不耐煩、分心，且左顧右盼。

在此案例中，當病人畫「天空」的同時治療師也畫了一棟單獨聳立在天空下的房屋（圖 8.3），並詢問病人在他畫的圖像中看到了什麼。

在進一步探索的階段，病人要治療師畫一個有粉紅色轎車的車庫、其他房屋跟海洋等指示也變得越來越清楚。治療師在 Harmonie 的明確指引下畫了這些物件，顯而易見的是，這幅圖像中她想要占有的那棟房子和她所害怕的黑人社區是隔絕的，儘管她本身就是黑人。她說她自己只能住在白人社區，儘管感覺到鄰居和她是有距離的。在這個藝術治療評估會談中，這也成為重要的主題，有點像是 Harmonie 對自我認同的掙扎向可暫時信任的人袒露。然而，治療師卻不時感受到 Harmonie 的那種缺乏眼神接觸以及帶有輕蔑和有距離回應的具體反

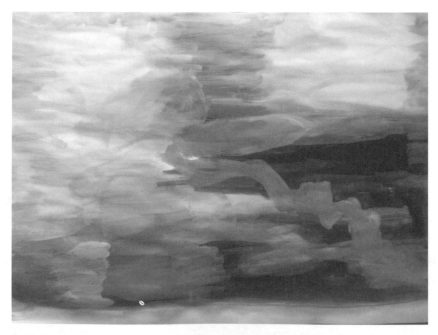

圖 8.2 「天空」

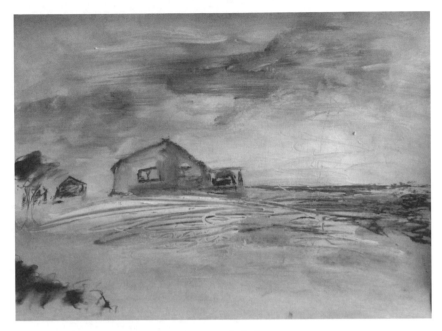

圖 8.3　藝術治療師在病人指示下的畫作

應。

　　要在僅三次療程的評估中就全然瞭解病人對治療師的假設是不可能的事，但從病人行為跟興趣的改變說明了治療師從被視為一個毫不相干的白人，轉為一個準備好貼近她世界的人。

　　儘管在這三次評估會談中有了初期治療同盟的建立，然而，心智化仍面臨了持續的挑戰，像是病人要求立竿見影的成效，基本上是要「被糾正」。的確，Harmonie 常常從自我的感覺抽離。她常以一個事實的口吻談論白人和黑人，提出看似妄想合理化的神經科學研究，來作為支持她聲稱自己是白人的證據。她常回到將治療師視為不相干的人，如同她一開始漠視治療師，而對於修改創作的話題較有興趣一般。

非心智化

　　在這個臨床案例中，病人與治療師接觸的掙扎是有意涵的。從心智化的開

展以及接下來的前心智化狀態，都體現在她一開始對於自己房子畫作的回應：
「這只是個房子」上。也許這個圖像就只代表房子也說不定，然而，經過進一
步的探索後，很明顯的發現下列三個有關聯的前心智化狀態：

1. Harmonie 渴望被糾正。以向他人學習的方式來說，糾正可假定為是治療師的
   權力，表示出治療師是正確，而病人是錯誤的。畫作中，儘管天空中滿布流
   動且交錯複雜的雲朵，具有表達性的吸引力，但這圖像仍被病人認知為是錯
   誤的。因此，Harmonie 對治療師任務的主要理解是要指導她，並立即教她一
   些具體的作為。其參與藝術治療，以及將它視為教學課程的心態，明顯的是
   用以避免和治療師接觸，是 Allen 和 Fonagy（2006）所認為的「目的論思維」
   （teleological thinking）。這是以心智化為代價的一種目的導向具體結果的行
   為。這種對於目的論推理的強調也像是支持她關於神經科學的具體信念，提
   供她是個白人之生物性目的的論點。

2. Harmonie 似乎對於與世界的連結是不感興趣和疏離的，也許這與她認為世
   界和她連結的方式相似。評估期間，有一種她的人際關係困難是基於種族衝
   突問題的感覺，而治療師代表著一個有距離、會排斥她的白人世界的一部
   分。同樣地，治療師也覺得被排除在她的世界之外。Harmonie 在療程中自
   始至終似乎都想要掌控她的環境，不管是在解釋藝術治療師應該做些什麼或
   是解釋她所創作的圖像，以及對她自己所下的一般性論述，和她如何主導她
   自己與世界的關係上。這個信念就是：「如果我可以掌控圖像，就能掌握自
   己的內心世界」。這種前心智化的形式，被稱之為「精神等價性」（psychic
   equivalence）（Fonagy & Luyten, 2010）。

3. Harmonie 提出其支持自己是白人的論點看起來十分不相關，卻又有條有理，
   顯得不切實際，甚至有時明顯是妄想的。這些不符合現實的時刻，由於她那
   關於複雜的神經科學理論的主張，而變得不帶有情感，且缺乏關聯。在嬰兒
   早期的發展中，第一次玩耍的經驗常以假裝客體（pretend objects）的「非 A
   即 B 的認知」為特徵。例如，球狀物品可以是太陽、也可以是球，但不會同

時既是太陽也是球。Leuzingher-Bohleber、Canestri 和 Target（2010, p. 57）將之稱為「假裝模式」（pretend mode）：

> 在解離的思緒中，什麼東西都無法相連結——「假裝模式」的原則就是：幻想和現實世界是脫鉤的，且因而延伸到任何事物都沒有意義。

對 Harmonie 來說，她那聰明的論調掩蓋了任何有關於她對種族認同的歸屬或是被排斥的感受。

那麼，對心理動力的藝術治療來說，心智化是新概念嗎？

也許讀者理所當然地覺得心智化是直接了當的，對現有藝術治療的治療性效益沒有新意。在心理動力的角度以及人際互動治療模式來說，心智化是將所承載的內容加以概念化表達的方式，因此不能稱作是新穎的觀念。心智化取向對於有心智化缺陷的病人來說是個實用的選擇。

很少有藝術治療研究逐步說明了這類敏感干預措施的特異性，以及在療程中、處遇中以及長期效應的影響。大多數情況下，研究著重於其中一個領域，通常是基於治療師對治療過程中媒介轉變的看法。不過，最近也有藝術治療的個案研究顯示病人從固著在某一個面向到另一個更有彈性面向的轉變。例如，Landgarten（1981, p. 207）寫到她其中一位病人對於自己藝術作品的反思：

> 作品讓人印象深刻，因為它清楚地呈現從療程一開始象徵病人自我的緊張、僵化的圖像，到後來病人變成較為放鬆的人的巨大轉變。

以心智化為基礎的療法有越來越多的實證，也許是因為這個模式制定了大多數心理治療中的基礎轉變媒介，而此改變的歷程反映了一些藝術治療實踐的

基本原則。一般來說，藝術治療師和病人共同合作並對工作中的互動元素感興趣，因此，常常能促成探索，幫助病人去反思自我和他人的心理狀態。此處我所指的是透過所創作的圖像來探索互動脈絡的可能性，以及發展出更高度的反思機制。藝術治療師通常可依個人風格調整以回應下列問題：「什麼時機採用指導性的方式是有益的？情緒覺察如何促進正向結果？假使時間允許，要怎麼做才能對病人帶來持續的效果？」

最終來說，心智化的重點將取決於心智化的**病灶**。也就是說，此模式無法以一應十，每位病人都需要有獨特的處遇方式，不過在多數的情形下，圖像創作的使用都有助於病人發展出心智化的能力。

心智化以及移情

隨著我與飽受創傷、具有心理疾病，以及有人際問題的病人的相處經驗日增，我發現了調整實務工作的方式。這也表示，我的工作核心聚焦於在移情產生之前讓病人能探索人際關係的可能性。我認為移情和反移情基礎是動力模式實務的中心。然而，這並不代表以移情為焦點的工作會被擱下，而是隱含在建立心智化的歷程中。如同建立了移情焦點心理治療（transference focused psychotherapy，簡稱 TFP）取向的 Kernberg 表示，「TFP 的初始階段，以及以心智化為基礎的治療方式，在實務上是相同的」（Kernberg et al., 2008, p. 616）。以心智化為基礎的藝術治療，在處遇嚴重心理疾病產生移情之方式和傳統的移情焦點取向不同，因為傳統療法總是將過去的經驗重現於現在，並且常和治療師有關。移情通常是透過辨認反覆的關係模式而獲得，通常已成為其一般化的模式了，像是：「擁有權力的人都是這樣對待我！」而治療師則會以好奇的方式來回應藝術治療中的隱喻，以及治療師如何被看待。或者，藝術治療師會反映這個模式在他們當下生活的含意，也就是 Bateman 表示的「將移情心智化」（Bateman & Fonagy, 2010）。

藝術治療中的心智化類似於養兒育女

透過圖像的啟發歷程就如同良好的教養。父母的鼓舞及情感支持幫助嬰孩踏出第一步、發現自己的雙腳,或是握緊湯匙,和心智化的治療師回應病人的方式大同小異。

由 Fonagy 和同僚所做的研究顯示,父母的心智化操作著反思機制,且在生產前就開始評估,是嬰孩 12 至 18 個月時最有力的**安全依附**指標。這也許表示心智化的藝術治療師是能透過圖像創作和歷程探索而對前心智化運作有所作用。Jeremy Holmes(2014, p. xi)在提及心理治療和養兒育女的平行歷程時表示,「優秀的治療師之於病人,就如同成功的父母之於孩子。」

從發展的角度來看,圖像創作的過程有顯著的助益。藝術治療過程中的藝術媒材運用和前語言的探索有關聯(Dalley, 1984; Frisch, Franko, & Her- zog, 2006; Kielo, 1991; Rubin, 1999)。例如,Talwar(2007, p. 26)檢查了回憶的神經科學,並做了以下結論,「非口語的表達性治療,像是藝術、舞蹈、音樂、詩歌和戲劇,都能刺激大腦的皮下區域並存取前語言的記憶。」她的發現支持了圖像創作歷程可隱微地觸及心智化缺陷的發展根源。

廣泛的實證研究指出,心理疾病中有嚴重心智化問題者,是受到早期發展時創傷性的關係經驗所影響(Bora, Yucel, & Pantelis, 2009; Brüne, 2005a, 2005b; Fonagy, Target, & Bateman, 2010; Stanford, Messinger, Malaspina, & Corcoran, 2011; Subic-Wrana, Beutel, Knebel, & Lane, 2010; Tandon, Keshavan, & Nasrallah, 2008)。Weinberg 和 Tronick(1996)利用觀察證據顯示,六個月大的孩子已經建立並組織了與人溝通和回應環境的情感反應。藝術治療能促進早期經驗的代表性溝通之假設,在於我們已瞭解創傷經驗對現階段的關係有非常重大的影響,藝術治療能重新鬆動兒童早期所建立的固著觀點。

好奇心

在心智化藝術治療的實務中,臨床工作者尋求發展一個類似於養育幼童、

適合心智化的理想環境。好奇心是心智化的重要基石，因為好奇心有助於病人對自己或他人產生興趣，繼而可以挑戰其固著的想法。心智化取向的治療師對圖像創作歷程中浮現的可能性感到興趣，因為此歷程與人際情境有關，但主要的興趣仍在於病人產生其可能性的過程。對所有的觀點採取開放態度的好奇心，也有助於挑戰病人心中那些源於早期環境而未能滿足其需求的假設。此工作著重於當下，像是目前、昨天或是上週。只要治療的目標放在心智化，治療師有時就會轉為更具指導性，引進更多新的觀點，或是戲劇化的改變療程，以聚焦於保持好奇心的歷程。

心智化作為現象學的歷程

對治療師來說，病人所創作藝術形式的意義是一種不明確的狀態，直到在探索的過程中逐漸澄清。這個歷程也反映了他們的人際互動，探索圖像內涵就如同透過不透明的玻璃觀看，也類似探索自己與他人的心智狀態。然而，觀察者常認定未知的心靈是有秩序的、有意義的或是可以被定義的狀態，但事實卻不是如此。Merleau-Ponty 以頗為尖銳的手法來描寫觀察現實的調查主題。在觀察一顆石頭時，他說：

> 即使用盡手段我還是對這塊石頭毫無瞭解，就算我對它的瞭解帶領我一步一步地走在一條無盡的道路上，也永遠不會抵達終點，事實是我所認知的石頭還是在那裡，我可以承認它，我已經將它命名，而我們對關於它的陳述有了些共識。
>
> （Merleau-Ponty, 1996, p. 320）

Merleau-Ponty 所描述的尋找共同參考點的歷程，也和藝術治療歷程有關──我們對於驅動好奇的行為感興趣，基於共享的觀察經驗，我們能對圖像的描述有些共識。就心智化的觀點而言，不論我們所感所知為何，那些來自初始的、暫時的陳述，都可能是轉喻的、描述的形式。表 8.1 將「好奇心」的角色

表 8.1　植基於藝術治療模式的心智化

以藝術治療裡心智化模式中現象學詢問的形式呈現。

臨床實例 3：Dora

　　Dora 被轉介到倫敦的一間藝術心理治療中心做評估。她走進藝術治療室時幾乎沒有眼神上的交集。她看來知道自己想做什麼。她曾因為對舊情人有威脅舉動和跟蹤而入獄服刑；目前則和母親在家，情緒低落、無希望感，也沒辦法與任何人互動聯繫。幼年時就從中東舉家遷移至英國的 Dora，自述自己擅於交際，且父母也很關心她，儘管覺得父親比較疏離。她坐在桌邊，當我們談及其評估的經驗及她近來的生命事件時，馬上小心的開始創作。這已經是 Dora 第二次和治療師會晤，在第一次面談時，她畫了一株脆弱的植物。大約 25 分鐘後，Dora 完成她的作品（圖 8.4）。

　　此時，治療師開啟了與圖像有關的對話，並摘錄在以下文本中。在對話中，治療師保持了高度的好奇心。此外，當在探索病人的經驗，治療師感覺到病人在迴避他時，治療師就會轉為探討所觀察到的作品之形式。治療師接著會就其互為主體的經驗進行溝通，在這個時間點來說，病人所傳遞的訊息和治療師的聯想之間也許會出現共識。治療師持續將作品的內容視為未知，例如：「我

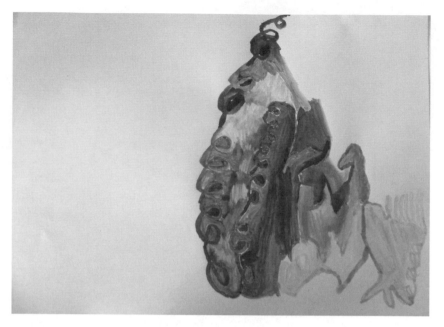

圖 8.4 海洋

不太清楚原因，但我有點……的感覺……」這是治療師自己的立場，因此病人得以忽視它，將之視為治療師的體驗和她的經驗無關。換言之，治療師架構了**心智化**，保持高度興趣、採取好奇的態度，對內容嚴肅以對，而不對自身的假設有太多的袒露。

　　以本例來說，治療師所採取的探問方式和蘇格拉底所發展的科學提問模式密切相關，此模式通常稱為「蘇格拉底式提問」（Carey & Mullan, 2004; Hintikka, 2007; Paul & Elder, 2007）。然而，治療師**確實**有做假設，且持續不著痕跡地探究這些假設。這也是哲學家 Hintikka（2007, p. 97）所稱的「蘇格拉底式挖苦的無知專業」。在這個案例中，治療師經常展露出對發生的現象或圖像的無知。治療師未揭露的詮釋是關於對圖像的困惑以及迷網。他常感到被病人拒絕於外，且有時會質疑圖像背後是否存在與現實完全脫節、十分不安的東西。然而，若果真如此，透過下面這種探問的方式可澄清病人的現實感：探索「**是什麼、在哪裡、為什麼以及如何進行的**」。

治療師（以下簡稱「治」）：我發現妳今天也畫了些看起來，嗯……，是
　　有生命力的東西。

病人（以下簡稱「病」）：是的。我希望能將空白處填滿。

治：這個是關於什麼的畫面？

病：海洋。

治：妳會怎麼形容這片海洋？

病：我想讓觀賞的人自己去想像。

治：我發現這些螺旋開展向畫面的右方。這是海水的流動嗎？

病：嗯，我喜歡海洋。它是有生命力的。

治：不知為何，但我彷彿看見有一個女孩在談論著海洋。

病：我小時候曾住在海邊。我站在海灘上。我著迷了……出神地……出神
　　般的眺望著海洋。

治：是什麼吸引了妳？

病：我不知道。海洋……它真的很美。

治：有人在旁邊嗎？

病：我媽媽。

對 Dora 來說，圖像重現和某人十分親密的經驗。要知道她身處何地十分困
難，尤其是和其母親相關聯時，此外當 Dora 發現其母十分有趣，且「充滿生命
力」時，她描述到「在生命中非常失落」的感覺。我認為這在她的描述「……
著迷……出神般的眺望著海洋……」中首次略為提及。後續的心智化歷程必須
試著去探索在 Dora 的日常生活中與母親所發生的事情的其他可能性，包括她照
顧女兒的關心和努力，以及這些可能的掙扎所引發的感受。治療師嘗試在 Dora
和母親間建立一個想像的對話，以讓病人從不同的角度去感受母親所經驗的品
質，而不是假設她就如同是理想化且色彩繽紛的海洋，可以徜徉其中。此工作
是聚焦於最近的事件，尤其是病人認為其母親所在意或有所保留的事。舉例來

說，病人向母親尋求自憂鬱中走出的建議，但母親當時看起來似乎心不在焉、無法談論此事。病人就因此認為母親其實是刻意要鍛鍊病人而不給予解答，並表示這讓她更陷入憂鬱。心智化的焦點在於透過檢核 Dora 對自己和別人的想法以瞭解她如何跟母親接觸，而最終能開始分離的過程。我們發現，過去當 Dora 談戀愛時，同樣的動力也曾出現過，她同樣認為對方對愛意有所保留，以使她更堅強。治療師之注意力和好奇心的品質對促進此工作的治療同盟之建立是重要的。在心智化的模式中學習新觀念的過程與在人際脈絡中讓圖像內涵呈現變容易的方法有關。

認識信任

在心智化模式中的圖像可能用來表達創傷的一般性經驗以及其所帶來的情緒，像是低落、無望、害怕或是憤怒。圖像有可能被病人用來傳達與涵容那些無法忍受的感覺。Dalley（2000, p. 84）寫道：

> 圖像傳達移情和反移情的回應，此念頭是圖像可作為一個能抱持處理和思考難耐和不堪情感的容器，而此導向被涵容和被理解的經驗。

心智化的藝術治療師會將圖像當作一個空間，在此空間中另一個對這個個體的經驗有興趣的人會被接受。病人在圖像創作時所經驗到的真誠興趣，可作為一種溝通，有助於讓其初始經驗獲得意義。如同前述的臨床案例，病人處理圖像的空間性和美感可視為與另一個人的象徵性溝通。基於形式、結構和架構，圖像的美感範疇提供了組織心理的原則，從而允許洞察和探索，而不是被未分化的心理狀態給淹沒。Taylor Buck 和 Havsteen-Franklin（2013, p. 13）在圖像創作之人際領域的情境脈絡中探討認識信任（epistemic trust）：

　　　　有爭議的是，在個別和團體藝術治療中，「好像」（as if）的
品質可以藉由強而有力地將個人經驗傳遞給另一個人，來促進人際
溝通，並提升心智化的可能；在這案例中，認識信任之發展，可視
為有賴於圖像中的「好像」的溝通潛力。病人在想像他人隱晦行為
背後不同意義的能力與探索圖像創作的人際內涵是平行的，且是在
治療關係中發展自我─他人（self-other）概念不可或缺的一部分。

　　基本上，心智化藝術治療歷程對於深信親密關係總是有害的、不安的，或
是破壞性的人，提供了重新發展信任感的最佳條件。

結論

　　本章的許多臨床案例，都是在心智化取向被廣泛引入、成為臨床實務的重
要概念以前就已被藝術治療師所採用。基本來說，這是因為心智化本來就是藝
術治療實務中，針對有心智化問題的病人之一種常見的應對方式。心智化取向
背後的動力，是塑造及聚焦於重建個體早年因與未心智化的他人互動而受到干
擾的發展歷程。

　　心智化不是一個新的概念；然而，藝術治療拓展了心智化的領域。對藝術
品的創作和探索，增加了許多建立同理關係的寶貴機會，而透過與藝術作品情
感內容的同調，也建立了更廣泛的人際可能性。此外，透過對圖像的探索，也
有機會讓病人初始、模糊或未分化的想法、感覺、信念與慾望，變得更加清楚
明確。

　　不過，也許更重要的是病人覺察的過程──我稱之為對自己和他人心智狀
態變得**好奇**的過程──是為病人在其他人際脈絡帶來心智化方法的核心。同樣
的圖像也能有更廣泛的用途：能用於對自我和他人的有形或無形經驗的初步心
智化，或進展至對感覺狀態能有更複雜和微妙的體驗。透過和他人一起反映圖
像，病人能有經驗地發展出情緒敏銳度來瞭解他們對於自己與他人心理狀態的
觀點。

參考文獻

Allen, J.G., & Fonagy, P. (2006). *Handbook of mentalization-based treatment*. Chichester: Wiley.

Allen, P.B. (1995). Coyote comes in from the cold: The evolution of the open studio concept. *Art Therapy, 12*, 161–166.

Bateman, A., & Fonagy, P. (2004). *Psychotherapy for borderline personality disorder: Mentalization-based treatment*. Oxford: Oxford University Press.

Bateman, A., & Fonagy, P. (2010). Mentalization-based treatment for borderline personality disorder. *World Psychiatry, 9*, 11–15.

Bohart, A.C., & Greenberg, L.S. (1997). *Empathy and psychotherapy: An introductory overview*. In A. C. Bohart & L. S. Greenberg (Ed.), *Empathy reconsidered: New directions in psychotherapy* (pp. 3–31). Washington, DC: American Psychological Association.

Bora, E., Yucel, M., & Pantelis, C. (2009). Theory of mind impairment in schizophrenia: Meta-analysis. *Schizophrenia Research, 109*, 1–9.

Brüne, M. (2005a). Emotion recognition, "theory of mind," and social behavior in schizophrenia. *Psychiatry Research, 133*, 135–147.

Brüne, M. (2005b). "Theory of mind" in schizophrenia: A review of the literature. *Schizophrenia Bulletin, 31*, 21–42.

Carey, T.A., & Mullan, R.J. (2004). What is Socratic questioning? *Psychotherapy: Theory, Research, Practice, Training, 41*, 217.

Choi-Kain, L., & Gunderson, J. (2008). Mentalization: Ontogeny, assessment, and application in the treatment of borderline personality disorder. *American Journal of Psychiatry, 165*, 1127–1135.

Dalley, T. (1984). *Art as therapy: An introduction to the use of art as a therapeutic technique*. London, UK: Routledge.

Dalley, T. (2000). Thinking about theoretical developments in art therapy. In A. Gilroy & G. McNeilly (Ed.), *The changing shape of art therapy: New developments in theory and practice* (pp. 84–98). London: Jessica Kingsley.

Elliott, R., Bohart, A.C., Watson, J.C., & Greenberg, L.S. (2011). Empathy. *Psychotherapy, 48*, 43.

Ferrara, N. (1996). The role of pictorial representations in the assessment of psychological mindedness: A cross-cultural perspective [WWW Document]. Retrieved from http://digitool.library.mcgill.ca/R/?func=dbin-jump-full&object_id=23887&local_base=GEN01-MCG02

Fonagy, P., & Allison, E. (2014). The role of mentalizing and epistemic trust in the therapeutic relationship. *Psychotherapy, 51*, 372–380.

Fonagy, P., & Luyten, P. (2010). Mentalization: Understanding borderline personality disorder. In T. Fuchs & H. C. Sattel (Ed.), *The embodied self: Dimensions, coherence, and disorders* (pp. 260–277). Stuttgart, Germany: Schattauer.

Fonagy, P., Target, M., & Bateman, A. (2010). The mentalization based approach to psychotherapy for borderline personality disorder. *The Psychoanalytic Therapy of Severe Disturbance*, 35–80.

Franklin, M. (2010). Affect regulation, mirror neurons, and the third hand: Formulating mindful empathic art interventions. *Art Therapy, 27,* 160–167.

Frisch, M.J., Franko, D.L., & Herzog, D.B. (2006). Arts-based therapies in the treatment of eating disorders. *Eating Disorders, 14,* 131–142.

Gordon, R.M. (2010). *The psychodiagnostic diagnostic manual.* In I. Weiner and E. Craighead (Eds.) Corsini's encyclopedia of psychology (4th edition, volume 3, 1312–1315). New York, NY: Wiley.

Hintikka, J. (2007). *Socratic epistemology: Explorations of knowledge-seeking by questioning.* Cambridge, UK: Cambridge University Press.

Holmes, J. (2006). Mentalizing from a psychoanalytic perspective: What's new. In J. G. Allen & P. Fonagy (Eds.), *Handbook of mentalization-based treatment* (pp. 31–49). Chichester: Wiley.

Holmes, J. (2014). *The search for the secure base: Attachment theory and psychotherapy.* New York, NY: Routledge.

Kernberg, O.F., Yeomans, F.E., Clarkin, J.F., Levy, K.N. (2008). Transference focused psychotherapy: Overview and update. *International Journal of Psychoanalysis, 89,* 601–620.

Kielo, J.B. (1991). Art therapists' countertransference and post-session therapy imagery. *Art Therapy, 8,* 14–19.

Landgarten, H.B. (1981). *Clinical art therapy: A comprehensive guide.* New York, NY: Brunner/ Mazel.

Landgarten, H.B. (2013). *Clinical art therapy: A comprehensive guide.* New York: Routledge.

Leuzinger-Bohleber, M., Canestri, J., & Target, M. (2010). *Early development and its disturbances: Clinical, conceptual and empirical research on ADHD and other psychopathologies and its epistemological reflections.* London: Karnac Books.

Lowenfeld, V., & Brittain, L.W. (1987). *Creative and mental growth.* Upper Saddle River, NJ: Prentice Hall.

Merleau-Ponty, M. (1996). *Phenomenology of perception.* Delhi: Motilal Banarsidass Publisher.

Nowell Hall, P. (1987). Art therapy: A way of healing the split. In T. Dalley, D. Halliday, C. Case, J. Schaverien, D. Waller, & F. Weir (Ed.), *Images of art therapy* (pp. 157–187). London: Tavistock.

Paul, R., & Elder, L. (2007). Critical thinking: The art of Socratic questioning. *Journal of Developmental Education, 31,* 36.

Rubin, J.A. (1999). *Art therapy: An introduction.* Philadelphia: Taylor & Francis.

Schaverien, J. (1999). Art within analysis: Scapegoat, transference and transformation. *Journal of Analytical Psychology, 44,* 479–510.

Stanford, A.D., Messinger, J., Malaspina, D., & Corcoran, C.M. (2011). Theory of mind in patients at clinical high risk for psychosis. *Schizophrenia Research,* 11–17.

Stevenson, A., & Waite, M. (2011). *Concise Oxford English Dictionary*: Book & CD-ROM Set. Oxford: Oxford University Press.

Subic-Wrana, C., Beutel, M.E., Knebel, A., & Lane, R.D. (2010). Theory of Mind and Emotional Awareness Deficits in Patients With Somatoform Disorders. *Psychosom Med, 72,* 404–411.

Talwar, S. (2007). Accessing traumatic memory through art making: An art therapy trauma protocol (ATTP). *The Arts in Psychotherapy, 34*, 22–35.

Tandon, R., Keshavan, M.S., & Nasrallah, H.A. (2008). Schizophrenia, "Just the Facts." What we know in 2008. 2. Epidemiology and etiology. *Schizophrenia Research, 102*, 1–18.

Taylor Buck, E., & Havsteen-Franklin, D. (2013). Connecting with the image: How art psychotherapy can help to re-establish a sense of epistemic trust. *ATOL: Art Therapy OnLine*, 4.

Weinberg, M.K., & Tronick, E.Z. (1996). Infant affective reactions to the resumption of maternal interaction after the still-face. *Child Development, 67*, 905–914.

第二部分
心理動力取向
分析式心理治療（榮格）

9

榮格取向藝術治療_{陳美伊　譯}

Nora Swan-Foster

為了找尋塵封在情緒中的圖像⋯⋯於是我將情緒化為圖像──如此我的內心得以平靜安穩。

（Jung, 1965, p. 177）

簡介

Carl Jung 十分傾心於心靈的想像力，和心靈藉由夢境、藝術作品、表達性藝術、神話、幻想或積極想像等所呈現的圖像。Jung 曾於生命陷入困頓之際，發現了圖像、隱喻和象徵可以讓他自己和他的病人得到深層的療癒。

雖然 Jung 的思想和理論概念是榮格取向藝術治療實務和應用的重要基礎，但是 Jung 自稱的「分析式心理學」則遠非本章所能盡述。儘管他已經使用了擬人化的方式來描述人類心靈經驗中的特定結構和功能，一般人對榮格的心理學理論還是一知半解，甚至是誤解的。Jung 的理念和經典案例之中，充滿了心靈的解離、超個人和創造性的本質，以及其經由情結、原型和象徵而來的轉化能力。直到如今，我們仍可以從許多博大精深、歷久彌新的論述和研究中，看見 Jung 對當代文化的持續影響，無遠弗屆。

本章主要突顯 Jung 在藝術治療領域的貢獻，並探討幾個重要的理論，諸如自我如何處理潛意識素材──特別是圖像和藝術。此外，心靈能量和情結（complex）與最終能促進療癒的象徵有何關係？瞭解 Jung 技術的概念和定義背後的理論基礎有助於臨床的整合，並能豐富其取向與應用。本章要先從相關的歷史點簡介 Jung 與 Freud 的分道揚鑣，以及影響藝術治療之孕育與形成的 Margaret Naumburg 個人與分析式心理學的經驗。

分析式心理學和藝術治療的基礎

Jung 自 1900 年起在瑞士 Burhhölze 精神科醫院的精神分析中心擔任臨床及研究工作。Jung 早期的研究歲月深受精神科醫師 Eugen Bleuler 精神醫療技能的影響,接觸到了諸如思覺失調症(schizophrenia)和解離症(dissociation)的複雜心理困境。當時的教導普遍認為病人的口語表達具有獨特的意義和目的。他的前瞻性研究使用字詞關聯測驗來研究兩代間的家庭成員,為其後續的情結理論和心理能量理論鋪路。早在還未遇到 Freud 之前,Jung 就以兼具生物學和物理學的能量理論為基礎來建立其心理學原則。這些關鍵性發現為分析式心理學奠下重要根基,亦是孕育藝術治療的搖籃。

Papadopoulos(2006)根據《紅書》(*The Red Book*)(2009)的闡釋說明 Jung 為何重視個人經驗,強調了另一個可行的研究取向。Jung 於 1896 年至 1899 年間的早期幾場演講中強調真實經驗的重要性,不問內外在世界孰輕孰重,而取其平衡之道。Jung 也擁護**目的論**(teleology),指出「人們常不自覺地在事情發生後探究其成因,他稱其為『不經意的直覺』(causal instinct)」(Papadopoulos, 2006, p. 17)。與 Freud 的壓抑和驅力理論分道揚鑣之後,分析式心理學認為潛意識素材對自我單方面意識的態度是有目的性和補償性的,這種內在的對抗通常導致心理上的緊張,而這樣的對立也喚醒了意識和潛意識之間對話和動力的能量關係,迫使在態度上有所改變。Jung 認為透過所謂「超越的功能」(transcendent function)產生了連結的歷程(Jung, 1957/1969)。

Jung 和 Freud

1906 年,Jung 讀了 Freud 的《夢的解析》(*Interpretation of Dreams*)之後,大為傾心,因此將他自己發表的〈字詞關聯測驗〉(Word Association Experiment)研究寄給 Freud。兩人之間的堅定情誼直到 1912 年 Jung 出版了《轉化的象徵》(*Symbols of Transformation*,原名為 *Wandlungen und Symbole der Libido*)後始生變數,Jung 與 Freud 自此在原欲議題上分道揚鑣。

Edwards（1987）形容 Freud 和 Jung 的決裂如何對藝術治療領域有所影響：

> 與 Jung 決裂之後，Freud 就很少再提到 Jung，若有，只是用損人的字眼，倒是 Edward Glover……開始詆毀 Jung 理論的可信性。Glover……Freud 的忠實追隨者，……被認為是熟知 Jung 的精神分析權威。Ernst Kris 在其對早期藝術治療師深具影響力的《藝術的精神分析式探索》（*Psychoanalytic Explorations in Art*, 1952）一書中對 Jung 的認識，幾乎全來自 Glover 的說法。Freud 和 Jung 之間的決裂因此對藝術治療頗具歷史意義也持續影響到現今的實務。
>
> （pp. 96-97）

藝術治療是在風雨中誕生、患難中茁壯的。Edwards（1987）認為 Jung 與 Freud 理論的決裂不僅帶給兩人痛苦的移情和反移情議題，也在當代心理學社群中，諸如藝術治療，嵌入了原型層級的分裂。Edwards 也相信，在藝術治療的培訓歷程中，由於榮格理論的缺席，那些創始前輩們所持續施加的情緒性和認知的力量於是透過傳統口語的方式而被強化。就散布在 Jung《作品集》（*Collected Works*）中的案例故事來看，他的取向似乎是鬆散和難解的，但事實上，他的案例卻說明和強化了他的理論。即便在藝術治療的專業領域中，Jung 的思想和概念是不可或缺的，然而榮格心理學仍非臨床界的對話和演說主題。事實上，他的理論是非常現代的，迄今有許多 Jung 的專有名詞和技術不需多做解釋便能整合至各種心理學取向和當代思潮中。

Naumburg 和榮格取向藝術治療

Margaret Naumburg 在 1915 年成立 Walden 學校時是認同榮格理論的（Edwards, 1987）。Naumburg 和 Florence Cane 兩人都接受過美國首位心理分析師 Beatrice Hinkle 的榮格心理分析，Hinkle 之所以捨棄佛洛伊德理論是因為佛洛伊德理論對女性和女性心理的看法。Naumburg 從 1914 年到 1917 年接受分

析，「正值 Freud 和 Jung 的關係最惡劣之際」（Edwards, 1987, p. 95）。作為 Jung《轉化的象徵》（1912）一書〔於 1916 年出版時稱為《潛意識的心理學》（*Psychology of the Unconscious*）〕的首位譯者，Hinkle 熟知 Jung 的理論，無疑地也影響了 Naumburg 和 Cane 的潛意識，如同白楊樹根根相連，也形塑和孕育了藝術治療的開端。

多年之後，Naumburg（1950）在做象徵和圖像研究時，對佛洛伊德學派和榮格學派的取向做了深度且客觀的比較。從藝術治療的案例資訊來看，她認為精神分析理論忽視了案主的觀點。Naumburg 相信病人必須「詮釋自己作品中的象徵素材」（p. 33），主張在治療中藝術治療師們不能只聚焦在藝術創作，也要看重治療關係；此取向鼓勵案主發展與其藝術的關係。這取向不只符合 Jung 對夢的說法，Naumburg 所強調的自發性藝術創作也呼應 Jung 的心理治療和藝術創作取向，她在病人方面的主張更是完全契合 Jung 的臨床觀點（Jung, 1931/1966）。此外，Naumburg 和 Cane 開創了病人導向（patient-oriented）藝術治療，以創造性的直覺表達為治療的優先考量。她們看重從藝術中浮現的自發性療癒元素，而非將藝術表達視為一種需要靠詮釋來幫助自我發展的退化或幼稚的傾向。此方法論與 Jung 的想像力和遊戲理論有異曲同工之妙，皆相信每個人內在的療癒能力，因為真正的意識不只是自我的發展而已。

Naumburg（1950）曾提到 H.G. Baynes 的藝術心理治療案例歷史，除了可能因為在 1930 年代他在工作上與 Jung 有密切的互動之外，也因為他是藝術治療的重要推手。如眾所知，Baynes 大大地影響了 Irene Champernowne，她在 1940 年代初成立了 Withymead——一個榮格取向藝術治療社團（Stevens, 1986）。Champernowne 明白「藝術治療的精髓——如何在畫中與病人精彩共舞，如何掉入……人們的神話世界中，……人們如何以夢境、繪畫和雕塑創造屬於自己的神話……Jung 自己是如何做到的……〔Baynes〕對《紅書》瞭若指掌」（Stevens, 1986, p. 24）。

但是如同 Edwards（1987）所做的研究，「在 Naumburg 後期的著作中似乎把 Jung 的理論融入自己藝術治療的理論中了，她毅然決然地以較精簡的取向來

對照（p. 95）」。我們很清楚 Naumburg 從未否認榮格心理學對她的影響，只是她偏好使用 Freud 的專有名詞，也許是因為她要跟上當時美國的趨勢而選擇佛洛伊德理論（Edwards, 1987）。我們可以推論如果當時她選擇了 Jung 和分析式心理學，藝術治療可能不會如此受到重視。當時為了爭取醫療機構的資源，她以智取勝，避開嚴厲的挑戰，以另一種方式成功地讓藝術治療獲得應有的地位。

身為藝術治療師的 Jung

　　Jung 本身就是一位多產和充滿新意的心理分析師和藝術治療師。我們可以從他所出版的《紅書》（2009）中，看見他透過圖像、象徵和集體潛意識大膽又細膩地探索個人內在經驗的心路歷程，以及在 1914 年和 1930 年間形成關鍵概念的證據。除了使用藝術，Jung 發展出一種稱為**積極想像**（active imagination）的方法，這是讓注意力由外而內，目的是引導內心進行一種圖像和象徵的深度對話，同時尋找回應性和精神性觀點的做法。由於藝術的歷程促進了積極想像發生的自然條件，正式的積極想像結合藝術治療便是進入潛意識世界的有效方法（Wallace, 1987）。Jung 堅信這種透過表達性藝術的自我實驗是提升自我與潛意識之間關係的必要程序。此技術結合他對繪畫的知識，以**指導式**（directed）和**非指導式**（nondirected）兩種思考模式來執行。指導式思考與心靈的理性、線性和分別性層面有關，而非指導式思考則是與進行藝術治療時圖像創作部分的心靈層面有關。當來自意識和潛意識心靈的兩種思考模式交織在一起時，則稱之為**合成**或**建構**模式（synthetic or constructive method）。這些是分析式心理學的基礎理論，也適用於藝術治療取向。

　　Jung 並非科班出身的藝術家，但終其一生，他才華洋溢且產能豐富，特別是當他處於生命低潮、心力轉向內在尋求方向和滋養的時期。不同於當代的作法，Jung 並未限制心靈的想像力或將創造性歷程視為病態，反而堂而皇之地探討其深度價值。他先從研究自己的心靈著手，先去**看**和**聽**那些成為圖像的潛意識，然後從心理學的角度研發實務架構。他虔誠地以書寫、素描、彩繪和雕刻

石塊來呈現自己的內在世界，靠著這些創作歷程來深化他自己與潛意識的關係。Jung 以書寫和視覺形式呈現自己的內在世界，奠定了藝術治療領域的基礎，而他在臨床工作上推動規律地使用藝術媒材和幻想來照見治療歷程、邁向心靈整合，則讓藝術治療因而更加穩固茁壯。

Jung 最早提到創造性歷程是在《回憶‧夢‧省思》（*Memories, Dreams Reflections*）一書中。小時候，他刻了一個小人偶，可以說是他自己某部分的過渡客體（Jung, 1965, p. 34）。後來這個記憶讓他相信那是自己的**一號人格**和**二號人格**（內向和外向）（Jung, 1921/1971）。當他在創造性活動和夢境中得到釋放後，Jung 便在分析式心理學強調創造性本能，定義出心靈的五大本能或驅力（飢餓、性、省思、行動和創造力），而不是只有性的本能而已（Jung, 1937/1969, p. 118）。

紅書

當《紅書》（2009）出版之後，原書展開巡迴展示，同時也撼動了集體潛意識的領域。當 Jung 最不為人知的內在世界公諸於世時，不論是檯面上或檯面下，人們開始對分析式心理學展開全面性的討論。Jung 的心理歷程展現在世人眼前，不僅讓人見識到他心理歷程的深度，同時也為他與潛意識的相遇增添了鮮明細膩的圖示。Jung 的個人歷程包含了廣泛的原欲能量和象徵形成的觀點，形成了他自己的新心理學理論架構。巡迴展中展出 Jung 早期的寫生畫、雕刻和《紅書》中的圖像等，在在見證了 Jung 在心理頹喪和轉化的時期是如何依賴夢境和藝術媒材。如同我們今日所見，Jung 畫作細膩繽紛，有著頗具個人特色的視覺語言，不僅象徵地涵容了他的早期理論，亦或是 1913 年與 Freud 決裂後的餘波，同時也反映和回應了瀰漫於第一次世界大戰前宿命論的文化危機（Jung, 2009）。勇於嘗試的結果，Jung 創造了一個可以連結新舊心理學界的新典範。

曼陀羅

有好一陣子，第一次世界大戰期間在瑞士服役的 Jung 每天都要畫曼陀羅（mandalas）。曼陀羅繪畫創造出儀式般的安全空間，讓他可以盡情地表達和反思。Jung 無意間發現了這個歷程，瞭解到這輪圓便是他心靈狀態以及其與**自性**（Self）關係的視覺再現，Jung 對心靈的整體概念，通常以心靈的核心和情境（circumference）來描述。當時的無心之柳，便是當今藝術治療的普遍練習。因此，曼陀羅影響了 Jung 思想中個人和集體潛意識之間的關係，和**個體化的目的論運動**（teleological movement of individuation）本質，或心靈的自然發展進程。

榮格取向藝術治療

Jung 對使用藝術媒材有堅定的信念，但他注意到心靈的多樣性，意味著沒有單一治療取向可適用於所有人。他發現早期的治療重點在於同化**個人陰影**（personal shadow）——隱藏或壓抑的心理素材——的部分，而後期的重點則是放在心靈**原型**（archetypal）或**初始**（primordial）的層次。這些治療階段通常在藝術治療中清晰可見，不論在創作藝術或沒有創作藝術的時候，並非以線性的方式呈現，而是以螺旋的方式同時發生。

> 當我鼓勵病人⋯⋯畫圖時⋯⋯，他們常拒絕我⋯⋯我通常回答⋯⋯不是要看畫得美不美⋯⋯而是要找出困擾我們的問題⋯⋯畫出我們眼前之所見不等於畫出我們內在之所見。
>
> （Jung, 1929/1966, p. 47）

Jung 進一步說明「它其實根本不是藝術的問題——或者，它不應該是一個藝術的問題——而是某種不僅只是藝術，且超越藝術的，亦即對病人自己生存的影響」（Jung, 1966, p. 48）。我的一位病人說的話正應驗了 Jung 的理論，她說：「一開始我不想創作⋯⋯但是我覺得創作可以得到釋放。接下來，在素描

簿中畫出糟糕的感覺呈現給你看是最難的」，因為她的內心世界即將被人看見，所呈現的不只是她的脆弱，也是圖像的脆弱，它即將攤開在未知的評價之前。Jung 珍視這個藝術歷程的開展，認為它是轉化的：

> 為什麼發展到特定階段時我會鼓勵病人使用水彩筆、鉛筆或鋼筆來表達自己呢？我想製造一種效果……他把不經意看到的事物畫在紙上，然後變成是種刻意的舉動……他實際上正對其採取行動……。這些潦草速成的圖像真的會產生某種影響力，雖然很難形容，但我必須承認……當他創作一個象徵性的作品時，他就從困境中得到釋放……他不再依賴他的夢或是主治醫師的知識；而是透過畫自己來形塑自己。因為他所畫的就是積極想像……他奮力地擷取內在力量，最終只會發現它是從未為人所知且陌生的心靈生命之潛藏根基。

（Jung, 1966, pp. 48-49）

Jung 鼓勵他的病人為自己「塑形」，不只是闡釋夢境的內容而已，還要將潛意識的歷程透過「線畫、彩繪或雕塑的視覺方式再現。常常我們絞盡腦汁仍找不到答案時，我們的雙手卻能解決問題。當我們塑形時，我們就是以清醒的方式做出每個夢境的細節。」（Jung, 1957/1969, p. 86）。

當 Lucinda 夢到自己是一位敲著黃紅色心形鐵片的鐵匠時，我請她把它畫下來。畫面中（圖 9.1）「鍛打」的過程，反映出她對自己離鄉背井心境轉變的看法。她的夢境和繪畫作為具補償功能的意象，在她的分析中畫下了一個轉捩點，讓她的內心世界得以被看見。Jung 說：「意識的功能不只是在於透過感官的窗口認識和同化外在世界，也是在讓我們的內在世界轉變成可見的現實。」（Jung, 1931/1969, p. 158）。圖像不僅反映出治療性工作對我們的要求彷彿是煉金術歷程中所必須忍受的火燒和重擊，圖像更是以象徵性和隱喻性的手法表達了她的切身之痛。

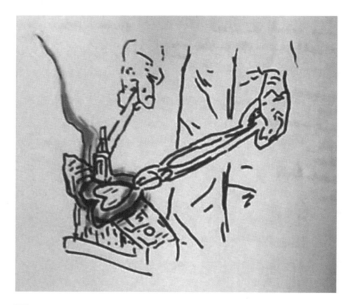

圖 9.1

Jung 的定義：心靈地圖

　　若想要進一步瞭解圖像如何調節和調整心靈，則有必要瞭解榮格的專有名詞和定義。想像一個圓被中間的一條橫線分為上下兩半。上半部為**意識**，下半部則為包含**個人**和**集體**的**潛意識**。**集體潛意識**的部分包含文化的內容，以及祖先的、存在於離意識最遠處的古老素材。根據他的研究和臨床觀察（口述、夢境、跨文化類型和象徵），Jung 將集體潛意識定義為「深植於每個人大腦結構中之人類進化的整體精神傳承」（Jung, 1937/1969, p. 158）。

　　這些心靈領域的概念與原欲能量的進展和退化有密切連結，榮格稱之為**心靈能量**（psychic energy）。意識的寶座上坐的是**自我**（ego），負責身分認同、經驗、記憶和感覺等方面的指導原則。這些一一表現在人格類型中內向型或外向型的**人格面具**（persona）上（Jung, 1921/1971）。任何不被自我所承認或接受的部分，則是**陰影**（shadow），存在於潛意識中，直到被自我所認識。

　　自我與來自個人或集體潛意識的陰影內容，透過與難以抗拒的且有著原型核心、想要改變和轉化自我意識能力的個人情結（有著無以名之的感覺的圖像

或想法）相遇而交戰。比如，我們可能遇到某個想要取悅的人（人格面具），但是我們其實對自己是懷疑的（陰影）；在這樣的衝突之下，我們可能會抗拒這樣的感覺，但是同時又有些不由自主的想法和行為（情結指標）。當我們「面對我們的情結」時——透過藝術創作和隱喻讓它更容易被意識到——我們發現情結核心中的原型模式，而這為我們的個人情境帶來了寬廣的超個人觀點。

情結與心靈能量

藝術治療師偏好與視覺想像力直接相關的原型和象徵是可以被理解的，但他們對能深化榮格取向藝術治療之瞭解的兩種主要動力卻經常忽視。它們是**情結理論**和**心靈能量**，任何一種都能讓心靈得以被靠近和被照見。

情結

Jung 把情結定義為心靈中一個充滿情緒圖像和想法的獨立彙集。當它們被啟動時，會暫時地頂替自我的某些面向，刺激我們做出情緒化的行為反應。情結原本在個人潛意識中沉睡，直到透過身體或情緒的爆發、症狀或身體的經驗，和／或想法或熱情等，因足夠的心靈能量注入而甦醒。換言之，情結即是能量的來源；它們是既無法避免又獨立自主的，且它們讓我們更像人。人類的情結形成於幼年時，根源自對父母親**意象**（imagos）（一種正向或負向的潛意識心像）的母親情結和父親情結。Jung 將心靈視為是解離的，是一個由許多**心靈碎片**所組成的地景（Jung, 1931/1969, p. 97）——或是獨立自主的情結——影響或控制著自我的狀態：「從**皇家大道**（via regia）到潛意識……即是情結，也是夢境和症狀的建築師」（Jung, 1931/1969, p. 101）。

在圖 9.2 中，Lucinda 用圖畫說明了兩個對比強烈的（身分認同）情結：一個像躲藏的灰塵毛球，另一個是在文化表現形式中駭人的龍。當她把兩邊都畫出來時，除了帶出幽默感緩和壓力，也澄清了她的訴求和她所需要的釋放。面對這兩個對立的圖像，Lucinda 調和了自己超出家庭期待以外的價值觀。她的水彩畫呈現出心靈能量如何有了形式，讓個體化的歷程更加生意盎然。

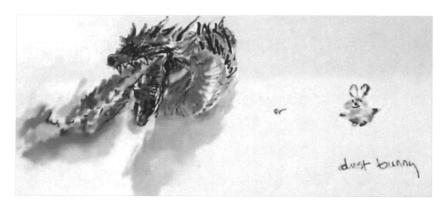

圖 9.2

　　因為藝術能表達、記錄、涵容和澄清心靈的狀態，因此榮格取向藝術治療能自動整合內在的對立和衝突。將我們未全然知悉的部分以某種身形之外的形狀或形式表達出來，不只是擴張了我們的知覺，同時讓我們能免於情結的吸引，如此一來，一個好奇、反思和最終能帶來觀點上改變的建設性歷程也因而發生。對藝術圖像的主題和背景加以反思的能力，挑戰自我（ego）去擴展其與潛意識的關係，以及與世界的關係。當一件自發性的藝術創作從潛意識的無名情結油然而生之際，原本進退自如的自我，彷若在陶藝家輪盤上轉動的黏土，因受到挑戰而失去重心一般。所謂的修復不僅只是在治療層面而已，同時也是調整個人與潛意識關係的象徵：慢下來，重新確定手肘和膝蓋的相對位置，重新對齊和協調雙手與黏土的關係，然後重新開始創作。

心靈能量

　　心靈能量是 Jung 心理學的血脈。其動靜影響著我們的存在；它帶著情緒，是由直覺所組成，且含有天生療癒和調節心靈的能力，透過圖像和象徵，我們得以窺見它的存在。心靈能量可以透過一些事物被喚起，如：夢境、字詞、藝術圖像或是關係，它是充滿動能的，提供抑制、動機和轉化的潛力。能量會靠近意識〔進展的（progressive）〕，也會遠離意識〔退行的（regressive）〕，如

此一來，意識和潛意識心靈之間有了活潑的互動。能量的速度和品質也會透過諸如線條品質、力道、色彩的飽和度、形狀或形式，以及媒材的選擇等而表現出來。當一般認為進展的心靈能量較能被自我所接受時，Jung 認為退行的能量（內向性）並非對內容的壓抑，而是心靈刻意擴展意識之深度和廣度的企圖，這也是 Jung 與佛洛伊德理論分道揚鑣之處。

當一個進退自如的自我突然「陷入」個人情結的泥淖中時，可能會對內容產生抗拒（陰影），或投射內容到他人或外在世界（陰影投射），或對情結認同（膨脹），或最終面對它（整合），這時情結的自主性和重複支配歷程開始產生鬆動。當自我與情結連結並認同它是個「禮物」時，它就坐上意識的寶座，而情結則退居潛意識之中。

Jane 正學習信任那些無以名之的感覺（情結和陰影），花了幾個月的時間創作了一系列的曼陀羅繪畫，心靈能量的衝擊原本主要是經由身體不舒服的症狀展現，而今透過視覺形式備受涵容和接受。以下取自一系列創作裡其中的四幅曼陀羅作品，在在顯示藝術如何闡明心靈能量的流動。有好幾週的時間，Jane 覺察到心靈能量的退縮，迫使她畫出無盡的憂鬱和沮喪波浪（圖 9.3），襯以蓄勢待發的憤怒和「燃燒」的怒火（圖 9.4）。使用油性蠟筆創作曼陀羅的過程中有個重點，就是要讓 Jane 正確地說出心中的衝突和痛苦——逐漸地進到一個更聚焦也更平衡的心理狀態（圖 9.5）。

當 Jane 做了一個青蛙的夢而把它畫下來時（圖 9.6），潛意識所提供的是與她的自我狀態成對比的圖像。Jane 畫出了自己的想像，但未曾料到的是青蛙在集體潛意識中的地位，竟透露出心靈的多重層次。當她探索陰影的素材並加以消化之後，她的心靈有了轉變。青蛙是一個既豐富又複雜的原型象徵，但 Jane 的個人聯想為最優先考量，因為它們表達了她對青蛙的厭惡，意味著強大的且與自我價值相關的**個人**陰影內容。Jung（1931/1966）曾說：「我們必須先放下所有先入為主的觀念……才能發現事物對病人本身的意義」（p. 157）。當 Jane 再次表示不要自己的某些部分時，就原型的層次而言，青蛙同時具有本能和精神的兩個原型面向，可說是整合成一體的象徵。重要的是，Jane 的曼陀羅

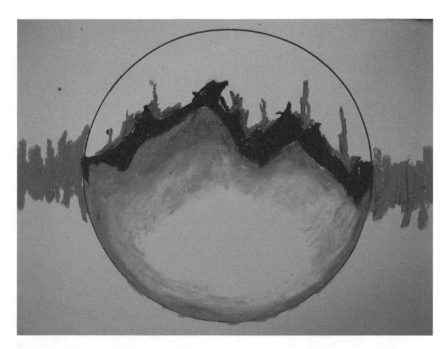

圖 9.3

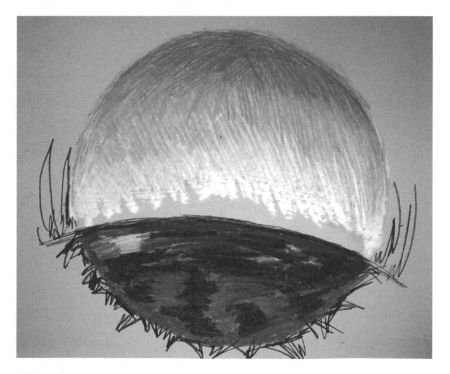

圖 9.4

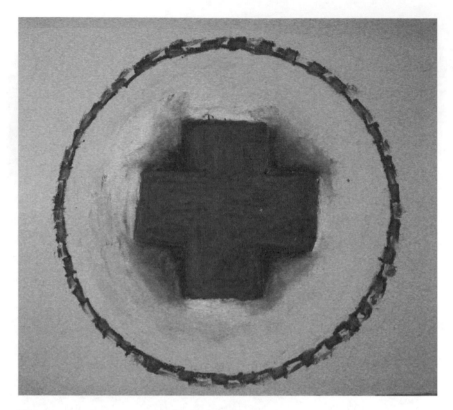

圖 9.5

歷程將心靈能量在進退之間所產生的自然療效和獲致一個意義深遠之象徵記錄
了下來。當 Jane 在探索對青蛙之聯想的同時,也讓她有機會從宏觀的角度來看
自己在世界(天空)的其他可能性(眾星)。最後,這個心靈的轉化則能落實
在日常的關係和生活中。

原型

當心靈能量流動,從情結流入成為原型時,原型圖像應運而生,也隱約被
覺知到。雖說 Jung 終其一生都在修正**原型**的定義,但不論如何,原型一直都是
心靈結構中的理論核心,用以描述潛意識的普遍性結構,具有藍圖或模板的本
質,管理著源自集體潛意識,有著特定重複和明顯運作模式的心靈能量。**原型**

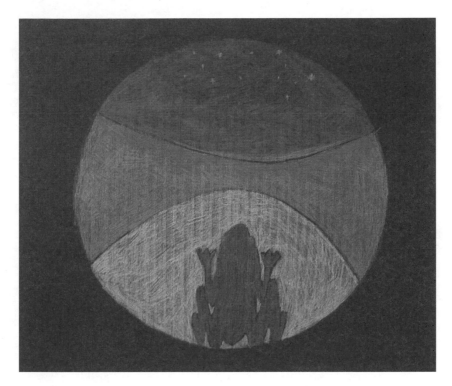

圖 9.6

是個人情結的核心。與情結不同的是，它無法被直接看見，也不能被直接表達，或直接面對；但可以從普遍性的圖像、象徵或圖案中被識別出來。原型的例子普遍透過諸如神話角色、時鐘、圓圈、樹木、河流、螺旋、海洋和山巒等等而顯現。

　　原型具有雙重特質，如同光譜的兩端，一端是紅外線（本能性），而另一端則是紫外線（精神性）。具有本能性和精神性兩極特質的原型，提供了潛意識存在著同樣一體兩面之組織原則的看法。比如，Jane 的青蛙表現出她的創造性本能，也傳遞出她的心理—靈性層面的神秘能量。

　　在榮格取向藝術治療中，原型圖像具有超越和轉化的潛力，尤其當自我處於堅定和願意接受的狀態時，就會出現富含普遍性、有力量和永恆性的藝術作品。但是倘若只有聚焦在原型的內容，可能會避開治療當下個人和人際層面的

經驗，因為在面對強烈的個人情緒時，這樣的聚焦可能會覺得渺小和抽象。如果自我是固執的或是善感的，原型可能會淹沒了心靈而導致心理上的扭曲，甚至精神病發作，若是如此，建議暫停進行原型的連結。如果原型是理想化的，臨床處遇可能有狂躁和逃避，或者因過於認同或美化而有自我膨脹的危險。但是當自我是穩固的時候，原型會提供意識心靈所缺乏的作為補償；轉化的象徵表達了它們所蘊含的強大療癒性質和選擇，一旦臣服於神秘或靈性的原型經驗，心靈便產生了根本的變化。

圖像和象徵

圖像是心靈能量的反映，而象徵則是心靈能量透過積極想像，認真的與原型素材對話而來的。同時，象徵注入了個人意義之後，影響了意識。每個象徵對心靈的影響不一，但是一般來說，象徵會吸引、組織、掌握和攜帶心靈能量，且藉由將能量從潛意識引導到意識來改變我們心理的發展。對榮格取向藝術治療來說，象徵和符號是有所區別的：符號對我們來說是清楚明瞭的（一個停止或是讓路的交通符號），但是象徵則代表原型，表達了我們對它其實一知半解。

捨棄了 Freud 的還原式聯想法，那是如同一串珠子般，從一個聯想到另一個聯想，直到最後一個聯想；榮格的*綜合法*則是每個聯想不間斷的，又精準地回到*原來的圖像*。不論是直接或是間接的想法，綜合法整合了心靈的雙重性（意識／潛意識），最後產生出象徵。當自我變得太單一性時，象徵或是藝術創作就會視自我的狀況而提供補償。比如以 Jane 的例子來說，圍繞著青蛙圖像蒐集相關連結時，會放大情結並呈現出不同層次的原型，個人意義於焉誕生。在藝術治療裡，這個聯想的歷程可能發生在細看某些元素之時，諸如線條、形狀、顏色、方位和角度、位置，還有內容等等之時。

Freud 認為象徵主要是嬰兒的潛意識渴望，用來承載受壓抑內容的某種容器，用以建立潛意識素材的價值，並作為還原式分析所用。Jung 則認為潛意識是具有目的性和補償性的，而心靈能量的退行具有自我調節的功能。由於心靈能量啟動情結和其原型的核心，象徵因而用來整合心靈之理性和不理性的面

向。培養自我理解日常象徵的能力，其實就是釋放心靈。象徵提供我們對潛意識有些結構性的理解，因為他們所呈現出的是那些我們已知的部分，而未知的部分則仍留於潛意識中。Jung 認為它們從集體潛意識的核心組織原則〔自性（Self）〕產生；它們可能是有益的、有害的，或甚至能預言的。Jung 曾在 1929 年的一封信中寫道：

> Freud 早已應該要說「症狀」或「隱喻」〔而不是象徵〕。象徵根本不是從潛意識來的……而是……「它自己形成的。」
>
> 它是來自潛意識的原始素材，在意識狀態中形成和表達。象徵需要經由人來幫它產生……。它發展超越那個人，因為它所表現的心靈狀態或要素勝過自我……（我稱為自性）……在許多重要面向取代了自我，它因而被稱為「上帝」。
>
> （Jung, 1973, pp. 59-63）

　　Jung 相信心靈具有轉化的本質，透過象徵能引導人們為自己所關注的事物注入某種精神性或神秘感，因此便能展現心靈的內在療癒能力。這些無數的經驗，只是在說明意識從自我（ego）到自性（Sclf）的轉變。然而，在 Jung 博大精深的心理學貢獻中，宗教心靈是較少被提及的，但是通常也能透過藝術治療的歷程，表現出難以言喻的原型經驗。

超越的功能

　　精神上的變化是如何發生的呢？當我們將藝術圖像視為獨立的存在時，我們的內在世界就呈現在我們眼前；對立衝突近在咫尺時，自我可能有所觸動而悲從中來。心靈能量往返於我們的內在經驗和視覺所及者（來自潛意識）之間，漸長漸滿及至「生存的第三件事……更上一層的存在，一個新的局面……綜合所有的對立便是超越功能的展現」（Jung, 1957/1969, p. 90）。根據這樣的法則，自我必須要刻意地與潛意識素材有所接觸，才能促成意識的改變。Jung 後

來進一步地澄清道：

> 潛意識補償作用的產物其實是個不經意的**歷程**；將潛意識具體
> 化則是**方法**。這便是「超越」的功能，因為它靠著互相較勁的對立
> 機制而讓某種心靈狀態轉變為另一種心靈狀態。
>
> （Jung, 1939/1969, p. 489）

換言之，超越作用是種心靈能量的方法、功能和表現，而象徵包含了心靈中對立能量（理性／非理性）的統一。象徵不是人為的，但是當人們對當下的意識心靈狀態有些覺察和瞭解時，象徵便逐漸成形，直到從集體潛意識中浮現。積極想像能讓象徵更強而有力。當人們踏上個體化歷程，超越的功能催促心靈邁向整合時，自我和潛意識之間的統一感受便會被喚醒，而這被形容是超越的、超自然的和超個人的，是活生生的象徵所頌揚的。

個體化

個體化並非教人離群索居、崇尚個人主義，而是鼓勵人們整合我們的陰影——我們人性的弱點——至少能為自己負責，而成為一個更完整的人。因為自性提供我們的觀點遠大於自我，會促使我們個人的生活與社會有所交融，讓我們遠離孤立。各種情結和原型也敦促自我做出順服和犧牲，才能與原型層面所提供的有所整合。同樣地，藝術創作時，也涉及到持續地順服和犧牲自我的歷程——我們會在未使用過的紙上畫下印記，或者在原本看似已令人滿意的畫面上過度創作。

由於原型會因我們的情結而呈現不同的色彩，榮格取向藝術治療師因而會將藝術創作中個人的、原型心靈層面的素材視為支持個體化歷程的證據。比如，最近有個藝術治療團體，成員們創作曼陀羅來回應他們之間激烈的討論。當成員們將曼陀羅繪畫排成一個圓圈時，赫然注意到圖案、故事和象徵的共時性，揭示了不論是個人或團體集體的努力，自性（Self）的存在不證自明。

心靈的自我調節

因為心靈能量總在意識和潛意識之間游移，Jung 認為心靈天生具有自我調節的功能。擅長於幼年受創和身心疾患議題的榮格取向藝術治療師，會特別留意能量的流動（情緒的調節和校準）。透過藝術把陰影素材視覺化，讓人們能在懺悔和澄清時有所支持而得到療癒（Jung, 1929/1966, p. 68）。當藝術承載了由陰影所背負的沉默故事時，榮格取向藝術治療師會特別關注在藝術中可能會干擾或帶出療癒的自我狀態、情結力量和原型力量。

有時候用藝術指導來幫助自我發揮功能是必要的，潛意識可能以強而有力的補償性圖像來對抗自我意志的抗拒。當自我抗拒時，潛意識的治療能力則會受到忽略且不受重視；更多的症狀可能接踵而至。在臨床上，這關係到兒童的早期創傷，因為「去除抗拒的難易度與心靈的解離程度成正比，並導致本能的消失」（Jung, 1957/1969, p. 80）。與本能失去聯繫讓年幼的心靈流動至潛意識，是自主和茫然的，有時候還會導致自我傷害或自我破壞的失控行為。當榮格取向藝術治療師在疏導情結和可見的痛苦掙扎之際，仰賴的便是心靈自我調節的功能。

Holle 使用黏土（圖 9.7 和 9.8）來表現一些與母親性虐待有關的痛苦記憶。有好幾個月，她一而再、再而三地創作出尺寸不一、質地各異，但類似的形狀（原型結構）。心靈能量透過她使用黏土的方式——她的情緒和口語，以及前語言的身體記憶等，一一具體展現於眼前的一系列陶土作品中。Holle 所揭露的是那些仍然隱藏和無法表達的「陰影」；重複性的圖像則反映出創造性心靈的目的性本質和其內在的療癒功能。操作黏土的過程中浮現出 Holle 的各樣創傷情結，最終層層交疊的葉狀轉變成幾顆球體，而原本處於深處的球體，最後能分開獨立出來，顯示出分化和個體化的過程。當 Holle 在形塑她的故事時，一塊塊的泥塑本身既是個歷程亦是種結構，從中找到的，不僅是鬆動了個人的母親情結，還有與童年早期被母親虐待相關的原型能量。

透過藝術媒材的使用，榮格取向藝術治療師致力於修補那與本能隔絕和與自性失聯的破碎心靈。使用一些隨性的彩繪和拼貼或是比較低指導性的話語，

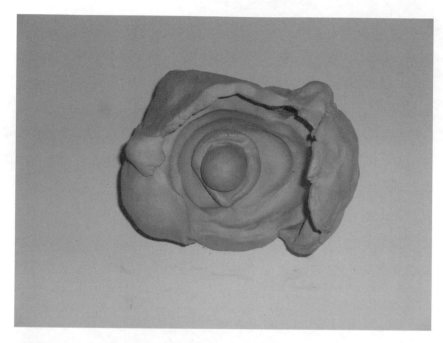

圖 9.7

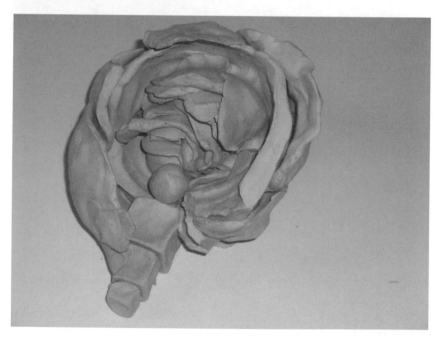

圖 9.8

如：「畫個形狀，然後塗上可以表現你心情的線條、形狀和色彩」或「用黏土來塑造你的衝突」等的指導語，可以啟動內在的連結歷程，好讓那些非口語的內容可以自心靈深處中浮現。如同河床之於水，藝術形式可以提供一種原型的結構，讓心靈能量流動其中，以揭示載滿情緒的情結。創作完成離開陶土或圖畫時喚起分離的記憶，在案主和藝術治療師之間口語交流的支持下，一種去除認同、分辨、澄清，和放大的分離歷程得以被處理。就像一個人投入於恍惚的過渡空間進行創作，因而得以「認識它」，當一個人能欣賞帶來新覺察層次之情感的視覺表現時，自我的單一性便可能變得柔軟和延展。

分析式的態度和藝術治療

　　為我們的工作建立一個個人的象徵或是圖像，有助於我們發展出尊重個人情結和原型歷程的分析性態度。有人將榮格取向藝術治療看做是趨英雄之旅、潛意識探險、煉金術歷程，或是一種成人禮。多年來，孕婦們幫助我能從隱喻的角度和原型的心像來看待我和案主、藝術和潛意識的關係。在治療中可能會浮現的三種原型模式是**門口、等候、**和**通道**（Gateway, Attending, and Passage（Swan-Foster, 2012）。**門口**是期待階段，**通道**是生產時的辛苦，而**等候**則是孕育和照料藝術創作與整體心靈的階段，如同懷孕婦人照顧她自己和胎兒一樣。孕婦們在耕耘一種**當下感**（being）的同時，也自面對、分類、放大和反思個人的素材和潛意識的素材中**逐漸形成**。以此觀點來看各樣的藝術表達時，需要柔軟的意識和象徵思考的能力。藝術治療的會面可能會有數量可觀的圖像被妄下斷語的風險，藝術治療師要能**持續觀看**（Seeing）（Wallace, 1987）並且悉心**守候**（Attending）那私密的個人專屬歷程，要能透過心靈的能力提供圖像、藝術創作和有意義的敘事回應之視覺證明來信任其目的性本質。圖像會為自己說話。

　　當我們輕易的因目標和介入方式而走偏時，便忽視了「治癒」（cure）經常存在於圖像中，圖像有著可以加以發展和豐富化的象徵素材。所謂的分析式態度指的是在治療工作上，治療師帶著工具和知識上路，但不識路徑，而是由

潛意識做主來領路。唯有如此，在分析師的觀察下做分享，療效自然而生。能做到這樣，無疑地在面對不確定性與弔詭情境時，要能相當的堅毅沉著，同時還要有心去問**這圖像有何目的？**提出這個問題也意味著一種對關係的信任和尊重態度。

榮格取向藝術治療的另一個前提是願意被藝術所**感動**（touched）──從作品中體會到些許療癒。治療師作為煉金術歷程的夥伴，是「心靈治療歷程的一部分，因此，同樣暴露於轉化的影響中」（Jung, 1929/1966, pp. 72-73）。Jung所說的是當面對素材的影響、目的的變動和發現共享的意義時，要採取好奇和開放的態度。抱持著這種態度，Jung 建議治療師自己接受治療，而這仍是現今成功的藝術治療師之必備條件。最寶貴的是藝術如何反映和被反映在每個會面中，為個人情結和移情／反移情的經驗建立了一個過渡空間，而在案主／治療師這個涵容的兩人世界裡被照見（Schavarien, 1995, 2001）。

榮格取向實務也面臨挑戰：一方面，過度定義的概念和專有名詞，讓人陷入死氣沉沉和具體的心理學理論中，另一方面，禁不住將原型圖像加以理想化和膨脹化的結果，可能抑制了對個人苦難的認同感。一方是過度地機械化，傾向淡化潛意識的價值，而另一方則是使用想像的素材，捨棄個別性而就集體潛意識來切入。榮格取向藝術治療師若要避免陷入任一極端的話，則要刻意地在對立性──意識和潛意識──中拔河，直到某種新的素材得到理解為止。然而原型的視框放大並證實了個體化加諸於我們身上的苦難是具有深刻的意義和目的。接著要問的問題是，**我們如何將這新的態度應用到實際的人生呢？**

結論

對 Jung 來說，光是對潛意識的內容感到驚訝是不夠的。他認為人其實應該要活在與潛意識素材的關係中，如同線與針，縫線之後必定要打結一樣，要把潛意識縫進我們的日常生活當中。各樣的象徵不是作為消遣，而是提供自我一個更寬廣的觀點，讓所知的更形完整。藝術治療師為了讓人們進入隱喻和象徵

的世界，他們的工作便是尋找相關連結並盡量將其放大，以讓個人對自性——整體人格中的創造本源——更加熟悉認識。這種具心靈能量往前進的個體化歷程需要犧牲創造性歷程，並對拾取自潛意識所流洩出來的視覺禮物予以尊崇。這視覺產物並沒有被忽視，而是融入日常生活之中。榮格取向藝術治療讓我們能安心地擁抱潛意識，以至於生命充滿活力，並看見內在的改變。當這歷程啟動並習以為常之後，透過藝術、圖像和象徵所得到的不只是治療，而是找到活出生命意義的關鍵。

參考文獻

Edwards, M. (1987). Jungian analytic art therapy. In J.A. Rubin (Ed.), *Approaches to art therapy: Theory and technique* (1st ed., pp. 92–133). New York, NY: Brunner/Mazel Publishers.

Jung, C.G. (1912). *Wandlungen und symbole der libido and (1916) Psychology of the unconscious* (B. Hinkle, Trans.). Revised (1956) as *Symbols of transformation, Collected Works, Vol. 5.* Princeton, NJ: Princeton University Press.

Jung, C.G. (1965). *Memories, dreams, reflections.* New York, NY: Vintage Books (Original work published in 1961).

Jung, C.G. (1966). The aims of psychotherapy. In H. Read et al. (Eds.), *The collected works of C.G. Jung* (R.F.C. Hull, Trans.) (2nd ed., Vol 16, pp. 36–52). Princeton, NJ: Princeton University Press. (Original work published in 1929).

Jung, C.G. (1966). The practical use of dream-analysis. In H. Read et al. (Eds.), *The collected works of C.G. Jung* (R.F.C. Hull, Trans.) (2nd ed., Vol. 16, pp. 139–161). Princeton, NJ: Princeton University Press. (Original work published in 1931).

Jung, C.G. (1966). Problems of modern psychotherapy. In H. Read et al. (Eds.), *The collected works of C.G. Jung* (R.F.C. Hull, Trans.) (2nd ed., Vol. 16, pp. 53–75). Princeton, NJ: Princeton University Press. (Original work published in 1929).

Jung, C.G. (1969). The transcendent function. In H. Read et al. (Eds.), *The collected works of C.G. Jung* (R.F.C. Hull, Trans.) (2nd ed., Vol. 8, pp. 67–91). Princeton, NJ: Princeton University Press. (Original work published in 1957).

Jung, C.G. (1969). A review of the complex theory. In H. Read et al. (Eds.), *The collected works of C.G. Jung* (R.F.C. Hull, Trans.) (2nd ed., Vol. 8, pp. 92–104). Princeton, NJ: Princeton University Press. (Original work published in 1934).

Jung, C.G. (1969). The structure of the psyche. In H. Read et al. (Eds.), *The collected works of C.G. Jung* (R.F.C. Hull, Trans.) (2nd ed., Vol. 8, pp. 139–158). Princeton, NJ: Princeton University Press. (Original work published in 1931).

Jung, C.G. (1969). Psychological commentary on "The Tibetan book of the great liberation." In H. Read et al. (Eds.), *The collected works of C. G. Jung* (R.F.C. Hull, Trans.) (2nd ed., Vol. 11, pp. 475–526). Princeton, NJ: Princeton University Press. (Original work published in 1939).

Jung, C.G. (1969). Psychological factors determining human behavior. In W. McGuire (Ed.), *The collected works of C. G. Jung* (R. F.C. Hull, Trans.) (2nd ed., Vol. 8. pp. 114–125). Princeton, NY: Princeton University Press. (Original work published 1937).

Jung, C.G. (1971). In H. Read et al. (Eds.), *Collected works of C. G. Jung.* (R. F.C. Hull Trans). (2nd ed., Vol. 6). *Psychological Types.* Princeton, NJ: Princeton University Press. (Original work published in 1921).

Jung, C.G. (1973). In G. Adler & A. Jaffé (Eds.), *C. G. Jung letters: Vol I: (1906–1950)* (R. F.C. Hull, Trans.). Princeton, NJ: Princeton University Press.

Jung, C.G. (2009). *The red book* (S. Shamdasani, Ed. & Trans.). New York, NY: Norton.

Naumburg, M. (1950). *Schizophrenic art: Its meaning in psychotherapy.* New York, NY: Grune & Stratton, Inc.

Papadopolous, R.K. (2006). Jung's epistemology and methodology. In R.K. Papadopolous (Ed.), *The handbook for Jungian psychology: Theory, practice and applications* (pp. 7–53). New York, NY: Routledge.

Schaverien, J. (1995). *Desire and the female therapist: Engendered gazes in art therapy and psychotherapy.* London, UK: Routledge.

Schaverien, J. (2001). Commentary: Postscript 2000. In Rubin, J.A. (Ed.), *Approaches to art therapy: Theory and technique* (2nd ed., pp. 109–116). New York, NY: Routledge Taylor & Francis Group.

Stevens, A. (1986). *Withymead: A Jungian community for the healing arts.* London, UK: Coventure.

Swan-Foster, N. (2012, Summer). Pregnancy as a feminine initiation. *Journal of Prenatal and Perinatal Psychology and Health, 26*(4), 207–235.

Wallace, E. (1987). Healing through the visual arts. In J.A. Rubin (Ed.), *Approaches to art therapy: Theory and technique* (1st ed., pp. 114–133). New York, NY: Brunner/Mazel Publishers.

附錄

身為藝術家的 Jung Michael Edwards

因為身為榮格取向分析師暨榮格取向藝術治療師的 Michael Edwards 在本書的初版中，將 Jung 的藝術造詣描述地如此維妙維肖，因此我在此摘錄了他部分的文章。

　　Jung 終其一生致力於分析式心理治療的工作，Jung 嘗試透過圖像來做治療的方式是大部分的藝術治療師都能認同的。雖然 Jung 並非科班出身，但儼然是位頗具天賦的業餘風景畫家。雖然如此，讓他十分著迷的卻是想像的內在世界（Jaffé, 1979）。

　　在《回憶·夢·省思》（*Memories, Dreams, Reflections*）（1963）這本書中 Jung 描述了自己孩童時的生活，他的夢和幻想歷歷在目。十歲時，面對許多壓力和孤獨，他找到可以紓壓的方式就是創作神秘的圖騰人偶：

> 　　那時我跟大部分的學生一樣，有個光滑的黃色鉛筆盒，附帶著一個小鎖和一把制式的尺。在尺的一端，我刻了個大約兩吋長，穿著長衣，戴著高帽子，穿雙黑亮亮靴子的小人。我用黑色墨水將他塗黑，把他從尺上鋸下來，然後把他放進我為他做了一張小床的鉛筆盒裡。我甚至找些羊毛為他做了件外套。這個鉛筆盒裡也放著一顆我從萊茵河撿來、被我用水彩畫得看起來分成上下兩半，原本是放在我長褲口袋中的一顆光滑、橢圓形的暗色石頭。這是他的石頭。這些都是天大的秘密。我偷偷地把這個盒子放到不准人去的閣樓屋頂裡……滿意的藏在天花板下的一根梁上……我感到安全，心裡面亂七八糟和自己鬧彆扭的感覺就不見了。

（p. 34）

Jung 後來如此形容他在 1913 年與 Freud 創傷性的決裂而至感困惑之際，如何透過從蘇黎世（Zürich）湖邊運來的礦石，建築出富有象徵意涵的結構而獲得安定：

> 只要天氣還可以，每天午飯後，我就會開始玩建築的遊戲。當我吃完飯後，我就開始玩，一直玩到我的病人來了為止；但如果是傍晚時我的工作提早結束，我就繼續回去建造。在這樣的活動過程中，我的思緒漸趨明朗，能捕捉到自己所感覺到的種種模糊的幻想。

（Ibid., pp. 168-169）

終其一生，尤其是覺得自己陷入困境時，Jung 會以素描、彩繪和雕塑來代表他內心所經歷的一切。這並非流於形式的活動，而是對其處境能有所洞察之清晰來源；告訴了我們許多他的理論之發展。無其他重量級的心理學家在用圖像守護自己的內心世界上能出其右。事實上，Jung 的學說最合適被理解成「重視自發產生之圖像在此情境脈絡中的主觀現實。」

最先認為這類圖像具有重要意義的是 Freud，特別是從夢的角度來說，但是兩人之間的看法不盡相同。對 Freud 來說，諸如夢、幻想和潛意識元素之類的圖畫，如同拼圖般，需要拼拼湊湊來解謎，但是 Jung 認為潛意識圖像本身已經是個完整的實體。因此他在檢視圖像時，是從各種不同的文化和心理層面的觀點來看。他的方式是種開放、偏詮釋學的解釋，這種理解內在經驗的方式，雖不若 Freud 般的來得經濟實惠和優雅俐落，卻是對傳統方式的再評估。

Jung 本人自從發現出自潛意識圖像的價值後，便開始鼓勵他的病人針對夢境和幻想等心理層次的素材進行視覺創作。這最早始於 1917 年，且窮其整個分析工作的歲月從未間斷。他最親近的門生也是以類似的方式工作。所有的繪畫和素描不必然都是在會面時產生，但無疑地對正在進行的治療歷程而言是重要的：

為什麼在某些發展階段，我會鼓勵我的病人用水彩筆、鉛筆或鋼筆創作來表達他們自己？……一開始〔病人〕把腦袋中的任何幻想畫在紙上，因而給了它這是個刻意行為的狀態。他們不僅用說的而已，而且是真的**做**（doing）了什麼。從心理學的角度來說，充其量是讓人每週有個有趣的話題可以跟他的醫生聊聊──結果如何暫且不論──何況有時還要跟不聽使喚的畫筆和顏料奮鬥數小時，且最後的創作，表面上看起來毫無意義。假若這些幻想對他**真的**沒有意義，去畫它的努力便應是如此厭煩，以至於沒人想要再畫一次。但是因為這幻想對他不是毫無意義，他對它所費的功夫加深了對他的影響。更有甚者，將心像具體地呈現在眼前的努力，強化了對它每個部分的研究，也才能充分體驗到它的影響。

（CW16, 1966）

Jung 好像沒談到淨化或昇華作用，只說明病人是帶著一個潛意識的圖像進入到關係中。Jung 繼續說：「我必須補充說，所需要的不僅僅是創作圖像而已。還要從理性和感性兩方面來理解圖像：它們要能被意識地整合，變得是易於被理解、和道德上能被接受的。我們要將圖像帶入到一個詮釋的歷程中。」……雖然 Jung 常用「積極想像」的技術來說明素描與繪畫的潛意識圖像具有舉足輕重的地位，但從未進一步發表自己的心像創作經驗。

積極想像 Edith Wallace

身為榮格取向分析師，同時也是藝術家的 Edith Wallace，在本書初版中對於「積極想像」曾有過完美的說明，因此我將其摘錄於此。

積極想像案例分享

想要營造一個能形成轉化的舞台可說是汲汲追求且頗為艱困的工作。以下

是在採取行動——我們能做且必須做——和沉住氣或冒險進入未知之地之間，如何取得平衡和掌握時機的有趣說明。

　　這是位年輕女性的故事，年紀 30 歲不到，如同接下來的兩張圖畫（圖 9A.1 和圖 9A.2）所示，掙扎著要脫離母親子宮的保護。然後她看到了一些典型上是動態的幾個視覺意象；於是她先把故事寫下，然後畫下插畫。我已經和這位年輕女士工作一段時間了，認為時機已經成熟。雖然積極想像通常需要由被分析者自己來做，但需要有些監督，且時機要夠成熟。

Christina 的故事

　　12 月 29 日。只見漆黑一片；然後我看見一潭微光閃爍的湖水。這水的盡頭有個隧道。我在湖上的一艘綠色船上；手上有根長竿可以撐推著船前行。我進入了隧道（圖 9A.3）。唯一的光源是遠處微弱的一道白光。它照亮了隧道周圍的牆。牆壁又濕又亮。四周非常安靜，水也靜止不動。只有船動時會起水波。我撐推著船直到隧道變得太窄只好離開船自己動手挖。我以為會挖到岩石，卻只是些鬆鬆的泥土。我挖通了之後，發現自己處於一個巨大的地窖，好像是在一個巨大的碗中。我在邊上大約三分之二高度的位置。上頭岩石的裂縫透出亮光，看起來像個天空，但是我深知自己置身於地下深處。然而我必須下到最底層。我發現自己有條堅固的白色尼龍繩，我把它牢牢繫於某物，讓自己垂吊下去。地窖的底部又黑又濕。我試著踏在草叢上才得以繼續前行。然後我感覺到，但不是真的看見有條巨蛇。她並不可怕，但是非常強而有力。我爬上她的背讓她背著。我們來到一個看得到一道藍光，好像一個光輝燦爛的藍色玻璃碗之處。在它周圍有火焰跳躍；如同蠟燭芯的藍。藍火焰旁圍坐著侏儒般的男人們，守護著火焰。藍色火光中間還閃爍著某種乳白色的東西；但是我看不出來那是什麼。

　　12 月 30 日。突然間，我在一個藍色泡泡裡面，現在覺得那是像房子般高大的泡泡。地板中央有個圓洞；從洞口有水柱射出，有顆發亮的白色大珍珠浮於其上——那是我從遠處看到的白色東西。當我看著閃亮的珍珠在水中跳躍時，

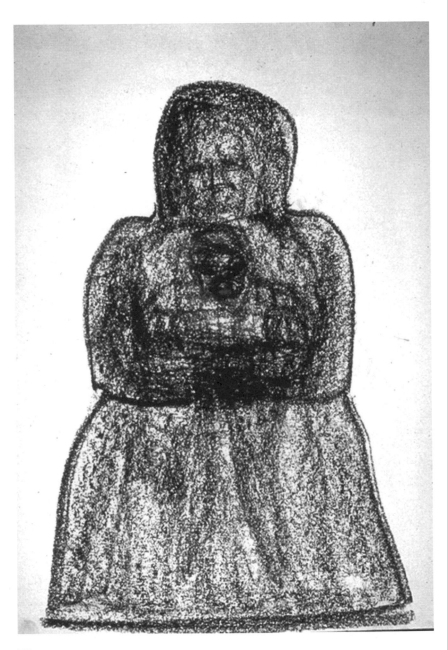

圖 9A.1

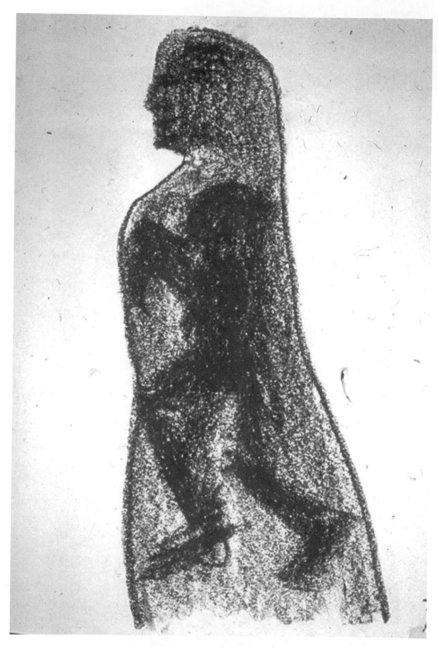

圖 9A.2

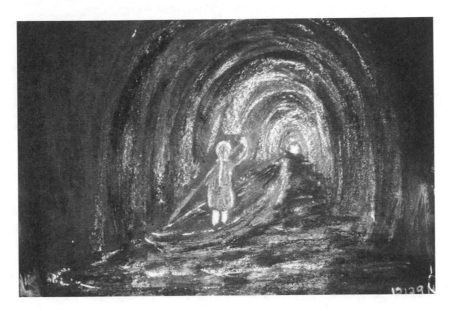

圖 9A.3

我知道如果我伸手去取它，我將會落水。我猶豫著，伸手又收回。然後心一橫，向前拿它。我開始往下掉，結果掉入了遍地春花的草原上（圖 9A.4）。我看著手中的珍珠。它似乎是柔軟凝膠狀的。這時它成了個孩子的樣子，但全身覆滿黏膠一樣的東西，看不清楚手腳或五官。我知道我不能讓它乾掉。我找到一些大葉子，摘下來，小心地把小孩包起來，成了一束包袱。

1 月 1 日。我帶著包袱進到森林中。這是個杉木林，都是高聳入雲的杉木，沒有低矮的灌木，非常的暗和安靜。小徑上有隻動物走向我，那是隻有著黃眼睛的狼。牠靜靜地拉著那束包袱；我知道牠要我跟著牠。我們往左邊的森林走去，離開小徑，來到一個比較空曠的地方，這裡有條小溪。我們溯溪而上來到源頭。有個小水池，很清澈，但是深不見底。水中有片大葉子，看起來很堅實，樣子像個剛好可以放我包袱的容器。我把包袱放入這個碗狀的葉子，就在我正要放手的時候，看見邊緣開始捲起，水開始流動，如同漩渦般往下沉。我把包袱抓了回來。它是平安的，但是當我要用雙手取些水來保持包袱的濕潤時水退了。那隻狼親眼目睹這一切；現在他用那莫測高深的眼神看著我，然後轉身，

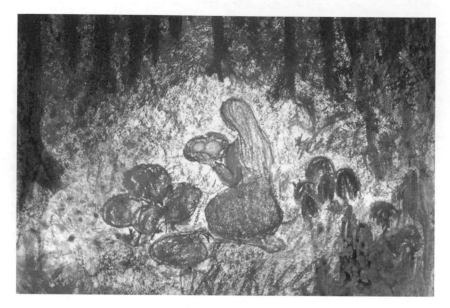

圖 9A.4

消失在森林中。我開始擔心；我要去哪裡找水來滋潤包袱，不讓它乾掉？此時開始下起毛毛雨；我沿著小溪往回走直到走到森林邊。夜晚來臨。月亮出來了，夜色朦朧。

　　我來到一片青草地上。我看見一頭母牛，然後向牠走過去（圖 9A.5）。我看見我包袱的葉子已經枯萎便打開最外層的葉子來看小孩。母牛開始舔小孩，舔著舔著，一個黑髮藍眼的小男孩出現了。

　　1 月 5 日。我要餵他喝奶。我想到要擠牛奶，但是牛不見了。在我面前出現了一個年經的女人。袒著前胸，她美麗極了。我知道她是個妓女；也知道她有充足的奶水可餵給嬰兒。

討論

　　這是關於生命如何轉化重獲新生的故事，從她靠著自己的力量和信心得到閃亮的珍珠，看見她從女兒變為母親，從備受呵護到成為呵護寶貝孩子的人。一開始她採取積極的行動：（1）撐篙划船；當她陷入困境時，（2）她開始挖

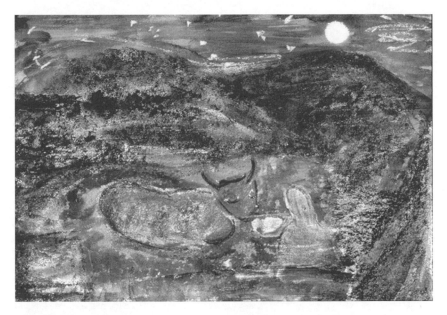

圖 9A.5

掘；（3）找到繩子後，綁好固定，然後讓自己順著它而下；（4）在泥淖中小心翼翼地踩著草叢前進；（5）爬上巨蛇的背上讓蛇背著；雖然已身處地心深處，卻仍堅持下探到最底部。

　　與蛇相遇是故事的關鍵時刻（圖 9A.6）。依她自己的說法，這隻巨大的母蛇是強大的生物，現在背負著她。期望被背也是種需要，不是由生母或其他替代者來背，而是由大自然強大的原型力量，這也是她的本性。

　　然後是「跳」躍取得珍珠，這關鍵性的一跳造成了改變。光線的品質，當下的氛圍——如同圖畫中所表現的——改變了。這讓人不禁聯想到一則格林童話「霍勒太太」（Mother Holle）。據說有個女孩在井邊紡紗時掉落了紡錘，邪惡的後母逼她把紡錘找回來。走投無路之際，她跳下井找紡錘，發現自己身處於如同圖 9A.4 一般陽光燦爛、花開遍地的草原。她也是如此勇敢堅毅，眼前也有接二連三的挑戰，當然也獲得某種回饋。Christina 現在覺得孩子需要她的照顧——她同時也是需要母親滋養的照顧者、背負者和保護者。

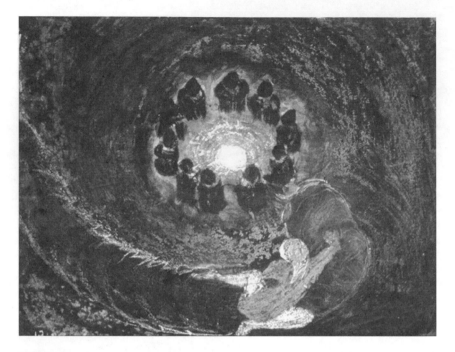

圖 9A.6

　　在諾斯底（gnostic）教派的「珍珠詩歌」（Hymn of the Pearl）中，描述有位年輕人，父親要求他取回失落的珍珠，珍珠代表靈魂。一開始這位年輕英雄把父親的交代忘得一乾二淨，還交上壞朋友，但是最後走投無路時，想起了自己的任務並取得珍珠返鄉，重獲靈魂。在 Christina 的畫中，侏儒般的小人是珍珠的守護者，就像我們都有那些在暗中相助的貴人，如同歌德在《浮士德》（Faust）（第二部）中說「cabiroi」：「身形雖小，力量非凡」（Small in length, mighty in strength）。

　　Christina 的故事中還有另一個關鍵時刻。狼既是指引，也是挑戰，讓她找到水源可以讓包袱保持濕潤（＝給予生命）。正當她要放手之際，她注意到水開始退去，並且「如漩渦般地往下沉」。此時，她適時機伶地抓回包袱，否則這新生兒可能就消失在潛意識中，前功盡棄了。這時候，狼離開了，彷彿是來考驗她似的。

此時，來自上面的幫助——以雨的形式呈現——相較於池塘的水，是來自地上的。出現在月色中的母牛，並非來給代表新生靈魂的男嬰餵奶。此時必須由人來提供滋養，而妓女雖不全然是親密關係的最佳人選，但至少是能與男人打交道的年輕女性。轉化是從一位受到母親保護和照顧的孩童開始，成為知道如何照顧自己的靈魂，且知道如何保護和滋養心靈幼苗的成人。

她必須要接受終要離開母親世界的這個結果；一方面，也該是她與男性分析師工作的時機了。這也可幫她脫離投射的狀態，像是脫離那些對母親有著負面情緒的期待。大母神（The Great Mother）——大地、蛇——即時成為她的幫助，讓她勇敢的行動付諸實現。這類原型力量其實深植在我們每個人的心中，而且通常是強而有衝勁的。

雖然 Jung 沒有做所謂的「藝術治療」，但是在他的工作中，圖像的使用和瞭解卻是無比重要。目的不是在於創作藝術品，而是去使用從潛藏處所帶出來者——讓它透過藝術媒材來現身——以增進覺察、理解、成長和轉化。不論是對藝術家——「病人」——或是治療者來說，它都是個歷程。透過強調要點和圖示，但願我已經把如何使用 Jung 所謂的「積極想像」來做藝術治療說明清楚，它是個既能促進健康又能提升創造力——兩者對我來說其實是同義詞——的歷程。如果人不能活出潛能——或至少有一部分的潛能可以有所發揮——人便會生病。發揮潛力便是健康和一切（wholeness）。

參考文獻

Edwards, M. (2001). Jungian analytic art therapy. In J.A. Rubin (Ed.), *Approaches to art therapy* (2nd ed., pp. 81–94). New York, NY: Brunner-Routledge.

Jaffé, A. (Ed.). (1979). *C. G. Jung: Word and image*. Princeton, NJ: Princeton University Press.

Jung, C.G. (1963). In A. Jaffé (Ed.), *Memories, dreams, reflections*. London, UK: Collins and Routledge & Kegan Paul.

Jung, C.G. (1966). The aims of psychotherapy. In *The practice of psychotherapy. Collected Works* (Vol. 16). Princeton, NJ: Princeton University Press.

Wallace, E. (2001). Healing through the visual arts. In J.A. Rubin (Ed.), *Approaches to art therapy* (2nd ed., pp. 95–108). New York, NY: Brunner-Routledge.

第三部分
人本取向

10

藝術治療 謝湘蓁　譯

實踐中的人本主義 Bruce Moon

作者筆記

　　就其精神而言，本章中的這個臨床案例是真實的。然而，為了保障過去與我工作之當事人的隱私，案例細節已經過調整。這個案例與作品的呈現，融合了許多特殊的情境。期待在提供藝術治療師工作之真實說明的同時，也能保護當事人的隱私。

　　在本書的第二版中，Rubin（2001）將第二部分命名為「人本主義取向」（Humanistic Approaches）。該部分由五個章節所組成，分別從現象學、完形、人本、個人中心、以及靈性之觀點來描述藝術治療實務。

　　在準備撰寫第三版的這篇文章時，人本主義取向這一個過去可能被不當使用的標題，引起了我的注意；因為就心理治療而言，相較於治療師使用的方法、技巧和步驟，人本主義更重視治療師存在於世界的方式。因此，人本主義其實不能作為一種藝術治療取向（approach）。

　　在先前的版本中，Rubin 也曾提到：「雖然心理動力取向依舊主導著藝術治療領域，但人本取向似乎持續變得越來越普及」（p. 120）。由此可見，Rubin 確實預見了隨後這幾年，藝術治療從心理動力意識形態邁向人本導向（orientations）的戲劇性轉變。依我之見，事實上，人本導向構成了當代藝術治療師們如何思考自身及其實務的基礎。

人本主義心理學根基的簡短概述

　　人本主義心理學發跡於 1960 年代，於 1970 年代成為 Freud 心理分析理論與 Skinner 的行為取向之外的**第三勢力**。人本主義心理學一直以來都與 Carl

Rogers（1951）的**案主中心治療**（Client-Centered Therapy）最為密切相關。Rogers 宣稱治療師的個人特質和態度，以及案主與治療師關係的品質，較治療師的技巧或理論取向重要許多。Rogers 藉由強調案主作為主要改變者的角色，徹底革新了心理治療理論（Corey, 2005）。

在人本主義心理治療的傘下，包含了前面提到的個人中心、完形、超個人及存在導向。這些觀點都共享幾個相通的價值。這些核心原則是，人在本質上是值得信任的，最終必須對自己的生命品質負責，以及人有能力自我引導、進行有意義的改變。

所有這些觀點都是現象學的，因為它們重視個人的經驗和主觀性。然而它們並沒有貶低客觀性的重要，只是將客觀的理解視為更大藍圖中的一部分。同樣地，這些觀點也強調治療中**此時此刻**（here-and-now）的重要性（Yalom, 1980）。與強調此時此刻密不可分的，還有致力於理解和重視治療關係（therapeutic relationship）。

不同於心理分析取向視治療關係為移情的部分或主要產物，人本和存在主義對治療關係的理解著眼於真實且真誠的關係品質。

一般而言，所有的心理治療都重視自我覺察。廣義而言，自我覺察指的是對自我的理解，這包含生命經驗與潛意識知識的總和。在人本的思考中，自我覺察也與人的條件密切相關，這些條件就是人內在根本的良善，以及人性成長與改變的潛能。治療歷程的某部分被理解為幫助個體接納他們本有的良善，並為自己的生活品質承擔責任。

人本導向如何影響治療師

如前所述，Rogers（1951）聲稱，就幫助案主改變而言，治療師存在的方式與態度比那些設計來達成改變的技巧和介入方法更具影響力。Corey（2005）曾表示，「個人中心治療的研究似乎指出，是治療師的態度促成了案主人格的改變，而不是他們的知識、理論或技巧」（p. 169）。因此，執行人本導向的治療師，致力於在人與人的層次上，真誠地與他們的案主如其所是地相會，而

不是帶著診斷、矯正的意圖，或是以開處方的心態來設計策略性的介入方法（Broadley, 1997）。

　　對執行人本導向的藝術治療師來說，治療歷程包含三個主要任務：（1）成為臨在、可接觸，和對案主開放的；（2）尊重案主對當前經驗的想法與感覺；以及某些治療師會（3）和案主一起從事藝術性的自我表達活動。

　　透過這些管道，藝術治療師努力形塑心理上安全的氣氛、促成具備可預期性與一致性的關係品質，這樣的關係品質傳遞出同理與接納的氛圍；而且，如果治療師能陪同他們的案主一起創作，將不言而喻地傳遞出一種隱喻——藝術性的自我探索乃是一趟共享的旅程。當這一切以真誠關懷、接納和尊重的態度出現時，案主就能夠逐漸放下防衛、鬆動抗拒，邁向健康的藝術自我表達，而能導向更令人滿意的功能水準。

存在藝術治療

　　如上所述，有許多治療導向落在人本主義心理治療的傘下。而與我工作最相關的其中一支就是存在藝術治療（Moon, 1990, 1995, 2009）。存在藝術治療的一項基本概念包括數個人類存在的終極關懷，諸如孤獨、受苦、渴望意義，以及對死亡之覺察。這些終極關懷已在歷史上的許多著名藝術品中一再地被發表，例如，Alberto Giacometti、Jean Dubuffet、Jean Fautrier 等人的作品都與存在主義有特定關聯，而這些終極關懷也幾乎總是會，以某種方式，呈現在案主的藝術創作中。

　　因而，根據這個導向，藝術治療的要旨是使案主努力投入於創造中和人類存在的終極關懷奮鬥。存在藝術治療最重要的基礎，是藝術創作會引導個體邁向正念狀態的這個概念。正念導致創造的焦慮，創造的焦慮誘發行動，行動促進改變也促成表達，而表達又深化了正念的狀態。在焦慮、表達和覺察的現象中，有一種循環、相互的關係存在（Moon, 2009）。

　　身為存在藝術治療師，我相信其中一個人存在的根本現實是，我們終究是孤單的。這份孤單性迫使我們對自己的生命負起責任；沒有人可以為我們過活。

不論我們與另一個人多麼親近，最終的分離幾乎不可能避免，而這個存在的特質激發出我們對有意義的關係及社群的渴望。

當我和案主在彼此面前創作藝術時，一種連結感被創造出來，而孤立感減少了。我在許多不同的場所親眼見過這樣的事情發生，包括在精神科醫院、癌症治療中心、社區諮商機構、監獄、大學教室、飯店的會客室與會議場所，以及護理之家。

案例：Lorraine 的故事

我第一次見到 Lorraine 時，她 19 歲，有嚴重的情緒困擾。在經歷數個月持續惡化的社交退縮與孤立後，她被安排住進精神科醫院的急性病房。在此之前，雖然仍與雙親同住，但她基本上都躲在自己的小房間裡。Lorraine 過去在個人與社交領域方面都擁有良好的成就。她在學校總是表現良好，也相當受所就讀的社區大學之同儕以及其打工之零售店同事的喜愛。她曾與一位年輕男子維持超過一年的穩定親密關係，但近期與他分手了。令所有認識她的人震驚的是，在一次期中假期後，Lorraine 便沒有再註冊任何課程。帶她就醫的母親十分擔心，並對 Lorraine 不尋常的行為感到困惑。

她在住院的頭幾天裡，似乎和醫院人員相處得頗為自在，也出席病房內的活動與團體，儘管都只是表面地參與。然而，到第一週結束的時候，她開始長時間獨自待在自己的房間，醫院人員邀請她參與活動的努力多半被回絕。她明顯地十分憂鬱，但無法或是沒有意願說明原因。

當治療團隊在討論這些擔憂時，我建議考慮徵詢 Lorraine 的意願，邀請她參加一個在創造性藝術大樓舉行的藝術治療工作室團體。這個建議違反治療團隊的立場，通常在案主能夠徹底投入病房內部的治療團體之前，不會被允許參與院區的活動。

我的同事們還擔心，藝術表達可能會強化 Lorraine 還尚未能說出口的感受。儘管充分意識到他們的顧慮，但我反駁道，藝術創作也可能是一種表達感覺，而不必要將之訴諸語言的安全方式，而且和其他人一起在工作室進行藝術

創作的過程，可能對減輕 Lorraine 的孤立非常有幫助。

　　這個主張引起治療團隊內部相當大的爭論。有些團隊成員反對製造病房中活動參與規則的例外。其他成員擔心非口語表達會放大 Lorraine 的感覺，可能讓她變得更退縮。最後，團隊領導者出面調解，他表示會將我的建議放在心上，但在當前，處遇計畫會根據團隊的一般性原則來進行，著重病房內部活動的投入先於更大醫院計畫的參與。

　　接下來的兩週，Lorraine 的退縮情形惡化，她變得更為孤立。在接下來的一次會議中，團隊成員表達出對於她與同儕及工作人員接觸過少的擔憂。當討論持續進行，一位與會者提到他曾注意到 Lorraine 不時在自己的房間中繪畫，並曾在她的垃圾桶裡發現過幾張素描作品。這重新喚起了以藝術作為與她連結方式的想法。雖然團隊領導者仍舊擔心藝術表達可能會「增強她無法解釋的感覺，且可能讓她已然不穩定的自我界限更加鬆動」，他仍建議我們嘗試讓她參與藝術治療工作室。

　　那天稍晚之時，當 Lorraine 獨自坐在娛樂室角落時，我接近她。我介紹自己並說：「我是一位藝術家，我聽說妳喜歡畫畫。」她沒有從桌子抬頭看我，但喃喃地低聲回應。我告訴她，如果她願意分享，我想看看她的作品。我接著說：「我們有一個藝術工作室就在創造性藝術大樓，不知道妳是否會想加入我們？」

　　Lorraine 問：「你們在那裡做什麼？」

　　「每個藝術家可以決定自己要做什麼。我們一點到三點聚會，從星期一到星期五，通常大部分的時間我們都用來創作藝術，但我們也經常會談論自己的作品……你知道的，比如我們嘗試表達的是什麼、給彼此回饋，諸如此類的。」

　　她抬頭看我，且她的臉似乎亮了一些。她說：「我不知道，我猜我可以試試看」。

　　我回答：「這樣好，我們明天見了。」

　　隔天，Lorraine 參加了她第一次的聚會。她猶豫地進入工作室，彷彿有些害怕。我歡迎她，為她介紹其他幾位案主／藝術家，帶她在工作室到處看看，

幫助她熟悉各種媒材放在哪裡。我指出空間的特色，偶爾跟其他藝術家打招呼，有時候她幾乎露出微笑。儘管 Lorraine 尚未開始有太多社交互動，但事實上，她似乎對其他人的藝術作品感興趣，而這與她在病房中孤立的行為有明顯的差異。

當我們完成工作室導覽，我問 Lorraine 她想做什麼。

她說：「我想我在哪畫都可以，所以也許我想用顏料來畫。」

我說：「好，這裡有很多選項可以做選擇，妳可以在帆布板或纖維合板上畫，或者我們可以先做個框，再拉一個畫布。妳比較喜歡哪個？」

「我先前曾經畫在帆布板上，所以這可能會比較好。」

Lorraine 找來許多顏料罐、各式筆刷及一個裝水容器，並開始工作。雖然她沒有參與工作室中其他藝術家之間的社交閒談，但她並不孤單，而且她投入在創作中。

有時候，口語取向助人專業的同仁會告訴我，如果案主的經驗無法訴諸語言，就不會有真正的治療改變發生。然而，在存在藝術治療的初始階段，幾乎沒有什麼比用筆刷去上色、將顏料塗在畫布表面等開始動筆的事來得更重要。此外，許多其他藝術家、Lorraine 的同儕與我，都陪伴在她身邊，可說有一股幾乎可及卻不可見的能量瀰漫在工作室裡。

數年來，在我與 Shaun McNiff 的談話中，我們經常討論到藝術活動與煉金術有許多相似處的這個想法，因為它們都包含了不同元素間的交互作用。在煉金術中，鉛被神奇地轉變成金；而在藝術工作室中，那些痛苦的感覺被轉化成藝術作品。在工作室中，創造的能量在藝術家們的動作、媒材、意象、人際連結與互動之間流動。存在藝術治療師會以一種藝術歷程能順利地將苦難想法、感覺與意象轉化成新事物的深刻信念，來鼓勵案主從其生命的困頓之處展開創作。

當那次聚會剩下大約半個小時的時候，我邀請藝術家們把椅子圍成一個圓圈，以便和其他同儕分享自己做了些什麼。當所有人聚在一起後，一位正在與憂鬱奮戰的年輕女性 Jennifer 自願第一個分享。她使用些許藍灰色、灰赭色與

黑色，畫了一幅有著一個空蕩且相當陰冷的房間的畫。她將畫布放在自己面前的地板上，說：「我不是很確定自己為什麼決定要畫這個，它就是浮上心頭。但是，當我現在看著它，它似乎正好……提醒了我事情是如何。」

我回應道：「Jennifer，我認為意象浮現在我們心中都有某種理由。彷彿它們想告訴我們些什麼。」

她有些遲疑地看著自己的作品。她說：「嗯，可能它正在告訴我，裡面真的沒有東西。沒有太多可以提供的。」

我說：「看起來很寂寞。」為了讓其他藝術家發表看法，我問：「如果你們當中的一位打開一扇門，發現自己在這樣的地方，你會做什麼？」

Tony，一個較年長的男性，回答：「我不會多待在那裡，我想我會循原路離開。」

Jamie，另一位大學生年紀的案主則說：「如果我在那裡，我想我會感到寂寞。」

而另一位藝術家 Marianne 說：「對我來說，這看起來有點像一間牢房。我可能會想起過去做錯的所有事情。」

當 Marianne 剛說完這些話後，Lorraine 的臉上掠過一抹微笑。她說：「對我而言那看起來像是個安全的地方。在那裡，沒有人會告訴妳要做什麼、打擾妳或傷害妳。」

Jennifer 嘆了口氣。我問她關於她的圖像是否還有更多想要說的。她小聲地說：「沒有。」

在短暫的暫停後，Lorraine 將她的畫放在腿上。她沒說任何話。畫中圖像彷彿是一個舊式的、充滿繽紛色帶的梅森罐。在罐底，有一個小小深色的、貌似腰果的形狀。罐子的上蓋被牢固地蓋著。

Jennifer 表示：「Lorraine，我好喜歡妳畫作的所有顏色與層次。」

Tony 說：「它看起來很鮮豔，但被緊緊關著。」

Lorraine 沒有回應。

Marianne 提到：「這讓我想起小時候，母親一直存放在我們地下室的罐裝

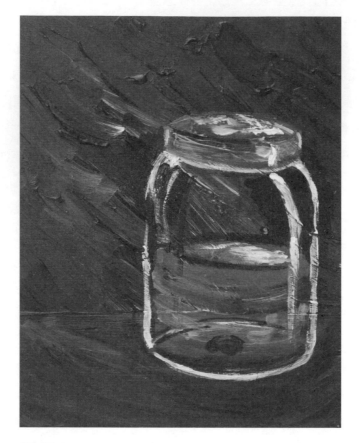

圖 10.1

物品。我不確定妳想表達的是什麼，但它確實看起來很吸引人。我是指，所有
那些亮麗的色彩和那個在底部的黑色形狀。那是什麼？」

　　淚水開始從 Lorraine 的臉頰滾落，她張開嘴彷彿要說話，但沒有說出來。

　　房間裡有一段沉重的靜默。片刻後，我說：「Lorraine，妳不需為妳的畫做
任何說明。我們不需要知道它對妳來說是什麼……我們看得出來它是有意義的。
但重要的是，妳要知道，妳的眼淚和這件畫作在這裡都是受歡迎的。」

　　當每個人都得到機會表達對自己藝術作品的想法，而我們已清理完工
作室的時候，我望向工作室的窗外，看到 Marianne、Tony 和 Jennifer 陪伴著
Lorraine 穿過院區，走向起居的病房。他們四位似乎在對話，雖然我不知道他

們在聊什麼，但他們正在交談，Lorraine 不是孤單的。

　　Lorraine 又在醫院持續待了幾個星期，她參與了許多次藝術治療工作室的療程，創作出數件有趣、謎樣的畫作。

　　當她出院時，被轉介到我的私人診所，我們一起每週工作一次，持續超過一年。她最後創造出許多更明顯地表達出關於一次懷孕及流產之感受的藝術作品，這件事她一直隱瞞著自己的家人與前男友。有時候，她直接談論羞愧、後悔、寂寞與憤怒。但更多時候 Lorraine 什麼也沒說，她偏好在我們的療程中盡可能地創作而不說話。

***

　　對多數的案主而言，處於以藝術為基礎的治療可能相當困難。很少有人會想要接受治療。他們不會因為自己感覺良好而來接受治療。更常見的是因為案主陷入某種形式的危機，藝術治療才會開始。促使人們尋求藝術治療的痛苦事件與特殊處境往往因人而異。然而，藝術家們都知道，他們創造性作品的主要來源，就是他們在與存在的終極關懷搏鬥時所產生的情緒不適。存在藝術治療所奠基的核心宗旨就是人們與這些終極關懷產生關係，不論是試圖忽略它們或是以 Yalom（2005）所描述的正念狀態安住其中。

　　對於像 Lorraine 這樣的個案而言，與他人一同創作提供了一個安全的方式，去表達那些來自難以啟齒的情感創傷中的煩惱、震驚與難過的感受。

　　值得一提的是，在上面這個案例中，我不曾試圖去詮釋 Lorraine 的梅森罐畫作。我也沒有賦予她後續作品特定的意義。相反地，我提供了一個接納與關懷的環境，使她能夠創造性地探索和表達感受並形成自己的論點。同樣地，我也沒有費力去為她修復任何東西，或是消除她的痛苦。然而，當 Lorraine 創作關於自己生命處境的藝術，並且當她創造性地因應非常困難的感受時，她卻弔詭地感覺好多了。與許多案主相似，表達壞的感受令人感覺良好。

　　在存在藝術治療中，情緒的療癒與藝術的自我表達是同義詞。從人本的觀

點來看，藝術治療師的工作是與案主同在，尊敬任何案主帶到工作室的一切，以及陪同正在跟意義、孤獨、自由和死亡等核心議題展開創造性奮鬥的案主們創作。人本藝術治療的要義表現在治療師、案主及用來表達這些終極關懷之藝術作品間的關係當中。

　　人本藝術治療師的工作可以用與案主共享的藝術旅程之隱喻來理解。該旅程的目的，是透過治療師與案主之間真誠的互動，在案主的生命意義和主題從藝術歷程與成品中浮現時去探索它們。以此取向進行工作的藝術治療師克制自己扮演案主的藝術作品之權威性詮釋者，或是診斷者；相反地，他們會藉由鼓勵案主創造屬於他們自己的詮釋、沉浸於藝術家自我表達的療癒性創造之流和真實的人際分享來落實人本主義。

參考文獻

Broadley, B.T. (1997). The non-directive attitude in client-centered therapy. *The Person-Centered Journal, 4*(1), 18–20.

Corey, G. (2005). *Theory and practice of counseling & psychotherapy* (7th ed.). Belmont, CA: Brooks/Cole—Thompson Learning.

Moon, B.L. (1990) *Existential art therapy: The canvas mirror.* Springfield, IL: Charles C. Thomas.

Moon, B.L. (1995). *Existential art therapy: The canvas mirror* (2nd Ed.). Springfield, IL: Charles C. Thomas.

Moon, B.L. (2009) *Existential art therapy: The canvas mirror* (3rd Ed.). Springfield, IL: Charles C. Thomas.

Rogers, C.R. (1951). *Client-centered therapy: It's current practices, implications, and theory.* New York, NY: Houghton Mifflin.

Rubin, J.A. (2001). *Approaches to art therapy: Theory and technique* (2nd Ed.). New York, NY: Routledge.

Yalom, I. (1980). *Existential psychotherapy.* New York, NY: Basic Books.

Yalom, I. (2005). *The theory and practice of group psychotherapy* (5th ed.). New York, NY: Basic Books.

11

完形取向藝術治療 陳美伊　譯

Janie Rhyne

簡介

　　完形取向藝術治療的發展與藝術治療領域中大多數的取向一樣，建基在相當廣泛的學科理論和實務上。完形取向藝術治療來自兩個截然不同的運動。首先是完形心理學，由對知覺和學習的實驗室研究所發展而來；其次是完形治療，涉及心理治療實務的應用。完形心理學家在學術的領域受到認可，但是並未將理念延伸到臨床實務的應用。完形治療師大部分的實務基礎是依據一些完形心理學理論，但也將其改編以支持治療上的介入。完形取向的藝術創作經驗則擷取上述兩者的理念精華，致力於將之整合為完形取向藝術治療。

從完形心理學到完形治療

　　早在 1900 年代初期，德國的心理學家便將完形的概念和它的應用帶入實驗室做研究。他們好奇有機體是如何理解和知覺周遭的世界。當時 Wertheimer、Kohler 和 Koffka 為脫離德國納粹的迫害，將完形心理學帶到美國。受到完形理論影響的 Lewin 和 Goldstein 也於 1930 年代移民美國。Lewin 是社會心理學家，為人所知的是他的「場域論」（field theories），特別適用於團體動力。Goldstein 則是位神經科醫師，是「有機體理論」（organismic theory）的領頭羊之一，強調一般人的整體性、整合性、一致性和凝聚性；認為病態的分解狀態乃壓抑情境的結果。

　　為了逃避德國納粹的 Fritz Perls，也於 1947 年來到紐約。不過來到紐約之前，有十年的時間待在南非，與太太 Laura 一起從事精神分析。Laura 在受訓期間曾學習完形心理學，而 Fritz 在 1949 年寫了一本向完形心理學家 Max

Wertheimer 致敬的書。他們在紐約遇到了作家 Paul Goodman，他將他們未詳盡的手札加以整理，寫成了《完形治療：人格的成長與雀躍》（*Gestalt Therapy: Growth and Excitement in the Human Personality*）（Perls, Hefferline, & Goodman, 1951）一書，讓完形治療的理論基礎變得易於理解。

Laura 在紐約定居，而 Fritz 則還不太確定，直到 1963 年才在加州的 Esalen 學院找到一席之地。此後，被大家推崇為完形治療的創始人；當時已屆 70 高齡。終其一生於地理和心理兩層面上的漂泊不定，造就了 Fritz 豐富地融合個人特質和理論概念之工作模式。當醫師時，他便相當特立獨行，早期醉心於劇場，受精神分析的薰陶，受教於 Wilhelm Reich 的分析，把完形心理學家們的理論拿來應用，不論是對自己或他人都抱持著「真金不怕火煉」的態度。他也和患者們一起組即興劇團，自己擔任導演，和組員們一起演出屬於每個人的戲碼，以求更能理解人的複雜性。

Fritz 也發明自己的治療技術；先拿自己當實驗，不斷地改良、精進。可惜的是，他的好幾項「技術」受歡迎到被奉為「圭臬」的程度，讓有些人將它們用來作為治療師個人效能的替代。Fritz 認為這樣減化地使用技術的結果，使他的精心創意淪為雕蟲小技。雖然他醉心於成為偉大的演員，也常扮演丑角，但對於治療工作卻是相當認真，並致力於成為懷有真功夫的心理治療師。

雖然完形治療聚焦在「有機體」的運作，其他人本治療也採用「整體性」（wholeness）；有些則明確地強調是「全人」（holistic）取向。哪種取向可被稱為「人本」需視其脈絡而定。自 1960 年代起，「新興」的心理治療如雨後春筍般地出現。在這一片榮景之中，難免根莖交錯、枝幹相連；叫人難以分辨其根源為何，或要朝何處生長，或哪些將能茁壯成長。

我所建立的「完形藝術經驗」（Gestalt Art Experience）（Rhyne, 1973/1996）取向，乃源自人本主義思想。1960 年代，在加州豐盛的沃土中，如原生雜草般，自然而然地破土而出。參與許多 Fritz Perls 在 San Francisco 完形學院所辦的工作坊和訓練課程供給它成長茁壯的養分，與其他人本取向治療師們進行對話也是助力。各樣創新的治療取向在各地蓬勃發展；完形藝術經驗亦身列

其中。我以專業藝術家身分接受完形治療教育訓練和體驗。同時,有多年的時間從事以藝術作為人們表達工具的工作。令人好奇的是,我所認為的「藝術本身即是溝通的主張」竟然與完形心理學的理論不謀而合。因此,我可以說是自己帶著許多集結在彼時彼地所播下的種子。

完形的理論假設和應用

完形治療的基本假設是每個人都可以好好地處理自己生命的問題。治療師的主要任務即是幫助案主全然地體驗到此時此地的存在感,並讓他們瞭解自己是如何地沒有活在當下。此取向基本上是非詮釋性的,且盡可能由案主來主導治療的進展。他們自己做解釋,直接做陳述,找到自己的意義。最後,案主被鼓勵直接體驗當下他們與過去「未竟事宜」(unfinished business)的掙扎。透過經驗他們的衝突,而不只是說說罷了,他們逐漸擴展自己的覺察層次,並與人格中某些斷裂或未知的部分進行整合(Corey, 1982, p. 98)。

完形理論的基礎是存在主義哲學和現象學,強調每個人要為自己的一生負責。完形治療師要激發案主的潛力,面對挑戰並獲得成長。為了與其他存在取向的心理治療師並駕齊驅,治療師要與案主保有真誠的關係。相信沒有人可以在關係中置身於外,存在主義導向的完形學家所致力尋求的是真實性而不是客觀性。治療師與案主攜手建立關係,相信治療歷程對雙方都將造成改變。不鼓勵移情;它被視為一種對聚焦在當下、人與人之間關係的逃避。

以完形來進行與夢境相關工作的方式,類似於完形藝術治療師喚醒案主覺察他們所表現在視覺心像中之意義的做法。夢境基本上是存在感的表徵,反映出案主目前寓居於世的方式。他們被邀請透過「扮演」夢中每個人物和物件的方式去「修通」自己所創造出來的圖像。對完形藝術治療師來說,這是個能經由藝術媒材所畫的圖像去誘發出對個人意義有更多覺察的有效方式。

藝術和完形取向

多年前,我曾寫道,我們不難從藝術治療活動中看出完形心理學和完形治

療之間的關聯（Rhyne, 1980）。各種難以解釋的抽象理論，可以立即清楚且具體地從藝術的形式獲得理解。在表達性藝術治療的歷程中，抽象的概念可以轉換成生動的知覺。

身為一位藝術治療師，患者、案主、學生和我當然以口語溝通，但是大多數的時候，我們是以他們用非口語媒材所創作出來的表徵來進行溝通。所以我們手上握有真實的藝術作品；有藝術品在場，讓我們可以經驗和表達立即的感受和覺察。我們不需要抽象地談及結構、圖／地關係、心理動力、接觸／界限，整體性和片斷性；而是我們能在眼見的當下訴說這些現象，逐漸覺察到顯而易見的事物。雖然我們不能確定表達形式的**內容**（content）如何直接地描述了圖像創作者的想法和行動，但是我們假設人類所創作的形式與人類的行為在**結構**（structure）上類似。所以，與其套用**同形論**（isomorphism）來說明，不如說是我們在應用理論的同時也關注著它的感覺（Rhyne, 1980, p. 77）。

我們透過眼前的畫作彼此接觸，從整體畫作是一個完形的角度來觀看線條、形狀和形式之間的交互作用。甚至，透過各種聲音、姿勢和動作，發揮動覺和其他感官的、即刻的知覺來扮演這些形式。我們不急著詮釋，而是透過當下活潑的經驗探索畫作的各種層面，並推敲其影響。在這樣的探索過程中，可能會也可能不會出現個人層面的意義；但是，不論如何，案主的表達歷程往往是朝向對他們自己的生命意義有更高的覺察。不論往哪個方向走，我們的所作所為仍是與完形心理學家的假設有關：即便我們從來不必提及他們的理論也不需使用他們的語彙，我和我的案主仍在這種我想做的完形治療中應用了他們的原理（Rhyne, 1980, p. 78）。

其他採用藝術元素的完形治療師，各自有他們自己的工作方式；Joseph Zinker 乃其中的佼佼者，著有《完形治療的創造性歷程》（*Creative Process in Gestalt Therapy*）一書（1977）。他在〈完形治療中的藝術〉（Art in Gestalt Therapy）一章中寫道：

　　　　線畫或彩繪之所以有「療效」的原因在於，當在一段相對短的

時間內經驗到一個歷程時，它讓創作者明白自己是個完整的人。他
不只是在心理上逐漸明白和體會到自己的完整性，而且也從視覺上
得到確認……也就是從他自己的創作而來的。

（p. 236）

Zinker 本身是位畫家，同時也是位治療師，他相信「所有的創造性活動都
是從動作開始的。」他設計了「完形藝術工作坊」，當音樂響起時，參與者便
跟著音樂的旋律在此空間中隨之起舞。只有當他們能達到以下境界時，才能開
始畫畫。

能讓他們的身體定下來、鎖定自己的能量時……此時，邀請參
與者將能量灌注在內在感受的動作展現上。音樂能促進這個過程。
他們可以按著自己的速度和自己的特質做動作。所有的動作都是好
的。所有自發性的活動都有益處和有幫助。

（p. 242）

活躍於舊金山完形學院的藝術治療師 Celia Thompson-Taupin，也帶領完形
藝術治療團體。在〈你的線條往哪去？〉（Where Do Your Lines Lead?）一文
中，分享了她如何在團體中帶領大家創造和提升經驗。

在牆上貼張大紙，預備一盒蠟筆或各色粉筆，就可以玩線條遊
戲。一次一個人來當「它」。那人走到白紙前，被告知：「選個顏
色來畫一條線或一個形狀。」畫好後，又被告知：「現在用另一個
顏色再畫一個。」通常我會邀請這個人為每條線或形狀做出一個聲
音或動作。也邀請團體其他成員來模仿，想像每條線的「它」這個
人有何感覺。這時候沒有標準答案，任何想法都可以。有可能是兩
條線或兩個形狀因「它」而處於完形中。也有可能……是對「它」
說：「現在讓團體的人來當你的線條並且把發生的事情演出來。接

下來的幾分鐘你就是這齣戲的導演,而你也可以參與其中一個角色的演出。這是你的戲。」從此刻起,團體可說是很少能繼續保持安靜,這通常會動員到每個人。

（1976, p. 113）

Violet Oaklander 在《兒童之窗》（*Windows to Our Children*）（1978）一書中,分享了她與兒童和青少年的完形工作。她鼓勵孩子們使用藝術媒材、夢境、角色扮演、說故事、編劇和其他形式的活動來表達自己的感受。她寫道她的「目的」是幫助孩子「感覺到自己和自己在這個世界的存在」。Oaklander 博士是洛杉磯完形治療中心的認證治療師,她將完形理論應用在婚姻、家庭和兒童諮商工作中。有越來越多其他的治療師和諮商師將完形藝術經驗納入他們的治療模式,從許多源頭將這些理念綜合起來,並各自以得心應手的方式靈活應用。

我帶領完形藝術經驗團體行之有年,有時在週末或是一連五天的工作坊,亦或是持續進行數週或數個月的團體。我發現不論是對我自己或是團體成員們來說,團體藝術經驗就像是在充電。我們常常是精力充沛又興奮不已;成員之間包括我在內,我們彼此激勵、支持和挑戰。當然也有慢調子的時候,那是突破攔阻人們活在當下的那些「未竟事宜」隔音層的死命掙扎。團體多半是有療效的,總是激勵人們甩開精神官能症,不再重蹈覆轍,活出更豐盛紮實的生命。至今我仍在帶領這類團體,也依舊覺得趣味盎然。

這些年來,我也提供個案一對一的工作模式,通常是長期的、比較安靜的,偏向量身訂做的方式。對那些想要擁有主導權並想改變不幸遭遇的案主來說,從完形取向得到的可能是支持,也可能是挑戰,但他們都會變得更加堅強。我會使用手邊正在進行的一個案例來說明案主是如何修通眼前的困境。

應用結構性完形取向於一位案主:Wendy

這種透過視覺／口語知覺的工作方式,說明了視覺思考的實際運作;證明了以「感覺來思考」（thinking with the senses）如何有助於治療。Rudolf

Arnheim（1969）堅信生理和心理現象是同形的（isomorphic）——它們的形式有著類似的結構。根據這說法來做完形藝術治療，我假設案主們創造的圖像與他們的行為模式是同形的。因此，從繪畫中看到的動力結構，可以轉化為人們可以認得出來的行為模式，藉此擴展案主對自己如何能行改變生存之道的覺知。

給案主一連串情緒性經驗的字詞，並請案主畫出一系列代表對這些字詞反應的抽象畫。整個系列就是一個完形——一個由案主所創作的結構。每幅圖都是這個序列的一部分；每幅圖也自成一完形。也所以當我們討論圖畫時，我們將它們排好，以便一目瞭然，且同時，方便我們選取任何一幅作品來研讀。

觀看圖畫時，我們看的內容是結構和形式；我們留意線條和形狀所蘊含的動作和方向；我們好奇形式之間的相互關係，也想看出它們蘊含怎樣的活躍張力。我們特別在意圖／地關係；也會找出特別吸引我們的形式。我們會想問的問題是這些視覺圖像與案主在真實生活中的訴求有何關聯。我們一起審視所有的圖像，尋找可以說明案主實際行為的視覺模式。我們竭盡所能地用心覺察，就為了要幫助案主能健康地成長和整合。

有位我稱為 Wendy 的案主，正在水深火熱的境遇中尋找出路；我們已一起工作了大約一年。她是位相當迷人的 25 歲女性。她最近才發現自己是既有洞見又聰明的人。現在她決定要在日常生活中發揮她的能力了。但這對她來說並非易事。從她的過去來看，只要是她不想做的事情，她是非常排斥的，但是她卻不知道自己想要又可落實的是怎樣的人生。

Wendy 生長於一個小鎮，這個小鎮剛好有間大到可以讓中上階級人士聚集，且展現成功、團結和尊貴的鄉村俱樂部。Wendy 的家族「房產」；在他們完美的家中，神聖、純潔、有禮、守紀律、理性和順從是重要的。在這樣的價值體系下，家道興旺。但是 Wendy 卻唾棄他們的價值觀，找不到任何的歸屬感。

Wendy 有三個兄弟，沒有姐妹。她猶記得很小的時候，「逃」家是她找到自己「容身之處」的方式。有時候，她真的跑到樹林中，故意不讓人找到；有些時候她爬到一棵心愛的樹上，躲在它濃密的枝幹中，或是窩在她家園地界圍

籬的那個布滿爬藤的古舊柵門邊。她仍清晰地記得，當發現自己聰明到用顏色來記得事情時有多麼興奮；她喜歡葉子和青草，也愛那些在樹林「散步」時所蒐集到的一塊塊樹皮。她對於小東西十分著迷，享受「迷失」於幻想中，在那種狀態之下，感覺自己像「空氣」或「一片隨風飄浮的葉子」。Wendy 仍會做惡夢，夢到自己非常幼小，想要逃離被巨大的父母親形象「掐住」或「抽打」，他們禁止她胡思亂想。

　　在高中階段，Wendy 躲在幻想世界裡的情況更加嚴重。在美術學校上兩年課後輟學，她遇到一些同樣也會質疑的朋友，但不接受他們的答案。回到家鄉後，與一位有著藝術性格且似乎知道自己要什麼的年輕人墜入愛河；Wendy 跟他回到大學繼續美術的學業。不久後，年輕人走了；Wendy 為了填補空缺，旋即與一位初識的男人在一起，並懷了孕。她雖生下一女，但是不願意與孩子的父親結婚。Wendy 的家人氣到跟她斷絕關係。這個年輕人不久後離開她；然後 Wendy 就進入兒童扶助系統（On Aid for Dependent Children），迄今三年，Wendy 住在活動車屋公園，在童話故事般的幻想中和小女兒相依為命，對「外面的世界」不屑一顧。

　　但是，日子一天天過去了，Wendy 開始在晚上流連於酒店中，與男人攪和在一起，渴求感情。她的依賴需求總讓她陷入黏膩快速的性關係中；但她的獨立需求則讓她不要陷入任何可能踏進婚姻的關係。Wendy 的家人想「再讓她回去」，但是有個條件——結婚或者找份工作。只不過他們對於她在當地酒吧「用完即丟」此類的道德敗壞之生活毫無所知。於是她去了父母親家，同意要跟他們去鄉村俱樂部，但是當她媽媽看到她竟然要穿著運動衫赴約時簡直氣炸了。雖然她對家人感到氣憤，但還是渴望他們的接納。Wendy 可能出於叛逆和羞愧而懷疑上帝的存在，但是卻深信自己必然會下地獄。

　　Wendy 來找我做治療，以她做「清潔工」所賺來的錢來付給我已打過折扣的治療費用，她形容自己的日子過得好像隻兔子，在地底下那些又長又黑的隧道洞裡鑽來鑽去。她探出頭來，深怕自己會在真實世界被摧毀。現在她探出來的更多了，與母親的過節雖然都攤在陽光下了，但每每還是針鋒相對。媽媽仍

會對著她甩門而去，留下 Wendy 孤單一人，但是現在她不再逃走和藏起來了。

夜裡，Wendy 安歇在自己的活動車屋裡，有時候會在大紙上潑灑出她的挫折。有時，她會在日記中質疑那些遠比她父母親的宗教信仰更寬廣的問題。她也與男人們糾纏不清，不願「為性而性」地妥協。Wendy 的線畫和彩繪充滿了活力，反映出渴望為自己生命空間的動向扮演積極角色的決心——有時在回憶過往之際不經意地流露出來，或是明白地表示，要為自己和女兒尋求生路的決心。她的生活方式有些「瘋癲」，圖／地關係變化迅速，極端、衝突又經常曖昧不清。

Wendy 知道自己正經歷的；她其實是憂心忡忡又戰戰兢兢。但是必要時，也展現出做選擇和下決定的勇氣。她以憂傷又堅強地口氣說：「沒有人可以幫我做決定；一切都在於我自己。」Wendy 當前所面臨的考驗，是從依賴的兒童期過渡到獨立的成人世界的議題。她現在的不成熟乃導因於過去的問題尚未處理。在兒時，Wendy 的自然發展因家人無視於她是個獨立的個體、強加培植，因而受到阻礙。

我與 Wendy 的工作，和與其他的案主並無二致，秉持著對人性的信念和個人的理念，相信每個人都能充分活出成熟的人生。從精神進化史來看，我相信人類有機體內原本就有求生的驅力機制，也有付諸行動的充分潛力。這也是所有行為的原始動機。人們力求成長，從環境中選擇任何可供運用的資源。人們也會試著改變不利的環境；當無法改變環境之時，就改變自己去適應它，然後接受現實。因此，內在朝向自我實現的「驅力」和存在性「必須」朝向自主，都引導著我們邁向內在的統一感，同時也對人我之間的差異性有所尊重。

Wendy 小時候已經充分展現出創造的天分了，但是並未受到家人或學校修女老師們的欣賞或看重。他們迫使她進到一個完全不適合她的體制中。出於無奈，Wendy 創造了一個讓自己可以自由自在的秘密世界。她內在實現自我潛能的驅力，仍然是完好可及的。她尚未能體認到她需要接受真實生活中無法改變的部分。她的存在掙扎有著互相衝突的方向：一是往外移動，與外在真實世界有更多接觸，同時，在為自己做選擇時，停留在探索更多可用的內在資源。

　　呈現於此的圖畫是從 Wendy 最近幾個月所創作的一系列畫作中選出來的。如同我跟每位案主所說的一樣,一開始會請她為八個主要的情緒經驗創作簡單的抽象畫:(1)害怕;(2)憤怒;(3)喜樂;(4)哀傷;(5)討厭;(6)接納;(7)期待;和(8)驚喜。有時候我也會請案主畫出「清醒」和「發瘋」的圖。我們至少花一次聚會的時間來討論這些畫作,並且針對視覺訊息的所有說明、聯想或者個人的詮釋等加以錄音。我讓案主對自己幾張圖畫的異同處進行比較,說出可認得出來的圖形和他們所注意到的圖樣。大部分都是案主在說話;用口語來表達任何從創作經驗而來的反應。

　　之後,我會建議案主針對其他重要的經驗來畫一些畫,以便發展和闡述他們生活模式的主題。我們就這樣以作品來引導出另一個創作的方式持續這個歷程;有時候由我來定主題,有時候由案主來定主題。我們利用兩次聚會間所畫的圖來更新彼此的狀況,加強我們對他們目前生活中所發生的大小事之瞭解。

　　我會使用 Wendy 的一些創作和敘說來說明我和案主一起工作的方式,我們如何視這些圖象表徵為指標,在轉變的時機引導治療的歷程。我從 Wendy 過去完整繪畫系列中選了六張畫作,也呈現一些她近日的創作。我選出可以顯示 Wendy 的(1)憤怒和害怕;(2)期待和驚喜;(3)接納;(4)現況等。

　　依據我的觀察而做的選擇反映出人們對於做出改變的預備程度。我把**憤怒**和**害怕**視為滿載情緒,有著傾向過去、深層糾結的「戰或逃」慣性之反應行為。而**期待**和**驚喜**則是與未來相關。自我應驗預言也藏在**期待**中。樂於接受新的經驗則暗示了**驚喜**。**接納**則是現在導向的,意表預備「接納」他人和外界。**現況**則是該案主此時此刻經驗的最佳寫照。

　　在我們前五次的聚會中,Wendy 帶來她過去幾年的繪畫作品,以及近日在活動車屋中的創作。當她訴說某些事件和生命歷程時,這些作品給予我們適時的參考。第六次聚會時,我給她的家庭作業是畫出日常的心境。Wendy 畫出了**憤怒、害怕、期待**和**驚喜**,我們用接下來的三次聚會時間來探討這些畫對她的意義。我摘錄在此的話語是取自 Wendy 訴說以情緒命名作品的錄音帶,分別是我於 6 月、11 月和次年的 1 月所指定的「家庭作業」。

　　憤怒（圖 11.1）：「從上面墜下的……那些又尖又白的形狀要進到灰色地帶……憤怒把灰色吃掉了……我的意思是它力氣大到可以切開……〔黑色方形和長方形〕他們從旁邊跑出來……他們是理性的……他們越過白色形狀〔憤怒〕。方形〔理性〕在三角形〔憤怒〕的旁邊繞著……交錯的斜線是不論什麼來的讓我生氣的東西……另一個人、外面的世界……噪音。」

　　害怕（圖 11.2）：「是在左邊垂直的長方形……有兩條粗粗的垂直線……一個突出來的鼻子，他在看的是……這個白色的空間……而這白色空間裡沒有任何東西，因為沒有什麼好怕的。在長方形裡什麼都有……我想我怕的是……粗黑線是種可以約束害怕的積塊……就好像方塊的黑線抑制驚喜一樣。」

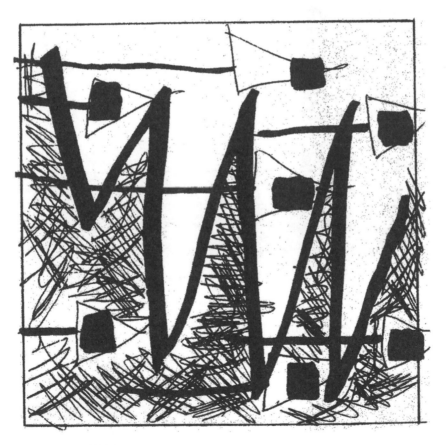

圖 11.1　「憤怒」

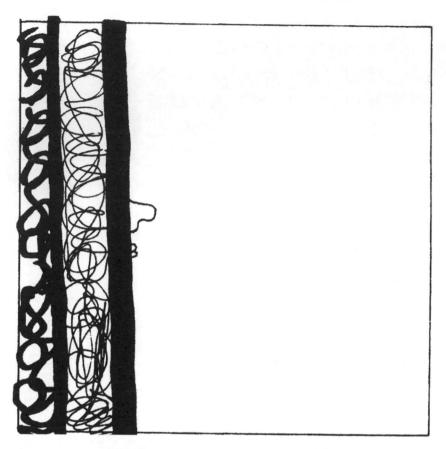

圖 11.2 「害怕」

　　期待（圖 11.3）：「是個不錯的感覺……令人興奮的事。當我對什麼事情有所期待的時候，會讓我全心全意地想著這事，所以我的背景是黑色的。從上而下的白色形狀像是條魚正要跳進池子裡，但是還沒碰到池子。它差一點點就碰到了。魚渴望水是必然的，只是不知道眼前這個洞到底長怎樣。」

　　驚喜（圖 11.4）：「在正方形之中有個有機體的形狀……在有機體形狀裡有個小小的黑色方塊……那就是在驚喜之點……而向外擴張的鋸齒線……是我對驚喜的反應……有時令人震驚……但是外面用粗粗的黑色線條所畫的方塊，有點在抑制驚喜的樣子。」

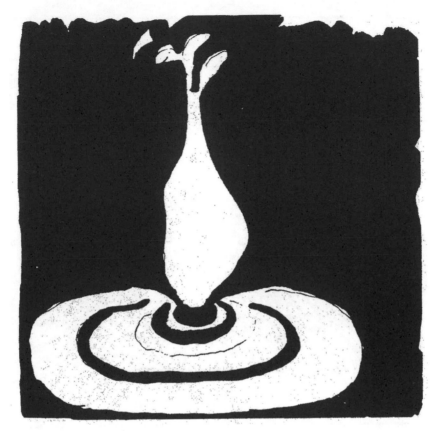

圖 11.3 「期待」

我們每週一次的會面持續了三個月。之後她開始不是取消會面，就是請假延後，打電話來說：「有事情，我不能來了。」當我詢問原因時，她的聲音就會逐漸變弱。我們暫停六週之後，Wendy 來電約談了。雖然她如期赴約，但是大多在逃避我與逃避她的問題。

於是我指定主題，請她畫出一些與情緒有關的創作；**接納**（圖 11.5）就是那時候的創作。Wendy 用一種超然的口氣說：接納「是最難畫的……另一個人在上面……形狀像黑色牙齒……而我則是在下面的白色牙齒……兩者之間代表的是外在世界……所有的黑色點點……很多想法和不同的人，所有其他的東西……那些上上下下的線條是兩人間的互動……他們是根……我的根則往上

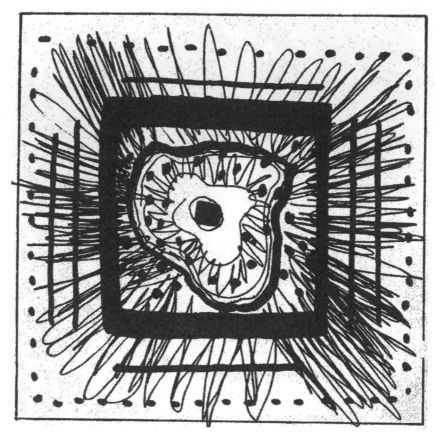

圖 11.4 「驚喜」

長到另外一個人那裡……水平的線條是每個人的獨特性……我是底下的那條黑
線……我和我的牙齒之間有些不大可靠的曲線。我正在拒絕兩條來自另一個人
的黑色細線，它們從上而下來到中間地帶……而我正接受那條穿透我的牙齒及
我那不可靠的線條和其他障礙的一條線，讓它進入更多價值的核心。」

在接下來那週的會面裡，我建議 Wendy 畫出她的感受和情緒，並針對重要
的部分加以命名。她做了一系列象徵式的創作，將自己畫成個孩子。然後，又
缺席一週之後，她帶了張稱為**鄙視**的圖畫來（圖 11.6）。「我的臉對著我……
有著雙眼和條紋狀的鳥喙，一個巨大又強而有力的生物往下看著一個無助的小
胚胎……一開始我認為那個小東西是我，然後我發現我變成了怪物」……說著

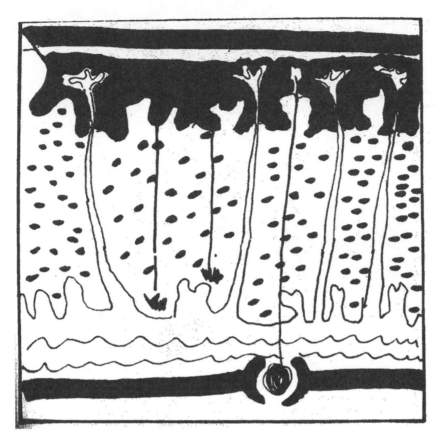

圖 11.5 「接納」

說著，她坦言過去的幾個月時間裡，她「戀愛」、懷孕和墮胎，絕望地對於自己的「邪惡和罪過」感到困惑。我們暫停錄音；Wendy 為那「小胚胎」傷心哭泣，但同時也預備好開始進入真實世界，要去修通一些衝突性的想法和方向。

在**憤怒**（圖 11.1）這幅畫中，她誇張地說：從上面掉進「外界的噪音」、「不論什麼來的」；她「白色憤怒」的力量被要橫越的「理性方塊」干擾，阻礙了她的行動。她用厚重的黑線把憤怒銳利的尖刺隔開來。她以厚重的黑線為界，對**害怕**（圖 11.2）和**驚喜**（圖 11.4）加以限制，但是在界線之內以及界線與界線之間還有許多行動。Wendy 的**期待**（圖 11.3）是愉快又興奮的，而覺得**接納**（圖 11.5）是不可靠的，但是仍願意讓某些人進入內心深處。Wendy 把現

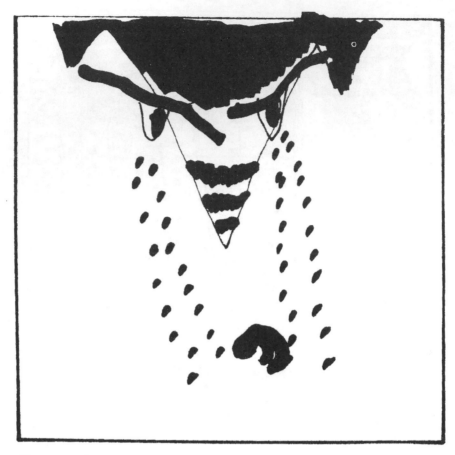

圖 11.6 「鄙視」

況命名為**鄙視**（圖 11.6）讓她得以同時面對自己的無助和力量。在接下來的幾個月，Wendy 總是按時赴約，帶來件件都與她內心的價值和目的有關的線畫和彩繪作品。

要修通那麼多生命中的對立衝突對她來說不是件容易的事。她逐漸瞭解到為何每次扯到原生家庭時，總感到無助；而墮胎的行動，代表自己有權取人性命；以及身為一位母親，她要負責為自己和孩子在「外面」世界覓得一席之地。

我們可以從其他許多未在這裡展示的繪畫作品看出 Wendy 的視覺語言，包含用一條粗黑的線條來區隔內在與外在的世界。此外，她也常使用各種不規則

的點點來描述外在世界。在**期待**（圖 11.3）中，沒有涉及任何界線或外人。在**鄙視**（圖 11.6）中，Wendy 也沒有納入「外在世界」，而在相關的兩個角色之間也沒有其他界線。她現在明白這兩者都是她的個人特質，並且知道若她想要更有效的運作，她必須要去接納它們並整合到意識中。

　　雖然我所描述的與 Wendy 工作的結構性活動，和不論是個人或團體形式的完形藝術治療常用的行動演出（enactment）不同，但是它們的原理原則基本上是相同的。幾張簡單的抽象畫被視為是整體作品的一部分；品質和屬性在場域中是相互影響的；案主以視覺／口語來描述和詮釋自己的作品；我與案主透過她畫作的呈現維持關係；以及，對我來說最重要的是，我們秉持同樣的存在目的，就是案主能覺察自己該負的責任，諸如做選擇和成為自己生命的主人等。

結論

　　完形藝術治療涵括所有個人表達的視覺訊息、聲音調性、肢體語言和口語內容的形態。完形藝術治療的工作目標是朝向鼓勵——甚至是堅持——人們要負責、誠實，以及案主與治療師之間能直接溝通。他們之間的接觸可以是對視覺陳述的互相探索；也可以包含對動作、口語和其他使用人與媒材在時空上行動演出。這樣的一個過程讓治療師可以觀察由案主所創造出來的藝術劇，有時甚至還能參與其中。

　　當我們從完形理論的角度來看這些似乎不大成熟的行為時，不難理解人類的活動與其他有機體並無二致，即有機體在我們大環境的結構中有連結和相互作用的功能。我們透過感官而能有所感知和覺察，我們對自然界和自己在其中的立身之處有所洞察，我們透過內在、有機的知覺系統，而能與「外界」有第一手的接觸。因此，完形治療師鼓勵人們透過活化感覺動作來做實驗和探索周遭，堅信這麼做對於人們看清問題的真相有很大的幫助。

　　在治療的聚會中，治療師也是結構中的一部分——另一個天生有感覺且會主動回應的有機體。一位完形藝術治療師很可能會對案主創作中的動態感興趣。他們對於案主視覺訊息中的形狀和模式感到好奇。他們會鼓勵案主主動去覺察

所有的線條、形狀、質地、顏色和動作。他們希望案主能體驗自己所創作的形式，並將此體驗當成他們有機體的部分知覺。他們的目的在於喚起案主的感官知覺，去覺察藝術形式為何能將個人層面的意義表達出來。

完形藝術治療師比較喜歡辦工作坊，而不是寫文章。如同其他的專業工作者，我們也有自己的幾把刷子，甚至有戲法和引人注意的花招可以寫下來、展示或是教導。但不論是偏學術的完形心理學或是偏實務的完形治療理論，仍然需要從聰明的人類有機體來誘發出他們自身的覺察和洞察。

完形藝術治療並非人人都適用，不是適用於每位藝術治療師也不是適用於所有案主。它更不是唯一一種好的治療。它不盡然每次都能成功；有些案主就是不能讓自己動起來，應付環境的能力也不足。還有些案主根本難以達到洞察的境界；讓他們為自己的感覺負責根本是強人所難。

雖然我們很多人曾大聲疾呼「放下你的心識，回到你的感覺」（lose your mind and come to your senses），我們知道這麼做的目的是「使用你的感覺，回到你的心識」（use your senses and come to your mind）。完形藝術治療要求案主必須要能自己「做」，不只是用創作讓想法感覺具體化而已，還要能認識他們自己的自我結構（self-configurations）。儘管完形藝術治療非常重視來自經驗的所得，但是不論是從理論背景或是實際應用的角度來看，治療師和案主之間免不了有很多認知層次上的互動。Rudolf Arnheim 曾說那些創作的人，是「用他們的感覺來思考」（1969, p. v）。

那是所有完形藝術治療師工作的前提；完形心理學的理論主張人們天生喜歡見到平衡的形式。完形藝術治療師致力於激發案主察覺的潛能，讓他們從自己的視覺訊息中，觀察到自己的需要和資源。如同其他的完形治療師，當案主有某種程度的覺知，能感覺到和使用他們自己的資源來啟動成長並對他們人格的獨特性感到振奮、獲得真正的洞察之際，我們非常努力地避免妨礙到他們。

參考文獻

Arnheim, R. (1969). *Visual thinking*. Berkeley: University of California Press.

Corey, G. (1982). *Theory and practice of counseling and psychotherapy*. Belmont, CA: Brooks Cole.

Oaklander, V. (1978). *Windows to our children*. Lafayette, CA: Real People Press.

Perls, F. S., Hefferline, R. F., & Goodman, P. (1951). *Gestalt therapy: Growth and excitement in the human personality*. New York, NY: Dell Publishing Co.

Rhyne, J. (1973/1996). *Gestalt art experience*. Chicago, IL: Magnolia Street Publishers.

Rhyne, J. (1980). Gestalt psychology/Gestalt therapy: Forms/contexts. In *A festschrift for Laura Perls—The Gestalt Journal, 8*(1), 77–78.

Rosenfeld, E. (1978). An oral history of gestalt therapy, Part I: A conversation with Laura Perls. *The Gestalt Journal, 1*(1), 8–31.

Thompson-Taupin, C. (1976). Where do your lines lead? Gestalt art groups. In J. Downing (Ed.). *Gestalt awareness*. New York, NY: Harper and Row.

Zinker, J. (1977). *Creative process in Gestalt therapy*. New York, NY: Brunner/Mazel.

推薦讀物

關於 Fritz Perl 著作的最佳讀物：

Perls, F.S. (1947/1969). *Ego, hunger and aggression* New York. NY: Vintage Books.

Perls, F.S. (1969). *Gestalt therapy verbatim*. Lafayette, CA: Real People Press.

For an enjoyable experience, which is also truly informative: *Gestalt Therapy Integrated* by Erving and Miriam Polster. New York, NY: Vintage Books, 1973.

For a number of varied approaches used in Gestalt therapy: *Gestalt Therapy Now* by Joen Fagan and Irma Lee Shepherd (Eds.). New York, NY: Harper/Colophon Books, 1970.

Another collection of articles is: *The Handbook of Gestalt Therapy* by Chris Hatcher and Philip Himelstein (Eds.). New York, NY: Jacob Aronson, 1976.

The *Gestalt Journal*, published semiannually (Box 990, Highland Park, NY 12528) includes new ideas and arguments from Gestalt therapists and has given Laura Perls the attention she deserves.

12

個人中心取向表達性藝術治療 周怡君 譯

通往全人的途徑 Natalie Rogers

從創造力內在狀況的本質來看，它們顯然無法被迫產生，而是必須被允許才能浮現。

Carl Rogers

　　心理治療歷程中有一部分是喚起創造性的生命力能量。因此，創造力和治療是重疊的。有創意的通常有療癒性有療癒性的往往也是一個創造性的歷程。我個人將藝術融入治療的工作稱之為「個人中心取向表達性藝術治療」（person-centered expressive arts therapy）。**表達性治療**或**表達性藝術治療**這個詞，大致上含蓋了舞蹈、美術和音樂治療，也包括日記書寫、詩、影像、冥想和即興劇。使用表達性藝術來促進情緒的療癒、解決內在衝突和喚醒個體的創造力是一個相對較新且正在擴展中的領域。

何謂表達性藝術治療？

　　表達性藝術治療為一個整合多元模式、強調創造性歷程之療癒面向的治療。動作、畫圖、彩繪、雕塑、音樂、寫作、聲音和即興創作在一個支持性的、案主中心式的環境中被使用來體驗和表達情感。所有由深層情緒而來的藝術創作都提供了一個自我發現和洞察的歷程。我們藉由創造外在的形式來表達內在的情感。當我們藉由可以看到的形式來表達這些情感時，我們使用藝術作為溝通我們內在真實的一種語言。

　　在基於**人本主義**信條的治療世界裡，**表達性治療**這個詞彙被用以專指非語

言或隱喻式的表達。人本主義表達性藝術治療和將藝術用於診斷、分析和「治療」人們的分析式或醫療式模式的藝術治療有所不同。我們反倒是相信在同理、誠實和關心的心理氛圍下，個體有找到適合自我方向的能力。我們的傳統是由一些人本的心理學家而來，特別像是 Carl Rogers、Abraham Maslow、Rollo May 以及 Clark Moustakas。這些先驅者違抗了專制的醫療模式，並創造了一種個人成長的關係模式，在這個模式裡，治療師尊重個案的尊嚴、價值和找到自我方向的能力。

使用多元藝術作為表達途徑意味著進入我們內在的領域去發現感受，並透過視覺藝術、動作、聲音、寫作或戲劇將它們表達出來，而不用在乎美感、文法和寫作風格，或是聲音的和諧流動。雖然有些時候有趣和戲劇性的作品也經常會出現，但我們將美學和工藝留給那些想要成為專業藝術家的人。

我們使用多元藝術來放手、表達和釋放。表達性藝術治療師知曉涉入心靈、身體和情緒會帶來的直覺、想像力以及邏輯、線性思考的能力。既然情緒性的狀態鮮少有邏輯性，使用圖像和非口語的模式讓個案得以有另一個自我探索和溝通的途徑。

創造性歷程本身是一個強力的統整力量。口語治療通常聚焦在情緒困擾和不良行為。如同口語治療，表達性藝術將個案推向情緒的世界，但多了一個面向，一個能調用人格中自由靈魂部分的方法。治療可以是愉悅的，以及在感覺的、動感的、知覺的、情緒的和虛構的多個層次上生動的學習。個案們回報說表達性藝術治療幫助他們越過他們的問題，去找到靈魂或靈性的新意義，以及預見到他們自己在這個世界上採取建設性的行動。

何謂個人中心？

家父 Carl Rogers 的案主中心或個人中心的哲學，是我表達性藝術治療模式的基礎。這個取向要求治療師以同理、開放、誠實、一致和關懷的態度專注的聆聽，以促進個體或團體的成長。其中心思想是相信每個人都有價值、有尊嚴、有自我引導的能力，且擁有成長的自然動力。

　　我的表達性藝術治療正是根植在這個深層的信念，相信每個人在內在有一個朝向發展出全部潛能的能力。正如同家父背離精神分析和詮釋，我也拒絕分析和詮譯形式的藝術治療和動作治療。就方法學而言，這意味著，當個案討論他們的藝術、動作或寫作時，我跟隨個案的引領。我時刻記得父親所說的：

> 　　「同理的瞭解意味著治療師精確地感覺到個案正在經歷的感覺
> 與其個人意義，並將他所接納的理解傳達給個案。在最佳的運作狀
> 態時，治療師就如同置身在他人私我的世界裡，因此他不只能澄清
> 個案所察覺到的意義，甚至是那些在知覺之下的。傾聽，明確而主
> 動的傾聽是我所知道能帶來改變的最大潛在力量。」

（Kirschenbaum & Henderson, 1989, p. 136）

　　我要強調「將他所接納的理解傳達給個案」這句話，當你覺得害怕、憤怒、哀悼或嫉妒時，你很少經驗到被接納的感覺。然而，這樣同理的回應是有療癒力的。

　　作為朋友和治療師，我們時常認為我們必須有答案或給建議。然而，這遺漏了一個非常基本的事實。藉由真誠地聆聽深層的情緒性傷痛，並尊重個案找到他或她自己答案的能力，我們給予個案一個為自己增能和發現自己獨特潛能的機會。同理的傾聽也鼓勵個案卸下層層的否認和防衛，讓個案覺得安全去嘗試表達性藝術並將之作為成為完整個體的途徑。

創造性連結®

　　我創造了**創造性連結**（the creative connection）這個詞，用來描述以一種藝術形式刺激促發另一種藝術形式之創意的歷程，而這將所有的藝術與我們重要的本質連結起來。

　　以案主中心作為我心理學訓練以及動作與藝術治療訓練的根源，我有一些個人的發現。我發現當我在一位有同理心且不批判的見證人在場，舞動出一個

傷心或生氣的感覺時，我的感覺和知覺便戲劇化地轉移。當我在舞動之後畫下圖像，作品變得更即興、更具表達性，也吐露的更多。如果在畫畫之後做自由書寫，我便能更深入地探求謹慎的情感和思想。因此，我理解了對於美術、動作和日記寫作的同理見證與一名以案主為中心的治療師是相似的。

我也在此將「依序使用藝術能喚起內在的事實，且經常揭露新的深度和意義」的想法加以概念化。動作將我們的創造性能量釋放，而在視覺藝術中得以表達出來。透過視覺藝術進行自我表達能促成詩詞或自發性寫作。當我們嘗試冒險和實驗，我們即是在利用大腦的右半腦和它的非語言和非線性經驗的能力。因著這個「創造性連結」，內在療癒得以發生（見圖 12.1：「個人創造性能量」）。

我所發展的創造性連結歷程激發了一個自我探索的模式，就像是夏日裡的蓮花片片花瓣開展綻放一般。在溫暖、接納的環境裡，花瓣綻放並露出花的內在本質。當我們的感覺被觸碰，它們便成了進一步自我理解和創造力的泉源。我們慢慢地讓自己過去所否認的，那些潛藏在我們潛意識裡的東西浮現。簡單地說，我們無法不涉及我們所有的面向便整合好我們所有的面向。藉由投入創作的歷程，我們重新喚醒我們的創造力。

與案主使用表達性藝術

傳統的心理治療是口語的，而口語歷程也總是重要的。雖然提供藝術媒材作為另一個表達方式已經遠離了我父親工作的方式，我很尊重個案的整合和自我引導，並嘗試同理地進入其思考架構。然而我發現使用藝術作為另一種語言讓我更接近個案的世界。在我聆聽個案對他們的動作、圖像或聲音的探索時，這個「我—你」的關係被增強了。更令人驚奇的是，事實上在進行藝術創作時，個案的感覺便已轉移了。

融入動作、聲音、美術、日記和引導想像，讓治療性關係在許多方面得以增強。使用表達性藝術幫助案主認清和碰觸到感覺、探索潛意識材料、釋放能量、獲得洞察、解決問題，和發覺自我的直覺和靈性面。

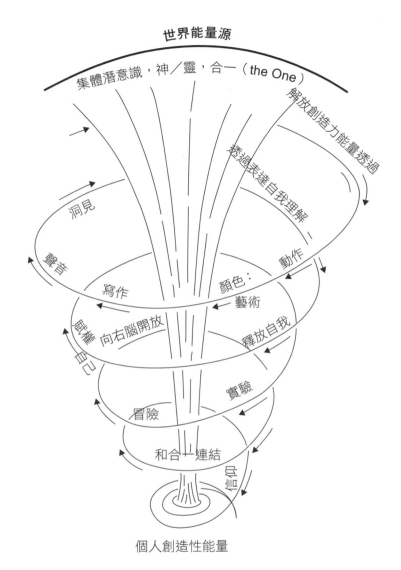

個人創造性能量

創造性連結歷程：藉由從藝術形式到藝術形式的移動，我們解放了層層的禁制，將我們帶到自己的中心——我們的個人創造力量。這個中心讓我們朝世界的能量源開放，帶給我們生命力和合一感。

圖 12.1 「我們都合而為一」

人們問我如何在諮商會談中引入表達性藝術。有時候，在第一次會談時，我會講述個案中心的哲理和表達性藝術的歷程……

> 作為一名表達性藝術治療師，我受過使用動作、美術和引導想像的訓練，用以幫助你透過象徵性且非口語的模式去探索——踏上你的內在旅程。有時候，我將會提供你這樣的模式。通常療癒的歷程發生在這種自由自發的表達中。我們不需要擔心作品的藝術性品質。然而，作品將會給你關於你自己的新訊息。我不會用藝術來診斷或詮釋你。美術和動作歷程是讓你作為另一種自我探索和療癒的途徑。藝術也可以是用來與我溝通的另一種語言。

在這個時候，我會詢問個案的反應。有些人迫不及待地想要使用媒材。有些人說「我不會畫」，或說「我不是一個很有創意的人」，或是「我總是笨手笨腳，我不會跳舞」。我向他們一再保證，這不是要測試他們的創造力、畫畫或是跳舞能力，只是一種自我發現的方式。如果那些害怕的人決定要冒險一試某種形式的藝術表達，他們通常就會放掉那些想法。

我也同時向個案保證，當我提供他們非口語表達自我的機會時，他們一定是能夠選擇說「不」。我可能會說「我會給你建議並鼓勵你，但是決定權在你，我會尊重你的決定。」我或許會聽到個案如釋重負的嘆氣，只不過我更常發現，許多人對於表達性藝術模式躍躍欲試。

信任個案的路徑

在示範性諮商會談中，觀察我的人們常問我：「你如何知道是要建議個案使用藝術、動作還是聲音呢？」就什麼是提供對的或是錯的藝術形式而言，我不知道。我使用由個案而來的暗示，而更重要的是，我信任個案會告訴我適合的途徑，我總是讓他們來選。

人們還會問，「什麼時候你會提供使用藝術的機會呢？」選擇藝術作為

一種語言有許多可能的契機。例如，當個案表達出強烈的情緒，我通常會問：
「你想不想用顏色或是動作來探索這個情緒？」個案可能說：「不，我想多談
一些。」這對我是完全可以接受的。如果他或她說：「好啊！那可能可以幫助
我發現更多這種感覺。」然後我可能會問：「那你會想要畫畫、動一動，還是
製造一些聲音？」我隨個案去選。如果個案選擇視覺藝術，我就安靜地坐著，
像是一個有同理心的見證人。

　　接下來我會請個案告訴我，當他或她在創作這件作品時的經驗是如何。我
們一起看著作品，我鼓勵個案形容它並賦予它意義。他或她允許我進入他／她
圖像與想像的世界。如果個案想用動作或跳舞來處理畫作，那會讓這個歷程深
化。我會不時地確認：「這感覺這樣對嗎？你想再探索更多嗎？我所瞭解的對
嗎？我所理解的是你真正的意思嗎？」

　　在此讀者可能會問：「Natalie，為什麼個人中心取向的表達性藝術治療對
妳來說如此重要？為什麼妳要創造一個不批判、什麼都可以接納的環境呢？為
什麼妳堅持治療師不要詮釋畫作或動作呢？難道你不相信這些藝術形式告訴我
們很多關於個案的事嗎？」

　　這些都是活生生的問題，我確實相信藝術表達了許多關於失去或是未被發
現的自己的一些面向。我也明白我不可能瞭解個案經驗藝術創作的真正意義，
除非我深度地傾聽，並詢問那種可以幫助個案去探索這些意義的問題。如果我
認為我知道個案所試著要描繪的一個圖像或是動作的意義比他本人還多（不論
我受過的訓練有多少），那我就太自大了。

　　我總是尊重我的個案，如同我想被我的治療師尊重那樣。我有過人們看著
我的作品，然後立刻告訴我我的感受是什麼或是作品的意義之經驗。在揭露一
個非常個人且隱私的自我面向之後被人誤解，導致我不信任那個詮釋我作品的
人。我的反應是：「我不可能再給他看我的任何作品了。」

　　我們的作品是極度個人的。要得到某人的信任，我想我們必須對他們的經
驗表示尊敬。如果反其道而行，可能會使得個案的創造力封閉起來，或是使個
案和治療師之間的聯盟破裂。如果個案恰巧喜歡治療師對作品的詮釋，那他或

她會一而再地想要從權威人物——治療師——那裡找到意義，而不是去發展自己尋找意義的能力。

再者，我們知道創作的花蕾是很細緻的。太多人告訴過我，他們不再畫畫、跳舞、寫作或唱歌是因為被批判、評分或貶抑為幼稚。老師讓孩子的美術不及格、裝腔作勢地唱歌，或是譏笑他們的舞蹈。一次不好的評價能讓一個人不再拿起畫筆、和朋友一起唱歌或是跳舞來表達自己。當我們和個案工作時，我們必須謹記，創造力需要被滋養和支持，方法是讚許和尊重他們與我們分享作品的勇氣。

我如何幫助個案處理他們的作品？首先，我請他們說明過程是如何，「當你在畫畫（或舞動）時，你的感覺是什麼？」另一個問題可能是，「當你看著你的畫（或是雕塑或拼貼畫）時，你的感覺是什麼？」以下是可以幫助個案尋找他們畫作裡意義的一些其他建議問題：

- 讓圖像對你說話。它給了你什麼訊息？
- 和你的圖像對話。將對話寫在你的日誌裡。
- 用第三人稱說一個關於這個圖像的故事，從「很久很久以前」說起。
- 給你的作品下一個標題，以此來強化它的意義。
- 如果素描或是繪畫的某個部分很模糊或是看起來未完成，試試看從那裡再延伸創作另一張畫。
- 找到最麻煩的部分，創作另一幅畫來進一步地探索。

這林林總總的過程中，我就是一位在個案自我探索之道路上的同伴。我並不引領方向。我不知道終點為何。當個案開拓道路時，我可以為其舉燈。

我也可能會建議用動作和／或聲音來表達線條、韻律或畫作裡的顏色，這可以幫助個案體現他們的作品。藉由將感覺付諸動態形式，動作同時也是一種擴展感覺的方式。它是自我覺察、洞視和療癒的潛在途徑。當個案表達恐懼時，舉例來說，治療師可能會說：

你有沒有興趣透過動作來探索感覺呢？找到你的空間，閉上你的眼睛，然後讓感覺透過你的身體來表達它自己。你可以擺一個姿勢來表現你的恐懼，然後讓那個姿勢改變。擺一個你在這個情況下想要有的感覺的姿勢。注意從第一個姿勢到第二個姿勢所需要的動能變化。再試一次。你對自己知道了些什麼？

看看我那兩小時現場示範的 DVD《行動中的表達性藝術治療》（*Expressive Arts Therapy in Action with Natalie Rogers*）（2012），讀者對於治療師和個案之間的動力歷程可以有更好的理解。你可以見證到，當一個掙扎於職涯選擇的年輕女子 Suzen，她在語言之外動作的轉變能量，以及個人中心取向的效能。在第一個小時裡，她表達出希望離開現在無聊的會計工作，轉而將精力投入到治療馬的工作之深層欲望，但她受困於負面的思考模式，且害怕會破產。透過動作、粉彩筆和陶土，她探索自己的恐懼、自我懷疑以及矛盾。在一星期後的第二次會談，有一個從困惑到清楚明白，以及自我價值重新覺醒的戲劇性轉變。在這兩次會談後，我和製作人 Victor Yalom 在面談中討論這個誘發歷程，並在會談中加入旁白評論，來幫助觀眾理解我正在做的事情是為什麼。

個人中心表達性藝術的療癒能量

我很難用語言來說明表達性藝術歷程的深度和力量。我希望藉由分享下面的個人故事，你可以設身處地的體驗我在一個可承受的環境下，透過動作、美術和日記書寫的成長歷程。

在我父親去世的數月裡，我經歷情緒的雲霄飛車。失落的感受非常巨大，但同時也有被釋放了的感覺。我覺得他的離去為我開啟了一道心靈之門，也帶來巨大的傷痛。表達性藝術協助我度過了那個哀悼期。

有一位朋友邀請我去海灣邊的小屋住一週，我畫了一幅又一幅的黑色圖畫。每當我對如此黑暗的圖像厭煩時，我會開始畫另一幅畫。然後，它又再一

次地變得情緒化而蒼涼。雖然我的朋友主要是藝術家，但她的治療訓練和接受我情緒狀態的能力允許我做自己想做的。

我也去參加了另一位藝術家／治療師朋友所帶的週末工作坊。我把時間花在雕塑和繪畫上。這一次的主題是潮汐——再一次的，我畫了幾張黑色的圖。在我的悲傷裡，我覺得難以承受，一再的畫出黑色的潮汐來表達我的無助感（見圖 12.2「黑浪」）。一個陶土所黏塑的頭從大巨浪底下探了出來。

清空我父母家的細節工作、為父親的物品決定去留，還有回應上百個愛他的人，這些事都讓我精疲力竭。再一次，我的作品給了我的情感一個自由之境，也讓我有鬆一口氣的感覺。我的朋友鼓勵我用美術經驗去表達和理解我的內在歷程，這是另外的一大步。我以為我的悲傷在一個月內就會結束，但這兩位女性允許我繼續表達我的悲傷之河。那一年我的表達性藝術反映出我持續的失落感，同時也展現了一個新領域的開始。

這是真的，當人感受到深切的痛苦時，也開啟了一道靈性之門。在我父親過世後三個月，我飛到瑞士與其他治療師偕同促進（co-facilitate）一個訓練團體。那是我和人們、自然及我的夢境連結的高度感受時期。我經歷了共時性（synchronicity）、特別的訊息和非凡的影像。有一個晚上，我發現自己像是被許多在我的房間裡的大翅膀之鼓動喚醒，翌晨，我盡可能的把這個經驗畫下來（圖 12.3「白色翅膀」）。

一天下午，我帶著我們的團體做一個叫做「熔化和成長」的動作活動。團體成員兩兩一組，夥伴們輪流觀察另一人先跳出「熔化」之舞，然後再跳出「成長」之舞。我的偕同促進者和我也一起參與這個活動，他見證到我從站得非常高，到完全癱在地上，慢慢地熔化。隨後我在日記裡寫下：

> 我喜歡這個熔化和完全放手的機會。當我熔化到地上時，我感覺到自己完全的放鬆。我投降了！就在那個時刻，我經驗到被一道不可思議的光擊中。雖然我的雙眼是閉著的，但整個世界都是亮的。驚訝中，我安靜地躺了一會兒，然後慢慢地開始「成長」，讓自己回到原本的高度。

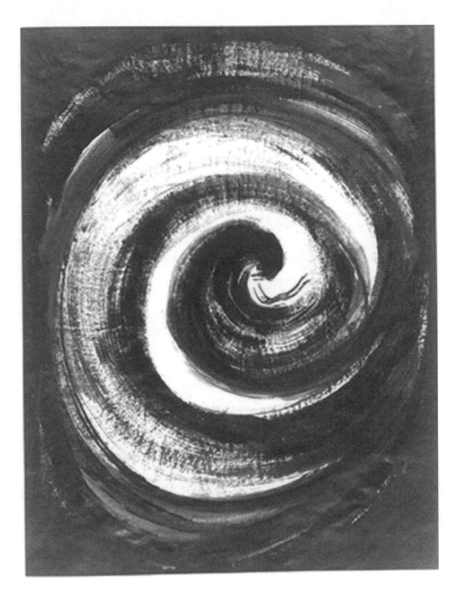

圖 12.2 「黑浪」

我的心裂開了，讓我同時感到脆弱但又擁有強大的內在力量和光。幾天之後，另一個海浪的畫出現了。這一次亮藍綠色的水被粉金色的天空照亮（圖12.4「藍綠色的浪」）。

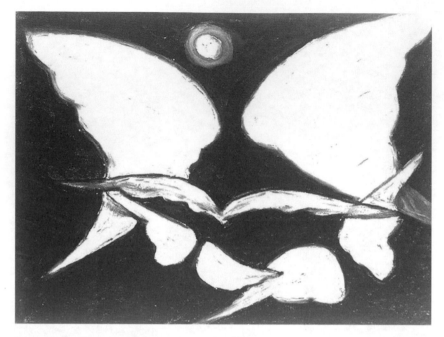

圖 12.3 「白色翅膀」

　　我分享這些小故事有兩個理由。其一，我希望說明表達性藝術的轉化能量。其二，我想要指出個人中心表達性藝術治療是本於人本原則。舉例來說，我是與那些允許我和我的悲痛及眼淚共處的人在一起，而不是和拍拍我的肩膀、告訴我一切都會沒事的人在一起。我知道如果我有話想說，我會被聆聽和理解。我的同事裡沒有任何一人詮釋我的作品，或者告訴我該怎麼去傷心難過。

我的人本、個人中心信條

　　人們常常問我，我的理論和諮商與我父親的有何不同。那些看過我在兩個錄影帶中會談示範（Rogers, 1988, 1997）的人，或是見過我本人的，都告訴我他們感受到我和父親存在的方式有深層的連結。和 Carl 一樣，當我進入個案的評價系統（frame of reference）時，我通常會進到另一種意識狀態。我試著直覺地和這些感覺還有一些沒有說出來的訊息同調。我將此稱為「聆聽音樂，也聆

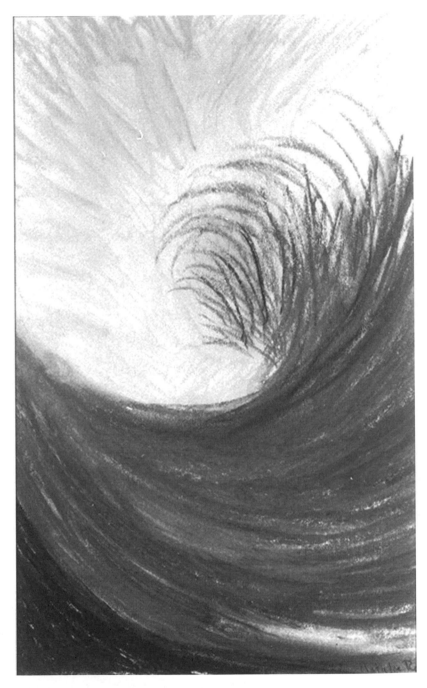

圖 12.4　「藍綠色的浪」

聽文字」。我持續地給予回應，因此個案知道他或她是被理解的。我們會一起調整有誤會的地方。個案就是我們最好的老師。

每個人都有自己的一套價值觀。做為一名心理治療師，這些我已發展 25 年，非常個人化，我稱之為個人中心表達性藝術哲學的信條，摘述如下：

> 我清楚地知道走過一個人的內在歷程會是個嚇人、震懾、耗費心力的冒險。
>
> 我會在你左右，但不會侵擾你。
>
> 我對於你知道如何照顧自己有信心。我對你沒有責任，不會奪走你的能力。
>
> 我也不會背棄你。
>
> 我會尊重你和你為自己所做的決定。我對你的能力有信心。
>
> 我會在你的內在歷程中支持你、鼓勵你。
>
> 有時我可能會挑戰你和你的信仰系統，但我一定會尊重你和你認為的真實。
>
> 我會鼓勵你嘗試新的事物，冒點險走入你未知的內在世界，但我不會勉強你。
>
> 我會給你表達性藝術媒材來幫助你開啟你與生俱有的創造力和發現你內在的本質。你可以自由選擇是否要用這些媒材。
>
> 有時我會告訴你我的看法和回饋，但也會一直確認它是否對你有意義。
>
> 我會盡我所能地尊重我自己和你的界限。
>
> 我會和你分享我的價值觀和信念，如此你能知道我所說和所做的和為什麼我正這麼說，這麼做。
>
> 我隨時願意向你學習。
>
> 有時我會犯錯、做我不樂意做的事和被誤導。在這些時候，我會如此說，我能夠說：「對不起。」

療癒和改變社會的表達性藝術

　　到目前為止，我已經討論過與個別個案所使用的個人中心表達性藝術。在我的第二本書，《療癒和改變社會的表達性藝術》（*Expressive Arts for Healing and Social Change*），我聚焦在將創意連結歷程用在強化各種團體的潛在可能，在它們幫助人們進行轉化、療癒和社會行動的內在歷程上。我的熱情一直在跨文化工作上，而且有幸在歐洲大部分的城市，以及在拉丁美洲和亞洲的許多城市工作過。我團體工作的任務在於幫助人們理解各自的異同，並學習如何有建設性地做跨文化的溝通。所有的藝術元素——動作、視覺藝術、音樂和心理劇——是在相互理解的旅程中幫助我們的溝通工具。

　　　　如同個人諮商，促進者（facilitator）需要創造一個安全的空間，讓參與者能夠覺得被接納、被珍視，且深度地被聽見。在團體裡建立一定的信任程度，是發展開放且誠實溝通的首要任務。下面的圖表（圖 12.5）顯示團體成員如何透過藝術歷程開始獲得自我洞見，最終和地方社區連結，然後和這個世界產生連結。

創造性連結歷程

　　這張圖表所呈現的，就像我們第一次透過表達性藝術開始往內在世界的旅程，我們如何碰觸到潛意識，然後逐漸察覺到自我的新面向，從而獲得洞見和內在力量。接下來，藉由和至少另一個人在一個富有同理、支持的環境裡產生連結，我們學習到和社會產生連繫的方法。當我們學習到在一個小社會裡如何才能真誠而有力量，我們因而會被啟發，邁向更大的圓圈。我們便能共同創作和彼此合作，讓我們可以接近更遠大的目標和力量。這將讓我們帶著憐憫之心與世界——其他文化以及自然界——連結。

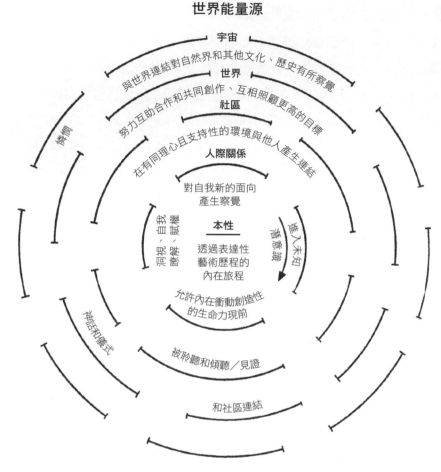

圖 12.5 「我們都合而為一」

跨文化的理解

在 2006 年，我們有三個人創辦了一個「以色列和巴勒斯坦婦女攜手共許和平未來：使用傾聽技巧和表達性藝術去連結分歧」的工作坊。該計畫和過程的細節都寫在我的《團體的創造性連結》（*The Creative Connection for Groups*）（2001）一書中。以色列 Neve Shalom（和平村）的 20 位婦女來參加兩天的工作坊。以巴之間的敵意是很嚴重的，我們創造一個個人中心的環境，在那裡我們聽到了來自兩邊種族的痛苦、煎熬和憤怒，藉由使用非語言的表達性藝術，

不可思議的結果發生了。在兩天結束之際，我們請她們以自己的語言，完成以下的句子作為給我們的回饋：「對我來說，這個團體就像是……」而我們得到的一些回答是：「一個禮物，一個機會。」「一個強烈的情緒經驗，可能是我人生的一個轉捩點。」「一個重要經驗，暫時的。」沒有人寫下負面回應。

我們也問了：「妳從中學到了什麼？」有一些回答如下：「就是，對方也飽受煎熬。」「妳可以見面並且談論任何事情。」「有信仰的女人對她們的戒律忠誠，但她們的行為是自由的。」「我們都想要地位、尊重和自由。」

在兩天之內如何產生如此深層的改變？在和「他族」團體相遇前，我們用了一些表達性藝術來探索或練習，幫助每個婦女發現她們自己的感受和想法。成員抵達時，在我們自我介紹並說明這個工作坊的目的之後，我們邀請婦女們慢慢熟悉動作、圍巾和音樂的使用。這是一種「破冰」，或說是釋放一些普遍的焦慮和恐懼的方法。下午時，我們提供一個練習，叫做「透過藝術體驗內在和外在平靜」。每位婦女創造一幅描繪她對內在平靜之想法的畫。第二幅畫是「你對外在平靜的見解」。第三幅畫請他們用顏色來表現他們對平靜的阻礙之所見所感。我們請他們為每幅畫寫下幾句話。那個上午快結束時，每位婦女都探索了她自己對於希望和挫折的感受。我相信在開始和所謂的另一族人，或是你認為造成你痛苦的人有任何接觸前，這第一步的自我認識是很重要的。

那個下午，每位婦女被要求和另一族的人一組，分享作品、文字並討論。要求這群婦女在進入到面質性對話之前，先**傾聽**另一個人的作品和感覺，也有助於相互瞭解。當然面質和敵意也被表達了出來，它們是歷程中重要的一部分。作為團體促進者，我們的角色是讓對話慢到足以讓每個人都能確實聽到其他人所說的話。

在第二個早上，目標是用陶土來進行非語言的對話。我們要求婦女們從「他族」找一位夥伴，兩兩對坐在一張小桌子的兩邊，將一張大張的紙（18×24吋）放在中間，每位婦女都有一大塊陶土。

指導語是一個人在紙上放一塊陶土（任意形狀），不能說話。第一位婦女可能做了一座塔，然後把它放在紙上，第二位婦女可能在塔上加一個頭形的陶

土，而這就改變了作品的意涵。不需言辭表達的，不管這是否被接受或是被原創者做某種更動，都是動力的一部分。有人可能會想要保護她的陶土塊，而把它們放在靠近自己這端的紙上。另一個人可能做了個要進入對方空間的決定，而做了一塊形狀放在那邊。這就是兩人之間的「對話」，過程持續了 20 分鐘左右。

然後我們請她們寫下自己的經驗，最後，和她們的夥伴對談。我們希望她們也能分享自己所書寫的文字。

這些婦女在藝術過程中的集中力和專注力讓我們驚訝。作為促進者，我們安靜的在四周走動，觀察各種互動。有些婦女們在一起「玩」的時候笑了，有些則處在嚴肅的情緒中。在某一張紙上，有一小堆陶土被放得靠得很近，並形成一個圓的開頭。在另一張紙上，陶土塊則分散的很。一座塔持續升高。在另一處，土塊看起來像是一座橋。

接下來是生動的討論，有些衝突或歧見在夥伴間產生。當我們聚集成一個大團體分享計畫的成果時，我們聽到不同的故事。以下是提供婦女們對關於不同看法要如何相處的一個洞見。

一位猶太婦女說：「我想把手伸出，但她總是築起一道牆。我覺得被困住了。」

她的阿拉伯夥伴說：「事實上是進入到這個創作時，我有著風暴般的情緒。我想要為自己打造一個強大的基地，我知道她是一個好人，但我覺得她在干擾（侵犯）我的基地。我覺得它無所不在。我做了一道牆；她在上面挖一個洞。有那麼一刻我覺得我需要一個強大的中心。甚至當我在做這個重要的中心時，她在周圍放了一個圈。我把它拿走。這像是場戰爭。我覺得我需要保護自己。」

猶太夥伴說：「我將我的茶包拿來，並把它放置在中間。她從咖啡壺拿來一些黑咖啡。那就是我覺得有連結的地方，就像我們在傷口上貼上了 OK 繃。」

巴勒斯坦婦女說：「我覺得我需要保護自己。我做了一個入口；她做了另一個入口。我從那邊把門關上，再把我的門加大。我為她感到難過，因為我

可以感覺到我們之間的鴻溝。當她從我們蓋的房子挪出空間時，我則感受到連結。」

在回應時，我重新敘述了她們的意思：「看起來妳們之中有一個人想要向另一個人靠近，但妳的夥伴卻覺得像是時時被侵犯。重要的是，問問自己從這裡面能學到什麼。它能幫助妳理解另一位是如何覺察妳的行為。這如何幫助我們每一個人能更覺察的溝通呢？」

重要的是，我強調她們所可以學習的，是如何能從另一個人的觀點來看待整個情況，而不是聚焦在誰對誰錯上。

兩天快結束時，這裡變得有歌聲和笑聲。一位婦女說：「如果我們願意去面對，我們就是願意去愛了。而我們有勇氣這麼做。」另一位婦女說：「當我們築一道牆隔絕他人時，我們也造了自己的牆。」

超越內在的兩極

當我在團體中工作時，我們通常會花時間腦力激盪關於我們的「內在兩極」，然後會得到一長串的清單：愛／恨，強／弱，近／遠，內向／外向，開心／難過，和平／暴力等等。雖然相對的兩者看起來像是「好」或「壞」的特質，但其實沒那麼簡單。當人們處在否認狀態時，或許需要認識並接受他們的哀痛，至於其他人可能需要允許他們自己有愉快或正向的感覺。用榮格學派的說法來說，「陰影」是未知的、存在潛意識領域裡的自我面向。我們所拒絕、否認或壓抑的自我部分，時常被認為是破壞性的或是邪惡的衝動。陰影的部分需要情緒和身體的能量來檢視。用不造成損壞的方法來認識、接受、表達和釋放陰暗面，對預防這些強烈能量以暴力形式來付諸行動是必要的。

然而，我們也可以把我們的創造力、優勢、叛逆、官能享受、性慾和愛人的意願都歸入到潛意識的領域中。所以，當我們冒險深入地去探索潛意識時，我們可能會發現許多遺失的寶物。發掘我們未知的面向讓它們得以成為盟友：為了要能完整，我們需要失落已久的潛在人格。然後我們能夠成為更完整、更有活力、更有愛心的人。

　　表達性藝術是幫助我們揭開憤怒、恐懼、羞恥、寂寞、無情和憂鬱深井的有力工具。當許多個案或團體成員使用了動作和藝術去表達他們對於死亡、發瘋或是永遠活在憂鬱的深淵之恐懼時，我都在現場。每當賦予了一個聲音、一個圖像、一個聲響、一段舞蹈時，恐懼能夠成為改變的力量。當它們真實的模樣被接受時，它們便可以在復原的道路上幫助我們。

　　接納我們的陰影可能不像擁抱光明那麼困難。當我們談論擁抱光明時，我們指的是開放我們的靈性，我們去體驗愛的能力、憐憫之心，以及意識所涵蓋的所有範圍。我個人的許多表達性藝術作品傳達出我對靈性的感知（見圖 12.6「雌性」）。

　　在我作為治療師和團體促進者的歲月裡，我發現人們通常對於承認和感受愛感到不自在。他們坦然接受對自己和他人的負向思考，但是卻發現他們自己迴避著讚美、關心和愛情。我們傾向於武裝自己對抗接受愛這件事。有能力施與受，不論是來自他人、動物或世界能量源，可能是能夠給予無條件的愛的先備條件。

邁向全人之路

　　因為並非所有的心理治療師都同意本章所體現的原則，所以有必要將它們再清楚地陳述……

> 　　所有的人都有天生的創造力。創造性歷程是有療癒性的。表達性作品提供個人重要的訊息。然而創造的歷程本身便是最能深刻地起作用的。
>
> 　　個人的成長和更高層次的意識之達成是透過自我覺察、自我瞭解以及領悟。
>
> 　　自我覺察、自我瞭解以及領悟是藉由深入我們的情緒而達成。我們必須穿越悲哀、憤怒、痛苦、恐懼、歡樂和狂喜的感受以到達隧道的彼端：自我覺察、瞭解和全人。

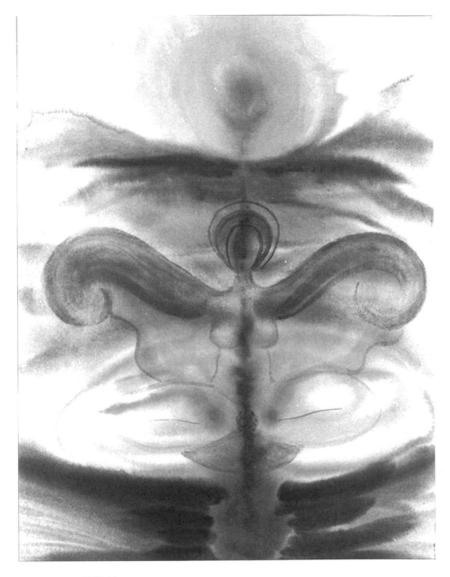

圖 12.6 「雌性」

　　我們的感覺和情緒是能量的來源。它們是可以被導引到表達性藝術來解放和轉化的能量。

　　表達性藝術——包括動作、美術、寫作、聲音、音樂、冥想和想像——引領我們進入潛意識。這通常讓我們得以表達先前所未知

的自我面向，因此得以揭示新的資訊和覺察。

　　藝術形式以我所謂的「創造性連結」彼此相關聯。當我們移動時，它會影響我們如何寫或畫。當我們寫作或畫圖時，它又會影響我們如何感覺和思考。在創造性連結的歷程中，一種藝術形式刺激並滋養另一種藝術，帶我們通往內在核心或本質之處，那即是我們生命的能量。

　　我們的生命力之間存在著一種連結──我們的內在核心或靈魂──所有生命的本質。

　　因此，當我們往內在去旅行，發現我們的本質或完整性時，我們發現了自己與外在世界的關聯性。內在和外在世界合而為一。

　　在這個工作中，還有很多有待發現：尋找精神、靈魂、自我解嘲的能力、新的智慧，或對生命中每一個掙扎的認知，這些都是有待學習的重要課題。

　　覺察是我們要成為全人，更能充分實現和有力量的人之目標的第一步。若沒有覺察，我們就沒有選擇。當我們用象徵和表達性媒介時，個人的整合是事件自然流動的部分。一旦我們揭開自我未知的部分，這個歷程便包括讓這些部分在我們的心靈中找到它們應有的位置。然後我們將較能經驗到天人合一的狂喜，那是一種和萬物相連結的感覺。

參考文獻

Kirschenbaum, H., & Henderson, V. (Eds.). (1989). *The Carl Rogers reader*. Boston, MA: Houghton Mifflin Company.

Levine, S. K., & Levine, E. G. (Eds.). (1999). *Foundations of expressive arts therapy*. London, UK: Jessica Kingsley Publishers.

Rogers, C. R. (1951). *Client-centered therapy: Its current practices, implications, and theory*. New York, NY: Houghton Mifflin.

Rogers, C. R. (1961). *On becoming a person*. Boston, MA: Houghton Mifflin.

Rogers, C. R. (1977). *Carl Rogers on personal power: Inner strength and its revolutionary impact*. New York, NY: Delacorte.

Rogers, C. R. (1980). *A way of being.* Boston, MA: Houghton Mifflin.

Rogers, N. (1988). *The creative connection: Self-expression as a path to personal empowerment* [29-minute video]. Retrieved from www.nrogers.com.

Rogers, N. (1993). *The creative connection: Expressive arts as healing.* Palo Alto, CA: Science and Behavior Books.

Rogers, N. (1997). *Psychotherapy with the experts: Person-centered therapy with Dr. Natalie Rogers* [2-hour videotape]. New York, NY: Allyn & Bacon.

Rogers, N. (2011). *The creative connection for groups: Person-centered expressive arts for healing and social change.* Palo Alto, CA: Science and Behavior Books.

Rogers, N. (2012). *Expressive arts therapy in action with Natalie Rogers* [2-hour videotape]. Retrieved from psychotherapy.net.

13

正向藝術治療 謝湘蓁 譯

Gioia Chilton、Rebecca Wilkinson

簡介

正向藝術治療（positive art therapy）結合了藝術治療與正向心理學（positive psychology）的任務：藉由立基於生命中美好的部分來促進幸福（well-being）。在此模式中，幸福、正向情緒（positive emotions）、性格優勢／長處[1]（character strengths）、心流（flow）、意義（meaning）與成就（achievement）等概念均被定義出來，也與藝術治療實務和專業發展連結起來。藝術治療透過其增加正向情緒、強化關係、提供投入機會，以及啟發目標與意義等能力，而被建構成一套提升幸福的理論（Wilkinson & Chilton, 2013）。本章將以幾個臨床案例及其處遇來呈現此取向藝術治療的應用。

正向心理學奠基於許多具備新視野的心理衛生工作者與藝術治療師的實務基礎上，使我們能夠更有效能的去幫助他人，使其在面對逆境時不只能倖存，更能**成長茁壯**。正向藝術治療（Chilton & Wilkinson, 2009; Wilkinson & Chilton, 2013）結合藝術治療和具正向心理學任務之創造性歷程的好處，藉由奠基於我們生命中有功能的與好的部分來促進個案與社群的幸福。正向藝術治療可以被應用在不同族群、各個治療階段以及廣泛的場域。這是一個不只可以用來跟個案工作，也可以用於治療師自己和藝術治療專業的取向。當今世上，我們所面臨的巨大挑戰需要人們發揮其可能的最佳功能水準去因應，而這個取向提供了增能的工具，讓我們每個人都能做得到。

當我們在教研究生正向心理學時，常常從讓他們創作「幸福滿意的人生對你來說包含了什麼」這樣的藝術作品開始。我們也建議**你**在繼續閱讀此章節前，放下這本書，跟著這樣做！**你的**幸福人生包含了什麼？你會在哪裡、做些

什麼事？誰會跟你在一起？你會有什麼感覺？當我們後續在檢視幸福美滿的世界時，我們也建議你，回過頭來參考這個意象。

正向心理學：歷史、定義與假設

正向心理學是對正向的經驗、性格、意義和持續促進自身發展的建設性機構與社群所進行的科學研究。正向心理學源於人本的原則，主張人的本質是良善的，可被激勵去實現全部的潛能。它建立在 Maslow（1971）的自我實現（self-actualization）概念、Frankl（1985）對於在逆境中發現意義的探索、Rogers（1951）的個案中心治療（client-centered therapy）、Horney（1951）之人類行為的利社會模式（pro-social model），以及 Jahoda（1958）在其開創性工作中所勾勒出關於心理健康要素的理解架構。正向心理學過去已經試圖提出這些理論的實證效度。它已被命名為**幸福的科學**，幸福就是最理想的生理、心理與社會功能。

正向心理學家們注意到，歷史上心理學的理論和實務都較聚焦在緩和心理疾病和減輕痛苦（Gable & Haidt, 2005），較少著眼於探索心理健康、幸福與正向功能。這不能只歸因於慈悲的美德，也同時是源自於**負向偏見**（negativity bias）——演化機制自然地掌管我們的注意力，迫使我們將資源導向去修正那些環境中無法發揮功能的部分。負向偏見可以透過主題／背景的隱喻來理解，相對於日常人類經驗的正向背景，負向經驗似乎比較會**冒出來**（Vaish, Grossmann, & Woodward, 2008）。換句話說，當晚間新聞播出時，「壞消息總是比好的更引人注意」，但這可能並不意味生活中壞的事情比好的事情來得更多（Baumeister, Bratslavsky, Finkenauer, & Vohs, 2001, p. 232）。

負向偏見也有助於解釋為何強調鑑別與應付身心疾病的醫療模式會主導著心理治療服務的分配與提供（Maddux, 2002）。醫療模式已提供我們良好的服務，透過它，在大部分已開發的地方，我們已經有效地為各種疾患命名，例如，憂鬱和焦慮。這絕對是值得慶賀的事，但是在一般的心理衛生場域，特別是醫療與機構場域，在心理治療歷史上，不曾聚焦在將幸福快樂視為治療的結果或

目標（Seligman, 2002）。

　　正向心理學取向會假設心理健康的構成要素——幸福、感覺變好、在生活中更有生產力——都應該成為心理治療的目標。正向心理學家認為，病狀產生於當我們嘗試去履行自己本有的求幸福與自我實現的能力卻遭遇到挫折的時候。相對的，最佳的功能發生在人們經驗到高度幸福、視自己的生命為有目的和意義，以及擁有自主感且能夠自我掌控的時候（Seligman, 2011）。

　　的確，正向心理學家認為面臨生理或心理挑戰的人，儘管擁有限制，仍可以有良好因應並經驗到生活中高度的滿足感；另一方面，人們也可能免於疾病，但仍然過得不幸福且高度失功能（Keyes, 2007）。

> 　　正向心理學不只視那些有嚴重困擾的人為有壞習慣、趨力、童年衝突與失功能大腦的總和，而要求更認真考慮那些人完好無損的官能、抱負、正向生命經驗與性格優勢，以及這些面向如何緩和疾患。
>
> 　　　　　　　　　　　（Duckworth, Steen, & Seligman, 2005, p. 631）

　　近期研究顯示，經驗到高度幸福感會導致更好的生理健康與更長的壽命、改善工作表現、良好的公民道德，以及更強健的社交網絡與社會（Diener, 2012）。此外亦發現，幸福與*復原力*（resiliency）——從逆境中恢復的能力——有高度相關，且能夠預防性地緩衝未來的壓力（Fredrickson, Tugade, Waugh, & Larkin, 2003）。基於這個原因，正向心理學家鼓吹我們投入與先前致力研究症狀和病因時一樣多的能量與資源，去發現與檢視能夠促進幸福的因子，例如：個人優勢、社會連結。

正向情緒、投入、關係、意義與成就：PERMA

　　研究指出，幸福跟幾個人類經驗的主要範疇高度相關。Seligman（2011）提出 PERMA 的概念作為一個整體架構，勾勒出他與其他正向心理學家所決定

之通往幸福最重要的管道。PERMA 代表**正向情緒**（Positive Emotions）、**投入**（Engagement）[2]、**關係**（Relationships）、**意義**（Meaning）與**成就**（Achievement）。接下來的段落中，我們將逐一探索每一個元素，並將這些元素與藝術治療的理論和實務串聯起來。雖然我們將逐一檢視，彷彿這些元素彼此之間沒有關聯，然而事實上，他們是交互影響而且通常對彼此而言是不可或缺的。我們將探討藝術治療如何以其增進正向情緒、強化關係，提供投入、掌控與進入心流之機會，以及闡明目標與意義的能力，來為 PERMA 和幸福帶來獨特的貢獻（Wilkinson & Chilton, 2013）。

正向情緒

幸福具有強烈的情緒成分：經驗較多愉快的情緒（希望、愛、滿足），以及較少不愉快的情緒（罪惡、憤怒、擔憂）。理論上，情緒是經由增進環境適應的天擇所形塑而成的（Darwin, 1872/2002）。我們都知道，強烈的**負向**情緒具有生存的價值；它們活化戰鬥、逃跑或凍結反應。然而，**正向情緒**的價值卻較少被好好理解，直到 Fredrickson（1998）協助我們辨識出，藉由擴充知覺、建構心理與社會的資源，正向情緒能夠顯著地提升復原力。Fredrickson（2009）指出，正向情緒還能夠**消除**負向情緒的影響，並逆轉憂鬱中明顯的極速向下惡化情形，因憂鬱情緒往往會因為偏狹的悲觀思考而加劇。藉由創造出開拓性思考、更好的內外資源聯繫管道，以及更佳的因應能力三者間的交互作用，正向情緒能帶來生理與心理幸福的**向上**提升。

然而，探討情緒可能是具有挑戰性的。在西方科學中，情緒被貶低為理性思考的敵人（Jaggar, 1989）。Plato（1992）曾寫道，我們必須控制情緒，以免它們像脫韁的馬帶著我們胡亂奔走。近代，科學家們已經承認某些二分法可能是錯誤的或者是誤導大眾的，就如同情緒與理智的二分。現在我們知道，我們看待事物的方式形塑了我們對它的感受，然而我們也知道，我們的感受形塑了我們的看法（Izard, 2011）。

研究已顯示，表達情緒是具有療癒性的，特別是那些有困難表達出來的情緒（Kennedy-Moore & Watson, 2001）。然而，經驗正向情緒也可能是在治療中不可或缺的關鍵。對於正在受苦的個案來說，抱持正向情緒能夠幫助他們減輕難以忍受的急性苦痛（Rashid, 2014）。正向情緒，例如**希望**，在治療初期也可能是關鍵，因為對改變可能性的信念是如此重要，卻也如此脆弱（Snyder, 2000; Yalom, 1995）。正向情緒也讓我們敞開自己去探索與遊戲，這兩者促進了創造力及新的思考方式（Fredrickson, 2009）。

在藝術治療中，我們的基本信念之一就是創作藝術相較於只使用文字而言，有助於更廣泛的情緒表達——藝術創作允許複雜的情緒被釋放、表達、溝通與理解（Kramer, 1971; Naumburg, 1966）。藝術將感覺帶入意識中，並透過表達性的形式來涵納這些感受（Langer, 1957）。研究已顯示，創作藝術也能夠修復、提升心情（Bell & Robbins, 2007; De Petrillo & Winner, 2005; Drake, Coleman, & Winner, 2011）。

因此，支持以工作室為基礎之藝術即治療（art-as-therapy）取向的擁護者是正確的，因為僅僅是創作藝術的過程就能喚起正向情緒。一個更具指導性的取向可能也同樣是有幫助的，因為透過藝術聚焦在正向元素上，也能夠增加正向情緒（Dalebroux, Goldstein, & Winner, 2008; Henderson, 2012）。藝術創作可同時創造並成為表達正向情緒的一種方法（Chilton, 2014），這證明了藝術治療界長期以來所知道的——藝術創作可能是對於表達和改善情緒最有效的方式之一。

藝術治療中，正向情緒可能經由多元的管道浮現：藝術創造歷程、被設計來引發令人嚮往之感覺的指令，以及如同我們後面會探討的，來自於社會的支持。正向指令的例子包括：視覺感恩日誌；平靜、愛或喜悅的曼陀羅（mandalas）（圖 13.1）；激發你和為你帶來希望的象徵；某人對你做了什麼，或是你為他人做了什麼，而讓你感覺很好的一個時刻；你想要回味的一次愉快經驗；或者是給自己或給需要的人的藝術禮物。

讓我們來看看，如何在一個短期精神照護單位中，以藝術治療來引導出正

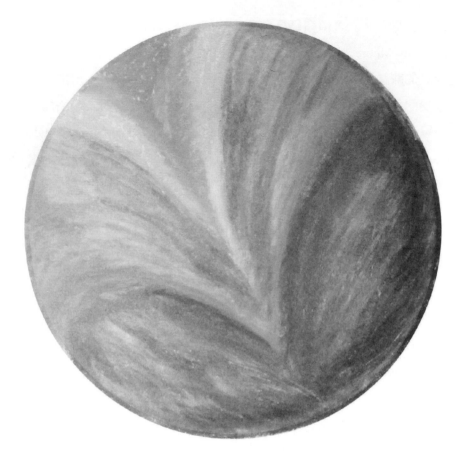

圖 13.1 「平靜與愛的曼陀羅」

一位生理疾病患者在想像自己感覺比較好會是如何之後的創作。

向情緒。在這個場域裡的病患通常處於危機之中，但仍然被期待跟他們才剛認
識的人一起參與治療團體。我們以一般性的報到來展開團體，請參加者分享任
何他們願意揭露的、關於他們來到這個照護單位的原因。這允許他能同時表
達自己的困擾，也能同情在場的其他人，我們知道這個歷程能減輕孤立感並促
進普同感（Yalom, 1995）。

我們也請他們指出，那些日子裡到目前為止過得還算順利的事。這個要求
巧妙地將他們的焦點轉向當時環境中的正向元素。伴隨著他們長期感到難以承

受或是想自殺，亦或是聽到要自己去傷害某人的聲音等事實的陳述，他們可能也會補充說到另一個病患對自己很親切、或者自己在這些日子裡的第一次入睡等。有別於更為籠統且在危機時也許不一定有幫助的「感恩」，這個要求他們留意目前哪些特定事物進展順利的簡單指令，能夠減少負向偏見，並頻繁地創造出許多微小卻明顯振奮人心的影響。

伴隨成員近況的分享及正向的暖身之後，我們給了一個富涵希望的視覺化正向藝術治療指令。我們問參加者是否能回憶起某個感到比較好的時刻，如果沒辦法，他們是否能夠**想像**出感覺變好的時候。毫無意外地，大部分的病人都能夠回頭反思或向前投射出平靜、更受激勵或更有希望的感覺；而當他們這麼做時，他們在那個當下便經驗到那些正向的感受了。接著，我們請這個團體創作關於「如果導致你住院的原因已經改善，而你感覺比較好時，會是如何」的藝術作品。藝術歷程本身，以及當團體成員探索彼此作品意象與意義時所產生的支持感，創造出「正向情緒的向上提升抵擋了負面情緒的負向循環」（Garland et al., 2010, p. 849）。

這個取向的變化亦可被用來與不同運作能力的個案工作。此外，在個案能邁向較為正向的狀態以前，對憤怒、挫折、痛苦等情緒的真實表達通常是必要的，因此時機是關鍵。無論如何，接觸正向情緒（例如希望和連結感）在許多治療的關鍵階段都是相當重要的。我們相信，對正向情緒的好處有覺知與瞭解的治療師都能更適切地將其運用與發展之。

運用優勢來投入

PERMA 的第二個範疇，**投入**，意味著當我們在活出自己的性格優勢時，會感到最為滿足。Peterson 和 Seligman（2004）指出，我們有必要對那些像是在《精神疾病診斷與統計手冊》（*Diagnostic and Statistical Manual*）（American Psychiatric Association, 2000）中所提及的心理疾病有更詳盡的補充描述，對優勢提出同等全面性的闡述。他們發展出一套針對普遍存在世界上多數文化之性格優勢與美德的分類方法（Peterson & Seligman, 2004），並提出我們通常會展

現的幾個**明顯／顯著優勢**（signature strengths），那代表我們所能發揮的最佳核心特質。運用我們的最佳優勢似乎能正向地影響幸福的所有面向，如：增進正向情緒、更好的關係、一份更深的意義感，以及更投入與實現的美好感覺（Peterson & Seligman, 2004）。

正向心理學家認為精神病理學源於優勢的匱乏，就如同源於病狀和弱點（Peterson & Seligman, 2004）；因此我們不只要認識並發展自己的優勢，也要去區分那些能激勵我們與削弱我們的東西（Biswas-Diener, Kashdan, & Minhas, 2011）。他們認為在不同的情境中，我們的某些優勢可能或多或少會有不同程度的展現，而弱點可以被重新視為優勢的過度使用，亦即優勢沒有被適當調整來應對當前情境的要求。有幾個有效的工具可用來評估已經被發展出來的優勢，其中包括《VIA 性格優勢量表》（*VIA Inventory of Character Strengths*）（Peterson & Park, 2009; Peterson & Seligman, 2004）。

在藝術治療中，我們已經長期讚揚藝術在評估和展現個案優勢上的價值（McGraw, 1995; Riley, 1994）。然而我們也發現，許多藝術治療師只籠統地談論優勢。我們經常讓案主從 VIA 的 24 種優勢清單中去做選擇，並針對那些特質創作視覺象徵。這份清單包含諸如：勇氣（courage）、智慧（wisdom）、學習熱忱（love of learning）、正直（integrity）、正義（justice）、人道（humanity）、慷慨（generosity）、幽默（humor）、好奇（curiosity）、忠誠（loyalty）、堅毅（perseverance）、謙虛（modesty）、靈性（spirituality）、寬恕（forgiveness）、熱心（zest）、社交智能（social intelligence）等特質。

如果個案難以發現自己的優勢，我們會請他們選出家庭成員或朋友可能會認為他們有哪些特質，或是請他們聚焦於自己景仰對象所擁有的特質上。探索這些他們可能尚未注意到或被低估的特質可以是非常賦能的一件事。以我們跟物質濫用個案工作的經驗為例，我們讓他們將帶入復原歷程中的優勢象徵化（圖13.2）。Donald（2008）也對乳癌倖存者提出相似的指令，藉此突顯其因應技巧。

Betts（2011）注意到，儘管許多藝術治療評估已經有效地將視覺元素與症

候學及診斷連結起來，卻很少對圖像內容與優勢做出類似的連結。將《診斷性繪畫系列》（*Diagnostic Drawing Series*）（Cohen, Mills, & Kijak, 1994）或《一個人從樹上摘蘋果》（*Person Picking an Apple From a Tree*）（Gantt, 1990）等投射測驗與優勢量表相互對照，還是有令人興奮的可能性存在。此外，我們還可以進一步利用在藝術歷程或藝術作品反思中被特別突顯出來的優勢，諸如時

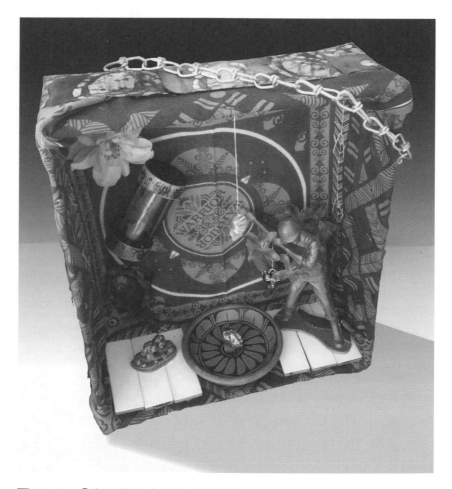

圖 13.2　「復原的戰士複合媒材雕塑」

一位成癮治療中心的住院個案傳遞她的「戰士精神」，向自己的復原致敬。

間精力的投入、創造力、想像力、對細節的注意、聚焦能力，以及發展程度、觀察力、情感張力、比例協調性、主題與背景的關係、深度與平衡等。

投入與心流

心流（flow），一種不費力的專注、聚焦、專心的狀態（Csikszentmihalyi, 1991），是另一個投入的關鍵元素。當我們處於心流狀態時，自我意識消失了。我們如此地全神貫注，以至於對時間的經驗被改變了——我們若不是產生一種時間加速的感覺，就是會有種彷彿數小時僅僅是幾分鐘的感受。心流發生在當技巧與努力達到平衡的時刻，當活動具有足夠的挑戰性而不至於無聊，但也不會太過挑戰而讓人難以應付（Csikszentmihalyi, 1991）。因為心流本身提供一種內在的酬賞，它會自然地導致正向情緒的增加與幸福的提升（Rogatko, 2009）。Csikszentmihalyi（1991）曾寫到，心流是充實而幸福的人生不可或缺的一部分，因為它是讓生命值得活下去的關鍵。

我們從個人經驗和實證研究中得知，藝術創作會引發心流狀態（Burkewitz, 2014; Lee, 2009）。心流的科學對**藝術即治療**取向提供了額外的實證支持。藝術創作疏導焦慮、轉化混亂的能量並促進專注。諸如創造曼陀羅，以黏土、彩繪、串珠和編織來創作等藝術活動，會產生全神貫注與深度聚焦的，能夠非常有效地引發心流經驗。藝術治療師能用各式各樣的方法促進心流狀態，包含介入時機、音樂燈光等環境元素的使用，以及技巧與挑戰達至最佳平衡的任務（Chilton, 2013）。

意義

意義與目標也對生命整體的滿足帶來顯著地貢獻（Park, 2011）。意義是我們如何理解事物，如何透過發現和創造模式與連結來創造自己生命的連貫性（Baumeister & Vohs, 2010）。那些曾經歷困難但能從中**發現好處**，也就是那些儘管困苦，仍能從他們的經驗中提煉出正向意義的人，似乎能更快也更全面地從逆境中復原（Park, 2011）。能以較寬闊的理解將挑戰放在脈絡下進

行考量，似乎能創造一個對無望感的緩衝，培養了復原力，並促成**創傷後成長**（posttraumatic growth）（Tedeschi & Calhoun, 1996）。創傷後的成長發生於受苦難創傷的人同時經驗到對生命與日俱增的感恩，並正向地改變了對自己因應能力的信念。

創傷後成長來自於知覺與觀點的轉變。如同稍早提到的，負向偏見讓我們更傾向於注意環境中那些有問題的事物。此外，當我們正在經驗痛苦、憤怒、焦慮與憂鬱時，我們甚至可能更嚴苛、更負面地去知覺自身經驗與其他人事物。創傷後成長較可能發生在我們能夠重新框架自己的知覺與詮釋的時候。能用來促進這個過程的策略包括確認自己與他人的優勢，並感謝當前情境中有功能與好的部分。當正向情緒鼓勵創造性思考及創新解決方法時，也能藉由拓寬知覺來幫助我們創造這個轉變。培養連結與歸屬感同樣也有助於以正向的方式來轉化知覺。

藝術治療伴隨其促進正向情緒與溝通內在經驗的能力，可能是擴展知覺最有用的方法之一。透過藝術的象徵、隱喻與故事，我們能夠開展自我生命的敘事。視覺意象的豐富性提供我們去檢視與重新框架該敘事的機會，幫助我們以不同的方式看見事物（Gantt & Tinnin, 2009）。透過覺察或頓悟所帶來的微小轉變，我們對自己、對故事，以及對自己在宇宙中位置的感知都可能被轉化。

一份針對在美國和加拿大受乳癌所苦的女性所做的訪談敘事分析，顯示了藝術治療與意義創造間的關聯，藝術治療幫助研究參與者在疾病中強化了她們的目標與意義感（Collie, Bottorff, & Long, 2006）。與此相似地，在我們與受癌症影響的當事人工作時，我們帶領他們對自己的復原力表達敬意。我們給予指令，請他們「回想生命中一個你經驗到困難處境的時刻。在困境中，是什麼帶給你希望？什麼讓你走過困境？」他們創作的意象強而有力地反映出那些幫助他們在面對逆境時能夠倖存，甚至成長的事物。一位參與者在參加完某次的工作坊之後，說她新獲得（培養）的創造力是其中一件「癌症的禮物」。有些發現好處的意義在她的體悟裡十分鮮明，儘管她從未自願邀請癌症來到自己的生命中，也不會希望其他人遭遇癌症，但癌症將她解放，讓她能試驗這輩子想要

創作藝術的渴望。

　　不論是對癌症病患、因憂鬱或焦慮而住院的患者、其他正在與成癮奮鬥的人，或者高功能卻壓力重重、單純想改善自己生活品質的專業人士，這個指令以多重方式將正向心理學元素與藝術歷程交織起來。它將注意力導向幫助個體存活下來的內在優勢及外在資源。它也引發出正向情緒，比如感恩與愛，而這同時促進了更廣闊的思考。因此，當案主反思自己創作出的意象時，他們更可能去注意到在那些意象中關於自己的復原力，以及什麼對自己而言是最重要的賦能性隱喻。這擴展了他們的敘事，使新的敘事包含了他們的勝利與創傷。而最終，當這一切被他人（治療師或團體成員）見證，其他人也觀察到藝術品中的正向元素時，肯定與連結的感受就會被強化。案主們經常表示他們對自己的藝術品有了非常不同的感知，雖然作品仍呈現了他們所經驗到的困境，但也揭露了他們先前從未注意過的自己面向及個人優勢。

　　這個雕塑（圖 13.3）是由一位姊姊曾罹癌、兒子曾被錯誤監禁的女性所創作。她認為自己是生性悲觀的人，而且常覺得自己「只是勉強做到」。然而，她也明白自己與生命中黑暗面的情感張力與關聯，因為這一切以一種戲劇化的色調與充滿力量的動物圖像呈現在她的藝術作品中，為她添加了替兒子和孫子堅強下去的能力。

　　藝術創作能幫助我們從經驗中獲得豐富的意義，這對於藝術治療來說並非是個新穎的概念（Rubin, 1999）。創新的部分可能在於正向心理學中圍繞著意義而生的實證架構，有意識地引導人們去發現好處，挖掘出在最困難的處境中優勢與復原力的基石。其重點明顯擺在發展能夠幫助我們開拓知覺的策略，以便能為改善生活去思考新的可能性與選擇。我們也樂於跟正向心理學界分享藝術治療所貢獻的金礦，即藝術治療突顯優勢、培養復原力及拓展意義的能力。

成就

　　正向心理學不贊成我們是受到過去未解決之衝突所驅動，而迫使自己重複舊有的失功能模式的這個想法。取而代之地，正向心理學堅持我們能被未來牽

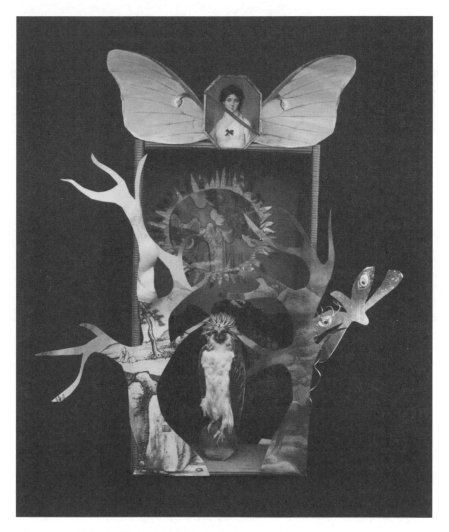

圖 13.3　「為我帶來希望的東西」

引,朝向最佳的目標與抱負前進(Seligman, 2011)。達成目標和發展熟練技術本來就是幸福和生命滿足的一部分。當我們能夠在創造生命中扮演積極角色,我們就會感覺很好。

　　幫助我們的案主發展出受其可能的最佳生命願景所激勵的目標,或許不只能為案主培育希望,也能幫助治療師變得更有效能,並經驗更大的成就感。我

們經常邀請人們寫下或畫下他們**可能的最好生活**（Best Possible Life）（King, 2001），將未來的自己視覺化，想像現在生活中的一切已經盡可能地過去，而所有希望與夢想都已經實現。這成為發展治療目標的基礎，此目標與能夠激勵和啟發個案是一致的。

正向心理學家認為，如果我們幫助個案探索其達成目標的能力、與他們有關的方法和資源，以及關於他們內、外在動機的希望與信念，治療也將會更成功（Snyder, 2000）。藝術治療評估，例如，《畫橋測驗》（*Bridge Drawing*）（Hays & Lyons, 1981）可能對於發現目標、動機與方法特別有用（Betts, 2011; Darewych, 2014）。當這個測驗與以優勢為基礎的取向並用時，治療目標將更能兼容那些最適切且由內而發激勵案主的東西，因而持續性的改變將更有可能發生。

除此之外，我們知道藝術治療因其引發控制感、實現感與自豪感的能力，自然能提供個案一種成就感（Kramer, 1971）。藝術作品本身成為這個努力過程的見證——作品是一個有形可見的物品，記錄了在治療、發展，以及最終在生命中所達至的里程碑與成就（Rubin, 1999; Wadeson,1980）。

關係

正向心理學的其中一項核心原則是**他人很重要**（other people matter），這是由 Chris Peterson（2006）所提出的說法。我們之所以最後闡述這個面向，是因為關係是健康的根本，且與幸福的所有元素都密不可分（Taylor, 2011）。在心理治療中，數十年的研究已經顯示出，不論理論取向為何，治療關係都是關鍵的療癒性元素（Lambert & Barley, 2001）。我們想要運用策略來強化治療關係：例如，更謹慎地引進正向情緒；合作講述與改變彼此對生命的敘說；以及利用在治療的努力中所建構起來的優勢，像是勇氣、誠實、堅持與希望（Seligman, 2002）。

藝術治療擁有一個傑出的方式來創造與發展關係——我們可以藉由與個案一起創作藝術來啟動共融感／親密感。藝術歷程產生同理共鳴（Franklin,

2010）。它鮮明地向別人介紹那些我們單靠文字所難以表達的個人面向。當參與者透過討論彼此的藝術品來創造意義時，關係又被進一步地強化了。藝術喚起正向情緒與開拓知覺的能力也能積極地改變人們感知自我與他人的方式，而這更進一步轉化關係。

如同其他臨床工作者，藝術治療師經常藉由支持個案去探索那些迫使其尋求治療的困擾，來創造治療關係的安全性。儘管我們知道承認個案的苦痛是重要的，但是執行那些乍看之下可能看起來違反直覺的介入，喚起希望和賦能的感覺可能也同等的重要。舉例來說，讓個案將功能改善後的看法與感受視覺化，或探索截至目前為止幫助過他們的內在優勢與資源，都能夠即時激發出希望、支持與愛的感覺，進而加速治療聯盟的建立與鞏固（Rashid, 2014）。

執行正向藝術治療

在運用正向心理學原則於藝術治療實務時，我們可以有把握地說，僅僅是創作藝術的歷程就能夠被視為促進 **PERMA** 的正向介入；因為藝術創作歷程具有引發心流與控制感、突顯優勢、展現與擴展意義，以及增加正向情緒的能力。其他被我們用來催化 **PERMA** 的藝術指令還包括：描繪三個那天發生的正向事件，以及你或情境如何使它們發生（改編自 Seligman 的「三個祝福」的練習，2011）；描繪一個正向的回憶；找出你重視且為你的生命帶來意義的事物；畫一扇關閉的門與一扇開啟的門（Rashid, 2014）；視覺化並創作出你在意的人、生物或某個你欣賞對象的象徵。我們希望未來這些正向藝術治療指令的有效性能夠透過研究被正式地檢驗。

我們也運用以優勢為基礎、欣賞的取向來進行督導及藝術治療師和研究生的訓練（Chilton & Wilkinson, 2009; Schreibman & Chilton, 2012）。我們發現，藝術治療師們通常結合了感恩、愛、親切和團隊合作等心的優勢，以及創造力、好奇和對美與傑出的欣賞等頭腦的優勢（圖 13.4）。我們也探索與同儕相異的個人特質和價值。有了這些認識，我們能夠找出最吻合自身獨特才能的工作族群、治療模式以及工作環境；如此一來，我們也能如同個案一般，經驗到更多

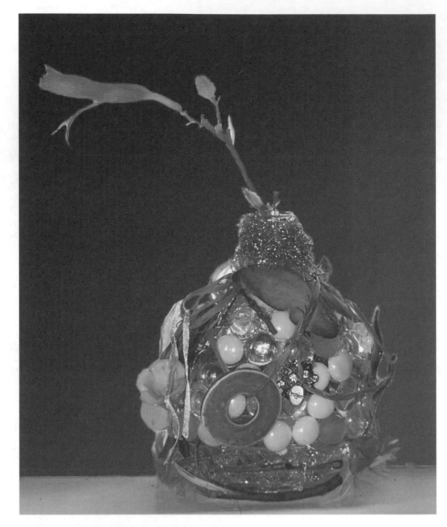

圖 13.4　我帶入藝術治療的優勢：靈性、感恩、人道，以及對美與
傑出的欣賞。

心流狀態、更多的滿足，並擁有更幸福的人生。

　　　　我創造這個神壇作為我對美麗與傑出之愛的頌揚。這是獻給宇
宙以及所有基於我的靈性所相信的事物之供品。我經請求宇宙以正

向能量與愛來填滿這個容器。我打算持續讓某些東西在裡面活著，不論是一朵花或一株植物，作為另一種對我的優勢和所有感激之物的供奉與禮讚。

H. Wilson，藝術治療研究生

（個人通訊，12/2, 2009）

我們也鼓勵藝術治療師在其工作中體驗更多的正向情緒，例如：希望、愛和好奇。這不只能幫助他們避免耗竭與悲憫疲憊，也能增加悲憫滿足（compassion satisfaction）——即從工作中獲得的樂趣與充實。再者，我們鼓勵實務工作者探索**正向倫理**（positive ethics），讓我們超越對基於恐懼的倫理法規順從，而與那些啟發、並帶我們進入這份工作的價值與抱負之準則產生連結（Hinz, 2011）。

我們已經發現，投入這些實務工作不只會增進我們個人生命的品質，也會使我們作為藝術治療師的工作更能持久。此外，它鼓舞我們致力於幫助他人感覺更好，並經驗到更多幸福。我們看見了藝術治療與正向心理學之間豐富交流的可能性，也強力鼓吹未來在此領域的研究與發展。在此，讓我們延續這兩個美好的領域之間具生產力的相互交流。

參考文獻

American Psychiatric Association. (2000). *Diagnostic and statistical manual of mental disorders: DSM-IV-TR.* Washington, DC: American Psychiatric Publishing.

Baumeister, R., Bratslavsky, E., Finkenauer, C., & Vohs, K. (2001). Bad is stronger than good. *Review of General Psychology, 5*(4), 323–370.

Baumeister, R., & Vohs, K. (2010). The pursuit of meaningfulness in life. In C. Snyder (Ed.), *Handbook of positive psychology* (pp. 608–617). Oxford, UK: Oxford University Press.

Bell, C., & Robbins, S. (2007). Effect of art production on negative mood: A randomized, controlled trial. *Art Therapy: Journal of the American Art Therapy Association, 24*(2), 5.

Betts, D.J. (2011). Positive art therapy assessment: Looking towards positive psychology for new directions in the art therapy evaluation process. In A. Gilroy, R. Tipple, & C. Brown (Eds.), *Assessment in art therapy.* London, UK: Routledge.

Biswas-Diener, R., Kashdan, T., & Minhas, G. (2011). A dynamic approach to psychological strength development and intervention. *The Journal of Positive Psychology, 6*(2), 106–118.

Bolier, L., Haverman, M., Westerhof, G., Riper, H., Smit, F., & Bohlmeijer, E. (2013). Positive psychology interventions: A meta-analysis of randomized controlled studies. *BMC Public Health, 13*(1), 119.

Brunwasser, S.M., Gillham, J.E., & Kim, E.S. (2009). A meta-analytic review of the Penn Resiliency Program's effect on depressive symptoms. *Journal of Consulting and Clinical Psychology, 77*(6), 1042–1054.

Burkewitz, J.N. (2014). *Coming to the studio, going with the flow: A study on artmaking to enhance flourishing* (master's thesis), Florida State University. Retrieved from http://diginole. lib.fsu.edu/cgi/viewcontent.cgi?article=8168&context=etd (Electronic Theses, Treatises and Dissertations. Paper 8947.)

Chilton, G. (2013). Flow in art therapy: A review of the literature and applications. *Art Therapy: Journal of the American Art Therapy Association, 30*(2), 64–70

Chilton, G. (2014). *An arts-based study of the dynamics of expressing positive emotions within the intersubjective art making process* (doctoral dissertation), Drexel University, Philadelphia, PA.

Chilton, G., & Wilkinson, R.A. (2009). Positive art therapy: Envisioning the intersection of art therapy and positive psychology. *Australia and New Zealand Journal of Art Therapy, 4*(1), 27–35.

Cohen, B.M., Mills, A., & Kijak, A.K. (1994). An introduction to the diagnostic drawing series: A standardized tool for diagnostic and clinical use. *Art Therapy: Journal of the American Art Therapy Association, 11*(2), 105–110.

Collie, K., Bottorff, J.L., & Long, B.C. (2006). A narrative view of art therapy and art making by women with breast cancer. *Journal of Health Psychology, 11*(5), 761–775.

Csikszentmihalyi, M. (1991). *Flow: The psychology of optimal experience.* New York, NY: HarperPerennial.

Dalebroux, A., Goldstein, T., & Winner, E. (2008). Short-term mood repair through art-making: Positive emotion is more effective than venting. *Motivation and Emotion, 32*(4), 288–295.

Darewych, O.H. (2014). *The bridge drawing with path art-based assessment: Measuring meaningful life pathways in higher education students* (Doctorial Dissertation), Lesley University, Cambridge, MA.

Darwin, C. (1872/2002). *The expression of the emotions in man and animals* (3rd ed.). Oxford, UK: Oxford University Press.

De Petrillo, L., & Winner, E. (2005). Does art improve mood? A test of a key assumption underlying art therapy. *Art Therapy: Journal of the American Art Therapy Association, 22*(4), 8.

Diener, E. (2012). New findings and future directions for subjective well-being research. *American Psychologist, 67*(8), 590–597. doi: 10.1037/a0029541

Donald, M. (2008). *Art therapy and quality-of-life with newly diagnosed breast cancer patients; a quantitative pilot study* (Unpublished pilot study). The Cancer Center at Paoli Memorial Hospital, Paoli, PA.

Drake, J., Coleman, K., & Winner, E. (2011). Short-term mood repair through art: Effects of medium and strategy. *Art Therapy: Journal of the American Art Therapy Association, 28*(1), 26–30.

Duckworth, A., Steen, T.A., & Seligman, M.E.P. (2005). Positive psychology in clinical practice. *Annual Review of Clinical Psychology, 1*(1), 629–651.

Frankl, V.E. (1985). *Man's search for meaning.* New York, NY: Pocket.

Franklin, M. (2010). Affect regulation, mirror neurons, and the third hand: Formulating mindful empathic art interventions. *Art Therapy: Journal of the American Art Therapy Association, 27*(4), 160–167.

Fredrickson, B.L. (1998). What good are positive emotions? *Review of General Psychology, 2*(3), 300–319.

Fredrickson, B.L. (2009). *Positivity: Groundbreaking research reveals how to embrace the hidden strength of positive emotions, overcome negativity, and thrive.* New York, NY: Crown

Fredrickson, B.L., Tugade, M.M., Waugh, C.E., & Larkin, G.R. (2003). What good are positive emotions in crisis? A prospective study of resilience and emotions following the terrorist attacks on the United States on September 11th, 2001. *Journal of Personality and Social Psychology, 84*(2), 365.

Gable, S.L., & Haidt, J. (2005). What (and why) is positive psychology? *Review of General Psychology, 9*(2), 103.

Gantt, L. (1990). *A validity study of the Formal Elements Art Therapy Scale (FEATS) for diagnostic information in patients' drawings.* University of Pittsburgh, Pittsburgh, PA.

Gantt, L., & Tinnin, L.W. (2009). Support for a neurobiological view of trauma with implications for art therapy. *The Arts in Psychotherapy, 36*(3), 148–153.

Garland, E.L., Fredrickson, B., Kring, A.M., Johnson, D.P., Meyer, P.S., & Penn, D.L. (2010). Upward spirals of positive emotions counter downward spirals of negativity: Insights from the broaden-and-build theory and affective neuroscience on the treatment of emotion dysfunctions and deficits in psychopathology. *Clinical Psychology Review, 30*(7), 849–864.

Hays, R.E., & Lyons, S.J. (1981). The bridge drawing: A projective technique for assessment in art therapy. *The Arts in Psychotherapy, 8*(3–4), 207–217.

Henderson, P. G. (2012). *Empirical study of the healing nature of artistic expression: Using mandalas with the positive emotions of love and joy* (Doctoral dissertation, Texas A&M University). Retrieved from http://repository.tamu.edu/handle/1969.1/ETD-TAMU-2012–05-10818

Hinz, L.D. (2011). Embracing excellence: A positive approach to ethical decision making. *Art Therapy: Journal of the American Art Therapy Association, 28*(4), 185–188.

Horney, K. (1951). The individual and therapy. *American Journal of Psychoanalysis, 11*(1), 54–55.

Izard, C.E. (2011). Forms and functions of emotions: Matters of emotion–cognition interactions. *Emotion Review, 3*(4), 371–378.

Jaggar, A.M. (1989). Love and knowledge: Emotion in feminist epistemology. *Inquiry, 32*(2), 151–176.

Jahoda, M. (1958). Current concepts of positive mental health. New York, NY: Basic Books.

Kennedy-Moore, E., & Watson, J.C. (2001). How and when does emotional expression help? *Review of General Psychology, 5*(3), 187.

Keyes, C. (2007). Promoting and protecting mental health as flourishing: A complementary strategy for improving National Mental Health. *American Psychologist, 62*, 95–108.

King, L. (2001). The health benefits of writing about life goals. *Personality and Social Psychology Bulletin, 27*(7), 798–807.

Kramer, E. (1971). *Art as therapy with children.* New York, NY: Schocken Books.

Lambert, M.J., & Barley, D.E. (2001). Research summary on the therapeutic relationship and psychotherapy outcome. *Psychotherapy: Theory, Research, Practice, Training, 38*(4), 357–361.

Langer, S. (1957). *Problems of art.* London, UK: Routledge.

Lee, S.Y. (2009). *The experience of "flow" in artistic expression: Case studies of immigrant Korean children with adjustment difficulties* (Doctoral dissertation). Retrieved from ProQuest Dissertations and Theses database. (Publication No. AAT 3368424).

Lyubomirsky, S., Sheldon, K., & Schkade, D. (2005). Pursuing happiness: The architecture of sustainable change. *Review of General Psychology, 9*(2), 113–131.

Maddux, J.E. (2002). Stopping the "madness." In C.R. Snyder & S. Lopez (Eds.), *Handbook of positive psychology* (pp. 13–25). New York, NY: Oxford University Press.

Maslow, A. (1971). *The farther reaches of human nature.* New York, NY: Viking Press.

McGraw, M.K. (1995). The art studio: A studio-based art therapy program. *Art Therapy: Journal of the American Art Therapy Association, 12*(3), 167–174.

Naumburg, M. (1966). *Dynamically oriented art therapy: Its principles and practices, illustrated with three case studies.* Orlando, FL: Grune & Stratton.

Park, C.L. (2011). Meaning and growth within positive psychology: Toward a more complete understanding. In K.M. Sheldon, T. Kashdan, & M. Steger (Eds.), *Designing positive psychology* (pp. 324–334). New York, NY: Oxford University Press.

Peterson, C. (2006). *A primer in positive psychology.* New York, NY: Oxford University Press.

Peterson, C., & Park, N. (2009). Classifying and measuring strengths of character. In S.J. Lopez & C.R. Snyder (Eds.), *Oxford handbook of positive psychology* (2nd ed.). New York, NY: Oxford University Press.

Peterson, C., & Seligman, M. (2004). *Character strengths and virtues: A handbook and classification.* New York, NY: Oxford University Press.

Plato. (1992). *The Republic* (G. Grube & C. Reeve, Trans.). Indianapolis, IL: Hackett.

Rashid, T. (2014). Positive psychotherapy: A strength-based approach. *The Journal of Positive Psychology*, 1–16.

Riley, S. (1994). Rethinking adolescent art therapy treatment. *Journal of Child and Adolescent Group Therapy, 4*(2), 81–97.

Rogatko, T. (2009). The influence of Flow on positive affect in college students. *Journal of Happiness Studies, 10*(2), 133–148.

Rogers, C.R. (1951). *Client-centered therapy: Its current practice, implications, and theory.* Boston, MA: Houghton Mifflin.

Rubin, J.A. (1999). *Art therapy: An introduction*. Philadelphia, PA: Brunner-Routledge.

Santos, V., Paes, F., Pereira, V., Arias-Carrión, O., Silva, A.C., Carta, M.G., . . . Machado, S. (2013). The role of positive emotion and contributions of positive psychology in depression treatment: Systematic review. *Clinical Practice and Epidemiology in Mental Health, 9*, 221–237

Schreibman, R., & Chilton, G. (2012). Small waterfalls in art therapy supervision: A poetic appreciative inquiry. *Art Therapy: Journal of the American Art Therapy Association, 29*(4), 188–191.

Seligman, M.E.P. (2002). Positive psychology, positive prevention, and positive therapy. In C.R. Synder & S. Lopez (Eds.), *Handbook of positive psychology* (pp. 3–12). New York, NY: Oxford University Press.

Seligman, M.E.P. (2011). *Flourish: A visionary new understanding of happiness and well-being*. New York, NY: Free Press.

Seligman, M.E.P., & Csikszentmihalyi, M. (2000). Positive psychology: An introduction. *American Psychologist, 55*(1), 5.

Seligman, M.E.P., Steen, T.A., Park, N., & Peterson, C. (2005). Positive psychology progress: Empirical validation of interventions. *American Psychologist, 60*(5), 410–421. doi. org/10.1037/0003–066X.60.5.410

Snyder, C. (Ed.). (2000). *Handbook of hope: Theory, measures and applications*. San Diego, CA: Academic Press.

Taylor, S.E. (2011). Social support: A review. In H.S. Friedman (Ed.), *The handbook of health psychology* (pp. 189–214). New York, NY: Oxford University Press.

Tedeschi R.G.G., & Calhoun L.G. (1996. The posttraumatic growth inventory: Measuring the positive legacy of trauma. *Journal of Traumatic Stress*, (3), 455–471.

Vaish, A., Grossmann, T., & Woodward, A. (2008). Not all emotions are created equal: The negativity bias in social-emotional development. *Psychological Bulletin, 134*(3), 383–403.

Wadeson, H. (1980). *Art psychotherapy*. New York, NY: Wiley.

Wilkinson, R.A., & Chilton, G. (2013). Positive art therapy: Linking positive psychology to art therapy theory, practice, and research. *Art Therapy: Journal of the American Art Therapy Association, 30*(1), 4–11.

Yalom, I.D. (1995). *The theory and practice of group psychotherapy*. New York, NY: Basic Books.

註解

[1] strengths 亦有中文翻譯為「優點」、「優勢」或「強項」。character strengths 亦有譯作「品格強項」或「個人強項」。本文為避免概念混淆，統一將 character 譯為「性格」，strengths 譯作「優勢」。

[2] engagement 亦有中文翻譯為「全情投入」、「全然參與」。

第四部分
當代的取向

14

靈性之旅藝術創作 陳美伊　譯
開放式畫室的藝術治療 Pat Allen

　　靈性取向藝術創作的主要貢獻在於讓案主有機會去經驗和處理二元性議題。靈性經驗的理念之一是相信有個大過於個人的某種力量、能量、能力或現實的存在，其次是相信我們可以也渴望能經驗到與這個現實的關係。這力量可以是上帝、宇宙、自然或創造者等等。William James（1902/1961）在他的《多元宗教經驗》（*Varieties of Religious Experience*）一書中說道：「有人相信這世上有個看不見的秩序，而我們的至善展現在讓我們自己和諧地去適應之」（p. 59）。藝術在適應的過程中可以幫得上忙，因為它創造了一個讓這股無形力量得以透過圖像創作輕易地遨遊的路徑。

　　其實與宇宙合一的概念可見於所有文化傳統的核心中。如同 Seymour Boorstein（1966）於《超個人心理治療》（*Transpersonal Psychotherapy*）一書中所說的：「追求靈性的終極目標乃是獲得與宇宙合為一體的經驗（p. 5）」。通常，我們靠法律和規範來促進人類的文明行為。但與宇宙合而為一的經驗則自然而然地帶出對他人的憐憫和不傷害他人的心願。

　　所有世上的智慧傳統，除了有個創造世界的故事和一些我們死後世界的訊息外，同時也藉由堅持神秘的教誨而挑戰著一般在生活中所經驗到的二元性。然而，當這些傳統的這些面向越不是那麼神秘時，通常大眾的接受度就越高。比如，猶太教的卡巴拉（Kabbalah），傳統上僅能傳授給 40 歲以上深諳宗教律法、教導和儀式的男性。綜觀歷史，在任何社會中，這種靈性追求者畢竟是少數，像是如隱士、奧秘主義者和修行者都是遠離塵世的。

　　對一般人來說，宗教則是實踐的，每天，或每週一次，由某位專業人士來提振或教化人心。生命的意義則根據個人的傳統，以及如出生、結婚和死亡等

重要的人生旅程中所參與的代代相傳的團體儀式之定義而來。如同治療原先只能由受教育的菁英來進行，現在則遍及到所有社會階層且百家齊放，從精神分析到電視臺脫口秀的自我表露，現在的靈性也變得平民化了。

　　將靈性觀念帶入主流文化的最關鍵因素之一，便是幾位來自東方師父的到訪。1893 年，Soyen Shaku 不顧同門的反對，毅然決然參加了在美國所舉辦的世界宗教大會，成為第一位與會的禪宗師父。在 1960 年代初期，日本師父們開始在美國建立據點推廣禪學，到了 1970 年代中期，美國第一代的本土禪宗師父順利結訓。藏傳佛教的 Chogyam Trungpa（1984, 1996）於 1970 年來到北美，後來於科羅拉多州的 Boulder 創立了 Naropa 中心，目前該中心設有超個人藝術治療訓練學程（Farrelly, 1999; Franklin, 1999; Franklin et al., 2000）。

　　早期研究東方哲學的門生大都是藝術家、詩人和當代偉大的思想家，諸如 Allen Ginsburg、Jack Kerouac、Thomas Merton、Arnold Toynbee，和精神分析師 Erich Fromm 和 Karen Horney（Tworkov, 1994）。Suzuki 使用淺顯易懂的英文寫作推廣禪學，使之便於流傳。許多與東方思想形式相關的觀念和方法逐漸普及，特別是在西岸，到了 1970 年代中期時，也影響了心理治療界。

　　治療師是另類的追尋者，也開始看見靈性和心理健康的關係。然而，靈性的追求只有在認真投入的生命脈絡中才真正有意義。要能在各種與存在感相關的兩極：活躍和休息、個體和宇宙、私人和公眾、內在自我感和生命網絡連結感等之間來回穿梭。治療師紛紛踏上東方靈性之旅後深受影響，不只他們對既定處遇目標的想法跟著改變，對人類存在的定義也變得更加寬廣，納入了超越自我的經驗，稱之為**超個人**（transpersonal）面向（Walsh & Vaughan, 1997）。得助於思想家如 Ken Wilber（1997）的意識進化整合理論，治療師開始定義何謂**超個人心理學**，和其心理治療的取向。

　　Walsh 和 Vaughan（1997）形容超個人取向所發展之實務的主要不同點為心理學上的**進化**（evolution）。在精神分析的模式裡，治療師把自己的情緒暫放一邊，把自己當成空白螢幕，讓案主可以投射其上。人本—存在主義治療師重新定義治療關係，他們建議治療師最好對案主與自身的感覺保持全然的開放。

從人的參與度來說，超個人取向就多了個觀點：治療師與案主之間最理想的關係，像是在業力瑜珈（karma yoga）裡的關係一樣，治療師有意識地服務案主，也將促進自己的個人成長，……。當治療師能坦白，並願意將治療當成是學習和服務的過程時，則對案主提供了最佳示範。

（p. 23）

　　與其以專家自居，治療師其實是旅途的同伴，在導向對更大意識運動有更深刻覺察而影響兩人的同行經驗中，從案主身上學習。治療師尋找兩人之間的各種關聯處，然後針對從案主身上所鏡映到的議題來工作；目的在於精進自己的意識，並提供案主最佳服務。如此一來，治療師和案主互相巧妙地探索各自自我的真實，同時也探索兩人有所交集、更大部分的真實，甚至，能進一步窺見事物背後的合一。

　　隨著實務工作者繼續自己的旅程，他們會想把自己的轉化經驗應用到與他人的工作上。但大家對這取向並不適用於每個人有所共識，當出現到底是個人或超個人的困惑時，就有產生諸如自我膨脹陷阱的可能。如同其他知識領域一樣，靈性概念可以造就人也可以傷害人。當我們說某個東西是靈性時，能讓它像似高尚的避難所，但其實它不過是一個日常責任的平凡逃避而已。

藝術之處

　　這是為何藝術治療為我們想要朝超個人或靈性面向工作的人提供一些獨特的價值。因為它給了我們一種方法將這些面向直接帶入到我們與他人的工作中。與其主要聚焦在拓展人們的意識層面，比如沉思，藝術創作提供的是實用的路徑──因為圖像創作本身就是種**實踐**（practice），也是在日常生活裡提供踏實感的一種**修練**（discipline）。

　　實踐，在此意味著規律地、專心地投入一種修練，是學習如何踏上任何一

種靈性旅途之必要。作為靈性實踐的法門，藝術創作提供了獨特的可能性，因為它可以在一般構成我們二元經驗的任何一個對立組之間穿梭來回，同時，讓每個人自己的功課得以浮現。因為對宇宙運行之道有了洞見，因此日常生活便有所指引。兩者之間的關聯可以透過藝術創作顯現出來，人們可以實際經驗到 Carl Jung 所言的「兩極的整合」（union of opposites）。事實上，Jung 是史上最先為這樣的目的而以此使用藝術創作的人。

Jung 在整個重要的生命階段中投入圖像創作，並與圖像對話。他私下進行創作，並將這樣的形式稱之為「自我實驗（self-experiment）……試著瞭解那些從自己的潛意識浮現的幻想和其他內容，並與之對話」（Jaffe, 1979, p. 66）。其中最重要的一個圖像是位稱為 Philemon 的老年男性，他是 Jung 可以長談的對象。「在心理層面來說，Philemon 代表超卓越的洞察力……對我來說，他是印度人所說的導師（guru）……Philemon 代表了不是我自己（myself）的一種力量（p. 68）」。專心投入創作和寫作六年之後，Jung 把在此期間的心得謄寫成《紅色筆記本》（*Red Notebook*），此書在 2009 年出版時定名為《紅書》（*The Red Book Liber Novus*），這本書儼然成為 Jung 後續學術理論的原始資料。

這樣的做法讓他開始研究東方哲學，研究和繪畫曼陀羅，也鼓勵患者把繪畫當作他們分析的部分。Jung 後來發現，「每個人所做的夢都朝向個體化，因為所有的都努力邁向自我整合」（Jaffe, 1979, p. 78）。他留意到曼陀羅的形式，這大量出現在他創作中的形式，竟然存在大自然中，從最迷你的尺寸，像是水晶的結構，大到無法參透的日月形象，甚至，當我們把說話的聲波用視覺圖像來記錄時也是如此（pp. 78-79）。透過其個人的探索，Jung 發現逐漸開展的個人心理學複雜地與一種能認識神性的天賦能力有所連結。藝術和寫作，便是他連結個人和宇宙之間的梯子，揭示了日常生活中的神性。

《每人心中的藝術家》（*The Artist in Each of Us*）（1951）一書的作者 Florence Cane，非常清楚藝術創作即是種靈性的實踐。她發現透過藝術創作，個人在其人格整合中自然地有所進展。而她的教導也與許多靈性實踐互相呼應，特別是她對呼吸、節奏性的動作，以及梵唱的重視。「好像動作、感覺和思想

代表了三種面向,當孩子學習使用這三種面向,他們得以窺見第四種面向,那就是靈性的覺醒」(1951, p. 35)。Cane 明白,當人們把藝術創作作為一種修練的實踐時,個人的問題自然而然地浮現;而想要創作的需求剛好提供了修復的機會。如同 Jung 一樣,她認為個人內在開展邁向獨特的全人整合是個自然的過程,需要的是支持而非刻意的介入。她發現這個歷程最適合在藝術工作室中進行。後來,Shaun McNiff(1989)在自己的畫室中繼續把這個取向發揚光大,將所有表達性藝術納入他的工作和訓練學生上。

1992 年,Mimi Farrelly 在 Naropa 中心創辦了藝術治療訓練學程,近年來,該學程主任 Michael Franklin 幫助學生把自己的個人靈性實踐、臨床訓練和畫室藝術治療加以整合(參照 Franklin, 1999; Franklin et al., 1999)。Naropa 中心除了保留原有超個人心理學的基礎,該學程沿襲來自 Edith Kramer(1958, 1971)以藝術為基礎的藝術治療傳統。Franklin 和他的同事是多元靈性傳統的虔誠實務工作者,謹慎地明確表達藝術治療師自己的靈性取徑如何能在現實世界中實踐藝術治療。學生們要接受臨床訓練,也要能通過諮商師考照,同時必須有規律的靈性修練來支持和勝任他們整體培訓的要求。

藝術治療和靈性:開放式畫室取向

當我要選擇藝術治療師成為我的志業時,深深地受到 Jung 和 Cane 的影響。但是,我真正的導師則是 Margaret Naumburg,我和許多其他藝術治療師一樣,都是被她所感動而進入這個領域的。一開始,Florence Cane 與 Naumburg 姊妹兩人擁有同樣的技術,但姐姐 Cane 往靈性覺醒的方向發展,而 Naumburg 則走上另一條心理洞察的道路。Naumburg 將之想像成在我們心中,那一次次衝突對立,致力達到心理健康的動態過程,而非人性自然而然的展現。之所以不把藝術創作當成實踐,可能是與那時期的強力宣稱有關:藝術作為心理治療(art in therapy)取向最重要的論點便是藝術能「加速」人們得到洞察。因此,治療的目標是要獲得洞察,而不是讓身、心和靈達到和諧共處的狀態。

加速達到洞察的做法並不能與伴隨符號和象徵的創作相提並論。讓案主過

早地找尋意義和加以命名,可能因為能量停留在圖像上的時間不夠久而有礙創意的產生和進行。原則上一個人的成長和改變,單純只要有自己的時間表和合適的條件便足以發生。當治療師能掌握和提供恰當的條件時,就是幫工作對象一個大忙了。創造力隨處都在,如同水泥地下的雜草般會從任何的裂縫中竄出;一個充滿了關懷和關注的畫室空間,便是靈性展現的理想沃土。

我在 1970 年代中期到 1980 年代間投入心理治療取向的工作模式,後來發現,這對我自己的藝術創作造成阻礙和影響,創造靈感幾至枯竭。對藝術治療來說,似乎僅有少數,如 Shaun McNiff(1989, 1992)等心靈強健的人尚能倖免之,在此專業為了要達到自我定義以及認可,並與其他心理健康專業並駕齊驅而努力奮鬥時,藝術治療不知不覺地失去了獨特的光芒,如同褪色的織錦。

為了給自己缺乏靈性的狀態找答案,我回到自己的藝術創作中,試著有系統地從我過去所學的和實踐的藝術治療中抽絲剝繭除去所有不必要的部分。我嘗試再次定位藝術治療的精神。於是我重新發現了藝術做為靈性實踐的三個重要原則就是**意圖**(intention)、**關注**(attention)和**見證**(witness)(Allen, 1995a)。然而,發展出個人的藝術創作取向來回應自己的靈性需求是一回事,但決定其與他人是否有關聯則又是另外一回事。

經過我們以及其他人多年來一起討論和實驗之後,Dayna Block、Deborah Gadiel 和我在 1995 年決定姑且一試,是否能在與其他人創作的同時又能提供服務。為此我們找到了芝加哥的一間店面,開了間畫室,發展出開放式畫室方案(*Open Studio Project*,簡稱 OSP),這裡便成為我們把各樣想法付諸行動的實驗室(Allen, 1995b)。經過了 20 年的時間,開放式畫室歷程(Open Studio Process)證明了這個在創作中同時提供服務的方式是靈活且可靠的。在瞭解 OSP 可行性的過程中有個轉捩點,當時我們正在為那些有興趣應用 OSP 的人們發展訓練方案。Karla Rindal 是開放式畫室方案中的藝術家和元老,其精心規劃的訓練方案,使得 OSP 能持續進行實驗和改善。作者本人對 OSP 進行各種實驗和各種版本的嘗試,在世界各地舉辦相關教學課程,致力關心社會議題、自然或人為創意模式等,Karla Rindal 則持守所謂的「古典形式」的基本態度進行工

作。

　　在過去六年的合作中，我們對傳統藝術治療的歷程有了更深的瞭解，並找到了不同的做法。開放式畫室歷程有奠基在幾個重要元素上：意圖（intention），對藝術創作的關注（attention to ak making），以及**透過寫作和閱讀的見證**（Witness through writing and reading）。這是藝術治療師可以工作的另一種方法，但是它需要促進者（facilitator）真誠投入在每次為他人提供服務的過程中。當越來越多藝術治療師加入我們的帶領者訓練時，OSP 和藝術治療之間的差異處逐漸清晰明顯。

　　當我們從原始意圖的角度來檢視**服務**（service）這個字的本質時，我們找到 OSP 之所以能同時做到治療和靈性實踐兩者的重要關鍵。對任何一位治療師來說都可能具有「提供服務」的意圖。不過可能指的是為案主提供服務。但說到要為所有現實背後那更大的力量或資源提供服務，則是種截然不同的意圖。為資源提供服務指的是對萬物間之息息相關的瞭解和接納。這意味著我們接納一個事實，即當我們營造各種環境讓人們發揮創造力並勇於探索時，無論如何都不能幫任何人決定結果。為資源提供服務，意味著我們擁護那種隸屬於更大的開展意識的神秘感，而在這個總體運作中，我們也天天行使自由意志。

　　很多超個人心理學的概念可幫助我們塑造出人類意識的浩瀚樣貌，就如同口語治療所做的，是高度智力的運作結果。而開放式畫室歷程所提供的是讓靈性概念以具體的方式展現，且同時把一些超個人取向和藝術治療因其根源而仍殘留的陷阱減到最少。超個人心理學將業（karma）的模式作為新的概念加入藝術治療的應用中，藝術治療便可透過開放式畫室歷程，將這些概念以非常具體的方式呈現出來。當人們在投入藝術創作的同時有人陪伴，治療師採取的態度是相信事實上有一個看起來超越我們的力量──對那無形的力量展開冒險和向其坦誠的歷程。

　　本取向對藝術治療師有些特別要求，並重新將輕重緩急做了些調整。基本假設是，創造力（Creativity）是這種生命力量之能量的另一種說法，藝術創作則是接收和培養這種能量的手段。正如同人們在找太極拳師父時，不太會找只

看影片或觀察他人練習動作，或拒絕以身示範對此專業承諾的人一樣；因此只有本身深諳藝術創作的藝術治療師才能符合本取向。經歷過恐懼和疑惑是創造的基本根源，也是從事本取向工作的必要條件。

如同其他人文取向，本取向不使用如診斷和處遇等概念，而偏愛使用意圖和見證。在本模式中，**意圖**（intention）指的是種對宇宙的一種聲明（statement），完全根據參與者自己的構想，無論參與者想從藝術創作歷程中得到什麼都可以。治療師為每位藝術家量身定做「目標」，所以每位治療師的意圖皆不相同。

藝術治療師也是一樣，可為自己訂定意圖。也許把自己看成是位促進者，但必須不做任何介入也不會傷害案主。換言之，對一位藝術治療師來說，一個比較中肯的意圖會是：「我對自己的學習抱持開放的態度，在促進這個經驗的同時，我不會傷害到他人。」但如果說是「我幫助人們達到洞察」或「我幫助別人學習」就不對了。要知道，重要的是介於每個人和創造性力量之間的關係，那樣的呈現形成了為這股力量效力的群體，以及在他們自己的歷程中透過各自的真誠也為彼此效力，而非直接或間接地「幫助」別人。

因此，我們不對藝術創作或是見證書寫做任何評論。也許這是任何傳統藝術治療取向和開放式畫室歷程最大的不同。在創作過程中是允許交談的，但不要對藝術作品做任何評論。一般來說創作時間大約兩小時，之後每個人坐在自己的作品前面，看著作品，留意自己身體的感覺、評價和反應。

然後開始寫作。鼓勵參與者盡情地書寫，不要顧慮文法、修辭或合理性，把任何浮現在腦海中的東西都寫下來，包括各種評價或自我觀察，不必過濾。每個人都要盡可能地描述自己的作品才能看見作品的真貌。與作品對話，是另一種深度接觸的方式。先針對圖像提出一個問題，然後邀請它說話，藝術創作者肯定圖像是獨立存在，視它為心靈的指引，以及有與其智慧接觸的願意。這大約要花 5 ～ 20 分鐘的時間。

接著，歡迎任何想要展示作品的人，大聲朗讀她的意圖、見證或以上任何部分皆可。其他人則安靜等候，直到有人自願想要朗讀。在這樣的時刻裡可能

會出現嘆息、笑聲甚至是眼淚等等，這些都可說構成了評論，但任何人包括參與者和團體促進者，都不能違背禁止口語評論的原則。甚至在朗讀見證時，都不鼓勵有照顧性的行為和支持性的評論。真有如此慾望的參與者會被鼓勵將慾望邀請到自己的歷程，以瞭解它們其實是為自己所提供的訊息。在朗讀的階段，團體成員則化身為「見證意識」（witness consciousness）（Franklin, 1999），對任何事都寬容地不予以評價，所有的事都能被涵容和放下。

　　根據團體促進者和這個經驗的本質，團體可以在此結束，若時間有餘，敲個鐘，進行短暫的專注冥想，或者做個肢體運動，可作為幫助成員回到現實世界的過渡性做法。當團體正式結束後，有時成員會稍做社交性閒聊；若有任何人還沒完全預備好要回到畫室外的世界時，我們會邀請她幫忙清洗畫筆，或者加入其他的整理工作，以逐漸回到現實。

　　在這樣的經驗中到底發生了什麼事？這樣也算是藝術治療的一種形式嗎？讓我們來看看這歷程中的每個部分和其背後的道理。

意圖

　　意圖是指每個人對決定自己想要瞭解、改變或是接納自己哪些部分負有責任。我們每個人都沒有責任也沒有權力幫別人做評估或訂定目標。至於意圖的設置，可能在某天是非常個人和明確的，而在隔天卻是非常廣泛的。在團體中的任何時刻，參與者的意圖各式各樣都有。有些意圖會是：「我與我的創造力連結，並讓它帶領我，」「我敞開心擁抱我的學習，」「我知道如何在不傷害自己或其他人的情形下，處理家庭議題，」「我放下我對於＿＿＿＿＿的批評。」「我知道在焦慮、沮喪、無助等情緒的背後是什麼。」「我領悟到如何幫助自己的生命、工作、社團生活變得更好。」我們學習自彼此，也學習自從單純地思考我們對自己、他人和這個世界的真正所求是什麼。但是，我們也看到，如同猶太教師 David Cooper（1997）所指出的：

　　　　要知道，光看一個行為背後的意圖，並不能確保其結果。意圖必須與覺察（awareness）取得平衡。覺察越多，結果令人滿意的可能性越高。覺察越愚鈍，即便此人立意良善，結局令人失望的風險也越大。有時我們可能出於善意為某人做了什麼事，而沒有意識到這可能對其人生帶來了巨大的悲哀。

（p. 141）

　　關於如何分辨意圖的功課，需要藉由團體成員的示範和分享來學習。比如，有位女性成員為她的先生和孩子設立了各樣意圖，但不是為她自己。很快地，她從自己創作的圖像和見證對話中發現，這麼做是枉然的，這也讓我們想到自己也常想改變別人而不是改變自己。

藝術創作中的關注

　　鍛練覺察的方式有很多種，其中之一就是藝術創作。主要是讓人得以專注。正如每位藝術治療師都知道的，圖像創作常常可以掀開我們生命和感受所潛藏的複雜性。開放式畫室歷程鼓勵人們使用一些簡單的媒材，但深刻且充分地投入其中。鼓勵成員先以一種無目的的方式來創作，接著讓圖像本身的力量來主導。我們以留意自己身體狀態的方式來跟隨圖像。如果有種愉悅或是心流的感覺，表示我們對圖像所提供的服務是優質的。這時候，可能覺得時光飛逝，或是永無止盡；而忘了其他擔憂的人事物。如果當時畫室有播放音樂的話，我們可能會聽不見，或者可能會把我們帶到很深層的境界。但如果出現厭煩、身體不適、或是卡住了而不知道下一步要做什麼時，表示我們的方向有所偏差。當我們有上述的感覺時，就是向圖像尋求幫助和指引的時候了。

　　讓我們退後一步，並直接對圖像說，「你想要什麼？」有時候這樣就夠了。否則，一小段見證書寫（witness writing）有助於明白創造力的能量流，如何或為何從圖像又回到了我們自己身上來抗拒我們。這時候，我們常常發現答案是害怕。我們可能創作了賞心悅目的圖像，但是這圖像想要更多，而我們拒

絕「毀了它」。有時候一個圖像變得很陰暗，我們怕有什麼嚇人的事情要發生。我們試著在圖像旁守候著。如果真的無法繼續進行下去，我們可以就坐下好好地看著它。寫作和對話是突破僵局的絕佳方式。

在藝術創作中經驗到快樂是它的重要價值之一。單純地從生理層面來看，當我們放鬆時會覺得快樂。在放鬆的狀態，一些我們未曾想過的想法和感受便會浮現和被覺察。單單只是培養輕鬆愉悅的氛圍，便經常能讓我們真正需要關注的事顯現出來。經歷到真正的快樂時，也會創造出一種信任感。如同有個登山或是潛水冒險的嚮導一樣，我們把圖像當成嚮導般的信任，讓我們得以進入生命更深層和更高超的複雜面向。

見證書寫

這是開放式畫室歷程的特別之處，很簡單，我們只是把所有經驗到的記錄下來。通常光是描述這件作品就很有幫助，這只為了訓練我們自己能專注在眼前作品上的這個重要舉動。我們可以從欣賞的角度來描述這個圖像：「你看起來好明亮，好繽紛……」「我喜歡黑色線條在畫面上方盤旋的樣子。」我們同樣也可以說我們不喜歡的地方，或者圖像不如預期之處。重要的是要檢視我們的評價，將它視為珍貴的訊息形式。如果圖像中有什麼讓我們覺得不舒服的，就值得我們加以反思。我們知道圖像有它自己的生命。它的意見和期望可能與我們的大相逕庭。我們最主要的意圖是將圖像視為創造性力量的展現。

因此，我們向圖像請教有何需要。當我們問圖像說：「你要什麼？」通常答案是非常清楚的：「把我的背景加亮，把我的特徵畫清楚些，在畫上加一隻貓頭鷹。」我們也可以問圖像要對我們說什麼。幾乎毫無例外地都是直接了當的指示。也許與藝術創作歷程有關，也許不是。圖像可能告訴我們要休息，或者要我們在某種情況下保持沉默，或以某種特定的媒材來創作圖像，或什麼事都不要做。見證書寫是種傾聽內在智慧之聲的練習法門，對於圖像和創作者之間關係的闡明以及關係的發展相當有幫助。每次我們都能從圖像聽到非常獨特的智慧，那不只豐富了寫作者，也潤澤了所有出席的人。

　　寫作完畢後，每個人都有機會大聲朗讀自己書寫的內容。不論是對朗讀的人或是在場的聽眾來說，聽見字句和對話是相當令人震撼的時刻，有時甚至會出現更深層的意義或更大的衝擊。當我們坐下聆聽時，每人的掙扎、喜悅、抗拒、接受、憤怒、幽默等真實的縈繞耳邊。因為我們不做任何評論，所以我們每個人必須坐著，面對自己和他人所有真實的感覺。

　　自制力是這歷程中的主角，訓練我們留意自己所說的內容，為何而說，以及何以有些部分我們說的非常少，但皆是既必要或有幫助的。當傾聽他們的圖像所說的話時，我們看見自己對他人的看法開始有所轉變。保有我們自己的反應，以如此尊重的方式來陪伴他人，在人與人之間以及為所有的人間境遇創造出一個可以深層同理的空間。我們學習忍受強烈的情緒，而不是壓抑它們或不假思索地報以老生常談。

　　從某個角度來說，整體的歷程即是個行動的隱喻，其價值如同達賴喇嘛（1999）所言：「所謂靈性我認為就是許多人類的精神特質——比如愛和憐憫、耐心、忍耐、寬恕、滿足、責任感、和諧感——這些會帶給自己和他人快樂」（p. 22）。圖像、情緒、文字，浮現而被看見，且在團體本身成為見證意識的冥想中逐漸消逝。我們一再感受和經驗到，每個人雖然是非常不同的個體，但卻又彼此有深刻的連結。一個接受各種形式真理的神聖空間於焉而生。

　　雖然開放式畫室歷程可以個人的形式進行，但是團體的能量別有一番激動人心的效果。當我們發現別人與我們的想法和感受是一致時，或是聽到截然不同的感受時，我們一再地被提醒人間境遇的深切和多樣化，也因而覺得我們是人類家族不可或缺的部分。在團體結束時，成員通常感覺受到照顧且非常滿意。對於意義和連結的渴望好像都在這個平實的歷程中被滿足了。

Janet 的故事

　　試想有天，包括 Janet 在內大約有六、七個人正認真地創作，有人專注地在畫一幅小小的水彩畫，有人在調整覆蓋在一尊女性雕像上的串珠罩子，有人站在牆上所貼的一張大牛皮紙前揮灑著抽象的筆觸等等。空中傳來居爾特豎琴

的樂音，畫室店面的落地窗前，許多通勤者邁著大步往車站走去，人手一杯拿鐵咖啡，偶爾往窗裡望去，可能會疑惑為何在上班時間，有一群人卻沒在做正經事。

Janet 的狗

Janet 是一位組織的顧問，擁有令人稱羨的專業人生。身為非營利組織的獨立顧問，她協助設計和籌劃大型募款活動。她非常善於幫每個組織找到亮點並加以發揚光大，使之成為他們推動使命的動力，並能繼續運作。她的工作性質不是盛宴就是飢荒，不是瘋狂工作就是停工休息，方案結束帶來鉅額的回饋，然後是長達數月的淡季。Janet 必須自己有所規劃，要能維持生活和收入兩者間的平衡，端賴精準的判斷力。

從罹患支氣管炎復原後，Janet 有了悉心保護和照顧自己的意圖，想要挖掘自己的優勢並加以利用。她朗讀的部分意圖如下：

> 意思是不要只為當前而活，不花大錢買東西，不要想說我很有錢因為我簽了張大合約。而是要用在刀口上和節制。這是種完全不同的生活型態——不是跑到全國各地找朋友，而是按著我的夢想買棟房子……我需要足夠的照顧——我需要更多照顧——照顧的圖像。

Janet 想到的圖像是隻狗。花了好幾個月的時間才完成牠。對喜歡速戰速決的 Janet 來說，雕塑一隻狗是個新經驗。如果她動作太快，牠就不夠堅固；牠需要一層又一層地建構，最後覆蓋上石膏紗布才能完成。當最終快完成時，她覺得牠的兩個耳朵看起來不對勁，脖子也不夠硬挺。在她進行見證書寫時，這隻狗要求修復這些地方。Janet 又花了些工夫，然後這隻狗才滿意。

Janet：我做得如何？

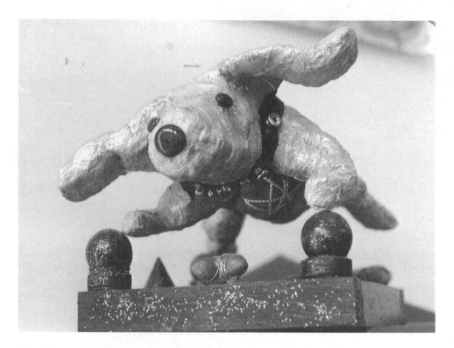

圖 14.1 「憤怒」

狗：很好。你硬著頭皮，把我拆開，或說進行了手術，然後又把我回復原狀
　　──好多了。就像是房子和貸款的過程。看一看，做些什麼，看看結果如
　　何，進行下一步，重組，再調整一次。

　　在這段期間，Janet 也做了其他的作品，但是這隻狗代表著技術層面和個人
層面的很多挑戰。牠想要一座看起來同時能接地、又能騰空的臺子，然後又同
時是堅固的基地臺和發射臺。牠有顆憂國憂民的心。牠的建議有時候很簡單卻
意義非凡。

Janet：狗兒，還有什麼嗎？
狗：去遛狗。
Janet：那是什麼意思？

狗：首先，真的——盡可能地去遛牠們——妳一生中所擁有的每隻狗。其次，讓妳自己走出戶外呼吸新鮮空氣和運動。第三，要持之以恆！

當這件作品進行到尾聲時，狗仍持續給 Janet 建議，並提醒她不要忘記她的目標。她的見證書寫如下：

　　這隻狗的毛髮是光滑亮麗的——但底下尚有亂亂的圓圈未被看見——特別是下面的地方。我喜歡牠——牠是結實、有分量的，堅固、但又圓滑且光鮮亮麗的。你可以看到牠身上的腫塊、碰傷和凹凸不平之處（跟我一樣），但是它們是整體的一部分。你所看到那些閃閃發亮的條紋，其實是代表過去的生命、傷疤，和對未來的感傷。牠看似軟綿綿卻又堅決，不停的跑，絕對能到達任何牠想去的目的地。

Janet：你想說什麼嗎？
狗：妳做得很好。妳的堅持有了代價。妳在遛狗了。但是，要記得，我們狗啊是要每天遛的，而不是一週一次哦！
Janet：還有呢？
狗：把我做完、黏好，加個活動的鈕扣。把心和狗全部包好——這個小可愛——然後幫我找個地方。

狗和樹一樣，都根植於大地——不論是從生命的角度，或是信任的角度來看……我真的十分滿意在這裡創造了一些東西。畫張「在它上面有地方遛狗。做好回來的計畫。」

反思

　　Janet 所參加的團體大約是 5 ～ 7 人，每週聚會一次，Janet 的狗就是在這

樣的團體當中創作出來的。每個人的作品不只對創作者說話，也對團體的其他人說話。我們許多人都能認同狗對 Janet 所提的建議。Janet 持續利用開放式畫室歷程，從運用媒材中讓自己開心，讓自己步調慢下來思考當下的需求為何，還有用來探索自己的生命議題。她即將步入婚姻，也籌劃了自己在畫室的婚禮，她將會把很多圖像掛起來，邀請嘉賓們為這些圖像做見證。

此種對生命任何層面的深化是這個歷程的自然產物，最後生命本身幻化為驚人、不斷成長的藝術，讓我們可以持續的見證和學習，樂在其中，並感到好奇。我們一些特別的感覺，比如焦慮或憤怒，變成就像我們筆下的顏色，而我們可以決定讓它們的色調變柔和，或者讓它們暫時從調色盤中消失，然後看看整件作品用上新顏色後會變成什麼樣子。

當每個參與靈性操練的人找到自己生命的意義和目的時，投入這個歷程的整體結果，便是巧妙的人格轉化。過程中，人們會獲得洞察，衝突得以消弭，知覺變得敏銳。看人生的眼光會擴大，把自己和他人的一些缺點和失敗當成學習的功課，一切都是為了讓這個世界和自己更美好。

通常治療師在從事治療時會放進自己的信念，並根據理論的觀點找到自己的指引。而案主則信任治療師。在開放式畫室歷程中，我們則相信有個非常有智慧的力量，而我們是它的一部分，透過我們每個人可以彰顯它的存在；而且如果我們願意努力的話，經由規律的練習，讓自己和這股力量結盟，我們便會邁向真理和做出正確的行動。我們每個人對生命都能有特別的貢獻並與人分享。「就是在我們盡可能如實地說了又說，並且真誠的見證了所有人的所有故事後，我們療癒了自己，也療癒了世界」（Allen, 1995a, p. 199）。

參考文獻

Allen, P.B. (1995a). *Art is a way of knowing.* Boston, MA: Shambhala.

Allen, P.B. (1995b). Coyote comes in from the cold: The evolution of the open studio concept. *Art Therapy, 12,* 161–166.

Boorstein, S. (1996). *Transpersonal psychotherapy.* Albany: State University of New York Press.

Cane, F. (1951/1983). *The artist in each of us.* Craftsbury Common, VT: Art Therapy Publications.

Cooper, D. (1997). *God is a verb: Kabbalah and the practice of mystical Judaism.* New York, NY: Riverhead Books.

Dalai Lama. (1999). *Ethics for a new millennium.* New York, NY: Riverhead Books.

Farrelly, M. (ed.). (1999). *Spirituality and art therapy.* London and Philadelphia: Jessica Kingsley.

Franklin, M. (1999). Becoming a student of oneself: Activating the witness in meditation, art, and supervision. *American Journal of Art Therapy, 38,* 2–13.

Franklin, M., Farrelly-Hansen, M., Marek, B., Swan-Foster, N., & Wallingford, S. (2000). Transpersonal art therapy education. *Art Therapy, 17*(2), 101–110.

Jaffe, A. (ed.). (1979). *C. G. Jung: Word and image.* Princeton, NJ: Princeton University Press.

James, W. (1902/1961). *The varieties of religious experience.* New York, NY: Collier MacMillan.

Kramer, E. (1958). *Art therapy in a children's community: A study of the function of art therapy in the treatment program of Wiltwyck School for boys.* Springfield, IL: Charles C. Thomas.

Kramer, E. (1971). *Art as therapy with children.* New York, NY: Schocken Books.

McNiff, S. (1989). *Depth psychology of art.* Springfield, IL: Charles C. Thomas.

McNiff, S. (1992). *Art as medicine.* Boston, MA: Shambhala.

Trungpa, C. (1984). *Shambhala: The sacred path of the warrior.* New York, NY: Bantam.

Trungpa, C. (1996). *Dharma art.* Boston, MA: Shambhala.

Tworkov, H. (1994). *Zen in America.* NY: Kodansha International.

Walsh, R., & Vaughan, F. (1997). Comparative models of the person in psychotherapy. In S. Boorstein (Ed.) *Transpersonal psychotherapy.* Albany: State University of New York.

Wilber, K. (1997). *The spectrum of consciousness.* Wheaton, IL: Quest Books.

15

聚焦導向藝術治療 許玫倩　譯

Laury Rappaport

　　聚焦導向藝術治療（Focusing-Oriented Art Therapy，簡稱 FOAT®）是一種以正念為基礎的取向，結合了 Eugene Gendlin 的實證基礎聚焦法（evidence-based Focusing method）（Gendlin, 1981a）、聚焦導向心理治療（Focusing-oriented psychotherapy）（Gendlin, 1996），與藝術治療的原則和實踐（Rappaport, 2008, 2009）。聚焦（Focusing）是以一種和善的好奇心態度，來傾聽身體的**內在感覺**的過程，並朝向一種正向改變與提升安適感的智慧。

　　Gendlin（1981b）提到：「有創造性的人可能多會用此方法。此方法的創新性在於我們可以具體描繪出步驟，並教導之」（p. 15）。我在 1977 年學習聚焦後，便意識到它和創造性歷程有相似之處。我旋即開始將聚焦整合於藝術治療中，並發現這之中的優點不勝枚舉。作為一位新手治療師，聚焦提供了我同理地傾聽並與案主（和我自己）之不適感同在的臨床技能，用工具一同來進行藝術的歷程。隨著時間推移，我學習到如何幫助案主與每個當下所浮現的經驗性歷程為友，培育他們對自己的同理心，觸碰他們內在對於藝術表現的**感受感**（felt sense），並找到他們自己朝向療癒的具體步驟。

　　過去 30 年來，聚焦和表達性藝術被運用於廣泛的臨床族群上，包括兒童、青少年、成人、夫妻、家族和團體等的創傷、嚴重心理疾患、憂鬱症、焦慮症和慢性與末期疾病，以及個人成長，並發展成為藝術治療領域的一個全面性理論和實務取向（Rappaport, 1998, 2008, 2009, 2010, 2013a, 2013b, 2014a, 2014b, 2014c, 2014d, 2015; Malchiodi & Rozum, 2011; Rubin, 2010）。雖然 FOAT 被視為是一種人本和身心的導向，但它可以運用在所有的導向上，包括心理動力、認知、行為等。

本章將提供 FOAT 歷史與發展的綜觀、FOAT 的立基原則和基本步驟描述；以及五個 FOAT 的主要方法：聚焦態度（Focusing Attitude）、FOAT 查對（FOAT Check-In）、以藝術清除空間（Clearing a Space with Art）、主題導向 FOAT（Theme-Directed FOAT）以及 FOAT 心理治療歷程（FOAT Psychotherapy Process），同時也會提供臨床案例以描述這些概念。

FOAT 的歷史與發展 ®

聚焦的根基

瞭解 FOAT 最好的方法，在於熟悉聚焦的發展與其主要概念。Gendlin（1981a）在與 Carl Rogers 於 1960 年代的共同研究中，探討心理治療能成功的因素，並發展出聚焦。此研究探究以下幾個問題：

> 為什麼心理治療不能更常成功？
>
> 為何它常不能讓人們的生活有所不同？
>
> 在少數情況下，當它真的成功了，那是案主和治療師做了些什麼？
>
> 大部分案主最無法做到的是什麼？（p. 3）

在分析了數百個治療的錄音文字稿後，他們發現治療的成功與治療師的理論取向、案主所說的內容，以及治療師的技巧無關。相反地，他們發現主要的因素在於一個人「**如何**」說。那些能夠超越認知心靈、進入到聽見他們「內在」深處的案主，能夠在治療中有所進展。Gendlin（1981a）創造了**感受感**（felt sense）一詞來描述這種深層的身體感受：

> 「感受感」不是一種心理經驗，而是一種身體的⋯⋯物理的。是一種對情境、個人或事件的身體經驗。一個包含所有你在特定時間所感知到的特定主題之一切的內在光環——包含它，並一次傳達

給你，而非以瑣碎的方式。

（pp. 32-33）

正如你所見，「感受感」一詞的定義，正是藝術創作在做的事情。它進入內在經驗，並把它一次傳遞出來。藝術創作自然地觸及感受感。換句話說，感受感在藝術中是隱含的，然而，透過藝術，可將感受感外化。

為了教導人們如何接近**感受感**，Gendlin 發展了聚焦六步驟：

1. **清理空間**：辨識，並想像把擔心或壓力拋開。
2. **選擇一個要處理的議題**：對它有**感受感**。
3. **象徵／把手**（handle）：匹配此一「感受感」的字、詞、意象、姿勢或聲音。
4. **共鳴**：查對象徵／把手的適切性。
5. **提問**：問「感受感」的一些問題。
   - 有用的問題：
     ◦ 是什麼原因有如此的「感受感象徵」？
     ◦ 想像一下，若痊癒了，會看起來或感覺起來像什麼？
   - 有什麼方法？
   - 需要什麼？
   - 什麼是正確方向的良好一步？
6. **接納**：迎接接下來所發生的。

重要的是要注意，六步驟方法在學習聚焦的初期是有用的，但是隨著時間的推移，這種形式就不需要了，最重要的是跟隨案主在歷程中所開展的每個瞬間。

Gendlin（1996）發展了聚焦在心理治療的應用（Madison, 2014a, 2014b; Purton, 2004）。在聚焦導向治療（Focusing-Oriented Therapy，簡稱 FOT）中，案主的安全感至關重要，這部分的考量需勝於其他任何的介入——因此，治療

關係的品質需先於一切。投入地傾聽需交織於整個心理治療的歷程中，以深化案主之同理經驗。當治療師小心仔細地調整，並追隨案主的經驗性歷程時，先前所提到的各聚焦步驟，通常便會「一點一滴」地散布在心理治療會面中（此將由以下用 FOAT 作為心理治療過程的例子來說明）。

聚焦導向藝術治療理論

FOAT 基本原則

根據 Gendlin 的取向，FOAT 的基本原則首先強調案主的安全感。而安全的建立，乃植基於存在（presence）、聚焦的態度（Focusing Attitude）、札根（grounding）、臨床敏感度（clinical sensitivity）和反思（reflection）：

存在

治療師的慈悲、尊重和值得信賴的特質，有助於讓案主產生安全感。要成為一個聚焦導向的藝術治療師，必須先為自己學會專注。如此一來，治療師才能傳遞透過聚焦的態度而學習到的一種同理存在的特質（如下所述）。要能做到活在當下，重要的是要問自己，作為治療師，你願意在這裡嗎？你能夠留意自己的議題和心態，而不將其投射給案主嗎？你是否能善待你自己和案主的感受感？

聚焦的態度

聚焦的態度是「保持友善」且對感受感以及創作過程與藝術作品覺得好奇的方式之一。治療師對案主的感受感傳遞此特質，同時，幫助案主「善待」他們的內在經驗。治療師可以對案主說：「你能對它友好嗎？」以應對挑戰和困難的感覺。

扎根

聚焦可在睜開眼睛或閉上眼睛之下進行。許多人發現當他們闔上眼時，更容易注意到他們的內在感覺，以及感受感的意象；然而，重要的是要留意，當一個人閉上眼睛時，案主原本沒有意識到的感覺和議題可能會自發地浮現。因此，在閉上眼睛聚焦之前，案主有將自己定心（center）和扎根的能力是必要的。扎根可以透過身體意識練習來建立，例如注意到房間或外面有什麼，覺察到雙腳接觸地板，注意到手靠在哪休息……等。

臨床敏感度

注意到你正在工作的臨床對象之需要，且據此來調適聚焦取向藝術治療是很重要的。例如，與經歷過創傷或有嚴重精神疾病的案主合作時，建議在一開始的時候，先睜開眼睛，直到在案主內在的安全感和扎根已牢牢地建立。

反思

治療師針對案主的口語、非口語和藝術形式的溝通展現同理的理解。反思可以透過下列方式達成：

- **經驗式傾聽**（experiential listening）：治療師回應案主他所聽到的溝通本質。除了語言之外，治療師反映從非語言交流所感受到的意義是重要的。
- **藝術鏡映**（artistic mirroring）：治療師可以藉由藝術反思來反映其理解，例如畫一個形狀、使用一個顏色或創造一個意象。
- **動作鏡映**（movement mirroring）：治療師透過非語言的身體動作或姿勢，來傳達其理解。

FOAT 基本步驟

在 FOAT 中，治療師可根據案主的需求和興趣，以聚焦或藝術創作來開始。

從聚焦開始：在藝術中表達感受感

　　根據案主的需要，治療師可能會邀請案主體會「我現在怎麼樣？」（FOAT 查對），或者對某種特定體驗，例如平靜、快樂、恐懼、憤怒、關係等有關的感受感（主題導向 FOAT）。治療師邀請案主，帶著友好和熱情的聚焦態度來歡迎感受感，看看是否有任何顏色、形狀或意象與此感受感匹配，然後以藝術形式表達出來（圖 15.1）。這種聆聽感受感的過程，以及看看是否有一個匹配的意象，是藝術創作的源泉和靈感。

　　感受感也可能以一個字、詞、姿勢或聲音表現，案主被鼓勵以視覺藝術形式表達出來（將字或詞句描繪或彩繪出來）。如果你感覺用其他的表達性藝術模式來工作比較舒服，這個字或詞，也可以化為一首詩，或反思性的書寫；姿勢可以是創造性的動作或舞蹈；而聲音可以變成音樂或是聲音探索。

從藝術開始

　　FOAT 也可以從藝術創作歷程開始，因為它可能更適合，或是更受某些案主所喜愛，特別是那些在處理創傷早期階段的案主。在藝術創作後，治療師邀請案主從藝術中得到一種感受感，並看看是否有一個字、詞、意象或聲音與之匹配（象徵／把手）。這是一個為藝術命名的有效方法，且能藉此感覺看看這個藝術是否需要更進一步的創作或表達。聚焦有助於為此藝術經驗扎根，並獲

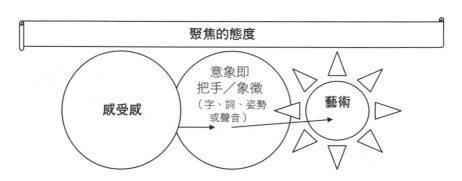

圖 15.1　在藝術中表達象徵／把手

得其意義。

FOAT 臨床方法及案例

我改編了 Gendlin 的聚焦步驟和聚焦導向的治療過程，創造了五種基本的 FOAT 方法：聚焦態度，FOAT 查對，以藝術清除空間，主題導向 FOAT，和 FOAT 心理治療歷程。

I. 聚焦態度

如前所述，聚焦態度乃 FOAT 歷程的基礎。我發現，除了治療師的口頭回應可幫助案主對其內心經驗感到「友好」和好奇外（例如，「你可以對……和善嗎？」）整合藝術是特別有幫助的。雖然有許多其他材料可以使用（例如，素描、繪畫、拼貼等），兒童、青少年和成年人似乎喜歡預先剪好的薑餅人，以進行以下練習。作為一個指導性內在聚焦練習的替代方案，可以邀請案主想像和創造可以給他們積極訊息的優勝人物或動物，以傳達無所謂對錯，所有的感覺都是受歡迎的。

練習：聚焦態度

　　深深吸一口氣進入你的身體裡……不管此時此刻發生什麼事情，都對它保持友善的態度，並接受它〔聚焦態度〕。問問內在，我怎麼對待自己，才會更仁慈、更溫柔、更有同情心，或是更接納……？〔暫停〕。允許身體讓你知道……感覺看看當你這樣對待自己，你的感受是什麼……看看是否有一個意象——或字、詞、姿勢或聲音〔把手／象徵〕可以對應你感覺到的內在感受感……。當你準備好了，選擇用一些藝術媒材來表達當這個態度湧現時，你怎麼對待自己的感受感。

案例

Shannon 是一個 15 歲的青少年，他開始出現一些自我傷害的行為。在一次

會面中，我向 Shannon 說明，我們的內在都有同樣的感覺，像是憤怒、悲傷和恐懼，一如我們有愛、喜悅和幸福。我們大多數的人，都還沒有學會如何與不同類型的感覺相處，因此，創造一種「友好」或友善對待它們的氛圍，便是一種療癒。

　　Shannon 選擇了薑餅人，並將其黏在一個藍色的圓形紙板上（圖 15.2）。之後，她畫了一張臉，加上了一顆愛心、羽毛和絨毛球，並寫上「愛、善良，和 OK（在愛心上方）」幾個字。

　　Shannon 分享著：她習慣於恨她的感覺，所以這是一種嶄新的方式來看待

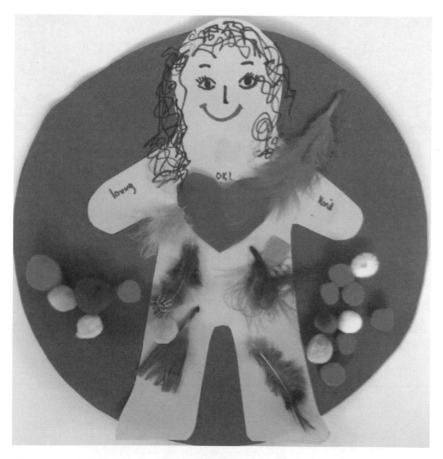

圖 15.2　聚焦態度

她的感覺。Shannon 想把這個藝術品帶回家，提醒自己去感受是沒關係的。

II. FOAT 查對：聚焦態度和感受感

　　FOAT 查對有助於覺察一個人在此時此刻是如何抱持友善好奇的態度。這是一個有用的定心和扎根的練習。這可以在眼睛睜開或閉著的情況下進行，取決於每個案主認為怎麼做是好的。FOAT 查對始於引導案主以一種友善好奇的態度帶著正念的覺察進入到身體裡，並注意他們內在的感受——然後看看是否有與這個感受感相匹配的顏色、形狀或意象，然後以藝術的形式將它表達出來。

案例

　　Brianna 是一位正經歷離婚的 55 歲女人。我們一起工作了一年，且藉由聚焦已經建立了安全感。當 Brianna 分享她的悲傷、傷害和痛苦時，我邀請她做 FOAT 查對：

指導練習：FOAT 查對

　　深深吸幾口氣進入妳的身體裡。隨著空氣進出妳的身體，注意到妳的呼吸，感覺到無論妳是坐在什麼東西上面，妳都是被支撐的。當妳準備好時，溫柔地把妳的意識移到妳的身體裡，並只注意著妳現在的狀態——感受、能量、感覺等……，友善地對待任何妳現在所發現到的〔暫停〕。看看是否有與內心感受感相匹配的顏色、形狀或意象。它可以是一個字、詞、姿勢或聲音。不管浮現什麼，都對它表示歡迎。檢查它是否正確。然後，選擇一些藝術媒材來表達妳的感受感。

　　Brianna 拿了紫色的粉蠟筆開始畫了一個心形，看起來像是被撕裂開來的樣子（圖 15.3）。她在心形添加了粉紅色，而在被撕裂的縫隙中添加了灰色。她在紙張的其中一邊寫了「受傷的心」，以及「另一邊會破裂嗎？」Brianna 說她的心和胸部都有一種灼熱的感覺〔感受感〕。紫色、粉紅色和撕裂的傷痕，象

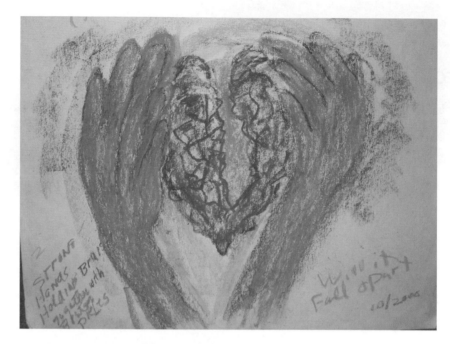

圖 15.3　Brianna 的 FOAT 查對

徵著她的感受感。我同理地傾聽 Brianna，並反映：「妳的心感覺受傷了——有傷痕——而妳在想不知是否會碎裂崩解」。Brianna 表示同意。

詢問感受感

　　邀請案主反思他們的藝術和感受感是很有用的；同時問案主：「它需要些什麼嗎？」我引導 Brianna：

> 「深深吸幾口氣進入妳的身體裡。想像一下，妳坐在這個傷痕
> 累累的心的旁邊。當妳準備好了，問問它：『你需要什麼？』」

　　Brianna 閉上眼睛，再次聆聽內在。過了一會兒，Brianna 拿起紫色的粉彩筆，畫了兩個大手的輪廓，並塗上橘色。這雙手，捧著她先前畫的那顆傷痕

累累的心。她在心的外圍添加了黃光，然後寫道：「強而有力的手將它捧在一起。」Brianna 分享說，當她問它需要什麼時，她的胸口感覺到溫暖〔感受感〕，舒緩了她的心的傷痛感受。

　　這個例子呈現了聚焦態度和聚焦如何幫助案主聽到自己身體智慧的療癒力。正如 Gendlin（1981a）所相信的：「你的身體知道療癒和生活的方向……如果你花時間傾聽它……它將給出方向正確的步驟」（p. 78）。

III. 以藝術清除空間

　　以藝術清除空間是基於 Gendlin 的「清除空間」（clearing a space，簡稱 CAS）練習，這已被發現對於減輕壓力以及身心健康是有效的（Grindler Katonah & Flaxman, 1999; Klagsbrun, Lennox, & Summers, 2010; Klagsbrun et al, 2005）。在以藝術清除空間中，案主被引導列出一個「在當下，什麼是感覺『所有都很好』（All Fine）的正念清單」。當每個壓力源出現時，它會被感知，而案主要用想像或用藝術的方式，象徵性地將它放置在他們身體之外一個感覺適切的距離。表達性藝術能具體地把壓力源放置在身體之外。

　　透過想像或使用藝術將壓力源放在身體之外，有助於案主放下對它的認同，促進情緒調節，並有一個「我」與壓力源分離的感覺。一旦這些議題被擱置，案主便被引導去感覺內在「所有都很好」的空間──並且找到與「所有都很好空間」相匹配的象徵／把手。這幫助案主去進入和扎穩一部分在本質上是完整的（whole）的自我（self）。

　　以藝術清除空間可以當作每日或每週的健康工具，或作為整合於治療中的方法。研究顯示，以藝術清除空間對於消除壓力是有幫助的（Castalia, 2010; Lee, 2011; Weiland, 2012; Weiner & Rappaport, 2014）。

案例

　　Jenn 是一個 43 歲的女人，她被一個已任職十年的地方給解雇了。她也是兩個八歲和十歲孩子的單親媽媽。Jenn 對於失去收入和工作保障感到不知所

措，且對於自己照顧孩子的能力感到焦慮不安。我告訴 Jenn「清理空間」是一個有助於減輕壓力的練習，並問她是否想學學看。Jenn 同意。我解釋說，我會引導她聚焦，之後，她可以用創作表達這份經驗。我在以下練習中引領 Jenn：

練習：以藝術清除空間

　　深深吸幾口氣進入妳的身體……保持友善並接受現在發生的任何事情。想像一下自己在一個平靜的地方。當妳準備好了，問自己：「現在有什麼在我和感覺『所有都很好』之間？」當有任何掛念浮現時，只要注意著，但不進入它。想像一下，將問題放在妳身體外一段距離的地方——例如，將每個掛念打包起來，並把它放在離妳有一段距離的地方；把它放在附近公園的長椅上，或妳有任何浮現的意象。當妳把每個問題放在一邊，感覺看看內在的感受。再檢查一遍……除了那些問題以外，自己是否「所有都很好」？……並看看是否有其他東西浮現。

　　一旦妳把憂慮或壓力擱置一旁，注意妳的內在如何。

　　看看有沒有一個意象與妳內在「所有都很好空間」的感受感匹配。確認它的適切度。當妳準備好了，注意到妳「在」這個房間，伸展一下，如果妳的眼睛是閉上的，可以睜開了。

　　藝術表達：使用一些藝術媒材來表達妳的經驗。有些人喜歡只創作「所有都很好空間」，有些人則偏好把擱置在一旁的壓力源也創作出來。相信妳知道自己怎麼做最好。

　　我給了 Jenn 一些卡片，請她寫下或畫出壓力源，同時給她一個盒子以放置這些卡片。Jenn 在四張卡片上畫著或寫著：她的頭和身體疼痛；悲傷；擔心錢；以及畫了張自己在黑暗中獨自一個人的圖（圖 15.4）。

　　Jenn 把卡片放在盒子裡後，蓋上了盒子。然後她選擇了一個預先切割好的圓形，開始在中心畫一朵蓮花，放置於綠色、藍色和白色的水面上。Jenn 還在畫面的上方添加了一道充滿活力的彩虹（圖 15.5）。

　　她分享著：「把那些感覺分開、放在盒子裡的感覺真好。在聚焦中，我感受到一股溫流，並浮現出花和彩虹出現在池塘上的意象。這個『所有都很好空間』幫助我重新找到我的力量。這是在我失去工作後，第一次感受到希望——

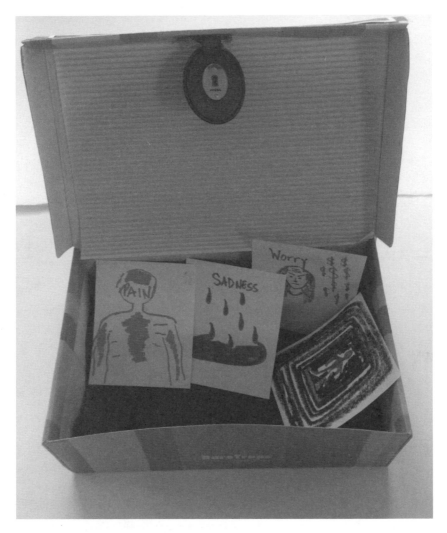

圖 15.4　以藝術清除空間──擱置壓力源

我可以做到！」

以藝術清除空間的選擇

　　以藝術清除空間（Clearing a Space with Art，簡稱 CAS ART）有四種不同的版本（Rappaport, 2009, 2014d）：

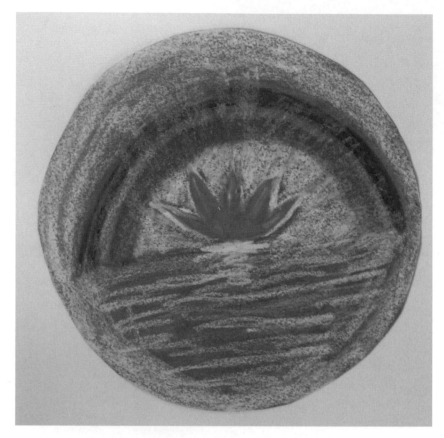

圖 15.5 「所有都很好空間」

- **CAS 具體式藝術圖像**（CAS Art-Concrete Imagery）：提供創傷早期階段、焦慮或嚴重心理疾患的案主，在沒有引導內在聚焦的情況下，單獨使用藝術歷程。案主依循指令創造一個能承接其壓力源的容器。他們或畫或寫，或使用其他藝術媒材來象徵他們的壓力，然後放入容器中。接著，他們感受看看當把壓力擱置一旁時感覺怎麼樣——並創造一個新的藝術作品，來表達當他們從壓力抽身時的感受（即「所有都很好空間」）。

- **CAS 引導式藝術圖像**（CAS Art-Directive Imagery）：使用於需要某種結構性、也想要內在引導經驗的案主（例如，想像將問題包裝在一個背包中；將它們放在公園的長椅上；或者將問題放在湖中漸形漂遠的船隻上）。

- CAS 非引導式藝術圖像（CAS Art-Nondirective Imagery）：運用於高功能的人，他們喜歡從內在自我所自發產生的圖像。
- CAS 混合藝術版本（CAS Art-Hybrid Version）：案主與每個議題接觸後，在內在聚焦和創作藝術之間交替。此歷程與日誌記錄可搭配的很好。

IV. 主題導向 FOAT

　　在主題導向 FOAT 取向中，與案主處遇相關的話題或主題會被呈現出來，例如：保護者、力量來源、願望和夢想、面對恐懼等。案主被引導以覺察到這些主題，感覺它的整體感受，並看看是否有一個與感受感匹配的意象，再用藝術形式將它表達出來。主題導向 FOAT 取向使用於團體、伴侶和家庭特別有用，但也可以應用在個別介入上。當重點需求放在建立安全的內在資源時，此方法在創傷治療的早期階段特別有用（見 Rappaport, 2015 for FOAT Phase-Oriented Trauma Treatment Model; Rappaport, 2009）。

個人案例：保護者

摘自 Rappaport [2009] *Focusing-oriented art therapy: accessing the body's wisdom and intelligence*, pp. 192-193.

　　Alissa 是一個 39 歲的案主，她在兒時曾遭受性虐待。在幾次會面建立了安全的治療關係後，Alissa 談到了她在工作、關係和家庭中的長期恐懼感。我告訴她，想像一種保護的感覺是有幫助的，因為通常經歷過創傷的人，他們沒有獲得所需要的保護。我向 Alissa 解釋，現在想像和感受保護的感覺如何可以幫得上忙——可以引導她進行聚焦和藝術練習。

　　保護者練習可以在有或沒有內在引導聚焦經驗的形式來提供給案主（類似於引導式想像）。對於還沒有準備好閉上眼睛的案主，最好依以下方式介紹：「想像一下保護者看起來是怎麼樣的。它可以是一個人、動物、精神層面的、來自自然的，或是超級英雄等。當你準備好時，再用藝術媒材將它創作出來。」

對內在引導式經驗有興趣的案主，以下的練習是有用的：

指導練習：保護者

　　深吸幾口氣進入你的身體。感覺你所坐的椅子，以及你腳下的地面的支持〔扎根〕。讓自己聽到「保護者」一詞，想像一下你所知道的某人或某物，或是用你的想像力想像出來的，可以做為你的保護者〔暫停〕……描述那個保護者對你而言的形象。感覺你身體內在的感受……它的整體感覺是什麼？看看是否有和這個保護者的感受感所相匹配的意象……檢查你的身體內部，看看此意象感覺是否適切……當你準備好了，使用藝術媒材來創作保護者的圖像。

　　Alissa 描繪出一個帶有笑臉的天使輪廓，並用紅色描出愛心，且用黃色的油性蠟筆著色（圖 15.6）。

　　Alissa 說：「我看到了一個天使的形象。她看起來像是個孩子的守護天使……我喜歡看這意象。那是舒服的……且內心感到溫暖。」

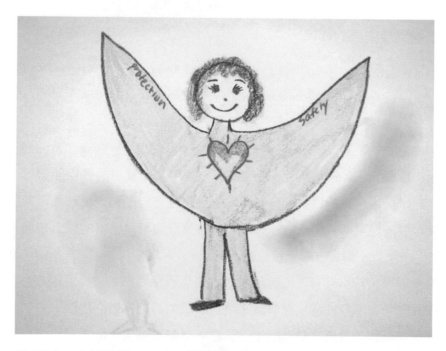

圖 15.6　主題引導 FOAT：保護者

我把畫作保存在我的辦公室，並在 Alissa 每週前來治療時，把它擺放出來歡迎她，作為一個安全感內在象徵的持續提醒。

團體案例：力量泉源

我運用 FOAT 帶領一個為期四個星期的癌症支持團體。為了紓壓和提升韌性，我在第一週教他們以藝術清除空間，接著在第二週教導主題導向 FOAT 練習——力量泉源（Source of Strength）。

力量泉源的練習

深吸幾口氣到你的身體裡……吸氣……吐氣……。覺察你身體的哪些部分碰觸到了椅子，覺察到你的雙腳接觸著地板。感覺你的身體如何被支撐著……我想邀請你覺察你的生命中已成為力量源泉的東西。它可能是一個特定的記憶、一片自然景觀、心愛的寵物、精神導師或教條，或也可能是一個你認識或不認識的人……任何你經驗到可作為力量源泉的〔暫停〕。為你自己描述這個力量泉源……看看它的形象，並感覺它的力量。

將你的注意力放在你的身體，並注意當你把焦點放在力量泉源時，你內在的感覺如何〔暫停〕。看看是否有一個意象與內在的感受感匹配〔暫停〕。查對它對你身體的適切性。如果感覺不太對勁，就讓它去，並邀請一個新的意象（或字、詞、姿勢、聲音）進來〔暫停〕。當你準備好了，把注意力放在你身處於這個房間裡，稍微伸展一下，然後輕輕地睜開你的眼睛。使用這些藝術媒材來表達你對你力量泉源的感受感。

Cindy

Cindy 是一名 64 歲的女性，診斷有結腸直腸癌，且長期受慢性疼痛所苦。在引導聚焦之後，Cindy 畫了一個小圓形，其所發出的光芒反映出一個以綠色的細彩色筆著色的較大形狀。她在較小的圓輻射到較大的形狀之間，寫下了「創造力」和「能量」（圖 15.7）的字。她在畫作的下面寫著：「一部精彩的關於綠色月亮之神奇效力的法國電影。」

Cindy 分享著：「我記得一部關於有著魔力的綠色月亮的法國電影。我不

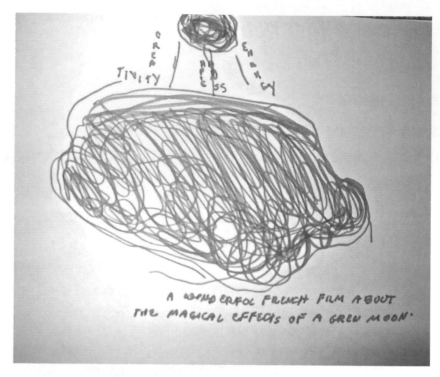

圖 15.7　力量泉源

記得電影的細節，但記得一個有著神奇特質的綠色月亮，且它有一股令人難以置信的美麗。我感受到綠色月亮的力量和魔力，吸收了它的創造力、幸福和能量。當我可以感覺到從綠色月亮湧入我的身體的神奇能量時，這個經驗是超乎尋常的。」

　　如圖所示，藝術將 Cindy 力量泉源的能量外化——綠色的月亮放射到更大的形狀，在那兒，Cindy 感覺到貫穿她身體的「非凡」魔力。

V. FOAT 心理治療歷程

　　FOAT 心理治療歷程應用於更深入的個別工作中，治療師先與案主建立安全的連結，然後在歷程中介紹聚焦和藝術治療。當案主開始描述一種不是很清楚的感覺，或是有更多弦外之音時，這通常是一個治療中的會心時刻。這通常

也是向案主介紹 FOAT 查對的時機點。當此歷程展開時，在過程中引入聚焦導向的問題是有效的，例如：

- 你能與之友好嗎？
- 想像一下當所有問題都解決了，看起來或感覺起來會是什麼？
- 想像一下坐在它旁邊，問它，它需要什麼？
- 什麼是朝向解決方案有用的一小步？

　　FOAT 心理治療歷程需要治療師細心地與每個微妙的經驗開展過程同調。聚焦、傾聽反映和表達性藝術之間經常有所交織。下面的例子說明了這個歷程。

案例

聚焦導向藝術心理治療歷程

　　Kristie 是位三十多歲的案主，和她的男友經歷一場車禍意外。在那場車禍中她受了輕傷，但她的男友卻因而往生。她因為自己的倖存感到愧疚，同時也因為失落而歷經無法承受的哀慟。

　　在藉由與之同在、同理地傾聽和扎根而建立安全感後，我指導 Kristie 做 FOAT 查對：「深吸幾口氣進入妳的身體裡……感覺到椅子的支撐……跟隨妳的呼吸深入到妳的內在，注意妳的情況，對任何在那兒的狀況友善……看看有沒有一個意象與內在的感受感相匹配。

　　Kristie（K）：有一種巨大的焦油狀物質……就坐在這裡……在我的胸口……滲入到我的心裡。〔感受感和象徵／把手〕

　　治療師（治）：有一個巨大的焦油狀物質在妳的胸部，正滲入到妳的心臟。〔傾聽反映〕

　　K：太嚇人了……它是如此濃稠、黑暗而沉重。

治：妳能否看看假若只是對它感到好奇……哦，這是很有趣的……也許友好地朝它靠近一小步。〔聚焦態度〕

K：（感知）……感覺稍微容易些……感覺像是一部分的我和它在一起而一小部分在它旁邊。

治：哦……妳和我可以只是坐在這兒和它作伴嗎？

在此我強化了聚焦態度以幫助 Kristie 在這個感覺下保持微妙的平衡而不被它壓倒。在非常脆弱的時候，與案主強烈的感覺相伴是有幫助的。

K：〔Kristie 安靜了一會兒。她的臉似乎較為放鬆，而且我感覺她對於那個焦狀物質也變得平靜些。〕

治：有時透過藝術表達感受感的形象是有幫助的。妳想試試嗎？

Kristie 拿了一塊海綿，把它浸入黑墨水。她把海綿放在一張大紙上，並開始添加更多的黑色墨水和塗料。她把塗料塗滿紙張，讓它變厚、變黏稠（圖 15.8）。當她停下來的時候，我們都看著這作品。我問，「有沒有想要分享些什麼？」

Kristie 說：「這是我內在的感覺。它很重、很卡、很黏、也很濃稠。這就是我看到和感覺到的。」

治：內在很重、很卡、很黏，也很濃稠的感覺無所不在。〔傾聽反映〕

K：是啊！

治：可以回去裡面一會兒，問問它一些問題嗎？〔K 點頭表示可以〕。想像一下，你坐在它旁邊，問問它，「是什麼讓它如此沉重、如此卡卡的，且又黏又稠的？」妳只要聽就好，聽聽看它怎麼說。〔問〕

K：〔深深地哭泣〕。它說：「那太可怕了。我以為我要死了。然後，我沒事，但 Ian 死了。一切都烏雲密布了。我的內在死了。」〔接收〕

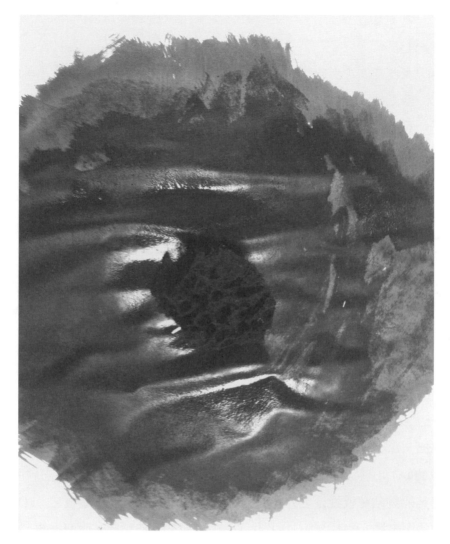

圖 15.8 Kristie 的感受感

治：是的……那真的是很恐怖。妳害怕妳快要死了。然後妳看到妳沒有，
　　但 Ian 走了。在那一刻，整個世界風雲變色，現在感覺死亡困在妳的
　　內心。〔傾聽反映〕
K：是的。沒錯。我不知道這樣要如何活下去。
治：妳不知道在這種深刻的創傷失落中，該如何繼續生活下去。〔傾聽反

映〕

K：沒錯。

治：我們可以花點時間回去裡面，再問一些事情嗎？〔探問〕。〔Kristie 點點頭，表示同意〕。深吸幾口氣進入妳的身體裡。當妳呼吸時，坐在那個妳不知道這樣要怎麼活下去的地方的旁邊；當妳準備好了，問問它：「妳需要什麼？」妳只要等待，允許答案從身體感覺內浮現出來。它可能會是一個詞、一個意象，或是一個姿勢或聲音。看看妳是否可以對它友善，接受浮現出來的答案〔接收〕。

K：我有個了意象。

Kristie 伸手拿了粉蠟筆。一開始，她先在黑色顏料和海綿周圍畫了一個黃色的圓圈。然後，她又增添了一張紙，多畫了一個擁抱黑色形狀的人。接下來，Kristie 補上了一個接觸到黑色形狀的愛心（圖 15.9）。

Kristie 分享著：「當我問它需要什麼時，我感覺到我那被黑暗圍繞著的中心，湧現了一股溫暖。當我和它一起坐著，我感覺自己抱著那片漆黑。我聽到：『好可怕，但我在這裡。Ian 也不想要你死。他與妳一起在這裡。他在妳心中與妳在一起。妳活著是很重要的。』」

從 FOAT 心理治療歷程中可以看出，聚焦態度幫助 Kristie 發展出內在的見證，使其能夠站在感受感之外，同時以一種可以掌控的方式體驗它。FOAT 取向透過藝術表達（墨水和海綿）提供了一個健康的宣洩釋放，而聚焦的「探問」步驟幫助 Kristie 聽到她的身體知道什麼是她邁向療癒所需的。

結論

從本章可以看出，聚焦和藝術治療是相輔相成的。聚焦為治療師提供能夠同理地傾聽的臨床工具，且幫助案主培養自我憐憫、調節他們的情緒，並獲得他們身體的內在智慧。所有的方法都不僅僅是技術或指令。對案主和治療師來說，這已成為一種存在和生活的方式。

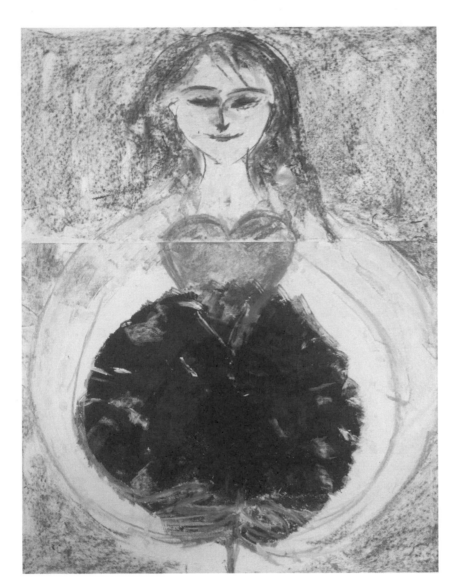

圖 15.9　它需要些什麼？

　　隨著時間的推移，聚焦態度加深了對自己和對他人的憐惜。清理空間是紓
壓的有效工具，有助於培養一種內在的幸福感。FOAT 查對是一種可以每天可
練習的正念與定心的工具；而主題導向方法則可以運用在強化個體想要發展的
特質。FOAT 心理治療歷程有助於培養案主的內在認知和對自己的信任，同時

提升治療師的無條件臨在和創造性智慧。

所有的 FOAT 方法反映了 Gendlin 的概念，**感受轉變**（felt shift）──真實的改變。在 FOAT 中，這種感受轉變可同時在藝術和身體的感受感中看到。正如 Gendlin（1981a）所言：「如果你以正確的方式接近，感受感會改變……當你對一個情境的感受感改變時，你可以改變，因此你的生活也會改變。」（p. 26）。

參考文獻

Castalia, A. (2010). The effect and experience of clearing a space with art on stress reduction in sign language interpreters. (Unpublished master's thesis). Notre Dame de Namur University: Art Therapy Department, Belmont, CA.

Gendlin, E.T. (1981a). *Focusing*. NY: Bantam Books. [Originally published in 1978 from New York, Everest House.]

Gendlin, E.T. (1981b). Focusing and the development of creativity. *The Folio: A Journal for Focusing and Experiential Therapy, 1*, 13–16.

Gendlin, E.T. (1996). *Focusing-oriented psychotherapy: A manual of the experiential method*. New York, NY: Guilford Press.

Grindler Katonah, D., & Flaxman, J. (1999). Focusing: An adjunct treatment for adaptive recovery from cancer. Retrieved December 21, 2014, from http://www.focusing.org/adjunct_treatment.html

Klagsbrun, J., Lennox, S., & Summer, L. (2010). Effects of "Clearing a Space" on quality of life in women with breast cancer. *USA Body Psychotherapy Journal, 9*(10), 48–53.

Klagsbrun, J., Rappaport, L., Marcow-Speiser, V., Post, P., Stepakoff, S., & Karmin, S. (2005). Focusing and expressive arts therapy as a complementary treatment for women with breast cancer. *Journal of Creativity and Mental Health, 1*(1), 101–137.

Lee, H. (2011). Focusing-oriented art therapy and bookmaking to promote protective resiliency of children living in a homeless shelter. (Unpublished master's thesis). Notre Dame de Namur University: Art Therapy Department, Belmont, CA.

Madison, G. (2014a). (Ed.). *Theory and practice of Focusing-oriented psychotherapy: Beyond the talking cure*. London, UK: Jessica Kingsley.

Madison, G. (2014b). (Ed.). *Emerging practice in Focusing-oriented psychotherapy: Innovative theory and applications*. London, UK: Jessica Kingsley.

Malchiodi, C., & Rozum, A. (2011). Cognitive behavioral and mind-body approaches. In C. Malchiodi (Ed.), *Handbook of art therapy* (pp. 99–101). New York, NY: Guilford Press.

Purton, C. (2004). *Person-centered therapy: The focusing-oriented approach*. New York, NY: Palgrave Macmillan.

Rappaport, L. (1998). Focusing and art therapy: Tools for working through post-traumatic stress disorder, *A Journal for Focusing and Experiential Therapy, 17* (1), 36–40.

Rappaport, L. (2008). Focusing-oriented art therapy. *The Folio: Journal for Focusing and Experiential Therapy, 21*(1), 139–155.

Rappaport, L. (2009). *Focusing-oriented art therapy: Accessing the body's wisdom and creative intelligence*. London, UK: Jessica Kingsley.

Rappaport, L. (2010). Focusing-oriented art therapy with trauma. *The Journal for Person-Centered and Experiential Psychotherapy, 9*(2), 128–143.

Rappaport, L. (2013a). Focusing-oriented art therapy with people who have chronic illnesses. In C. Malchiodi (Ed.), *Art therapy and healthcare* (pp. 225–239). New York, NY: Guilford Press.

Rappaport, L. (2013b). Trusting the felt sense in art-based research. In S. McNiff, (Ed.), *Art as research: Opportunities and challenges*. Bristol, UK: Intellect Publishers.

Rappaport, L. (2014a). Focusing-oriented expressive arts therapy: Cultivating mindfulness and compassion, and accessing inner wisdom. In L. Rappaport (Ed.), *Mindfulness and the arts therapies: Theory and practice*. London, UK: Jessica Kingsley Publishers.

Rappaport, L. (2014b). Focusing-oriented expressive arts therapy: Working on the avenues. In G. Madison (Ed.), *Theory and practice of Focusing-Oriented Psychotherapy: Beyond the talking cure*. London, UK: Jessica Kingsley.

Rappaport, L. (2014c). Integrating Focusing with the expressive arts therapies and mindfulness. *The Folio: A Journal for Focusing and Experiential Therapy, 25* (12), 152–161.

Rappaport, L. (Ed.). (2014d). *Mindfulness and the arts therapies: Theory and practice*. London, UK: Jessica Kingsley.

Rappaport, L. (2015). Focusing-oriented expressive arts therapies and mindfulness with children and adolescents with trauma. In C. Malchiodi (Ed.), *Creative interventions with traumatized children* (2nd ed.). New York, NY: Guilford Press.

Rubin, J. (2010). *Introduction to art therapy: Sources and resources* (2nd ed.). New York, NY: Routledge: Taylor & Francis.

Weiland, L. (2012). Focusing-oriented art therapy as a means of stress reduction with graduate students. (Unpublished master's thesis). Notre Dame de Namur University: Art Therapy Department, Belmont, CA.

Weiner, E., & Rappaport, L. (2014). Mindfulness and focusing-oriented arts therapy with children and adolescents. In L. Rappaport (Ed.). *Mindfulness and the arts therapies: Theory and practice*. London, UK: Jessica Kingsley Publishers.

16

藝術治療中的冥想智慧傳統 許玫倩　譯

在臨床與工作室實務中融入印度譚崔瑜伽與佛教的觀點[1] Michael Franklin

簡介

　　由於藝術治療正發展成一個充滿活力的專業，此領域內的次領域持續嶄露頭角。概括來說，本章旨在描述源自印度譚崔瑜伽（Hindu-Yoga-Tantra）和**佛教**傳統之藝術治療中，在**個人內在**（intrapersonal）與**人際間**（interpersonal）的方法。具體來說，冥想的觀點將在業力瑜伽（karma yoga），一種致力於社交、以社區為基礎的工作室模式中呈現。對那些定期去此種受歡迎的藝術工作室的人而言是一種**僧伽**（sangha）的感受，而此在梵文（Sanskrit）中意指「在社區中陪伴」。這通常與佛教或印度教社區的避難所相關，**僧伽**同時也可以大大的延伸，非只隸屬宗教而已。隨著時間的推移，一群人一起創造藝術，讓尊重的你／我（I／Thou）關係擴增（Buber, 1970），也使得階級制度被消弭，擴展了集體家庭般的智慧。

　　如果痛苦是無可避免的，且這種痛苦與習得的階級和文化約束的思想模式有關，那麼便需要有清除這些內在殘骸的方法。從這些歷史悠久的傳統中取材運用於實務，當身心和諧一致時，內在覺察的能力便會大幅增加。其結果是促進了協調同理和深刻憐憫的能力，從而有看到別人也是像我們一般的反思，是最深刻的自我（Self）。早在冥想被用於認知治療之前（Persons, 1989），數千年來，它便被用來修復身體和心理之間的失衡。西方作家如 William James 和 Carl G. Jung 意識到在完整心理學中，神學和靈性的重要性是其不可或缺的必要部分（Coward, 1985; James, 1929; Ryan, 2008; Tart, 1975）。以本章的目的來說，

不論坐著或移動中，冥想便是機警地在當下你所處的地點，溫柔地從開放覺察的狀態中實踐，任何的情境都是可行的。

第一部分：心理治療、諮商和藝術治療的冥想基礎概述

靈性迴避和文化迴避

靈性迴避（spiritual bypassing）是對熟練的超然造詣的不成熟主張（Welwood, 1984）。內在對精神唯物主義溫和的面質（Trungpa, 1973），而精神上的混雜是必要的，以便能有意識地挑戰個人的精神工作，而不是加以迴避，特別是在心理治療。同樣的現象也可以在文化迴避（cultural bypassing）中觀察得到。閃避內化的壓迫或受制度壓抑的形式，且假裝它們不存在，會形成有害的無意識和陰影的素材。

文化挪用（cultural appropriation）是迴避的另一種形式。未經審查，便輕率地挪用其他文化的傳統，是在藝術中太常被認可的方式，特別是在視覺藝術中。我們憑什麼理由將來自其他種族文化背景的原創想法納入我們的工作中？文化挪用和文化欣賞（cultural appreciation）之間有什麼區別，而何時可以將對這些的興趣應用於我們的工作？從訓練有素的冥想或全然理解此傳統之世系和做法的瑜伽教師身上，來進一步研究那些本章所討論的主題是很重要的。

佛教和藝術治療

佛陀的早期教義強調四聖諦（The Four Noble Truths），在這裡稍做概述：第一，由於生命之不可測，被經驗成是不公平的，且基於無常，痛苦因而在所難免。第二，痛苦的源起根源於慾望的誘惑，包括難以控制的激情、侵略和無知。第三，痛苦可以被安撫、中斷，甚至透過意識抽離而停止。雖然重複的強迫性常有可理解的理由，但習慣模式可以被鬆綁。第四，有了正確的理解和行動之後，將會有一條可穿越之路（八正道）；我們無須像現在一樣如此掙扎。這個簡潔但也優雅之人類狀況的觀點，概述了佛教心理學的特徵。從這個角度

來看，在藝術治療中服務他人，一如在四無量心（Four Immeasurables）所發現的，需要有定向指南。

四無量心和藝術治療

四無量心或無限的東西，在佛教中是慈、悲、喜、捨。冥想取向的藝術治療師發展這些開放心胸的特質，並將之用在他們的案主身上。我們希望我們所服務的對象能夠發現自己個人的幸福版本，擺脫他們的痛苦，分享他人的喜悅，並以平等的態度看待自己和他人（Wegela, 2009）。

達摩藝術（治療）

Naropa 大學創始人 Chöyam Trungpa 仁波切，相信藝術源自於一般日常生活中的神聖，此觀點是我們社區藝術工作室的指引。對他而言，材料、物理空間和所找到的物體都是有生產力、有與生俱來之潛力的。刻意關注這種日常性的神聖會促進對任何活動內在豐富性的敏感度。當進入冥想行動時，善於觀察的協調也代表了達摩藝術（Dharma Art）的特質（Trungpa, 1996）。

藝術作為冥想的實踐，是從我們要做自己，以及讓我們的工作從我們平日心智健全時浮現的內在需求開始。這是「戰魂」（warriorship），或能夠勇敢地對自己溫柔的意思（Trungpa, 1984）。Trungpa（2005）教導我們，每個人都有著一個核心本質上良善的輝煌智性。藝術是獲得這種內在真理之真實表達的一種方式。作為全方位的意識實踐，藝術連結我們到浩瀚廣大的生命，使我們慢了下來，並讓我們從無是非感的冷漠中甦醒。

輝煌智性，也被稱為佛性，是由內在未受制約、與生俱有的特質所構成的。它們是無邊無際、清晰且憐憫的；且一起構成了我們核心真實自我的附加層（Midal, 2004; Trungpa, 1996, 2005; Wegela, 2009）。超越神經質模式、心理的精神病狀態或不道德行為的是我們的基本良善，它與生俱來的、純潔的、未受玷污的善良核心有關。冥想的作法，特別是當被納入治療工作時，旨在

藉由揭開這些輝煌智性和基本善良的先天特質來去除自我貶抑。會談中任何時刻的開放潛能，都可以揭示這些與生俱來的本質（Kaklauskas, Nimanheminda, Hoffman & Jack, 2008）。

印度譚崔瑜伽和藝術治療

　　基本上，瑜伽傳統融入了認知、身體和社會參與的做法，使我們有限的物理自我和我們無限的內化的超越自我（transcendent Self）（印度教的靈魂，Atman）得以合而為一。藝術的冥想取向藉由以視覺來展現以及轉化我們對想法——感覺——關係自我的變動，來喚起對這個神聖平衡更深層的覺察。對我們的真實本質——存在、意識、喜悅（Sat-Chit-Ananda）有更大的覺察是實踐的目標。梵文 *Sat* 譯為「存在」（being）或絕對存在。梵文 *Chit* 是「意識」（consciousness）或全然覺醒的覺察。而梵文 *Ananda* 是「祝福」（bliss），或基本直覺的喜悅。我們原型自我的這三重核心成為精神朝聖最內在的主題。不管犯罪者的行為多麼令人髮指，從這個角度進行工作的藝術治療師，努力在每個案主中看到我們真實本質中的這些潛在特徵。當與案主併坐時，我們看到自己體現著同樣的意識。

　　而今，特別是在西方的瑜伽工作室，本章所討論的許多傳統有時已被同化到令人混淆的程度，在此將這些複雜的傳統轉變成較易理解的形式。

不二論、譚崔和藝術治療

　　根據不二論（Advaita Vedanta），內在的痛苦來自於二元感知。不像一個基於自我（ego-based）認同而建立的內在自我結構，Vedanta 教導存在、意識、喜悅是我們最內心的意識狀態（Feuerstein, 2001, 2003）。這些分裂的統一也被視為印度教實踐的核心意圖（Wallis, 2012）。從五千多年前的薩滿文化開始，譚崔的傳統異乎尋常地發展透過視覺圖像、他們的科學以及複雜的儀式來解開糾結的兩極，促進包容和超越（Mookerjee & Khanna, 1977）。藝術治療師有時

會挪用對其源起理解並不多的曼陀羅和揚特拉河（yantras），那些便是在譚崔儀式中使用複雜圖像的例子（Mookerjee & Khanna, 1977）。

　　此外，從譚崔的視角認為藝術是本能的強烈慾望，是人類驅力需要被注意的一個面向（Feuerstein, 2001, 2003）。然而，譚崔視這種驅力能量的表達源於更深、更微妙的人類意識層次。早期的精神分析方向是對的，然而，他們沒有研究超越個人自我和有限的潛意識。

　　Kramer 對於昇華的精神分析觀點與譚崔觀念相似。也就是說，藝術昇華是一種生命力量儀式化的方式，藉由將通常是未經檢查的傳統驅力和非傳統趨力能量的重要部分重新導向，轉變為儀式化、象徵化的等價物。就像看得見的煉金術一樣，基本的衝動慾望轉化為隱喻的真理。藝術昇華包含了這些本能上的強迫，導致了社會性的善果，而不是無意識地將未經審查的衝動表現出來而招致報應（Kramer, 1971, 1977, 1979）。當此藝術作品的觀察者在觀察與同化為效力於他們傾聽的自我（ego）而產生的混亂或退化的畫作時，他們也正與之共鳴地轉化。

數論派、三重屬性和藝術治療

　　數論派（Samkhya）是一個二元的系統，用以理解存在的本體論類型，以及一（one）如何演變成許多（Feuerstein, 2003）。在數論派中，現實或**本質**（Prakrti），是指數式複數，可變動的，且代表著自然世界的無盡形式；而內在見證者，**神我**（Purusha），則是永恆、不變的，代表著普遍的自我（Self）。

　　本質包括三個稱為**屬性**的主要動力，其字面上的意思是「絞線」（strand）（Feuerstein, 2001; Vivekananda, 2012）。以下簡述三重屬性的特性，以幫助我們瞭解治療關係中，案主與治療師的內在狀態和方向，期能進一步對治療介入給予建議。

　　惰性（Tamas）：靜止、停滯、費解和久坐不動的化身。惰性顯露出無知。藝術工作可能代表困惑的想法、死板的媒材使用方式，或自滿未覺察到的內容。

變性（Rajas）：動、動態，變化和轉化。藝術風格可能偏好迅速自發產生的方法或過度修飾的藝術創作。

悅性（Sattva）：和諧／平衡、清晰、快樂、智慧，平等。悅性培養對事件和關係的認識，是有彈性的。悅性是情性和變性比例上的平衡。就創作而言，藝術家致力於實現 Kramer（1979）的喚醒的力量、精簡的手段和內在的一致性。

表 16.1　範例：黏土本質所固有的三重屬性

媒材	情性（團、塊）	變性（生命能量）	悅性（本質）
燒製黏土	團塊、體積、密度；物理重力；邀請對厚度的探索；重量、重力、平整度和堅固性；認真燒製；被一些人認為是骯髒的。	稀釋並可與水或溶劑混合；可以快速改變形式；可被復原。	柔韌、可變動；可層層堆疊；使用添加和減去的性質來傳達對立的整合；喚醒對黏土阻抗和整合特質的洞察。

派坦加利瑜伽經和藝術治療

派坦加利瑜伽經書寫在四本書〔或稱為章（pada）〕中：三摩地章（Samadhi Pada）（全神貫注的狀態），靈修章（Sadhana Pada）（精神實踐和紀律），超能力章（Vibhuti Pada）（表現的力量）和解脫章（Kaivalya Pada）（孤立、孤獨和解放）。在本文中，Patanjali（派坦加利）（100-200 CE）繪製了瑜伽解放式的實踐，包括倫理的生活方式和喚醒意識的轉化歷程（Feuerstein, 1989; Hari Dass, 1999; Hartranft, 2003）。它提供了使人信服的教誨，揭示了現實有缺陷因而我們會受苦的觀點。Patanjali 藉由自我反思的方式來靜心，以展現超越混淆之苦難的途徑。身為治療師，如果我們能夠定靜我們的思緒，那麼我們將能從這個越來越清晰之處來回應我們的案主。下表概述了瑜伽的八支。五持戒（Yamas）則指出了道德和倫理的性質，提供了與倫理方向有關的素材。

表 16.2　派坦加利瑜伽的分支

派坦加利瑜伽的分支		
三摩地（Samadhi） （一貫性覺察）	五持戒（5-Yamas） （道德紀律） 〔自我靈魂〕 （SELF-ATMAN）	五精進（5-Niyamas） （內在朝聖的奉行）
冥想（Dhyana） （冥想形式）		體位法（Asana） （身體姿勢）
專注（Dharana） （正念專注）	感官收攝（Pratyahahra） （感覺紀律—內在專注／覺察）	呼吸法（Pranayama） （呼吸工作）

五持戒（倫理／道德自律）	
不傷害 （Ahimsa）	不傷害；無暴力的思想、行為和行動。將案主視為是神聖的，而不是只是一串診斷類別——檢視個人的微侵略（micro-aggressions）傾向。
誠實 （Satya）	思想、行為和行動的真實性。以無條件積極的態度努力接近案主。治療師透明度的審慎應用。
不偷盜 （Asteya）	淡定導向——強烈情感慾望的管理。在觀察到的藝術作品和令人苦惱的個案素材中，小心處理反移情與替代性創傷。
守貞 （Brahmacarya）	保存能量，自我約束輕佻的慾望和衝動。一致的自我照護，以便能為我們的案主提供服務。
不占有 （Aparigraha）	釋放對物質貪婪的衝動。對治療關係中與錢財有關的事保持明確的界線——適當時機便與案主結案，而非持續著不必要的治療。對於追逐私利的後果有所覺察。

第二部分：工作室聖所的媒材和想像文化：僧伽與簡單連結的實踐

以下將就存在於像是醫院、監獄或是我們的案例——大學系統等社區機構之工作室所提供的冥想人際取向藝術治療工作為例來進行檢視。值得注意的是，由於人類的神經系統是十分具社會性的（Cozolino, 2006; Franklin, 2010; Schore & Schore, 2008），一個有意義關係的社區——包括技術純熟的藝術治療導師和豐富的藝術材料——開始解開和重建社會的自我結構。

在我們的歷史早期，藝術治療主要是由勇於冒險且具利他主義的藝術家所組成，他們進入學校和醫院設立臨時工作室。最初沒有經過訓練的治療師，他們本能地知道藝術療癒的果實肯定會成長並傳達給在飽受煎熬情境下的人們。對他們來說，藝術是催化個人意義並將情感信息有力地傳達給他人的一種人權。

福利的世界（Loka-samgraha），意旨在**僧伽**社區「世界共聚一堂」或「將人們拉在一起」，可說是這個模式的指導原則（Feuerstein, 2003, p. 48）。無私行為的直接表達，以及宣布放棄對附屬物的所有權，開始定義了業力瑜伽的角度（Feuerstein, 2001, 2003; Kripananda, 1989; Mitchell, 2000）。總的來說，業力瑜伽有條理的包含了以下類別：一般行為（karma）、尊重行為（dharma）、儀式性行為（samskara）和獻祭（yajna）（Michael, 2014）。

Junge（2010）將藝術治療中的社區藝術、社會運動中的藝術，以及工作室藝術運動做了些區分。雖然從歷史角度來看這是有意義的，但在我看來，這些類別則像是以工作室—社區—社會參與的線性融合在一起的取向。就像是尋水術（dousing）中兩根想要吸濕的棍棒一樣，它是藉由灌溉媒材的柔韌性和瀰漫在整個工作室環境中的想像文化，讓我們發現在社區中創造藝術的可能。我們在社區藝術工作室計畫的實驗室中研究了這些面向，同時這也在本節討論，揭示了藝術是有著治療性、而非必要得跨足到臨床實踐的一個廣闊領域。

藝術教育家 Wilson、Congdon 和 Blandy（2003）寫道，「社區藝術」是一個包容性的術語，包含了「表演藝術（音樂、戲劇、舞蹈等）、多媒體藝術、視覺藝術、文學藝術、烹飪藝術、服裝和織品，以及人們或個別、或集體的創

造來讓平凡變得非凡的許多其他形式」（Vol. 1, p. 242）。這些作者們建議在社區所展現的藝術，源自日常生活的社交空間。在社區或機構中的當地文化，包括共同的歷史和地方的政治，經常為以社區為基礎的藝術播下浮現的種籽（Blandy & Congdon, 1987）。

在課堂外、進入社區或回到工作室本身

我想，我對藝術治療這個支派的興趣，起源於小學時的表演和述說。我喜歡表演，那讓述說變得更容易。若只是談論只能「談」我一個物體而不把它演出來，無疑會讓整件事看起來笨拙。若我在二年級時所擁有的一隻新小狗，而沒有真的在課堂讓大家看看牠、撫摸牠，且聽著牠愉悅的吱吱聲，無疑會是可笑莫名的。

在中學，美術教室是一個避難和公共救贖的地方。在這個環境中，我的青春期動盪，可以藉由我後來才更瞭解的藝術昇華來加以管理（Kramer, 1971, 1977, 1979）。1970 年代中期就讀大學時，**藝術治療**這個詞我未有所聞。我工作室教授們的教學哲學受形式主義的美學所引導。可惜的是，與他們討論內容是少見的事。而我的首要任務，便是找到可與我交談的導師，而非只停留在談論藝術是否「有效」的論述而已。「它有效」或「它無效」這兩個詞句都讓我懊惱，也推動我進一步去找尋。

我工作室教師的限制，最終導向我找到一位藝術教育領域的教授。Richard Loveless，他也是 Viktor Lowenfeld 的一位學生，渴望談論我們藝術作品中所隱含的故事。由於我的陶瓷雕塑、攝影和石版畫的內容充沛，於是我下定決心跟著他學習。Richard 還指示我上一門客座教授 MC Richards 的課。我跟著她學習關於黑山學院（Black Mountain College）的事，並閱讀她的書（1964, 1973），開始進一步聚焦於我的本能，但尚未形成信念。她向我展示黏土如何是有生命的，而教室可以成為一個工作室避難所來支持真誠藝術創作的艱苦工作。

1968 年，Richard 的「新地方」（New Place）在佛羅里達 Tampa 市的 Ybor 區開始啟用。這是在位於經濟蕭條社區內的一個老教堂中營造工作室環境。

Richard 看到了社區的需求，創造了新地方，以服務有表達渴望、精力旺盛的青少年。Richard 總是熱衷於科技，他有錄音機、拍立得（Polaroid）相機，以及其他各種可用於製作音樂、戲劇、舞蹈和視覺藝術的材料。也就是在這個時候我開始學習，並對社區藝術工作室的潛力產生了興趣。

工作室中的物質文化與想像文化

我們藉由物件來瞭解文化。消失已久的古代文明所遺留下的文物可加以分析，以便能重建當時的社會。每個物件都提供了將這些古代人的功能和社會真實性拼湊在一起的機會。透過隱含在工藝品的滿滿生命力以及作品中的象徵性風采，其所蘊涵的活力湧現。當這些手工藝品或**藝術事實**（art-facts）被挖掘出來時，科學研究人員試圖破解其中的意義。

藝術事實的壯麗輝煌需要跨學科、多學科和超越學科的方法來研究其涵括的物質文化。根據 Bolin 和 Blandy（2003）的定義，**物質文化**（material culture）意指：

> 所有人類所居間促成的景象、聲音、氣味、口味、物體、形態和表達都是物質文化。在文化活動的基礎上，當出現了有目的性的人為干預時，便存在著物質文化。在這種情況下，**沒什麼**（nothing）被人所影響的是被忽視的，即便是透徹檢查下毫無意義，或者被視為過於渺小、無法引起實質上的意義者。（p. 250）

以工作室形式工作的社區創造了各種物質文化。除了物質文化的「人類所居間促成的景象、聲音、氣味、口味、物體、形態和表達」之外，還有藝術家內在多樣性的想像文化與之相呼應。我制定了**想像文化**（imaginal culture）和**想像正念**（imaginal mindfulness）二語，用以描述與諸如此類經驗一起合作之神秘圖像和冥想策略的多樣性。在這個觀點下，想像文化內在的自主形象（Chodorow, 1997; Hillman, 1978, 1989）和被創造出來之物質文化所浮現的內在感覺串聯起

來對話（Blandy & Franklin, 2012）。

　　想像正念是不帶任何判斷、歡迎想像文化之許多具體而獨立之細膩差別的練習。與冥想類似，聚焦在對所想像素材的覺察至關重要，以便能維持在藝術過程中的投入。恍惚的注意力肯定是任何藝術經驗的一部分。然而，集中力也是如此。蓄意觀察當想法浮現自將黏土壓塑成形時的剎那，其實合併著自由聯想的效用。Csikszentmihalyi（1997）指出了幸福存在於全神貫注時的「心流狀態」（flow state）中（Cooper, 1998）。而當社區一起投入於藝術實踐時，整個空間充滿了浮現自物質文化和想像文化、保證神智健全的迷人關係。

表 16.3　在藝術工作室創建社群的準則

透過藝術創造社群的準則：弭平階級、呈現出社區藝術工作室空間平凡的健全	
1. 鬆動防衛、探索個人的真誠	藝術擁有鬆動精神防衛的能力，能邀請個人對內在真誠性進行探索，以融合藝術表現。
2. 個人的與公眾的脆弱性	在團體情境中致力於個人真誠的探索會促發個人的和團體的脆弱感。內在的洞察力將決定我們要在何時以何種方式揭露隱私。
3. 識別親密關係：公開私我	與他人分享個人的脆弱時，會讓群眾感到親密感。
4. 見證	團體成員集體見證下所共享的親密感弭平了階級制度，並共創社群。（這個觀點，一開始是一個安靜的批判性氛圍。而如果／當對話出現時，精巧的語言成為不可或缺的共同價值。）

　　當內在的真實展現、說出讓別人知道時，孤立感就減低了（Franklin, Rothaus, & Schpok, 2005）。下面的準則概述了從一致的觀察中，社群是如何在工作室中形成。當個人的隱私被安全地揭開，成員對彼此的想法、歷史和藝術目標感到好奇。藉由這個過程，工作室團體學習成為它自己的資源。

關係美學與業力瑜伽

關係美學（relational aesthetics）是 Nicolas Bourriaud（Ross, 2006）所創造的一個術語，認為藝術作品是透過人際關係而相互連結，而不是從美術品和畫廊策展人的角度出發。事實上，此一術語在觀察藝術家讓他們社交互動的傾向成為藝術之後才出現。

這種合作立場透過灌輸創作者和觀眾具有相似的重要性挑戰了專家體系的權威。Bishop（2004）強調仔細審查藝術展演之策展過程的需求，堅持關係意圖滲入策展過程。由於治療過程、藝術過程和工作室的團體領域都自關係中浮現，藝術治療師從一開始就接受了此美學之關係—接觸的覺察原則。幾個例子像是 Kramer（1958）早期在兒童社區的工作、Don Jones（1983）在醫院的工作、Cathy Moon（2002）的工作室藝術治療，或者是我們的社區工作室（Franklin, 2012; Franklin et al., 2005）。

藝術家對藝術家的參與，形成了藝術治療師之藝術治療非臨床形式工作的整體架構。診斷的本能被鬆綁了，甚至被要求撤回。沒有心理傷害要提出，也沒有治療計畫要架構。另外，專家授權的醫療模式也被替換為非階級的結構。隨著角色有意識地模糊化，有利的專業知識也被重新評估。基本上，工作室社群已成為自己解決問題、頌揚自己，以及自我管理的資源了。

業力瑜伽和藝術服務

對於許多人來說，為他人提供有別於自我中心的服務比起過著那種過清心寡欲的隱居生活方式更具意義。人們通常開始要做志願服務時，希望去幫助他人，但未必審視個人的動機。然而，自我價值感往往是由諸如此類的行動來定義。業力瑜伽的《博伽梵歌》（*Bhagavad Gita*）一書，提出了更廣泛的觀點。就此發展利他主義的連續面向而言，結果的歸屬通常會被深入地檢視。個人動機和相關收益成為自我反思的途徑，這種做法開始去除以自我為基礎的自我利益和重要性。將慾念從渴望行動成果的認可，轉而致力於超脫，使投身於社會參與的藝術家擺脫了讓公眾認可、並擁有因果關係之結果的慾念。

表 16.4　引自《博伽梵歌》的主要相關段落

引自《博伽梵歌》指引在工作室中服務意識角色的段落（Mitchell, 2000）。

注意：《博伽梵歌》，意思是「有福者之歌」，以描述 Arjuna 王子和黑天神
　　　Krishna 的對話為特色。面對他與親戚戰鬥的責任〔正義行動〕，黑天神
　　　Krishna 君王教導 Arjuna 許多瑜伽。最初 Arjuna 拒絕打架和使用他的武器。
　　　Krishna 隨即教導「關於生命和不朽、責任、無所牽絆、自我（Self）、愛、
　　　精神實踐和不可思議的」現實向度（Mitchell, 2000, p. 15）。
　　　《博伽梵歌》啟發了許多作者，包括 Emerson 和 Thoreau。

2.48：自主、堅決、義無反顧的行動，不計成敗。此種鎮靜便是瑜伽。

2.50：明智之人不在意結果，無論是好是壞，僅專注於行動本身。瑜伽是由實際行
　　　動所體現的技能。

3.19：執行必要的行動，不計成果；放棄所有的隨身之物，實現人生至高無上的良
　　　善。

 6.2：知道正確的行動本身便是克己，Arjuna；在瑜伽的行動中，你首先需放棄自
　　　己的私念。

18.2：放棄慾念所繫之行動便是「棄權」（renouncing）；放棄所有行動的結果，
　　　便是明智之人所謂的「讓渡」（relinquish）。

　　　來自**博伽梵歌**的這些段落，強調了一個困難但可接近與實踐的方向。這些
顯現自古代文化傳統，卻又超越其起源的引用，如何與任何雇用的服務工作產
生關聯？作為無宗派的謙卑練習，工作關係如何能夠成為我／你（I/thou）的聯
繫？在何時，我們的藝術是為了別人的利益而創造？讓渡結果的歸屬且願意無
私與尊重地服務他人便是關鍵。

以工作室作為療癒環境

　　　訪視在土耳其 Pergamum 古城著名的 Asclepion，使我瞭解到此設計良好、
不受時間影響之療癒環境的重要性。以醫神 Asclepius 命名的治療神殿遺址，可
以追溯到公元前四世紀，但在公元二世紀才被廣為人知。作為一個有意圖的環
境，它提供了身心疾病一種整合醫療的形式。其中一個特色是提供刻意去作夢
的房間。對於這種治療，牧師醫生採用詮釋夢的方式來處理心理問題。沐浴、

草藥治療、飲食介入、按摩、日光浴、清洗，甚至手術等都被採用。回顧古代的歷史，我們學習到了刻意為療癒而設計之環境先趨的復甦。

英國 York 的 Retreat 靜修所，其環境就是設計來幫助他人心理需求的特例。「Retreat」是由貴格會（Quaker）的 Samuel Tuke 於 1792 年所成立，在那個時代是個少見的機構（Storr, 1988）。Tuke 的目的在於設計一種有別常用於精神病患者殘酷處遇方式的環境和服務。當時和現在貴格會教徒都相信神存在的內在光明。所有的人都體現了這種光，包括那些精神病患者，因此他們也受到善意的對待。Retreat 靜修所為沉思的獨處提供安全庇護。患有精神疾病的人可以在這個獨特的環境中受到保護並開始療癒（Storr, 1988）。

Edward Podvoll（1990），一位精神科醫師同時也是 Chögyam Trungpa 仁波切的學生，綜合了創新的方法來與精神病患者工作。Trungpa 對「基本良善」的看法在於人們對自己在任何時刻的覺察都保有一般開放的潛質，且包含與其他人的關係空間，此看法影響了 Podvoll。瞭解到我們有這種形式的開放能力，加上 Trungpa 美妙的神智健全觀點是由那種無條件天生的心理特徵（寬廣、清晰和憐憫）所組成，構成了我們存在的核心（Midal, 2004; Trungpa, 1996, 2005）。

Podvoll 對於精神病以及如何透過關係和社群來治療嚴重的困擾有新的領悟。他的工作幫助推出了 Windhorse 計畫，這是一個與嚴重精神疾病工作的社區方法。Podvoll 將刻意組成的社區視為治療媒介。放棄介於自我與病態他人之間的個人自我領域，轉而為與「以我們為中心」的連結，對於心理衛生社區的繁榮發展至關重要。因此，一個工作室的空間可以為基本良善和可能浮現的美妙的神智健全心理狀態提供強而有力的支持。

Joan Erikson 於 1979 年在華盛頓特區舉行的第十屆美國藝術治療研討會的主題演講中，提及那些進入工作室的人經常宣稱有隱退和避難的感覺。當時她的演講惹怒了一些人，也讓一些人受到激勵。身為觀眾群中的年輕研究生，隨著時間的推移，我瞭解到對專業合法性的驅策如何導致了微妙的內化壓迫形式，而在這種壓迫下，工作室的藝術根源被否認，以便讓這個領域在醫療

模式中建立信譽。後來，Pat Allen（1992）在她關於臨床症候群（Clinification Syndrome）的指標性文章中生動地提出了這一點。

Naropa 社區藝術工作室──視覺自由言論、基本神智健全、僧伽和簡單連結

　　藝術工作室作為一個社區空間，是一種環境的介入。Kendra Schpok 與 Merryl Rothaus 細膩地提出了此觀點，兩人都幫助我們寫下了早期 Naropa 社區藝術工作室（The Naropa Community Art Studio，簡稱 NCAS）的開端（Franklin et al., 2005）（圖 16.1）。

　　摘錄自我們任務聲明的簡短段落開始描述這個長期計畫的整體意圖：

　　　　NCAS 計畫的指導憧憬是為不同群體提供一個聚集和創造藝術的空間。我們強調工作室成員的平等機會，特別是那些被邊緣化、在社區中不太可能有從事人性化藝術創作管道的人。尊重文化、種族、性別和精神的多元性是 NCAS 的首要原則。使多元合而為一，追求與生俱來的創造性表達權利，以及以視覺藝術來涵容和傳達全方位人類經驗的能力，構成了我們使命和焦點的精髓。（圖 16.2）

　　在這個對話中，如何讓邊緣族群進入類似工作室這樣的情境，以及在社區中如何特許「種族、性別和階級形塑藝術實踐」乃是當務之急（hooks, 1995, p. XII）。對工作室及其周邊地區特權等級制度加以審慎細查，其目的是支持被邊緣化群體對非常熟悉的受迫害文化意義進行藝術性的收復。因此，工作室成為一個進入治療情境的政治卓越行動，在那兒，視覺自由言論的人權可以被實踐和見證。

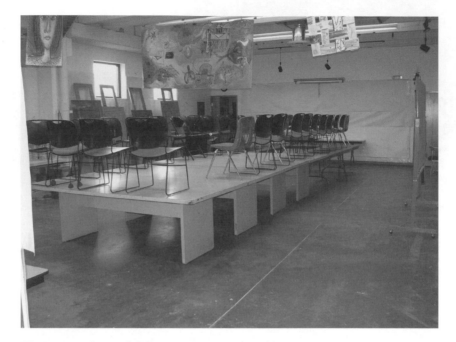

圖 16.1　NCAS 空間

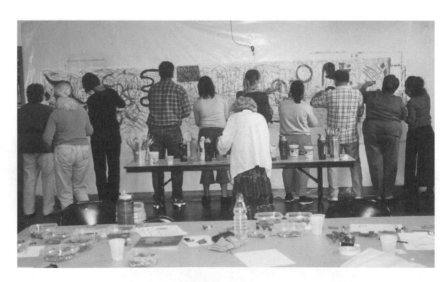

圖 16.2　NCAS 學員創作的當下

表 16.5　NCAS 所服務的族群

1. 青少年	5. LGBTQ（非異性戀）的青年	9. 青少年身體形象團體
2. 患有精神疾患而想挑戰獨立生活的成人	6. 中風倖存的失語症者	10. 發展障礙的年輕成人
3. 父母	7. 老年人	11. 當地無家可歸者收容所的外展服務
4. 青少年藝術營	8. 社區工作坊	12. 專業會議

該工作室是我們的實驗室，用於探索以社區為基礎之藝術實踐的創新應用。在我們想像新的做法時，似乎不太可能會黔驢技窮。

　　幾年前擔任中風倖存者團體的帶領導師時，我想起了以下格言：**如果你為人們提供一個有意義的經驗，他們將會找到一種方式來溝通。**此一聲明「隨著將藝術轉化為藝術，藝術家對藝術家，促進簡單的連結」，已成為我們在 NCAS 工作的指導性格言。

　　多年來，已有一大批社區成員加入了 NCAS。隨著每個團體的成員探索個人的表達風格，媒材和歷程已引導出方向。我們已經有了新生兒和往生者，有火災和洪水的倖存者，一起參加了葬禮，共悲泣也同歡笑。例如，在 2010 年秋季，科羅拉多州 Boulder 附近發生嚴重的森林火災。11 天內，六千多畝、超過 140 個家園遭到破壞。三個月後，Jennifer Harkness 和學生志工為這個不幸事件所影響的家庭提供了開放式藝術工作室。

　　像有著一大堆免費藝術媒材的大餐桌一樣，我們每週聚會以品嚐和享用彼此的藝術並彼此陪伴。自 2001 年以來，我們已經有各式各樣的團體形成和解散。以下是參與 NCAS 的一些社區團體的紀錄。

駐地

　　駐地長者。早期 NCAS 吸引了當地捐款運用於青少年的課後計畫。我們的工作室當時位於距離中學不遠的一個大型藝術中心，我們的目標是在下午三點到六點之間，當大多數家長還在工作、或者不太能督導的時候，能為青年人提供一個地方。同時，我們正與科羅拉多大學（University of Colorado）語音聽力

和語言系（Speech Hearing and Language Department）合作，為頭部受傷或中風的成年人進行團體活動。七十幾歲的 Grace 會說好幾種語言，且有著令人印象深刻的職涯——為國務院擔任海外工作。NCAS 幫助她發現其對藝術的潛能與熱情。隨著她對藝術的熱情激發，我邀請她成為我們青少年工作室的「駐地長者」。我對於我們青少年工作室能含括各個發展階段的成員而感到興奮。隨著我們的駐地長者計畫，一個正向的奶奶移情活躍了起來，且對我們的青少年有益。孩子們喜歡受到她的注意，另一方面，她也在這方式中感覺到自己是有用的，這為她的生活帶來了新的意義（圖 16.3）。

　　駐地嬰兒。我們一直邀請父母和嬰兒到工作室。在我們這個計畫中工作的 Kate Schettler-Goodman，帶領我們由發展障礙年輕人組成的團體。她的寶寶 Bodhi 是一位常客，為團體注入了好奇心，並邀請他人加入其天真無邪的創意中。

　　住院藝術和駐地藝術家。John 為我們成人精神疾患團體的成員，是位受過道地訓練的藝術家。由於個案管理員批准這個成員出席團體，因此我們不過問

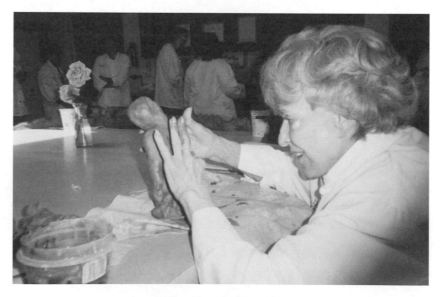

圖 16.3　Grace：駐地長者

John 的診斷。十多年來，他一直是 NCAS 的死忠成員。因此，邀請他成為我們第一位駐地藝術家是個明智之舉。他喜歡工作室和參與者，並深切關注整個課程方案。在工作室創作其公共藝術的過程中，John 說：

> 距離 Naropa 社區藝術工作室（NCAS）2015 年春季學期開學只剩五天。我期待著這次能再參與這個我所做的最有趣的事……參與這些活動，使得我能和年輕的、未來的藝術治療師分享我在藝術創作方面的知識、經驗以及技巧；這些治療師在 NCAS 所扮演的角色，是和一群大概 12 名願意免費分享工作室經驗的成員工作，就如同我十多年前所做的相同。內部討論的嗡嗡聲提供了要成為一名藝術家最好的背景音樂。觸摸、放開、想法，觸摸、放開、感覺，觸摸、放開、藍色……等，回到呼吸，觸摸不只是紙張的品質，而是之間的什麼，或許是有筆刷或鋼筆，放開、呼吸、相互作用、綠色……

在 NCAS，John 從事他的個人藝術也教導他人關於媒材和歷程的知識。圖 16.4 與 16.5 是 John 所畫的 NCAS 成員系列素描，而圖 16.6 則為他船系列的一幅畫。

駐地作家。Naropa 大學的 MFA 寫作學程相當有名。Allen Ginsberg 和 Anne Waldman 所創立的 Jack Kerouac 學派之無形詩學（Disembodied Poetics）吸引了許多才華橫溢的作家。幾年前，我邀請了一位有天賦的學生 Jason Burks 加入 NCAS，成為我們的第一位駐地作家。Jason 參加成人發展障礙團體。他於 NCAS 期間，說了以下的話：

> 身為作家，我對非言語形式的溝通感到興趣，透過藝術媒材的運用，我沉浸在其他類型的會心中。NCAS 是基於實驗性質的集體意義創造來建立自己所創造的一個身分；在那一刻，是一種身體起源的故事。特定媒材帶出每位參與者不同的特質，展現出他們自己

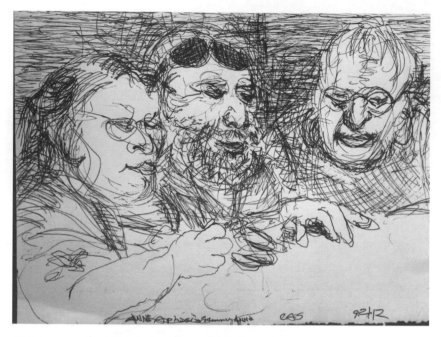

圖 16.4 John 的藝術作品——團體成員系列

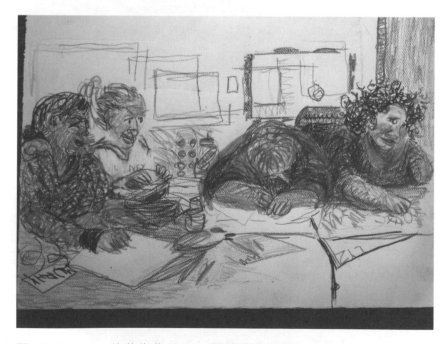

圖 16.5 John 的藝術作品——團體成員系列

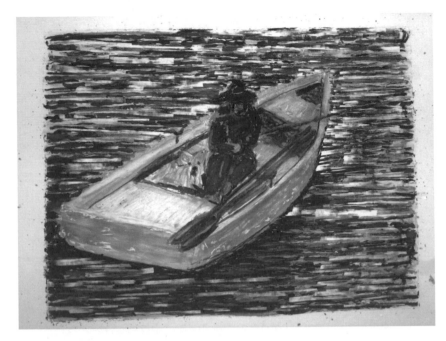

圖 16.6　John 的藝術作品──船系列

的某些部分或是同個自我的多元面貌。這個脆弱的空間應允了語言無法達成的連結，或是達成與語言連結的不同效果。

　　我在 NCAS 期間最感動的事是在有一天的最後分享時光。經過富有創造力的繪畫後，一位常常是沉默的參與者決定向我們展示他的作品。他的右手舉到臉部的高度，以一種語言似的舞蹈對著舞動的手指說話。他沒有使用任何我們所理解的詞彙：他的語言只有喉音，但因為他的語調、他的激情，以及他的聲音中抑揚頓挫的強度，讓我們感覺到他在說話。他很自豪，雖然我們不能在認知上跟隨他的述說，但我們感覺到他的述說在這個房間裡迴盪。

指導

　　Merryl Rothaus 寫道：

　　我已擔任我們當地社區獨立生活的成人精神病患團體帶領導師十多年了。大多數參與者自團體成立以來一直參與至今，形成一個技藝家族和創造性過程的共同探索者。「我們」對我而言是個關鍵，因為指導並不是我從一個專家的位置來進行的。相反地，指導是將每個人對於視覺、口語和肢體表達的自由度編織成集體的掛毯。無論是參與者教我版畫，或是受到蛋殼作為繪畫工具的啟發，亦或者是透過對某人藝術作品的深刻評論將我拉回到現在，我一直因為專家和新手之間的邊界消弭而持續謙卑。透過指導，我意識到我的特權，看到人我之間的相似處與差異性，也看到如何透過共享的愛以及藝術創作來連結彼此。

NCAS 的未來展望

　　我們在 2005 年寫道：「NCAS 為我們的學生和教職員提供了傳統課堂體驗之外一個和更大的社會關懷做銜接的機會」，如能用創新的角度來考量，NCAS 的潛在物理和非物理空間是無窮盡的（Franklin et al., 2005, p. 214）。幾年前，一群對於全球的性販運非法交易有興趣的熱情學生找到 Sue Wallingford 教授進行指導，開始為 NCAS-I（國際）進行前導研究。他們和其他學生一起前往柬埔寨，開始與全國各地的各種組織進行社會正義的工作。NCAS 的未來是令人興奮的，因為它是一個自由、無界限的民主空間（Boyte, 2004）。學生們知道這是他們可試驗新穎模式的社會實驗室，且是以社區為基礎的藝術應用。

結論

　　此刻總是探究新舊典範運用於藝術治療的成熟時機。我經常在想，年輕人常聚集商場，而長輩們也經常因為躲避極端不佳的天候而在那兒健走，那為什麼商場不設置工作室？或是在機場，那兒有在時區間遊走、帶著疲倦孩子們而不知所措的家庭，而藝術治療師與一輛裝載著藝術媒材的小車，可以在航站間行駛，進行藝術體驗的介入。可能性是無止境的。在社區中提供藝術作為社會

黏合劑，將以獨特的方式喚醒人們聚在一起。在 21 世紀工作的藝術家有致力於個人和人際的公民責任。事實上，瞭解冥想和治療原則而進行社會參與的藝術家和治療師，有能力去促進意想不到的連結，支持想像力與生俱來的民主自由言論，並中斷刻薄的社會模式。工作室實驗室中所呈現之日常與開放的基本良善潛能將引導未來的藝術治療師有更多的想像，並在我們的領域中展現新領域。

參考文獻

Allen, P.B. (1992). Artist in residence: An alternative to "clinification" for art therapists. *Art Therapy: The Journal of the American Art Therapy Association, 9*(1), 22–29.

Bishop, C. (2004). Antagonism and relational aesthetics. *October Magazine, 110,* 51–79.

Blandy, D., & Congdon, K.G. (Eds). (1987). *Art in a democracy.* New York, NY: Teachers College Press.

Blandy, D., & Franklin, M. (2012). Following the siren's song: Scott Harrison and the carousel of happiness. In A. Wexler (Ed.), *Art education beyond the classroom: Pondering the outsider and other sites of learning* (pp. 117–134). New York, NY: Palgrave Macmillan.

Bolin, P., & Blandy, D. (2003). Beyond visual culture: Seven statements of support for material culture studies in art education. *Studies in Art Education, 44*(3), 246–263.

Boyte, H.C. (2004). *Everyday politics: Reconnecting citizens and public life.* Philadelphia: University of Pennsylvania Press.

Buber, M. (1970). *I and thou* (W. Kaufmann, Trans.). New York, NY: Scribner's. (Original work published 1923).

Chodorow, J. (1997). *Jung on active imagination.* Princeton, NJ: Princeton University Press.

Cooper, A. (1998). The man who found flow. *Shambhala Sun,* 25–63.

Coward, H. (1985). *Jung and Eastern thought.* Albany: State University of New York Press.

Cozolino, L. (2006). *The neuroscience of human relationships: Attachment and the developing social brain.* New York, NY: Norton.

Csikszentmihalyi, M. (1997). *Finding flow: The psychology of engagement with everyday life.* New York, NY: Basic Books.

Erikson, J.M. (1979). The arts and healing. *American Journal of Art Therapy, 18*(3), 75–80.

Feuerstein, G. (1989). *The yoga-sutra of Patanjali: A new translation and commentary.* Rochester, VT: Inner Traditions International.

Feuerstein, G. (2001). *The yoga tradition: Its history, literature, philosophy and practice.* Prescott, AZ: Hohm Press.

Feuerstein, G. (2003). *The deeper dimension of yoga: Theory and practice.* Boston, MA: Shambhala.

Franklin, M. (2010). Affect regulation, mirror neurons and the 3rd hand: Formulating mindful empathic art interventions. *Art Therapy: The Journal of the American Art Therapy Association, 27*(4), 160–167.

Franklin, M. (2012). Karuna—ahimsa—and relational aesthetics: Empathic art interventions for contemplative approaches to psychotherapy. In P. de Silva (Ed.), *Buddhist Psychotherapy* (pp. 145–154). Ayuthaya, Thailand: Mahachulalongkornrajavidyalaya University.

Franklin, M., Rothaus, M., & Schpock, K. (2005). Unity in diversity: Communal pluralism in the art studio and the classroom. In F. Kaplan (Ed.), *Art therapy and social action: Treating the world's wounds.* London, UK and Philadelphia, PA: Jessica Kingsley Publishers.

Hari Dass, B. (1999). *The yoga sutras of Patanjali: A study guide for book I Samadhi Pada.* Santa Cruz, CA: Sri Rama Publishing.

Hillman, J. (1978). Further notes on images. *Spring,* 152–182.

Hartranft, C. (2003). *The yoga-sutra of Patanjali.* Boston, MA: Shambhala.

Hillman, J. (1989). *A blue fire: Selected writings by James Hillman.* New York, NY: Harper & Row.

hooks, b. (1995). *Art on my mind: Visual politics.* New York, NY: The New Press.

James, W. (1929). *The varieties of religious experience: A study in human nature.* New York: The modern library, Original edition, 1902. New York, NY and London, UK: Longmans Green and Company.

Jones, D. (1983). An art therapist's personal record. *Art Therapy: Journal of the American Art Therapy Association, 1,* 22–25.

Junge, M.B. (2010). *The modern history of art therapy in the United States.* Springfield, IL: Charles C. Thomas.

Kaklauskas, F.J., Nimanheminda, S., Hoffman, L., & Jack, M.S. (Eds). (2008). *Brilliant sanity: Buddhist approaches to psychotherapy.* Colorado Springs, CO: University of the Rockies Press.

Kramer, E. (1958). *Art therapy in a children's community.* New York, NY: Schocken Books.

Kramer, E. (1971). *Art as therapy with children.* New York, NY: Schocken Books.

Kramer, E. (1979). *Childhood and art therapy.* New York, NY: Schocken Books.

Kripananda, S. (1989). *Jnaneshwar's Gita.* Albany: State University of New York Press.

Michael, P. (2014). Karma in the *Bhagavad Gita:* Way for all to self realization. *Asia Journal of Theology, 28*(2), 203–227.

Midal, F. (2004). *Chogyam Trungpa: His life and vision.* Boston, MA: Shambhala.

Mitchell, S. (2000). *Bhagavad Gita.* New York, NY: Three Rivers Press.

Mookerjee, A., & Khanna, M. (1977). *The tantric way: Art, science, ritual.* London, England: Thames and Hudson Ltd.

Moon, C.H. (2002). *Studio art therapy: Cultivating the artist identity in the art therapist.* London, UK: Jessica Kingsley Publishers.

Persons, J.B. (1989). *Cognitive therapy in practice: A case formulation model.* New York, NY: Norton.

Podvoll, E.M. (1990). *Recovering sanity: A compassionate approach to understanding and treating psychosis.* Boston, MA and London, UK: Shambhala.

Richards, M.C. (1964). *Centering in pottery, poetry, and the person.* Middletown, CT: Wesleyan University Press.

Richards, M.C. (1973). *The crossing point: Selected talks and writings.* Middleton, CT: Wesleyan University Press.

Ross, T. (2006). Aesthetic autonomy and interdisciplinarity: A response to Nicolas Bour-riaud's "relational aesthetics." *Journal of Visual Art Practice, 5*(3), 167–181.

Ryan, M. B. (2008). The transpersonal William James. *The Journal of Transpersonal Psychology*, 40(1), 20–40.

Schore, J.R., & Schore, A.N. (2008). Modern attachment theory: The central role of affect regulation in development and treatment. *Clinical Social Work, 36*(1), 9–20.

Storr, A. (1988). *Solitude: A return to the self*. New York, NY: Ballantine Books.

Tart, C.T. (1975). *Transpersonal psychologies*. New York, NY: Harper and Row.

Trungpa, C. (1973). *Cutting through spiritual materialism*. Boston, MA and London, UK: Shambhala.

Trungpa, C. (1984). *Shambhala: The sacred path of the warrior*. Boston, MA and London, UK: Shambhala.

Trungpa, C. (1996). *Dharma art*. Boston, MA and London, UK: Shambhala.

Trungpa, C. (2005). *The sanity we are born with: A Buddhist approach to psychology*. Boston, MA and London, UK: Shambhala.

Vivekananda, S. (2012). *Karma-yoga*. Mansfield Centre, CT: Martino Publishing.

Wallis, C. D. (2012). *Tantra illuminated: The philosophy, history, and practice of a timeless tradition*. The Woodlands, TX: Anusara Press.

Wegela, K. K. (2009). *The courage to be present: Buddhism, psychotherapy, and the awakening of natural wisdom*. Boston, MA: Shambhala.

Welwood, J. (1984). Principles of inner work: Psychological and spiritual. *The Journal of Transpersonal Psychology, 16*(1), 63–73.

Wilson, J., Congdon, K., & Blandy, D. (2003). Community arts. In K. Christensen & D. Levinson (Eds.), *Encyclopedia of community: From the village to the virtual world* (Vol. 1, p. 242). Thousand Oaks, CA: Sage.

註解

[1] 關於音譯，我選擇以最似英語發音的拼法來寫梵文，而不需變音標記。當然有些人可能不同意此一決定，但是這個計畫是針對更廣泛的觀眾，而不是對專門的專業學者群體。然而，梵語是一種需要仔細發音的語言。如果有興趣瞭解更多，有很多資源可供參考。

第五部分
認知與神經科學取向

17

認知行為取向藝術治療[1] 周怡君 譯

Marcia Rosal

認知治療是「在過去 50 年的心理疾患治療領域中，就算不是最重要的進展，也是最重要的進展之一。」

—— L. K. Altman（2006）

對心靈內在運作感興趣的專家，莫不對我們的行為在反應了我們思考和感覺的方式有如此多種而無限著迷。根據最近有關人類行為前提的研究，認知行為治療師運用與他們個案的思想和情感相關的知識來討論和理解，以及最終去改變行為。在這個模式下，思想和情感被稱為**高階認知歷程**，而個案被要求要學習、指認和提取思考和感知的樣式和模型。在瞭解他們的認知模式之後，個案面臨一系列設計來改變對心理、情緒和身體健康有害之認知歷程的技巧。

本章呈現認知行為治療（cognitive-behavior therapy，簡稱 CBT）原則和藝術治療如何產生交集的一個概廓。內容包括一個認知革命的簡史、CBT 模式的綱要，和兩個目前 CBT 的分支：辯證行為治療（DBT）和正念認知治療（MBCT）。案例闡述藝術治療如何能夠以認知行為為其基礎。

CBT 的發展

「心理學的認知革命」（Baars, 1986）發生在 1970 年代，但其根源可推溯至更早。在 20 世紀的早期，行為學派是顯學。在這個模式裡，行為可以透過使用增強物來學習或消除。如果新行為是目標，增強物通常是外在獎勵。如果要減少某一個特定行為是目標，則當在行為顯現時剝奪其增強物。

然而，企圖掌握人類行為如何不同於動物世界中的其他動物，心理學家明

白思考、思量和使用語言及心理圖像的能力大大地影響了學習的歷程。確實，增強物本身可以是一個內在歷程。我們許多人都曾觀察到我們自己使用「內在語言」——不論是自我貶抑：「我真笨」、「我不適任這個工作」、「我不會關心別人」；或是自我膨脹：「我準備好了，儘管放馬過來吧！」用來解釋內在訊息對人類行為深遠影響的理論就是**認知心理學**（cognitive psychology）。

認知心理學源自**社會學習理論**（social learning theory）。最早解釋人類有能力使用高階心理歷程，來作為行為的中介者的書為《社會學習和模仿》（*Social Learning and Imitation*）（Miller & Dollard, 1941）。他們指出學習行為的兩個層次。第一層次，**簡單的刺激—反應行為**（simple stimulus-response behaviors），像是自動的習慣。第二層次行為包括語言、意象、思考和情感。這些認知運作調節與促進人們對每天所面對的各式各樣疑難問題產生解方。他們瞭解到多數行動是兩種行為類型的複雜混合，於是下了個結論：人類擁有第二類行為的強大能力，即「高階心理歷程」（p. 48）。

正當 Miller 和 Dollard 同意精神動力理論家所說的神經性衝突有其潛意識的決定因子，另一位社會學習理論家 Bandura（1969）則將神經性症狀概念化為過去學習的產物，因為得到持續的環境獎勵而持續存在。

基本上來說，社會學習理論是關於環境對行為的影響，以及行為對環境的影響。它同時也企圖為精神動力理論的內在心理歷程和學習理論的外顯行為之間的鴻溝架起橋梁。

Meichenbaum（1977）尊崇 Millar 和 Dollard 開啟了「認知的概念化」（p. 109），以及認真的考量認知歷程可作為行為改變的工具。Bandura（1986）將這個模式稱為**社會認知理論**。這些作者也影響了 CBT 的方法學：示範（modeling），舉例來說，是一個認知治療直接從社會學習理論借來的工具。

現今的 CBT 模式

在 CBT 歷史的早期，Mahoney 和 Arnkoff（1978）辨識出三種主要形式：（1）認知重建（Cognitive Restructuring）治療；（2）應對技巧（Coping

Skills）治療；以及（3）問題解決（Problem-Solving）治療。現在還有其他多種分支，包括辯證行為治療（Dialectical Behavioral Therapy，簡稱 DBT）、動機式晤談（motivational interviewing，簡稱 MI）、接納與承諾治療（acceptance and commitment therapies，簡稱 ACT），以及正念認知治療（mindfulness-based cognitive therapies，簡稱 MBCT）。

Mennin、Ellard、Fresco 和 Gross（2013）觀察到 CBT 的共同目標就是**行為適應**（behavioral adaptation）。CBT 治療師沿用「為了在重要的〔生命〕領域裡能生存與成長，便直接在行為上介入以培養更為適應的反應」（p. 236）。他們寫下三個指導原則：（1）背景約定——重新檢查有問題的情況以想像新的反應，（2）改變注意力——幫助個案保持或轉移注意力以更能適應各種情況，（3）改變認知——獲得觀點或改變情緒上重大意義情境的意涵。其他重要的 CBT 實行包括幫助個案辨識和脫離反覆思慮、思考和行為的負向模式，以及傷人的自語。

CBT 在許多問題上的效能已有上千個證據充分的研究所支持，其中包括發現 CBT 與大腦內受焦慮和憂鬱等疾患所影響的區域之改變有關（Hofmann, Asmundson, & Beck, 2013）。

Hofmann 和 Asmundson（2008）確認了 CBT 的六個步驟：「（1）建立好的治療關係；（2）有一個問題焦點；（3）辨識出非理性想法；（4）挑戰非理性想法；（5）測試想法的有效性；（6）以理性想法取代非理性想法」（p. 4）。各種診斷的群組已發展出 CBT 臨床實驗計畫表，像是給創傷後壓力症候群（post-traumatic stress disorder，簡稱 PTSD）的計畫表（Ehlers & Clark, 2000），其中包括辨識和矯正誘發症狀的因素，以及維持症狀的認知和行為模式。本章將著重在藝術治療師們最感興趣的兩種分支：DBT 以及 MBCT。

DBT

DBT 是由 Marsha Linehan（1993a）為了治療有著複雜臨床問題的個案所發展出來的，這些問題包括拒絕治療、自傷行為，因此成了邊緣型人格疾患

（BPD）的治療選擇。DBT 的組成分子是從行為治療（使用學習原則）和 CBT 來的（瞭解適應不良的知覺）（Brodsky & Standley, 2013）。

DBT 是一種技巧實施計畫，需要能揭露適應不良思想的先備技巧。Linehan（1993a）強調正念技巧是一個核心成分：「它們是被教導的第一種技巧，而且被列在患者每星期要填寫的日記卡上」（p. 144）。其他的包括接納、忍受痛苦、情緒調節和人際技巧。

根據 Brodsky 和 Standley（2013），將「辯證」（一種哲學概念）加了上去，以突顯三個概念：連結性、改變的不可避免，和真相是可以透過瞭解相反的想法推演而來。對 Linehan（1993a）而言，「辯證強調的是相互關聯性和完整性」（p. 31）。她給 DBT 下的概念是一種長期的治療和一套學習模組（Butler, 2001）。

個別治療、團體技巧訓練、個別電話指導，以及諮詢團體或是出席團隊會議，這全都包括在第一個模組裡。其目標為：（1）確認和解決問題；（2）提出會破壞治療歷程的行為；（3）解決干擾生活品質的問題；（4）獲得關於自我照顧、自我舒緩和正念的技巧；（5）學習在需要時尋求幫助；（6）藉由每星期的團體會面讓患者投入在處遇歷程（Linehan, 1993a）。

這第一個模組是複雜的，通常含括多位治療師，因此患者不會對個別的人依賴，所以減少了通常會干擾治療的移情議題。另一個模組強調經驗困難情緒而不會壓抑或是行動化，增進生活品質，且最終歡喜地生活著（Butler, 2001）。DBT 需要專門的訓練，且通常以團隊的方式來進行（Linehan, 1993b）。

MBCT

Segal、Williams 和 Teasdale（2002）發現對憂鬱症個案的 CBT 加上正念技巧會減少復發的機率。在 MBCT 的患者被教導專注和靜坐技巧，以增加對痛苦的情感狀態和適應不良認知的辨識。正念有助於「協助遠離自動化、無止境的負面想法，這些是因憂鬱所產生的想法之特色」（p. 139）。

作為像上課一般的治療模式，MBCT 結合由 Kabat-Zinn 發展的正念訓練，以及由 Beck、Rush、Shaw 和 Emery 所概念化的憂鬱症的 CBT（Kenny & Williams, 2007）。治療師教導患者觀察自己的思想和感覺，然後把注意力轉移到中性事物上，像是在此時此地他們的呼吸或是其他身體的感覺。另一個 MBCT 的面向是需要對情感有一個「非批判性接納」的態度，即使是痛苦的感覺。

早期認知行為藝術治療的想法

雖然認知取向的治療至今已有數十年之久，但在藝術治療領域的應用並未普遍，不過認知行為取向藝術治療（Cognitive-Behavior Art Therapy，簡稱 CBAT）的使用仍是最前衛的。有超過 30 年的時間，藝術治療師已經理解到將藝術融入認知處遇的潛在性。在 1979 年，Janice Carnes 和 Janie Rhyne 開始應用 George Kelly（1995）的著作，寫下有關藝術治療和認知治療的關係。他聚焦在人們如何選擇去表現的感知（perception）之重要性上，定義其為主動的認知歷程。每個人都會藉由和環境互動而發展出對自己世界的一套獨特觀點，Kelly 將之稱為**個人建構系統**（personal construct system）。

個人建構是個人關於世界的一小部分如何作用的假說。個人建構系統反映出人們如何組織他們的感知和假設的整體。個人建構天生是兩極的。如果一個建構是「我發現多數人的本性是善良的」；而另一極則是暗示：「我發現有些人的本性是惡劣的。」幫助個案辨識和理解自身的個人建構系統是 Kelly 治療的第一個目標。

1979 年 Carnes 寫著，既然影像、視覺思考和創造力都是認知的面向，那麼**個人建構**可以是非語言的。創作藝術提供一個表達非語言想法的機會，而這些非語言的想法可能是個人建構系統的核心。Carnes 認為創造藝術可能延伸和豐富一個人的個人建構系統；如果力量再大一些，則個人問題的解決範圍也將會增加。

Rhyne 也將 Kelly 的治療工作當作她 1979 年博士研究的其中一個理論基礎，將圖畫視為個人建構。她請參與者畫一系列的「心理狀態」，藉此她可以幫助他們對自己和對他們個人的信仰觀念有更多的瞭解。Rhyne 發現當參與者瞭解他們所畫的建構有兩極的本質時，它們的意義便會被詳細闡述；強調思考與情感之間的連結。在這個模式下，經驗中的認知和情緒成分無可避免地被連結在一起。

Roth（1987, 2001）與同時有精神疾患和智力障礙的兒童工作，發展出一套藝術治療行為技巧，她稱之為**現實塑造**（reality shaping）。結合學習策略、行為改變，以及藝術治療，她能夠幫助孩子對特定的圖像，從薄弱形成的概念化進步到全然形成的表現。這是經由重複的藝術工作，從簡單的媒材開始，慢慢地讓孩子去接觸較複雜的媒材。其成果是能創造出基於現實感的全然形成的建構，而且她假設有一個獨特的認知基模增進了對那個建構的思考。Roth 有一個現實塑造取向的藝術治療案例，是一個放火燒了自己家的小男孩。藉由一開始幫助他創作平面和立體的房子，隔年他製造出一種樣式（schema）的幾個版本，且最終能畫出房子並談及那場火災。

藝術治療師規律地使用行為方法。例如對有行為問題的孩子來說，增強物是很有用的。增強物也鼓勵那些有困難參與藝術過程的人，並幫助其他人在困難時也能繼續創作。提示是第二種藝術治療師常使用的行為技巧（Mellberg, 1998; Roth, 2001）。簡單的提示像是（1）「現在是你藝術創作的時間了」或是（2）「雖然你說你的畫完成了，但這裡還有滿多空白的，也許你會想在那裡再加點東西。」

根據 Carnes、Rhyne 和 Roth 的論述，我將 CBAT 應用在與有各種行為疾患的兒童（1993），以及從患有適應障礙症到情感性疾患的成人（2001）的工作上。因為藝術治療師大體上來說聚焦在情感上，因此一直有個錯誤觀念就是，認知行為藝術治療只著重思考過程。

根據 Mennin 等人（2013），CBT 治療師「其目標在於既存的情緒反應之改變，以達到症狀的減輕及壓力的釋放」（p. 237）。這是因為「認知必然會影

響情緒」（Hofmann, Asmundson, & Beck, 2013, p. 200）且「情緒和認知之間的關係是雙向的，因為情緒的改變也會導致認知的改變」（p. 200）。

現今的 CBAT

Reynolds（1999）說道：「認知行為取向幾乎不見於創造性治療文獻中」（p. 165），不過最近有較多此類的參考文獻。

成人的 CBAT

要提供一個藝術治療師如何使用 CBAT 與成人工作的概況，我將會探究 Morris（2014）的工作，她的工作與前述的 CBT 的六個基本步驟有關。Morris 治療有焦慮症的個案，在她 2014 年的文章裡呈現兩個案例的簡單描述。

第一個步驟是發展強而有力的治療關係。有不少的藝術治療技巧可開啟和諧關係之門。Morris 是利用腦力激盪的藝術活動來幫助個案探索尋求治療的原因、提供治療師個案需求的概況、透露個案問題經驗的特定訊息，並且建立關係。使用簡單的藝術媒材，像是雜誌照片和彩色筆，個案描繪其恐慌循環。藉由圖畫，Morris 讓她的個案知道「恐慌症的各項因子——生理的、認知的和行為的——根據〔個案自己〕從腦力激盪而來的洞察」（p. 347）。

CBT 臨床工作的第二步驟是**聚焦問題**。Morris 認為減少恐慌發作的次數必須是藝術治療的目標。她邀請個案「創造一個她恐慌循環的視覺圖像」（p. 347），因此進入第三步驟，**辨認出非理性思考**。在恐慌狀態下，對「漂浮在外太空」和「死亡」的擔憂是她的兩個非理性想法。另一個個案有著廣泛性恐慌症，也被要求畫出她的非理性想法，她覺得「所有的目光都集中在她身上」。

歷程中的第四步驟——**面質非理性想法**，是充滿挑戰性的。Morris 要個案創作兩幅畫：他們認為如果被焦慮吞噬會發生什麼事，以及最可能會發生的是什麼事。畫一個經驗的兩極，呼應 Rhyne（1979）根據 Kelly（1955）對個人建構之兩極性的理解所做的研究。對 Morris 而言，討論兩幅畫作將導致對這些非理性想法的效度檢驗，即是 CBT 的第五個步驟。

有位女性把自己畫在「右下角，不成比例的弱小和無力」（p. 349），還有一隻大眼睛隱約地出現在她的上方。當治療師請她描繪一個較寫實的場景時，她把自己畫在圖畫紙的中間，思考著別人是如何看她的，她稱之為「他們」。她的自我圖像被較小的人物包圍著，而這些小人物在現實裡其實是在想著他們自己，而不是她。這兩幅畫有助於證明她的非理性想法是錯的。

Morris 再一次沿用兩極性的概念在第六個步驟的操作上：**以理性想法取代非理性想法**。在第一幅畫裡（減敏畫作），個案被要求要畫出一個焦慮的情境。在將第一幅作品當作**現場**（in vivo）事件討論之後，個案被指示創作一幅 Morris 所稱的「掌控圖像」（mastery image）（p. 350），個案要想像一個焦慮事件的成功結局。要描繪這個過程，個案畫出了一個情境，她要去接近一位同學以討論和課程有關的題材。在第一幅畫裡，她在發抖且弱不禁風，有些人在一旁對她指指點點。在掌控畫裡，她有了成功的對話。

兒童的 CBAT

和有困難的兒童工作的藝術治療師明白，行為管理是處遇中重要的一環。Sobol（1985）和 Roth（2001）一樣，是最早注意到某些行為的介入在兒童藝術治療裡可能是必要的，特別是針對反社會或有問題的行為。

我的個案 Scott，是一個用 CBAT 與兒童工作的例子，這個 12 歲的孩子有行為和社交障礙（Rosal, 1985, 1992, 1993, 1996）。在一個與其他五位同齡學生一起的團體裡，他學會如何與同儕有正向的關係。在 20 次藝術治療會談後，他的老師也注意到他的行為有顯著的改善。

應用在 Scott 身上的 CBAT 技巧包括放鬆、想像和問題解決。舉例來說，治療師要他辨明並畫出一個麻煩的教室情境（圖 17.1）。在這幅畫裡，老師讓他坐在離其他學生很遠的位置上，當老師不在教室時，同學就為此嘲笑他。治療師要他畫接下來發生的事情，他畫了自己告訴老師其他同學嘲笑他的事（圖 17.2）。團體成員幫助 Scott 瞭解向老師告狀並不能讓他與其他人產生連結。Scott 和團體能探討其他處理嘲笑的方法。這次會談對 Scott 是如此的有幫助，

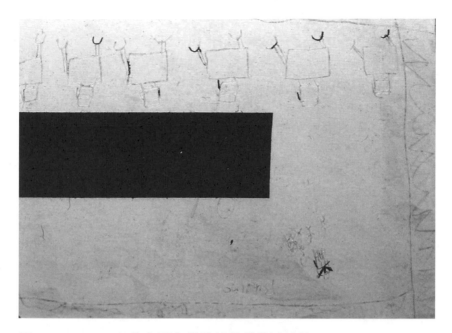

圖 17.1 Scott 在教室裡坐得離其他學生遠遠的

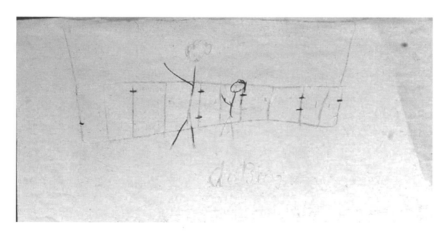

圖 17.2 Scott 告訴老師其他學生嘲笑他

因此在結束時，他畫了一幅自己和一位朋友在一起的畫（圖 17.3），這是他結交的第一個朋友。

在那年結束時，他被其他孩子選為最後聚會的小主人。

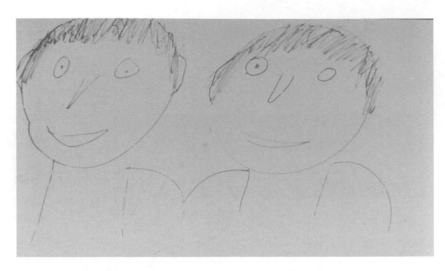

圖 17.3　在最後會談時，Scott 畫了自己和他的第一個朋友

總結

　　藝術治療特別適合 CBT，因為藝術創作乃是一個認知的歷程，會用到思考、感覺、辨識以及瞭解情緒。在創作之時，藝術家揭露了心象和心理訊息、回溯記憶、做決定，還有產生解決方法。不論是繪圖或雕塑，創作牽涉立即的回饋系統，讓令人滿意的行為持續增強。每一個筆觸可能暗示或刺激進一步的行動（回饋）並取悅（增強）藝術家。藝術同時也提供內在歷程一個可以加以討論和改變的具體紀錄。它也可以被用來回溯過往事件，並當作正向情緒經驗的提醒，以下的案例將對此加以描述。

藝術治療與 DBT

　　雖然將藝術當作正念治療的策略已被廣泛地實踐，卻少有對辯證行為取向藝術治療（dialectic behavioral art therapy，簡稱 DBAT）的描述。

接納與改變

　　根據 Huckvale 和 Learmonth（2009），DBT 能很輕易地融入慢性心理疾患

的藝術治療。他們假設透過藝術治療，病患會覺得被接納，推論催促改變對人是無效的。這在 DBT 是一個重要議題；Linehan 發現接納患者獨特的人格特質在追求任何方面的改變之前都是必要的。

在 Huckvale 和 Learmonth 所呈現的案例中，患者害怕髒亂而需要戴著手套，並在美術材料下放塑膠板。藝術治療師於是就提供了這些防護措施。因此「接納是羅織在會談架構和關係中的。改變的可能性透過美術媒材來探索。兩者之間的辯證於是開展，促發了更多迴響」（p. 56）。這讓患者回歸到開放性病房所提供的團體藝術治療成為可能，也讓她對髒亂的恐懼得以解除。

覺察和正念

Heckwolf、Bergland 和 Mouratidis（2014）將藝術治療中的關鍵原則和 DBT 中相應的部分加以配對，例如：藝術治療裡的培養覺察和 DBT 中的正念。相同地，昇華和情緒調節配對。藉由不將衝動行為化，個案對困難感情狀態有較多的掌控，而能夠過著不被情緒暴發所支配的生活。

他們描述了一個接受 DBAT 的個案 Anna，她經歷了難以承受的焦慮和憂鬱。在她的父母離婚程序告終後的一幅畫作就是昇華／情緒調節配對的例子。那是她孩提時期的秘密基地，一棵在類似公園地方的樹，然而天空卻是火焰似的且是有威脅性的。Heckwolf 等人（2014）推論在同一畫面裡有著安全和駭人的圖像，Anna 於是覺察到相反的情緒可以存在同一個空間，而在應付困難的心理狀態時能將問題解決。

創造性正念

此模式是由 von Daler 和 Schwanbeck（2014）所發展的，融合藝術和其他表達性模式與 DBT。他們形容它像是在一個有技巧的會談中，結合藝術性表達的創造性、感官刺激，以及好玩的面向。身為 DBT 的實務工作者，他們將實驗立基在有著實證思考的創意取向，轉向神經學上有所改變的原則。

因此，如果一個有創意的反應和不適應行為配對，一個新的行為就會產生，而一個相對應、重新佈線的神經迴路就會在大腦發生。他們所舉的案例是，一個感覺寂寞的人用食物來自我安慰。如果這個人被教導對寂寞這個不舒服的狀態做一個藝術性反應來取代找食物，他就學到了一個新的行為，而大腦也會開始改變。這個假設是，因為神經可塑性和經驗有關，新的經驗涉及多重感覺，比如藝術能影響大腦情緒和認知區的改變。因此當所有的感覺都被卡住時，學習新的行為模式是較為簡單的。獲得一個技巧是 DBT 的核心。

他們概括出 DBAT 方案的三個階段：（1）轉移注意力；（2）製造新的經驗，以及（3）在當場或日常生活應用新的技巧。好些藝術治療的練習正是他們的例證，其中一個結合不批判和現象學的技巧是，從一位團體成員的作品中選出一件，然後以所有能從作品中觀察到的來描述那件作品：像是顏色、形狀、線條之類的。其二是讓個案在拿著一坨陶土時，藉由將注意力放在媒材的感官特性來探索質地。

執行 DBAT

藝術治療師 Sheila Lorenzo de la Pena 在一個大型州立精神科機構使用 DBT（personal communication, November 19, 2014）。她以三種形式來執行 DBAT：（1）作為以學習技巧為主的 DBT 團體的一部分；（2）在 DBAT 團體中；以及（3）在個別藝術治療會談裡。另外，她將 DBT 工作融入藝術為主的體驗中，作為讓患者演練正念、情緒調節、壓力耐受和不批判技巧的手段。

引導正念練習的技術包括用有顏色和香氣的液體吹泡泡，並體驗各種質感和厚度的媒材。至於情緒調節，她鼓勵患者，當他們把顏料畫過大張畫紙時，將注意力集中在呼吸上，並用全身來將顏料旋轉滴落在紙上形成一個圓。

就情緒調節和壓力耐受而言，de la Pena 將藝術歷程放慢，專注在創作中的小步驟上，並要患者用線條來創造形式，而不是圖片或特定的圖像。要練習非批判的接納，她使用一層層的塑膠板讓顏料緩慢流下掉落在每一層之間。患者能使顏料流動而不會弄髒，也不用擔心被批評犯了錯。如果患者發現顏料裡有

有趣的圖案，他們可以用紙做一個單色的轉印。

　　身為一個 DBAT 治療師，de la Pena 鼓吹：（1）以自己作為正念練習的模範；（2）習得對媒材層次架構（media dimension variable）的深層瞭解（Kagin & Lusebrink, 1978）。在執行 DBAT 嘗到一些錯誤之後，她學到在會談前把自己準備好。她把一些有關非批判性態度的引述張貼在治療空間的四周。這些就像是對她的暗示或提醒，要她集中注意力，並活在當下，同時準備當她的個案在操練正念時的模範。有時，在會談開始前她先做了呼吸練習或自己的藝術體驗。

　　根據她的說法，全面瞭解色彩學理論、媒材性質和其他藝術創作的工具，對 DBAT 而言是必要的。她計畫了每一次會談，並且都清楚地知道如何使用特定媒材。根據對媒材的瞭解，她思考如何傳授患者怎麼使用媒材，且一次只教一點點。因為混色可能得到不想要的色調，她於是僅擺出幾個顏色，以減少引發強烈情緒反應的風險。每次會談的準備包括對開始與結束的計畫。她考量了有關患者在準備過程中的參與，與媒材的互動以及清潔工作。這些深思熟慮是 DBAT 的核心。

藝術治療與 MBCT

　　正念認知取向藝術治療（MBCAT）的兩個重要成分是強化對心情和情緒的正念理解，以及培養自我憐惜。MBCAT 常用在與憂鬱症的個人工作（Hick & Chan, 2010），雖然它也能用在與患有慢性精神性疾患的個案工作（Chiesa & Serretti, 2011），使人虛弱的疼痛像是頭痛（Day et al., 2014），以及有心理健康問題的兒童（Coholic, 2011）。

MBCAT 案例

　　在本書的第二版中，我呈現了一個名為 Karen 的 28 歲、為反覆發作的憂鬱症所苦的電腦工程師的案例（Rosal, 2001）。在與 Karen 工作時，我使用了 MBCT 中的元素，例如：對身體和認知情緒狀態傾注正念。MBCAT 的目標是

幫助 Karen 能對她的感覺狀態有所覺察，並瞭解它們如何影響了她的適應能力。除此之外，她對於她的家庭狀況以及她自己適應生活情境的能力有極大的內疚感；而這些感覺常常導致憂鬱。因此，MBCAT 第二個目標便是讓 Karen 習得自我憐惜的意念。

在我們的第一次會談中，Karen 告訴我她的憂鬱症病史和家庭史。在住院時，她學到原來她已經憂鬱了許多年而未自知。在她的一個好朋友自殺後觸動了她自己的情緒風暴，包括自殺念頭，她於是決定來住院。Karen 說她有一個壓力很大的工作，而她發現自己常常和同組夥伴以及督導起衝突。最後，她分享了對於沒有親密關係的悲哀。她擔心她的體重可能是讓她結識男人和發展關係的部分難題。

Karen 的原生家庭有著許多問題，她十歲時患有酒癮的父親自殺了，關於父親的悲劇性死亡，她的母親一直沒有辦法安撫自己或是她的三個女兒。這家人之後沒有經濟來源，而且和親戚、朋友、鄰居都變得疏遠。Karen 就是發現她父親在自家地下室上吊的人。

當我問她希望在藝術治療裡達成什麼目的時，她說她希望能更好的辨識和瞭解自己的感覺，這是 MBCT 的一個主要目的。她還說，在成長的過程中，從沒有人關心過她的感覺。在醫院裡，其他的病患和照顧者常常詢問她，而她發現自己無言以對。在藝術治療裡她也被問及感受，但她沒有辦法找到語言或圖像去形容它們。

在開始的幾次會談中，Karen 顯然深受許多和憂鬱症有關的感覺所苦，包括內疚感、憤怒、焦慮、羞愧、敵意、悲傷和哀悼。MBCT 的方法可能有用，因為對沮喪的個案通常都會輔以 Beck（1976）和同事以及 Segal、Williams 和 Teasdale（2002）他們所概述的技巧。她希望「瞭解」她的感覺其實是深富洞察力的，因為她大可輕易地「把它們行動出來」。她常發現自己在工作上或是姊妹間常陷入互相叫囂的處境，在家時則經常無法控制的哭泣。然而她卻無法分辨出她的感覺是什麼以及它的來源。她只知道難以招架的感覺導致自己與同儕和家人間毫無建設性的互動。因此，第一個目標就是達成她的要求。

起初，Karen 被要求完成三幅畫：（1）之前（before）：住院前的生活；（2）之間（during）：在醫院裡發生的，對她有意義的事件；（3）之後（after）：她希望透過門診處遇達成什麼目標。第一幅畫，她選了很大張的紙，用粉蠟筆畫了一個線性地圖，是她認為自己的生活到目前「看起來」的樣子（圖 17.4），描繪出人生的高低潮。每一個低潮，Karen 都能寫下讓她感覺憂鬱的事件。紙的最右邊是最深也是最後一個低潮，即是最近引發她住院的憂鬱事件。

第一幅畫，到目前為止的生命線（圖 17.4），和第三幅畫，她想達成的目標（圖 17.5）相比較。Karen 形容這幅風景圖是一個綠草綿延的山丘，其間有處「低窪」。她說她想要「穩固一點」，還相當有洞察力的表明，即使是那些最健康的人們有時也會經歷「低窪」。因為她希望生命中有溫暖，Karen 畫出陽光溫暖著這片山丘。

根據 Rhyne 的研究，Karen 被要求創作一系列個人建構「心智狀態」的畫。

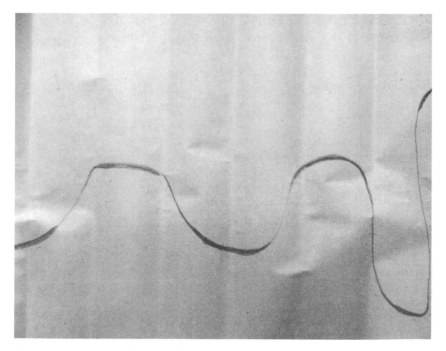

圖 17.4　Karen 畫作：人生的起伏

看過 Rhyne 的心智狀態系列之後，Karen 被要求創作一張她自己想要探索的清單，她列出了一張有 12 個感覺的清單，其中包括一些 Rhyne 所列的，一些是她自己的。在為期六週一次的會談中，Karen 反思並畫下每一種感覺。而每次會談末了，在討論圖像前，她冥想每一種心智狀態。

　　一旦她的心智狀態圖全部完成時，我要 Karen 將它們放在最初畫的生命線上（圖 17.4）。當這些感覺的圖放在線上後，她有了一些洞察。首先，她明白到她很少覺得平靜和安詳（圖 17.6），並且不確定在未來自己是否能有較多的平靜和安詳的感覺，還形容著安詳可能是什麼樣的感覺，包括完整、冷靜、光和安全的感覺。由於在生命線上找不到放置「安詳」的地方，她將之置於畫作的左外側。這張畫作被當成是「家庭作業」，要她將畫放在床邊然後在入睡前對它和她所描述的安詳進行反思。最讓 Karen 驚訝的是理解到她最害怕的感覺是焦慮（圖 17.7）。雖然憂鬱是沉重而黑暗的（圖 17.8），焦慮卻是強力、扎

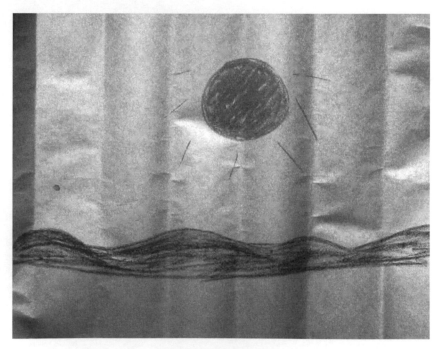

圖 17.5　Karen 畫作：她希望生命線的樣子

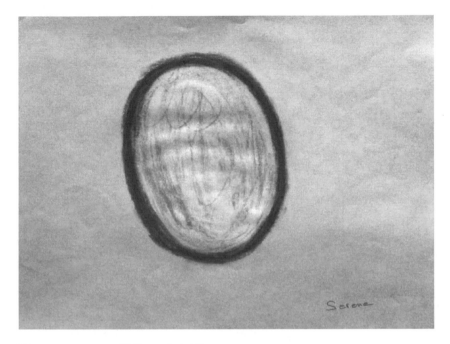

圖 17.6　Karen 畫作：「安詳」

人、痛苦且難以忍受的。她也明白到一段焦慮的時間總會進展並引發她的憂鬱症。根據這些覺察以及抗憂鬱藥物並不能減少她的焦慮的認知，她和醫師談了一談。醫師於是開了抗焦慮用藥，並教導她用藥的時機和方法。Karen 回報說經常在工作中感受到的負面情緒洪流立即得到緩解。倚仗她新的洞見和用藥，她對會焦慮的這件事也比較不焦慮了。

總結

　　之前、之間和之後的畫作幫助 Karen 比較和對照，何處她是情緒化的，而何處是她最終想要達到的。心智狀態畫作則幫助她能覺察並注意那些曾經是無法辨識和處理的感覺。如此工作了三個月之後，Karen 持續在藝術治療中工作了九個月，聚焦在其他的顧慮，包括與家人和重要他人的關係。

　　雖然她的焦慮感並未因為她接受認知行為藝術治療而「痊癒」，Karen 變

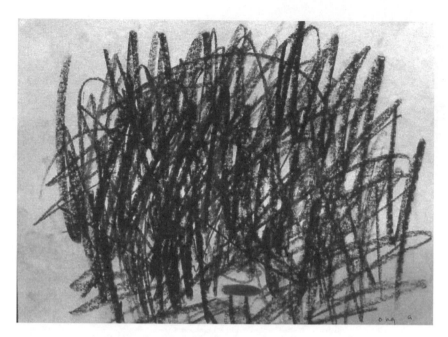

圖 17.7 Karen 畫作：「焦慮」

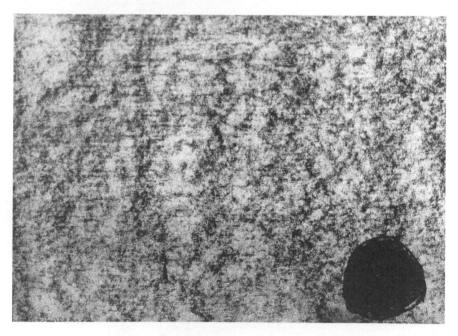

圖 17.8 Karen 畫作：「憂鬱」

得能注意到焦慮感的浮現，並且能對她的焦慮有很好的控制，因此對她的憂鬱也能有所掌控。她很訝異於辨識和確認焦慮狀態有助於減輕憂鬱狀態。她開始使用那幅「安詳」的畫作做為自我安撫的提示物，同時培養出對自己和他人的同情心。在治療過程中，如果她處理其他事物陷入困境時，Karen 就用個人建構繪畫來解讀自己的感受如何。雖然她持續在治療中運用藝術，這些特定的幾幅畫作一直放在手邊，並時常在我們討論關係和人際衝突時被 Karen 或是我召喚來使用。

正如 DBAT 和 MBCAT 所展示的案例，藝術治療能輕易地融合近來進化版的 CBT。以藝術治療來介入，像是畫出兩個不同的心智狀態，能夠幫助個案對認知的扭曲有所察覺。**接受**不只是藝術治療師工作的關鍵因子，同時也是 DBT 裡的重要原則。兩者並置在一起去創造一個擁抱**改變**的氣氛，自我接受則讓個案進入一個能讓他們願意邁步去嘗試新行為的境地。

鼓勵個案在創作的同時對自身所處環境、情緒和思想有所覺察，是藝術治療的一個主要面向。正念必然也包含了治療師對自我覺察的練習。

結論

就 CBAT 及其支派 DBAT 和 MBCAT 而言，去觸及藝術創作中所既有的基礎認知能力是這個取向的重心。證據顯示，有許多視覺技巧能增強 CBT。心象是認知行為治療師最常使用的工具之一，因此作畫是相當吸引人的額外活動。另外，藝術創作的過程幫助個案集中注意力並維持注意力。

CBAT 有助於快速且有效的解決問題和獲得適應技巧，在短期治療中特別有用。即使額外的作業能增強像 Karen 這樣的個案的生命力，迅速地直搗問題核心能提供立即的慰藉。

協助各個年齡層的個案發展出一個內在的控制感是 CBT 最基本的目標。當然，就在個案選擇藝術媒材、思考如何著手進行藝術創作，要如何討論作品和討論什麼之時，他們參與任何一種形式的藝術治療都能很快的發展效能和掌控感。CBAT 及其支派藉由結合藝術治療既有的建立內在控制方面和其他額外

的技巧，例如：（1）發現、促進、強化和重塑心象；（2）比較和對比畫作；（3）小心的選擇和呈現會引發問題的情境和事件；以及（4）創造感受和心智狀態的圖像式隱喻，讓控制感的獲得更加快速。

參考文獻

Altman, L.K. (2006, September 17). Psychiatrist is among five chosen for medical award. *The New York Times*. Retrieved from http://www.nytimes.com/2006/09/17/health/17lasker.html

Baars, B.J. (1986). *The cognitive revolution in psychology*. New York, NY: Guilford Press.

Bandura, A. (1969). *Principles of behavior modification*. New York, NY: Holt, Rinehart, and Winston.

Bandura, A. (1986). *Social foundations of thought and action: A social cognitive theory*. Englewood Cliffs, NJ: Prentice Hall.

Beck, A.T. (1976). *Cognitive therapy and the emotional disorders*. New York, NY: International University Press.

Brodsky, B.B., & Standley, B. (2013). *The dialectical behavior primer: How DBT can inform clinical practice*. New York, NY: John Wiley & Sons.

Butler, K. (2001). Revolution on the horizon. *Psychotherapy Networker, 25*(3), 26–39.

Carnes, J.J. (1979). Toward a cognitive theory of art therapy. *The Arts in Psychotherapy, 6*, 69–75.

Chiesa, A., & Serretti, A. (2011). Mindfulness based cognitive therapy for psychiatric disorders: A systematic review and meta-analysis. *Psychiatric Research, 187*, 441–453.

Coholic, D.A. (2011). Exploring the feasibility and benefits of arts-based mindfulness-based practices with young people in need: Aiming to improve aspects of self-awareness and resilience. *Child Youth Care Forum, 40*, 303–317.

Day, M.A., Thorn, B.E., Ward, L.C., Rubin, N. Hickman, S.D. Scogin, F., & Kilgo, G.R. (2014). Mindfulness based cognitive therapy for the treatment of headache pain: A pilot study. *Clinical Journal of Pain, 30*(2), 152–161.

Ehlers, A., & Clark, D.M. (2000). A cognitive model of posttraumatic stress disorder. *Behaviour Research and Therapy, 38*, 319–345.

Heckwolf, J.I., Bergland, M.C., & Mouratidis, M. (2014). Coordinating principles of art therapy and DBT. *The Arts in Psychotherapy, 41*, 321–335.

Hick, S.F., & Chan, L. (2010). Mindfulness-based cognitive therapy for depression: Effectiveness and limitations. *Social Work in Mental Health, 8*(3), 225–237.

Hofmann, S.G., & Asmundson, G.J.G. (2008). Acceptance and mindfulness-based therapy: New wave or old hat? *Clinical Psychology Review, 28*, 1–16.

Hofmann, S.G., Asmundson, G.J.J., & Beck, A. (2013). The science of cognitive therapy. *Behavior Therapy, 44*, 199–212

Huckvale, K. & Learmonth, M. (2009). A case example of art therapy in relation to Dialectical Behaviour Therapy. *International Journal of Art Therapy: Formerly Inscape, 14*(2), 52–63.

Kagin, S., & Lusebrink, V.B. (1978). The expressive therapies continuum. *Art Psychotherapy, 5*(4), 171–179.

Kelly, G.A. (1955). *The psychology of personal constructs*. New York, NY: W.W. Norton.

Kenny, M.A., & Williams, J.M.G. (2007). Treatment-resistant depressed patients show a good response to mindfulness-based cognitive therapy. *Behaviour Research and Therapy, 45*, 617–645.

Linehan, M.M. (1993a). *Cognitive-behavioral treatment of borderline personality disorder*. New York, NY: Guildford Press.

Linehan, M.M. (1993b). *Skills training manual for treating borderline personality disorder*. New York, NY: Guilford Press.

Mahoney, M.J., & Arnkoff, E. (1978). Cognitive and self-control therapies. In S.L. Garfield & A.E. Bergin (Eds.), *Handbook of psychotherapy and behavior change* (2nd ed., pp. 689–722). New York, NY: John Wiley & Sons.

Meichenbaum, D. (1977). *Cognitive behavior modification: An integrative approach*. New York, NY: Plenum Press.

Mellberg, C. (1998). Increasing control: Watercolor painting and students with developmental disabilities [Abstract]. *Proceedings of the American Art Therapy Association*, 183.

Mennin, D.S., Ellard, K.K., Fresco, D.M., & Gross, J.J. (2013). United we stand: Emphasizing commonalities across cognitive-behavioral therapies. *Behavior Therapy, 44*, 234–238.

Miller, N.E., & Dollard, J. (1941). *Social learning and imitation*. New Haven, CT: Yale University Press.

Morris, F.J. (2014). Should art therapy be integrated into cognitive behavior therapy for anxiety disorders. *The Arts in Psychotherapy, 41*, 343–352.

Reynolds, R. (1999). Cognitive behavioral counseling of unresolved grief through the therapeutic adjunct of tapestry-making. *The Arts in Psychotherapy, 26*, 165–171.

Rhyne, J. (1979). Drawings as personal constructs: A study in visual dynamics. Unpublished doctoral dissertation, University of California, Santa Cruz.

Rosal, M.L. (1985). The use of art therapy to modify the locus of control and adaptive behavior of behavior disordered students. Unpublished doctoral dissertation, University of Queensland, Brisbane, Australia.

Rosal, M.L. (1992). Approaches to art therapy with children. In F.E. Anderson (Ed.), *Art for all the children* (2nd ed., pp. 142–183). Springfield, IL: Charles C. Thomas.

Rosal, M.L. (1993). Comparative group art therapy research to evaluate changes in locus of control in behavior disordered children. *The Arts in Psychotherapy, 20*, 231–241.

Rosal, M.L. (1996). *Approaches to art therapy with children*. Burlingame, CA: Abbeygate Press.

Rosal, M.L. (2001). Cognitive-behavior therapy. In J. Rubin (Ed.), *Approaches to art therapy: Theory and technique* (2nd ed., pp. 210–225). New York, NY: Brunner/Mazel.

Roth, E.A. (1987). A behavioral approach to art therapy. In J.A. Rubin (Ed.), *Approaches to art therapy: Theory and technique* (pp. 213–232). New York, NY: Brunner/Mazel.

Roth, E. (2001). Behavioral art therapy. In J. Rubin (Ed.), *Approaches to art therapy: Theory and technique* (2nd ed., pp. 195–102). Philadelphia, PA: Bruner/Routledge.

Segal, Z.V., Williams, M.G., & Teasdale, J.D. (2002). *Mindfulness-based cognitive therapy for depression*. New York, NY: Guildford Press.

Sobol, B. (1985). Art therapy, behavior modification, and conduct disorders. *American Journal of Art Therapy, 24*, 35–43.

Von Daler, K., & Schwanbeck, L. (2014). Creative mindfulness: Dialectical behavioral therapy and expressive arts therapy. In Rappaport (Ed.), *Mindfulness and the arts therapies: Theory and practice*. London, UK: Jessica Kingsley Press.

註解

[1] 本章節有些部分來自 Rosal, M.L. (In press). Cognitive-behavioral art therapy revisited. In D.E. Gussak & M.L. Rosal (Eds.), *The Wiley-Blackwell handbook of art therapy*. London, UK: Wiley-Blackwell.

18

創傷處遇中的敘事藝術治療 張梅地 譯

Linda Gantt、Laura Greenstone

談話性治療對我總起不了作用。我從 15 歲就開始接受治療。接觸到紙張的剎那，我的思緒就會湧現出來。自此不再有夢魘。

—Katie

在這個章節裡，我們將介紹由神經生理學所證實的，以藝術治療為主要媒介來處理創傷事件的方法。接著，我們以一位被家暴、性侵和監禁的倖存年輕女子為例，來說明這個介入方式。這是個包含創傷後壓力症候群（post-traumatic stress disorder，簡稱 PTSD）和解離性疾患（dissociative disorders）處遇之理論為基礎的取向。這個理論由 Louis Tinnin 和 Linda Gantt（Gantt & Tinnin, 2007, 2009; Tinnin, Bills, & Gantt, 2002; Tinnin & Gantt, 2014）歷經三十多年的發展，綜合了近年來在人腦機制方面的研究、幾十年來的臨床觀察，和對求生本能策略的瞭解。當應用敘事治療（White, 2007; White & Epston, 1990）或敘事暴露療（narrative exposure therapy）（Schauer, Neuner, & Elbert, 2011）並非當代創傷治療處遇的獨特取向時，Tinnin 和 Gantt 的理論主要集中在識別創傷經驗中由非語言心智（mind）所處理的普遍性階段。我們將會呈現藝術治療對這特定類型的治療是如何不可或缺的。

創傷——一個主要的公共衛生問題

1970 年代，治療師鮮少問及個案的創傷史，很少做正式的創傷症狀評估。隨著《精神疾病診斷與統計手冊》第三版（*Diagnostic and Statistical Manual, 3rd edition*，簡稱 DSM-III）（American Psychiatric Association, 1980）的出版，這樣

的狀態在接下來的十年有了巨大轉變。根據近代有關創傷研究的先驅 Bessel van der Kolk（2014）表示：

> 1980 年 DSM III 採用 PTSD 診斷帶動了大量的科學研究並推動有效治療的發展，而這不僅與戰後的退伍軍人有關，更廣泛的創傷事件，包括強姦、襲擊、交通事故的受害者也能受用。
>
> （p. 156）

　　當前，很難找到一位沒有至少遭受過一次重大創傷的案主（特別是在精神病院或社區心理衛生中心）。然而，仍然很容易遇到沒有接受過任何關於創傷的特定教育、或沒有資格以藝術治療作為創傷治療核心的治療師。

　　接下來要以 Katie 為案例來說明，過去的創傷歷史是如何顯著地影響她目前的功能運作。Katie 來到家暴中心前曾遭受男友多年的施暴，這位男友也是她四歲兒子 Brandon 的父親。Katie 年約二十來歲，是位說話聲音輕柔，高個子，具吸引力的女人。她描述在與男友三年的交往裡，自己遭受了口語、情緒、肢體、經濟上以及性的虐待。在這段關係裡，她多次被迫與男友性交，並且在 Brandon 出生前曾有過幾次墮胎。

　　當事情不順他意時，Katie 的施虐者經常威脅要殺死她和她的家人。在她來到治療前的最後一次事件裡，Katie 和 Brandon（當時不到 18 個月大）在他們的公寓中被他拿著槍挾持。Katie 被迫坐在椅子上好幾個小時，無法安慰早先被扔到牆上，並因為飢餓和疼痛而不斷哭泣的 Brandon。武裝特警 SWAT（Special Weapons and Tactics）在三天之後才救出他們。

　　在進入家庭暴力中心前 Katie 脫離受虐關係已經兩年多了。初次評估時，她描述自己總是處於警醒狀態，出現回憶重現，且難以處理兒子的分離焦慮及攻擊行為。Katie 治療的目的是想改善她與兒子的關係。她重新回學校就讀，但覺得自己每天要做的事情使她無法與兒子共度有品質的親子時光。她對 Brandon 有完全的合法與扶養監護權。法院判決 Brandon 的父親在監督下得以行使探視

權，但 Katie 在接受治療的一個多月期間，Brandon 的父親並未使用這個權利。對 Katie 來說，Brandon 的父親有可能會探視孩子的這件事一直是她焦慮的來源，因為一想到可能與施暴者有任何接觸就會讓她產生巨大的恐慌。

Katie 來自一個有家暴歷史的離婚家庭。她有兩個手足。她的父母在她還是青少年時分居，她描述自己在情感上是被父母忽視的。目前她與父母的關係「搖搖欲墜」，而她試圖保持著距離。Katie 目前沒有服用藥物，不過從資料上看來，她在青少年時期曾看過一位治療師和一位精神科醫師，並曾被診斷有暴食症。她喜愛畫畫和繪圖，而且對紋身的藝術和文化相當投入。

更多對創傷的認識

一百多年以前，精神科醫師 Pierre Janet、Sigmund Freud、Jean-Marie Charcot、Josef Breuer 和其他研究歇斯底里症的先驅認為創傷記憶是其問題的核心因素（van der Kolk, 2014）。然而，在 Freud 改變了他的理論，把焦點放在驅力以及內在衝突，而不是實際的事件之後，隨著接下來精神分析的盛行，早期對實際創傷的重視便消失了。

在 20 世紀，創傷會被隱藏還有幾個其他的原因。人們被傳遞這樣的信息——不管是公開地或私下地，創傷是不為人所談論的。除此之外，社會普遍否認兒童會在原生家庭裡受到不當的對待。再者，當一個人的語言腦在因應危及生命的事件、被迫妥協時，會對它變得**有口難言**。這就是為什麼藝術和其他創造性／表達性治療應該在創傷治療中扮演重要角色的原因。如同藝術治療師 Cohen 和 Cox 所說的，「藝術創作帶給人們……一個**說出來卻不用說出口**的機會 [加強語氣]，因而為人們的內心世界開啟了一扇窗」（Cohen & Cox, 1995, p. xix）。

今日，因為有在實驗室以及更廣大族群的幾個主要研究之結果，讓我們對創傷的一般性瞭解有了些進展。指標性的「兒童時期的負面經驗研究」（Adverse Childhood Experiences Study，簡稱 ACE）（Felitti et al., 1998）採取了流行病學法，發現發生在兒童時期的負向事件與成年期的不良健康狀態有關

（像是心臟病、靜脈藥物注射、憂鬱、慢性阻塞性肺病以及自殺企圖）。雖然心理衛生領域花了一些時間才正視這項研究結果，不過現在已有培訓計畫以及網站致力於傳遞這些重要的知識給公共政策決策者、教育學家、司法系統，以及心理衛生計畫的執行者（案例參見 www.acesconnection.com）。美國政府透過藥物濫用和心理衛生服務管理局（Substance Abuse and Mental Health Services Administration，簡稱 SAMHSA）以及國家創傷通報照護中心（National Center for Trauma-Informed Care，簡稱 NCTIC）正推廣創傷通報以及創傷專項計畫（www.samhsa.gov/nctic/trauma-interventions）

PTSD 的盛行率

根據全國共病調查（National Comorbidity Survey Replication，簡稱 NCS-R），美國成年人一生中罹患 PTSD 的機率（終身盛行率）剛剛好低於 7%，其中女性的罹患率（9.7%）高於男性的（3.6%）（2015 年 1 月 8 日，取自 http://www.ptsd.va.gov/professional/PTSD-overview/epidemiological-facts-ptsd.asp）。青少年 PTSD 終身盛行率推估為 5%（2015 年 1 月 8 日，取自 http://www.ptsd.va.gov/professional/treatment/children/ptsd_in_children_and_adolescents_overview_ for_professionals.asp）。有鑑於創傷相關疾病的普遍性，我們迫切需要新的而且有效的介入方式，這些介入必須是短期的，可適用於團體的，且隨時可以做適當的調整以應用於廣泛的年齡層。

理論

過去 30 年來，Tinnin 和 Gantt 修正和提升了他們對創傷及其影響的理解，以便開發一種短期而且有效的治療方式。他們的臨床工作涵蓋了不同的族群（包括醫療創傷、工業及車禍意外、家庭暴力、戰爭，以及兒童期的肢體和／或性侵害的倖存者）。他們的理論有兩個重要的部分——人類自出生時即有兩個大腦半球（dual brain，雙腦）的結果以及創傷本能反應（Instinctual Trauma Response，簡稱 ITR）的普遍性。

雙腦

人類出生時有兩個彼此並不相通的大腦半球（額葉皮質），直到胼胝體在兒童早期開始成熟（三歲以前）後才相通。當這樣的連結發生時，有些事是必要的：

> 當其中一個大腦半球比另一個有優勢時，一種強烈的統一驅迫感就會產生。這便是當個體獲得了「我」（I-ness）的意識，並且得以在口語溝通的世界裡以一個整體的代言人來生活時。主導的大腦半球（通常為左腦）成為語言腦，它有著運作語言邏輯的心智，並強加了一種自我感來作為在線性時間中（過去、現在、未來）行使意識行為的整體代言人。
>
> （Tinnin & Gantt, 2014, p. 9）

在語言腦成為主導後，非語言腦擔任從屬但重要的角色，所有時候執行著諸如人臉辨視、處理圖像與感覺，以及視覺空間感知的緊要職務。如同 Siegel（2001）和 Schore（2009）所證實的，兒童早期時大腦右半球比左半球成長得更迅速，而且在處理情緒素材上極為重要。心智為一整體（一切起源於大腦的語言區）的錯覺運行完善，直到創傷事件引發個體的創傷本能反應，才迫使語言腦離線。結果，創傷經驗「存在於語言記憶之外，用語言記不起來，但對感覺和影像卻無法忘卻」（Tinnin & Gantt, 2014, p. 9）。當創傷事件結束，語言腦對大部分的經驗是陌生的。然而，如同大部分藝術治療師可以擔保的，與創傷有關的非語言經驗可以在藝術中顯現出來，通常連藝術創作者本人也會感到驚訝。

創傷本能反應

Tinnin 和 Gantt（2014）根據人類腦部的本能反應對創傷提出了一個普遍性反應的假設，他們稱之為創傷本能反應（The Instinctual Trauma Response，簡稱 ITR）。包含了當人面對生死交關的情況下會出現的以下一系列反應：

- 驚嚇（a startle）
- 試圖反抗或逃跑（an attempt to fight or flee）
- 僵住（a freeze）
- 意識狀態的改變（an altered state of consciousness，簡稱 ASC）
- 自動服從（automatic obedience）
- 努力自我修復（efforts at self-repair）

　　身體感知會伴隨在整個創傷本能反應過程中的每個層面。

　　驚嚇使人們警覺到迫在眉睫的危險。通常，額葉皮層（frontal cortex）會機敏地做決定並採取行動來避免創傷。然而，如果額葉皮層來不及採取行動，大腦邊緣系統（limbic system，是所有哺乳動物都具有的、在更原始部位的腦）便以抵抗攻擊者或是逃跑來做反應。如果這樣的行動也宣告失敗，侵略者捕獲此人，或者其身體被困住（例如在被壓毀的車輛中），則大腦邊緣系統便會脫軌，而此人腦中最原始的部位便開始作用（Gantt & Tripp, in press）。這個部位的作用往往只是維持心臟和呼吸功能，當然也就不會有意識層面的心智活動。

　　假如個體避開了創傷，這樣的經歷可能仍舊是令人痛苦的，需要被處理。然而，意識並沒有分裂，因此關於事件的細節是容易理解的。並非所有經歷過致命威脅性創傷的人都會發展出 PTSD。一些可能影響結果的變數包括年齡、復原力、期望、過去的創傷和可以獲得的支持。而那些經歷 ITR 而有環繞創傷經驗的解離症狀（peri-traumatic dissociation，也就是在事件發生時出現解離、顯現出意識狀態變化）的人，通常比較可能會發展出 PTSD。

創傷本能反應中 PTSD 症狀的根源

　　人在僵住（freeze）時，這個經驗的內隱和外顯部分是相互解離的：

　　　　個體一旦進入僵住狀態，殘餘的 ITR 只存取在大腦的非語言部

位。然而，這個素材往往無法從意識層面取得；因此，整個經驗感
覺像是未結束的。在 ITR 過程中因為解離症狀的發生，許多這個經
驗裡的非語言面向可能以令人困擾的症狀再次呈現，例如侵入性的
回憶重現、惡夢，或是身體記憶。

（Gantt, 2013, p. 237）

後來當個體有了 PTSD 的症狀，那些所經歷的大部分（若非全部）的症狀
可以被解釋為在沒有意識覺察情況下的本能求生機制。例如，恐慌症和焦慮症
的發作是一種對攻擊者戰或逃的努力失敗的重演（re-enactment）。同樣地，
創傷之後所產生的強迫症和藥物濫用問題，可能是自我修復的努力出了差錯。
對 ITR 的瞭解能夠幫助創傷倖存者瞭解到他們並沒有像他們所擔心的一樣「發
瘋」。我們一再的跟倖存者確認他們的經驗是可以透過大腦功能來理解的。

「要去回想跟記得當時發生的事是最困難的一部分……以前我
會盡量避免……。讓你自己在腦海裡重播那些畫面是最好、也是最
糟的部分。」

—Katie

創傷故事的基本結構和解構

許多心理治療的核心是在於個體的故事敘述（Pearson & Marr, 2007; White
& Epston, 1990）。然而，創傷故事與在不匆忙且自由的狀態下簡述個人的關係
歷史和重要事件有實質上的差異。根據 van der Kolk（2000），創傷故事的支離
破碎主要原因是「人腦中形成順序與對經驗的認知分析所需的功能部分沒有正
常地運作」（p. 18）。

「把故事做個結束」

因瞭解到創傷倖存者的故事無法輕易的被說出口，Tinnin 和 Gantt 開始以

ITR 的結構來輔助這個過程。在比較藉由藥物輔助（sodium amytal 和 nitrous oxide）或催眠的方式何者較有利於創傷故事的陳述之後，Tinnin 的結論是「那些〔個案〕不帶情緒但能把故事完成的人——也就是沒有被痛苦回憶打斷的人——比起那些帶著情緒說故事但在說完前被中斷的人來得好」（Tinnin & Gantt, 2014, p. 5）。所有創傷治療計畫的信念就是——「把故事做個結束」——將破碎的創傷片段帶入 ITR 的文本中，讓現在式變成過去式，且以明確的結尾來完成敘事。

有些治療師（和很多案主）都會擔心創傷的敘事是否為所發生事件的準確說明。我們發現採用 Spence（1982）對**敘說真相**（narrative truth，使用「很久很久以前……」的描述）和**歷史真相**（historical truth，依據一個事件中的特定「事實」，以其中的人、事、地、時來描述）的區隔有助於我們的理解。我們都同意要取得歷史的真相是不可能的。但是以敘說真相的方式去建構一個故事是可行的，在這樣的方式中我們特別強調故事有個開始、過程跟結尾，尤其強調它是如何融入一個人的全面歷史當中。在這一類型的真相裡，我們添加了 ITR 中的**非語言真相**（nonverbal truth）來描繪在所有創傷之基本輪廓中所涵蓋的那些元素。

應用

圖像敘事

圖像敘事為 Tinnin 和 Gantt 所用以指稱在創傷療程中他們所使用之一系列圖片（Tinnin & Gantt, 2007）。許多創傷治療都會使用繪畫，無論是例行性的（Chapman, 2014; Steele & Kuban, 2013）或不定期性的以創傷為焦點之認知行為治療（trauma-focused cognitive behavioral therapy，簡稱 TF-CBT）（Cohen, Mannarino, & Deblinger, 2006），然而圖像敘事的獨特在於它是以 ITR 作為故事的基本輪廓。案主會接受關於 ITR 的心理教育資料，並觀看由一位演員模擬不同面向的影帶，以作為療程的常態性部分。

最好是使用簡單明確的繪畫媒材——粗跟細的馬克筆、粉蠟筆以及大張白色畫紙（12×18 吋）。色鉛筆跟一般鉛筆在錄影時圖畫的呈現效果不佳。因為圖像敘事是藉由蒐集圖畫來組成，因此也不建議使用粉彩。

基本的圖像敘事會用到至少八張畫作。以一個「之前」（before）和一個「之後」（after）的畫作作為書擋，以即時確立敘事。介於這兩幅畫之間的是描繪 ITR 的每個層面以及所伴隨之想法跟感覺的畫作。每張畫作中應該包括身體感知的呈現，不過有可能會個別畫一張來表現不同身體部位的反應，使得畫作的基本數量變成九張。然而為了提升敘事的精準性跟完整性，也可加入其他的畫作。例如在遭遇創傷的過程中，案主有可能被移到另一個地方（像是室外或是醫院）。這樣的**過渡**（transition）畫面有助於加強敘事的線性順序。

Siegel（1999）以大腦兩半球因手術而分離的「分裂腦」患者為例，可利用「非文字為基礎的方式，例如畫張畫，或是在一連串的圖像中指出訊息的方式將資訊傳遞給外面的世界」（p. 327）。雖然 Siegel 未進一步建議在臨床應用中使用藝術的可行性，但是他對創傷發生過程中的描述與我們所看到的圖像敘事的構成有些是一致的。當外顯的素材處於解離的狀態，「事件的內隱式記憶可以是完整無缺的，而這**包括其中的侵入式元素，例如想逃離的行為衝動、情緒反應、身體感覺和與創傷相關的侵入性圖像**」（p. 51）。

> 「回溯到那麼早的童年時期令我相當吃驚，我記得我所知道的事，但不曾想過這是導致我日後處於受虐關係的部分原因。現在我更能掌控跟選擇我想要過的人生。」
>
> ── Katie

一般而言，圖像敘事描繪單一事件。然而，如果在同一施暴者手中遭受重複性的創傷，例如身體毆打或性虐待，可以利用 Margaret Vasquez 所建議的章節式圖像敘事。這類型的圖像敘事一開始使用 ITR 作為基本輪廓，然後將重複發生的情節加以濃縮。

接地以回到現實

通常，在繪畫的過程中可以有效地讓個體保持在清醒的狀態，也就是說在此時此地及對時間、地點、人物的導向上。治療師會觀察當創作者在畫畫過程中停頓時，是因為在思考下一個步驟，還是因為處於解離狀態。當下能否全然存在的最好線索便是一個人的眼神。當案主呆呆地凝視前方而非專注於作畫時，治療師應該將圖畫紙轉過來並開始做一個接地練習（grounding exercise）。例如「你似乎對在這個房間裡發生的事不太能理解。讓我們協助你回到當下。首先拿起你的接地石放在手裡揉搓。現在，往你眼前的上方看、說出你看到的三樣東西……現在，說出你眼前的三樣東西……現在說出你眼前下方的三樣東西」。

有很多涉及各種感官的簡單接地技術可以拿來運用（Tinnin & Gantt, 2014, pp. 88-90）。主要核心準則是治療師暫時擔任輔助自我（auxiliary ego）的角色來恢復案主左半（言語）球的優勢。在實際需要前練習接地技術是創傷處理準備工作的關鍵部分。

過程中提供協助

通常畫作是有序列性的。這就是為什麼 ITR 每個部分的紙張都要有所區分。由治療師排列圖畫的順序，並查看是否需要額外的圖畫使圖像敘事更符合邏輯。然而，如同我們先前所提故事呈現的是敘事真相，而非歷史真相。我們有過幾位在四歲時經歷創傷的案主接受治療。在表面上，部分描繪意識狀態轉換的圖像敘事幾乎是近似精神病患者的，但是從一個詞彙未充分發展的小孩的角度來看，這些圖畫有其微妙道理。

當個案作畫時，許多新手治療師覺得不得不做出評論，他們不知道該如何填補空閒的時間。然而，相對沉默是可採用的最佳立場，因為這加快了繪圖的過程，並幫助案主專注於他們的首要任務。這樣的情形尤其適用於時間長達一個小時的療程。

治療師必須為每次療程提供一些參數。「為了盡可能完整地講述故事，您需要為 ITR 的每個元素畫一張圖，以及『之前』和『之後』的圖畫。在每次療

程中你可以盡其所能的畫畫。我會從旁協助你、告訴你還剩多少時間。如果療程就快要結束，而你尚未完成所有的圖畫，我會要求你畫『自我修復』（Self-Repair）和『之後』的圖畫，以便讓你親眼目睹創傷已經結束了」。**無論如何，**治療師不應該在不確定案主是否回到現實和完全清醒的狀態下結束療程。

　　敘事療程以一到三位個別或團體療程的形式來進行是可行的。如同在進行個別療程時一樣，團體療程中的治療師會留意畫畫的過程，以確定誰可能需要一些幫助或進行接地練習。因此有另一位協同治療師有利於注意到所有團體成員的反應。

再現

　　由治療師重新講述故事是讓整個事件徹底結束的關鍵程序。至此，隨著每張圖畫的完成，細節已經被重複了好幾遍。然而，治療師與案主應一起審視圖像的順序是否合理。治療師應確實知道每個人的姓名或所指的每個人（例如「隔壁鄰居」），創傷發生時案主的年紀還有當時所叫的名字。

　　治療師將圖畫釘在牆上或大型軟木塞板上，並詢問案主順序是否正確。治療師應站在展示的圖畫旁，而案主坐著以便能從四至六呎的距離來看圖畫。有些人感到放心因為結局可以很容易地看到，有些人則因為大量圖畫而感到不知所措。然而，我們告訴案主以看電影的態度來看待故事的再現（re-presentation）。我們可以與劇中角色產生共鳴，但不會被故事所淹沒而完全沉溺於當中。

　　當故事的再現接近尾聲時，治療師要特別注意將整個敘述做明確的結束：「現在，我們瞭解到（案主的名字）人生中這個重要的故事真的過去了，而我們終於可以說『結束！』」

　　　「我不再反覆想起它。創傷感覺已經結束，而我意識到我想要
　　　改變我的人生。」

— Katie

理想情況是至少有另一個人見證故事的再現，但是這種情況並非總是可以做得到的。一般來說，再現的過程會進行數位錄影以供必要時回顧。有些案主在再現的過程中會出現短暫的解離，此時重新回顧影片會有所助益。治療師應密切注意過程，必要時中斷故事的再現，運用接地技術讓案主回歸現實感和決定何時重新開始繼續這個故事。這些錄像和藝術作品成為案主的財產，案主可以選擇將其給家人或朋友觀看，或是摧毀它。

如果在傳統每週一次療程中使用這個方法，案主可以在同一週完成「之前」和「之後」以及「自我修復」的圖畫，然後在接下去的幾次療程中將創傷的中間事件完成。在任何情況下都不應該讓案主停留在畫故事中間的圖畫。「你已完成大部分的故事，現在在療程結束之前我們還剩 15 分鐘。讓我們把你那張『之後』的圖拿出來看看，這樣你就可以看到這個故事的確結束，而你也倖存下來了。讓我們來練習以前使用過的接地技術，這樣我們可以確認你在離開這間藝術治療室前已經回到此時此地。」

Katie 的療程

我們從 Katie 的圖像敘事中選了幾張特定的圖畫，而非對單一事件的整個系列做展示。

Katie 來到家庭暴力中心後，被轉介到該單位的創造性藝術治療課程。她接受了與 Laura Greenstone 每週 50 分鐘、為期六個月的藝術治療，在此同時 Brandon 也接受親子遊戲治療。ITR 的方法被加以改編以符合計畫結構的參數。

在治療前，Katie 先做了兩項測驗，John Briere（1995）編製的創傷症候測量表（Trauma Symptoms Inventory，簡稱 TSI）和 Richard Abidin（1995）編製的親職壓力量表（Parenting Stress Index，簡稱 PSI）。「TSI 用於評估急性和慢性創傷後症狀，包括強暴、配偶虐待、身體傷害、戰爭經歷、重大事故和自然災害，以及兒童虐待和其他早期創傷事件的影響」（Briere, 2015; 取自 http://www.johnbriere.com/tsi.htm）。就創傷而言，Katie 在 TSI 的得分達到臨床上的

顯著，她在分量表中得分最高的有侵入式經驗（噩夢、幻覺重現和先前創傷事件的記憶），防禦性逃避——根據 DSM III，其定義是 PTSD 中「有意識的避免覺察到痛苦的想法與回憶」，與性方面的顧慮，也就是性焦慮，例如性不滿，性功能障礙和關於性方面不想要的想法或感覺（Briere, 2012, Professional Manual）。

親職壓力量表（PSI; 2015）「旨在評估親子系統之間的壓力大小，PSI-4 通常被用來作為篩選和分類的量表，以評估育兒系統和辨識可能會導致兒童或父母問題行為的議題」（取自 http://www4.parinc.com/Products/Product.aspx?ProductID=PSI-4）。在她接受治療前的得分顯示，Katie 因親子之間的互動品質而經歷高度的育兒壓力，她的總分落在臨床上顯著的範圍內。

Katie 的療程是在一間媒材充裕，照得到陽光的藝術工作室進行。她說她期待參與藝術治療。當她描述了幻覺重現和身體解離的經驗時，她的態度是愉快且平靜的，同時也一直保持著警戒。Laura 要求 Katie 以線條的方式來描繪她的人生，使用 ITR 模式來評估要畫幾幅圖像敘事，包括她生命中所經歷過的創傷面向。

Katie 確認了九項顯著的創傷經歷，其中包括年幼時目睹父母之間的家庭暴力、一場汽車意外、受到同一施虐者多次的家庭暴力和折磨、以及近期參加派對時被熟識的人性侵害。

Katie 接受了關於創傷症狀和創傷之神經生理學基礎元件的心理教育。她表示願意參加 ITR 模式，並表達想減輕她 PTSD 症狀的意願。

在 ITR 療程開始之前，Laura 與 Katie 共同努力確保 Katie 具有在整個療程和課程之間所需的焦慮管理技能。Katie 畫了一幅「安全的地方」並學習了接地技巧。敘事過程中，在繼續每個階段之前，Laura 透過監測 Katie 的症狀來評估她的自我狀態。Katie 也記錄了她在每個課程之間的症狀和其所觸發的時機。

在第一次療程，Katie 表示在日常生活中經常有解離的感覺。當她進行圖像敘事的創作時，她那張「安全的地方」總是擺在桌子上。她也被提醒如果覺得自己需要回到現實時，任何時候都可以看著這張圖或是再畫一張。Katie 拿到了

一份關於創傷本能反應的講義，以引導她走過 ITR 過程。她被指示以「當你是嬰幼兒時，發生在你身上的可怕的事，真實的或想像的都可以」做為故事開端。並且在每個畫作中都要畫出整個身體。這樣指定敘事的意圖是在於教導案主療程的進行方式，和處理她在學語前可能經驗過的任何創傷。

在療程中，Katie 靜靜地畫畫。完成後，她分享到，為了回應她在本週所經驗到的不安感受，有想要紋身的衝動。她說她意識到自己有自殘的衝動。Katie 同意跟治療師做口頭上約定，在下一次療程前，想紋身的衝動不會付諸於行動。

用在嬰幼兒敘事中的「驚嚇」（Startle）意象（圖 18.1）是她坐在類似玻璃的鑽石形狀上，似乎顯示她有可能有學語前（preverbal）的創傷。Laura 建議 Katie 詢問她的母親是否在出生時或不久之後曾經歷過任何創傷性的醫療程序。她的母親說，Katie 出生後一週有接受過腰椎穿刺（脊髓）。這個訊息使 Katie 瞭解到她對紋身和她的藝術作品中對針狀圖像的迷戀。

嬰幼兒敘事使用 ITR 的每個階段的畫作來繼續圖像敘事過程。Katie 對「意識狀態變化」的描述（圖 18.2）不僅表現了持續的解離感，也活像是她暴食症經驗的身體感覺。

在處理後續的創傷時，Katie 提到她的創傷後壓力核心症狀只有普通的增加。她面對生活壓力而想要自殘的衝動降低了些。在某一次療程中，她提到自己拒絕了暴食的衝動，而是買了耳飾。

她在開始圖像敘事父母家庭暴力時遇到了一些困難，不得不再畫另一張「安全的地方」，但最終她還是完成了，並且在一位見證者的見證下讓 Laura 再現故事內容。她還與敘事中的受害兒童完成了一場「外部對話」（externalized dialogue）（Tinnin & Gantt, 2014），事後她表示這有助於減輕她的症狀。

與她的施虐者發生的多起家庭暴力事件被以單一圖像敘事中的故事章節來處理。因為她被折磨的幻覺重現（flashback）略有增加，因而 Laura 在整個過程中不斷對 Katie 進行**接地練習**。Katie 有條不紊地繪製了「企圖阻撓」（Thwarted Intention）的圖像（圖 18.3），描繪了她和 Brandon 被囚禁的事件。Katie 畫出了施暴者把男孩往牆邊扔後，她乞求他讓她帶兒子去就醫的情節。

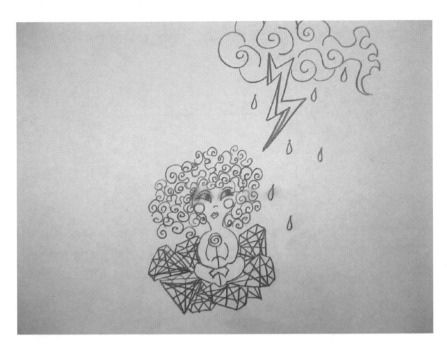

圖 18.1 嬰幼兒敘事中的「驚嚇」

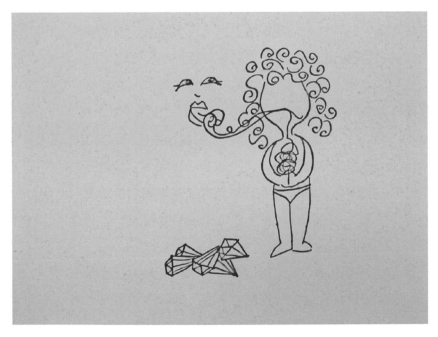

圖 18.2 嬰幼兒敘事中的「意識狀態變化」

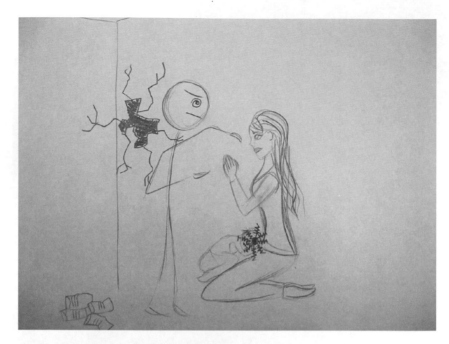

圖 18.3　囚禁敘事中的「企圖阻撓」

　　在圖 18.4，她描繪了自己抱著兒子，感覺完全不能動彈的僵住狀態，此時施暴者將槍支對著他自己的嘴，威脅要自殺。她表示每當完成一幅圖畫，她的焦慮感也隨之降低。在療程中，她提及曾經夢到自己起身反抗施暴者，而且通常不再覺得自己是那麼被迫害。

　　圖 18.5 顯示了 Katie 的「自我修復」。在她完成被囚禁時的圖像敘事之後，Katie 的創傷症狀明顯減低。除了這個故事的再現外，她也完成了與那個動彈不得的自己的外部對話。Katie 不再經驗到之前遭施暴者折磨和家庭暴力的騷亂，也開始處理近來所受到的性侵犯。在她接受治療期間，之前因為她的焦慮而無法做的警方筆錄也在她的主導之下完成了。

　　在圖 18.6 中，Katie 表現出自己的「自動服從」，因為施暴者控制著她的一舉一動。當創傷倖存者瞭解到創傷本能反應的這個面向可由大腦功能來解釋他們令人不安的不理性行為時，經常有大鬆一口氣的感受。

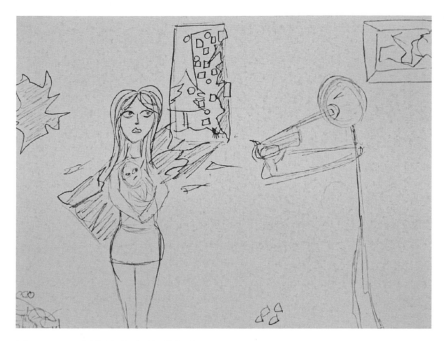

圖 18.4　囚禁敘事中的「僵住」

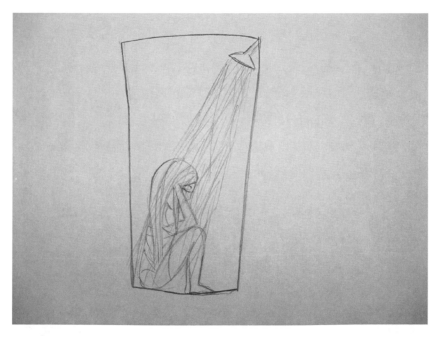

圖 18.5　囚禁敘事中的「自我修復」

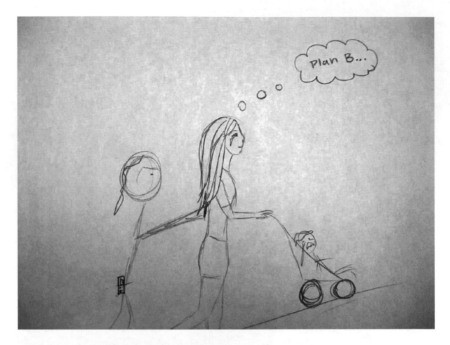

圖 18.6 囚禁敘事中的「自動服從」

成果

　　在療程結束後兩週內，Katie 在 TSI 和 PSI 的後測分數都落在正常範圍內。五年之後，她連絡了中心。她搬離了原來居住的州也成功地保有一份全職工作，兒子也適應的很好。Brandon 已經多年未和他的父親連絡。她現在有了一段健全穩定的關係，和她的母親和手足也一直保持聯繫。她持續以藝術作為應對的方式。Katie 同意在本章中使用她的圖畫，也參與一個關於療程的訪談，其內容在本文中一直被引用。

結論

　　除了有助於創傷後壓力症狀的緩解之外，經本個案和觀察許多諸如此類的個案研究，建議以 ITR 方法結合以兒童和家庭為重點的創傷介入，可能有助於親子成功的修復因家庭暴力和創傷而遭受神經生物性損傷的依附困難。

ITR 方法與其他當代的創傷治療，例如心理教育、敘事建構、認知處理和想像暴露法有一些共同的屬性。然而，這個方法的特點是再現和使用 ITR 作為將記憶片段重新以線性的脈絡來呈現的支架。個體可以從遠處看圖片，確認事件真的結束了。此外，令人不安的非語言迴避，侵入性和喚醒的症狀已被鎖定並進一步消除。

ITR 方法應由經驗豐富、具有創傷知識且持續在創傷領域受訓並與同儕諮詢的藝術治療師來進行。目前在心理衛生、精神醫學和神經生物學的研究為藝術治療領域提供了令人興奮的機會。早期藝術治療作為一門專業時，藝術治療師對藝術創作的價值已有直覺式瞭解，而今其重要性則被科學所驗證。這項發展應能為藝術治療爭取到更進一步的資金、研究，和應用來作為部分主流心理衛生服務系統的機會。

參考資源

The ITR Training Institute: http://www.ITRtraining.com

參考文獻

Abidin, R. (1995). *Parenting stress index, third edition: Professional manual.* Odessa, FL: Psychological Assessment Resources.

American Psychiatric Association. (1980). *Diagnostic and statistical manual of mental disorders* (3rd ed.). Washington, DC: Author.

Briere, J. (1995). *Trauma Symptom Inventory (TSI): Professional Manual.* Lutz, FL: Psychological Assessment Resources.

Chapman, L. (2014). *Neurobiologically informed trauma therapy with children and adolescents: Understanding mechanisms of change.* New York, NY: Routledge.

Cohen, B., & Cox, C. (1995). *Telling without talking.* New York, NY: W.W. Norton.

Cohen, J.A., Mannarino, A.P., & Deblinger, E. (2006). *Treating trauma and traumatic grief in children and adolescents.* New York, NY: Guilford Press.

Felitti, V., Anda, R.F., Nordenberg, D., Williamson, D.F., Spitz, A.M., Edwards, V., . . . Marks, J.S. (1998). The relationship of adult health status to childhood abuse and household dysfunction. *American Journal of Preventive Medicine, 14,* 245–258.

Gantt, L. (2013). Stories without words: A cultural understanding of trauma and abuse. In P. Howie, S. Prasad, & J. Kristel (Eds.), *Using art therapy with diverse populations: Crossing cultures and abilities.* London, UK. Jessica Kingsley.

Gantt, L., & Tinnin, L. (2007). Intensive trauma therapy of PTSD and dissociation: An outcome study. *The Arts in Psychotherapy, 34*, 69–80.

Gantt, L., & Tinnin, L. (2009). Support for a neurobiological view of trauma with implications for art therapy. *The Arts in Psychotherapy, 36*, 148–153.

Gantt, L., & Tripp, T. (in press). The image comes first: Treating pre-verbal trauma with art therapy. In J. King (Ed.), *Art therapy, trauma and neuroscience: Theoretical and practical perspectives*. New York, NY: Routledge.

Pearson, C., & Marr, H. (2007). *What story are you living?* Gainesville, FL: Center for the Applications of Psychological Type.

Schauer, M., Neuner, F., & Elbert, T. (2011). *Narrative exposure therapy: A short-term treatment for traumatic stress disorders* (2nd revised and expanded edition). Cambridge, MA: Hogrefe.

Schore, A. (2009). Attachment trauma and the developing right brain: Origins of pathological dissociation. In P. Dell & J. O'Neil (Eds.), *Dissociation and the dissociative disorders: DSM-V and beyond*. New York, NY: Routledge.

Siegel, D. (1999). *The developing mind: Toward a neurobiology of interpersonal experience*. New York, NY: Guilford.

Siegel, D. (2001). Toward an interpersonal neurobiology of the developing mind: Attachment relationships, "mindsight," and neural integration. *Infant Mental Health Journal, 22*(1–2), 67–94.

Spence, D. (1982). *Narrative truth and historical truth: Meaning and interpretation in psychoanalysis*. New York, NY: W.W. Norton.

Steele, W., & Kuban, C. (2013). *Working with grieving and traumatized children and adolescents*. New York, NY: Wiley.

Tinnin, L., Bills, L., & Gantt, L. (2002). Short-term treatment of simple and complex PTSD. In M. Williams & J. Sommer, Jr. (Eds.) *Simple and complex post-traumatic stress disorder: Strategies for comprehensive treatment in clinical practice* (pp. 99–118). New York, NY: Haworth.

Tinnin, L., & Gantt, L. (2014). *The instinctual trauma response and dual brain dynamics*. Morgantown, WV: Gargoyle Press (available through Amazon/Create Space).

White, M. (2007). *Maps of narrative practice*. New York, NY: W.W. Norton.

White, M., & Epston, D. (1990). *Narrative means to therapeutic ends*. New York, NY: W.W. Norton.

van der Kolk (2000). Posttraumatic stress disorder and the nature of trauma. *Dialogues in Clinical Neuroscience, 2*(1), 7–22.

van der Kolk, B. (2014). *The body keeps the score: Brain, mind, and body in the healing of trauma*. New York, NY: Viking.

19

CREATE

藝術治療關係神經科學取向 周怡君　譯

Noah Hass-Cohen、Joanna Clyde Findlay

簡介

藝術治療關係神經科學（Art Therapy Relational Neuroscience，簡稱 ATR-N）取向強調的是藝術治療介入和改變的神經生理學基礎，協助藝術治療師微調他們的臨床、教學和研究工作。ATR-N 是由第一位作者 Noah Hass-Cohen 所發展出來的，為多元模式表達性藝術領域提供一種人際神經生理模式（Hass-Cohen, 2008a）。ATR-N 與以下稱作 CREATE 的原則相對映，代表創造性體現（**C**reative Embodiment）、關係性共鳴（**R**elational Resonating）、表達性溝通（**E**xpressive Communicating）、適性回應（**A**daptive Responding）、轉變性整合（**T**ransformative Integration）以及同理和同情（**E**mpathizing & Compassion）。CREATE 解釋一個整合而同調的心智狀態如何能在藝術治療室內，在藝術治療師在場的藝術創作相關的新感覺經驗中浮現。在藝術治療時，情緒、認知和行動的人際神經生物學表現在腦和身體系統動態的相互作用上。ATR-N CREATE 是基於治療活化跨腦區的整合改變，進而產生希望、良好、有復原力、穩定性以及最終健康的感覺（圖 19.1）。

圓形的圖表示和 CREATE 的每一個原則（創造性體現、關係性共鳴、表達性溝通、適性回應、轉變性整合、同理和同情）都有關聯的主結構。右側的表列表示在 CREATE 裡活化的四個主要人際神經生物學路徑。轉變性橫向整合指的是從右半腦到左半腦的連結，縱向整合則包括從皮質、下皮質到身體的雙向連結。

越過六個 CREATE 原則的治療性因子是：（1）安全感，包括感覺的接

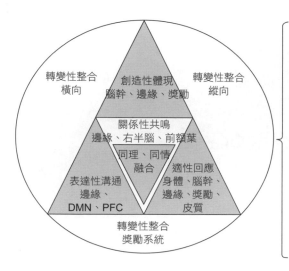

I. **高階認知處理：皮質**
前額葉：執行、心智化和詳述功能
前額葉：感覺動作處理
腦葉：聽覺、視覺、空間功能
左半腦：語言／右半腦：暗喻的

II. **連結和調節：皮質和下皮質**
島葉：心身連結
前額葉內側：協調皮質和下皮質調節功能
中線區：預設模式網絡反射性功能

III. **下皮質：隱性的動機**
邊緣系統：恐懼、記憶、互為主體性
獎勵系統：愉悅、壓力反應
腦幹：生存和動作

IV. **身體反應**
迷走神經系統：生存和依附
膽：恐懼
腎上腺：壓力反應
免疫系統：壓力反應

圖 19.1 腦和身體系統動態的相互作用以及 ATR-N

地（sensory grounding）、放鬆和情緒調節技巧；（2）關係，包括治療關係；（3）回顧，包括哀悼、自傳式記憶歷程，和內在控制（internal locus of control）的發展；（4）和他人的重新連結；（5）復原力的發展，包括同理心和樂觀的發展。

創造性體現

原則描述

創造性體現代表了人類感覺、知覺、經驗和關係的創造表現。這些包括隱晦和明顯的情緒、感情和想法，以及看見、觸摸和口說。創造性體現強調動態的藝術創作表現在動作系統功能的療效。體現的動作包含從在藝術表現、釋放痛苦和身體運作時所需的微動作，到在互為主體性、依附、適性反應和同理性共鳴中所知覺到的、象徵的和預期到的動作。動作也強化了情緒和認知間的連結，它是社會、認知和情緒功能的中心（Koziol et al., 2013）。

運動系統協調與加強計畫認知（planning cognitive）和情緒社會（emotive-social）系統（Stocco, Lebiere, & Anderson, 2010）。這三個系統在創造過程中的

交錯，支持我們從侷限的情感中解放並增進理解。重複的體現與表現性的動作幫助個案強化內隱性的學習並鞏固新的記憶和改變。

有目的的動作和行為之治療性模仿也會形成一個社會連結的神經性基礎（Mukamel, Ekstrom, Kaplan, Iacoboni, & Fried, 2010）。個案開始辨識出治療師所提供的媒材和其動作都是熟悉而有意義的。個案創作作品過程中的動作、刮除、記號和汙點都會激起藝術治療師的同理心和身體的參與。人際神經生物學的反覆動力對預期性的、實際的、口說的和暗示的動作有所反應，繼而提供訊息並促進正向移情的發生。

關係神經科學：動作、視覺和認知系統

創造性體現牽涉的是運動系統（Hass-Cohen, 2006a）、視覺系統（Hass-Cohen & Loya, 2008）、獎勵—動機（reward-motivating）系統、預設模式網絡（default mode network，簡稱 DMN）以及鏡像神經元（mirror neurons，簡稱 MN）（Hass-Cohen, 2007），並與想像力和創造力有關（Hass-Cohen, 2016b）。創造性體現甚至也與情緒（下皮質）和認知（皮質）相互作用有關（Hass-Cohen & Clyde Findlay, 2015）。

運動系統和小腦。廣義的運動系統包括運動皮質和小腦。運動皮質區緊鄰布洛卡語言區，因此「說話」和用手創作總是與溝通和表達連在一起。小腦在動作控制中扮演了一個重要的角色，而且與調節恐懼和愉悅的反應有關（Koziol et al., 2013）。它提供認知和情緒控制，也接受感覺系統輸入的訊息（Kalat, 2012）。另外，在創作過程所釋放的神經傳導物質像是多巴胺（dopamine），會影響基底核（basal ganglia）而活化自主運動。這些是動作和感覺操作對認知和情緒相互作用以及健康的重要貢獻。

視覺系統分流。兩條分流用以區分對刺激內容（**什麼**）和刺激之間的關係（**如何**），以及它們的空間位置（**哪裡**）的注意力。位高的分流是以生存為目標，它以視覺—空間訊息為依據來處理動作並引導行為。位高的分流敏感於隱含的或明顯的，來自他人或環境的威脅。位低的分流處理物體辨認、質地和意

義（Kalat, 2012）。**如何、哪裡和什麼**這些訊息的最終整合是傳送到前額葉皮質（prefrontal cortex，簡稱 PFC）的執行網絡。從 ATR-N 的觀點來看，創造性體現代表動作的視覺歷程是如何與象徵內容整合，而有利於凝聚人際功能。

運動和獎勵系統。獎勵系統製造能幫助正向和負向情緒的神經傳導物。正向動機情緒刺激多巴胺分泌，最終多巴胺會擴散到整個大腦（Carr, 2008）。多巴胺同時也有再平衡過量的腎上腺皮質醇和正腎上腺素的潛能（Panksepp & Burgdorf, 2006）。由藝術創作介入所引發，運動刺激多巴胺分泌，從而增加正向情緒和動機、處理情感並降低不活躍性（Baizer, 2014）和負向情緒（Konarski, McIntyre, Grupp, & Kennedy, 2005）。因此，獎勵系統的活化幫助抵制在負面情緒中恐懼（杏仁核）以及記憶（海馬廻）的初階活化（Gray & McNaughton, 2003）。獎勵系統的活化關聯著創造性中腦神經廻路的運作，也兼有 DMN 的角色（Jung, Mead, Carrasco, & Flores, 2013）。

鏡像神經元的功能。此功能在於協助辨識有意圖但含蓄的口語表達和手勢（Rizzolatti, Fadiga, Gallese, & Fogassi, 1996）。當抓握和掌控藝術治療媒材、工具，而創作也變得熟悉時，便可期待有更多有意圖的人際互動。例如，和其他媒材比較起來，治療性的鏡映品質端賴個案對蠟筆的熟悉度。如果治療師的姿態看起來是有意義的，則個案的 MN 活化也可能因而增加（Hass-Cohen & Clyde Findlay, 2015）。當創作中所傳達的是熟悉且有意義的內容時，治療師和個案也會有鏡映的反應。舉例來說，雙人繪畫姿勢誘發實體的依附，因為這形同早期嬰兒所模仿的、與相互動作有關的對偶（dyadic）學習。爾後，鼓勵使用照顧者與嬰兒的圖像將有利於整合人際鏡映。

Sophia 的紙上足跡

Sophia 是一位 35 歲的白人女性，她是一位平面設計師，正懷著她的第一個孩子。Sophia 來治療時說她和丈夫已有一段時間不是有爭執，就是逃避著他，而且也睡不好。她正考慮離開她的丈夫搬到另一個城市。在她的個人史上，她時常會跨越一個州，甚至逃到國外去「逃避」她的問題。Sophia 被要求：「用

媒材並在地圖上探索妳去過的地方。」治療師找了張大張的紙放在地上，鼓勵她在紙上遊走，並連結她的「地點」（圖 19.2）。

在她的「紙上足跡」上撕、貼、繞和畫圈，體現了 Sophia 對她的經驗、認知和情緒的整合。掙扎於如何將影像以立體的形式呈現，促進了創造出有望改變的象徵符號。微觀的、鉅觀的和象徵的移動支持她的工作。跟隨治療師的示範，她標記並連結她的足跡，而這有助於對偶的模仿和人際間神經生理上的鏡映。在這麼做的時候，Sophia 和她的治療師都繞著她的作品轉。就在創作進行時，Sophia 分享說在和丈夫定下來之前，她已經發現搬家對解決她的家庭問題有幫助，特別是在她 11 歲母親死於車禍時。也因此，她成了她那三歲雙胞胎妹妹們的「母親」。父親續弦之後，蘇菲亞在 16 歲時離開家，再回家，離家唸大學，然後在 18 歲時開始工作。

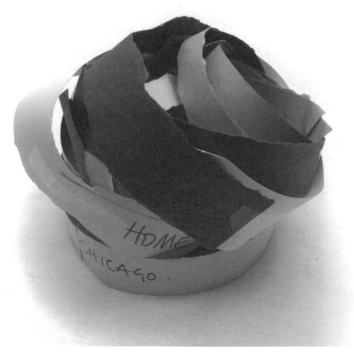

圖 19.2 「我的紙上足跡，我的世界、我的窩巢」

創作一件象徵性地並動態地連結她住過地方的藝術作品，幫助 Sophia 陳述一個一致的自傳性故事，將她過去的和現在的生命連結起來，也創作出一個她稱為「安全」的巢窩。她那如小說般的經驗在治療關係的互為主體性中浮現。

關係性共鳴

原則描述

關係性共鳴包含了共同意識、共同調節和創造表達性意義。在同調的藝術治療關係裡，這些正向的共同經驗可將關係性的不安全感轉變成安全感。如此同調的治療關係和溝通促進內在穩定和有復原力的心理生物狀態以及人際互動。在治療中，藝術為主的社會性交流乘載著心理的再現，這種心理再現能活化和修復依附創傷、穩定情感調節、更新自傳記憶、減少創傷的影響並有助於已建立的依附。

關係性共鳴的原則強調人我相互位置的流動和穩定，這使自我和關係性同情得以產生。這些滿意的社會性情感會誘發改變，使得依附連結在本質上是愉悅的，能減少壓力，也減弱對社會性分離的反應（Machin & Dunbar, 2011; Sbarra & Hazan, 2008）。

想像、創造和分享作品讓一個強力的治療關係毫無威脅感的出現（Moon, 2008）。非口語表達溝通是藝術治療的本質，它提供更簡單的門路來和內在隱晦運作的依附模式工作。這種右半腦對右半腦、非語言溝通的形式就像早年照顧者和孩子的關係（Schore, 2000），也提供了自我調節和可能發生的關係之基礎（Chapman, 2014）。過去有安全依附關係的個案能夠利用過去的正向關係來自我安慰，而那些安全感較少或是有著創傷內在模式的個案則學到了倚靠治療性的藝術創作和與藝術治療師的關係。

為了達到認知和情緒的復原力，藝術治療師也鼓勵個案描述他們的作品。語言涉及在情感的中間範圍運作的左半腦，而且偏向贊成社會性（prosocial）情緒（Shore, 2000）。因此，圖像創作橫跨左右半腦，觸及到社會—情緒的自我。

隨著藝術治療的進展，回想、投射並改變自我和他人在過去、現在和未來的形象，支持發展眼前和未來的關係，並穩固自傳性記憶。

關係神經科學：依附、情感系統和支持性藝術創作

關係性共鳴和調節的神經生物學牽涉 PFC 的運作和邊緣系統，包括恐懼中心（杏仁核，amygdala）、記憶中心（海馬廻，hippocampus），以及身心連結（島葉，insula）（Hughes et al., 2012）。獎勵系統的神經化學——催產素（oxytocin）和右半腦的自我功能，主要是與右邊中間前額葉皮質有關，而右眼眶額葉皮質（orbitofrontal cortex）也是重要的一部分。

杏仁核。司快速恐懼反應，也直接和視覺皮質連結，因此從這個來源接收到的社會情緒線索就被列為優先。杏仁核也會自動協調情感性人際學習經驗，處理面部表情和視線（Schupp et al., 2007）。杏仁核與海馬廻連結，使個人對感到恐懼的情緒刺激，像是顏色、肌理和形狀所喚起的記憶警覺。PFC 作用在評估這類的潛在威脅（LeDoux, 2003），而藝術創作有助於這樣的評估（Hass-Cohen & Loya, 2008）。

催產素。很可能是對於藝術作品的感官愉悅和自傲，刺激了大腦天然的獎勵荷爾蒙——催產素，因而持續產生正向反應。作為一個神經生物學上的回饋廻路，催產素強化了這樣的訊號和令人滿意的結果之間的連結（Vanni-Mercier, Mauguiere, Isnard, & Dreher, 2009）。在治療關係中，這些連結有助於關係的連繫，並減輕壓力（Diamond, 2001; Machin & Dunbar, 2011）。催產素和內在合成的類鴉片物質能增加社會性行為，強化依附的內在工作模式（internal working model），還能減輕分離壓力（Sbarra & Hazan, 2008）。

右半腦的自我功能。右半腦是生理—情緒—社會自我的所在之處。因此，右半腦對右半腦的同調溝通得以接觸到隱晦的情緒，協助情感調節的發展（Schore, 2000）。右半腦優勢為直覺、幻想以及聯想和全人式的處理，它同時對內在和外在刺激做出回應。右半腦大範圍的和中腦廻路連結，這與恐懼和歡愉有關，使得右半腦比左半腦更能立即的對致命的危險線索做出回應。

以右半腦為基礎所做的對世界的詮釋，同時也形成我們整個人生社會經驗的基礎（Schore, 2000）。因此，它有著自我人際面向的主要結構，尤其是在右眼眶額葉皮質和中間前額葉皮質上。實際上，面對面的照顧者和嬰兒的交流，直接影響眼眶額葉皮質上的印記。這個結構也會被充滿壓力的錯誤失調、壓力調節修復和再同調所形塑。它是同理地理解他人的狀態和解讀他人之意圖所不可或缺的能力。此社會廻路對共同調節有所貢獻，且是由左對左的眼神凝視所活化（Chapman, 2014）。

右半腦也協調身體在空間位置的組織感，這是能有效投入藝術創作的必要功能。在藝術創作時已同調的非語言同理交流，直接觸及並支持這樣的右半腦調節。行動和認知等類明顯的左半腦功能，也與抑制恐懼反應和促進關係連結有所牽連。左右半腦之間的連結在整合性關係的運作上至為關鍵（Lieberman, 2007）。舉例來說，口語處理似乎牽涉一個從右半腦到左半腦的皮質位移，進而調整情感（Hass-Cohen & Clyde Findlay, 2015）。左右半腦之間的連接在整合性關係的運作上是極為重要的。CREATE ATR-N 的臨床工作慣常採用一連串藝術創作的邀請，由藝術家創作和下標題，也由藝術家來表述。

Sophia 的時光縫紉

隨著治療的進展，Sophia 表現出害怕她的問題會主動的傷害到她未出世孩子的健康。治療師要 Sophia 把她的紙分成兩半，一半畫出她對於寶寶的擔心，另一半畫一個支持性的關係。目的在於使一個正向的關係和這個新關係結盟。如此的排列有望能幫助她進入關係性安全感的內在工作模式（圖 19.3）。

在看畫時，治療師和個案都被左圖中那個漂浮而脆弱嬰兒的表現方式所震驚。那個小嬰兒躺在 Sophia 大而空洞的棒棒人的腹部，雖然母親手臂向上的姿勢暗示的是一個安全的依附基地（Fury, Carlson, & Sroufe, 1997; Hass-Cohen, 2006b），細節部分卻暗指焦慮。還有，Sophia 的形象漂浮在房子的上方，可能表示因為恐懼而產生的解離，而它正凌駕她的認知功能運作。這和較紮實的房子、門、小徑和樹形成一個對比，而這給了些希望。

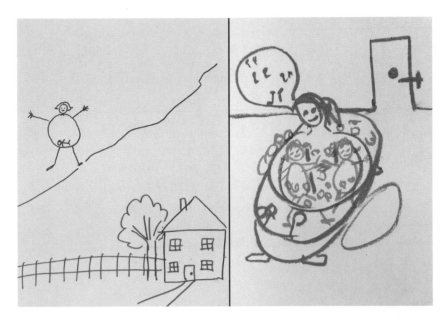

圖 19.3　左圖：「現況」。右圖：「一個安全的關係，我和雙胞胎姊妹」

　　相對地，右圖的 Sophia 的形象和她的妹妹們是用飽和的藍色、粉紅色和黃色，表達的是正向情感。Sophia 用粉蠟筆畫下了粗而自信的線條，輕易的表現出一個正向、愛、擁抱和安全感的記憶。和 Sophia 談論這兩幅畫安撫了她，也啟發了她做為好母親的希望；照顧她的嬰兒並不會像她在青少女時期照顧她的雙胞胎妹妹那樣地消耗她自己。因此這個自傳式的探索，幫助她概括一種愛和安全感的感覺。

　　為了支持連結，接下來治療師邀請 Sophia 探索她所收藏的布料，然後挑選能提醒她和妹妹們親密感的布料。她自發性的把這些布編成辮子，然後繫在鑰匙圈上，那是她每天都會觸摸到的東西。這個歷程會提醒她自己對妹妹的愛，且希望能將正向的兒時記憶和現在的關係連結在一起。視覺─觸覺提示物能刺激並再確認 Sophia 的正向內在依附模式。與溫暖、覆蓋、衣著、保護和觸摸、操弄那些布料，讓她有機會觸碰到隱晦的依附記憶，或許這不僅鼓勵了情感調節，同時也支持了皮質執行主導權。之後，Sophia 用辮子把一個代表她嬰兒的

小小黏土人包覆起來。

這些反覆的象徵歷程能刺激催產素的分秘。研究同時也指出有四至六小時的時機來將回想起的記憶和新的、相似，但不同的訊息進行更新及固化（LeDoux, 2003）。鑰匙圈辮子就像將會談時間延伸入這個機會之窗。會談後，當 Sophia 開車回家，鑰匙圈持續地強化 Sophia 與妹妹間，以及目前和她未出生孩子間正向內在工作模式的連結（圖 19.4）。

有意的使用布料，刺激了早期觸覺的感覺路徑，增加了 Sophia 觸及與她妹妹們正向依附的隱晦記憶，然後將此轉移到對未出世孩子柔軟的包覆和抱持。這些指導語展現了 ATR-N 的順序；讓隱晦的資訊現形，整合情緒和認知功能，對影像加以工作以促進改變，最後是固化前後連貫的敘事。

表達性溝通
原則描述

藝術媒材生動和感官的特質與藝術創作歷程固有的曖昧含糊，會喚醒強烈的情緒而呈現一個表達、溝通和調節的機會。表現性（expressivity）支持創造力，讓全部技能不同的解答得以發展和浮現。表達性和創意控制了獎勵廻路，並協助在興奮和平靜之間維持一個動態平衡。這樣的平衡誘發情感調節，並增加忍受情緒挫折和體會愉悅、滿足和關係性安全感的認知能力。

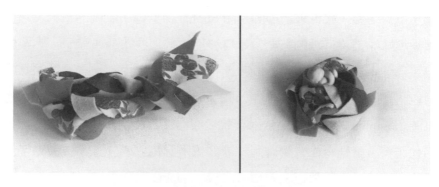

圖 19.4　左圖：「時光縫紉」。右圖：「全部包起來」

就治療性而言，正向情緒一直和安全感、自主性、驕傲、感激和愛相關（Seligman & Csikszentmihalyi, 2000）。幸福和愉悅是由像是好奇心、玩興和創意的態度和行為所支持。正向情緒屬於以生存本能為基礎的反應，對創造生理上的平靜和平衡有所貢獻（Panksepp & Burgdorf, 2006），同時也與發展和維持復原力（resiliency）有關。一段時間之後，這種情感的擴張（Fredrickson, Mancuso, Branigan, & Tugade, 2000）可以變成習慣性的。它對適性反應和對重要人格特質，諸如樂觀、內視、自信、興趣以及創造意義之能力的發展有所助益（Linley & Joseph, 2004; Maddi, 2006）。

關係神經科學：共存的正向和負向活化，以及預設模式神經網絡的雙重影響

情緒模式有好幾種（Demaree, Everhart, Youngstrom, & Harrison, 2005）。情緒的向度包括：（1）覺醒、低覺醒和冷靜，這些都是由下皮質和皮質結構的相互作用所協調；（2）被動機和愉悅左右、由獎勵系統所支持的情緒；（3）面部表情的基本情緒表達（Ekman, 1992），由腦幹和多重迷走神經叢（polyvagal complex）所調節；以及（4）左半腦正向感受，對應右半腦負向情緒。正向情感與紋狀體（striatum）包括邊緣區（limbic region）中的尾核（caudate nucleus）和殼核（putamen）相關。這個區塊協助協調動機與身體動作。更準確的說，紋狀體誘發並平衡動機，把高階和低階運動功能納入考慮（Wise, 2008）。正向情緒能解除創傷後持續性負向情緒的影響；正向情緒的作用在於實現正向結果，也取消負向結果。在治療情境下，藝術創作可以開始去提供愉悅的、足以抵銷負向生命週期事件和創傷衝擊的動機和經驗。

表達性溝通包括預設模式網絡（DMN）的功能，它包含了反射性和擴散性思考（Raichle & Snyder, 2007）以及創造力（Jung et al., 2013）。DMN涉及在休息狀態時的反省和產生不同的解決辦法。當我們脫離外在暗示或激發物時就會進入休息或預設狀態。DMN包括中間前額葉皮質、中線額葉（frontal）和側頂葉（parietal）、中間和側顳葉邊緣區（temporal-limbic）（Spreng & Grady,

2010）。藝術創作涉及較高等級的 PFC 執行區和感覺運動區的參與，而創造性的反思性思考所帶來的任何生命解答也牽涉到同樣的區域。

在藝術治療中，我們利用白日夢和沉思來創造以藝術作品為形式的有形解答。這是創造力的根本：在提出一種解答後，又產生各種可能性。因此，ATR-N 治療介入可以被設計來利用與互為主體性、自傳式記憶、執行功能和創造力間的神經連結。這意味著記憶的回想和執行功能都和前額葉皮質有關，當加入與 DMN 相關的想像歷程時，便與創造性表達的正向結果相連結（Beaty et al., 2014）。

我的火山

整個治療歷程，Sophia 抱怨著她不知道如何表達或談論她的憤怒。她憶起母親暴怒的樣子，而不想像母親那樣。治療師因此邀請她玩玩滴畫，用黑色顏料畫在摺起來的紙上（有點像羅夏克的墨跡）。治療師留意到引用 DMN 的功能可能有用處，就請 Sophia 閉上眼睛休息幾分鐘，一邊等顏料乾。然後她要 Sophia 就此圖像再進一步發揮（圖 19.5）。

右圖是 Sophia 以飽和的橘色、黃色、棕色和綠色所畫的「火山」，暗示了感覺的覺醒。她所形容的憤怒透過爆炸般的動作，有了顏色和聲音，是動態且生氣勃勃，而非無法承受的。底部濃濃的綠色和碩大的棕色山丘則暗示著成長

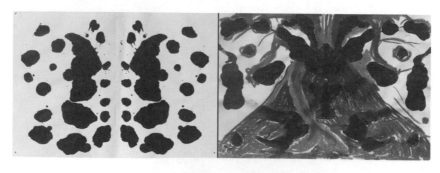

圖 19.5　左圖：「啪嗒」。右圖：「我的火山」

和包容。Sophia 描述從對自己憤怒的擔心受怕，到把它想像成一種橘色強大的能量，這樣的轉移是如何賦能的。

適性回應

原則描述

為了幫助個案發展適性應對技巧，藝術治療師應用示範性治療介入來平衡和支持最佳覺醒狀態、安全感和表達性。這些狀態的同時性經驗有助於包容壓力和創傷的具體表現，對困難的情緒和侵入性記憶去敏感化，並且產生新的解決方法。CREATE ATR-N 的方法是企圖培養最佳的神經觸發（firing），就是以反覆的適應和成功來啟動重複且共時的神經網絡。

如此一來，這個取向是主動的，涉及同時的藝術創作、意義創造和脈絡記憶的處理。壓力和興奮並列可以引起個案表達衝擊性的感覺，並增加他們對強烈情感的耐受程度。藝術創作可以安全地支持一個人對過去和現在的依附策略和樣式之非口語、感覺和官能上的發現。藝術創作透過提供有形且具體的距離來達到情緒釋放和自我調節。上述藝術指令的複雜性為個案的適性應對鋪設了基礎，也提供了復原力並預防復發。

關係神經科學：神經科學的復原力和脆弱性

由神經系統的確認和平衡所主宰，壓力適應需要一個穩定的基本生活功能以及保護性的復原力（McEwen, 2013）。適性回應涉及：（1）多重迷走神經叢（Porges, 2001）；（2）短期交感去甲腎上腺素壓力軸（sympathetic noradrenaline stress axis）；（3）長期內分秘壓力軸（endocrine stress axis）；以及（4）獎勵、兒茶酚胺（catecholamine）和血清素（serotonergic）生成系統的功能。

壓力反應牽涉數個複雜的反應：（1）僵化和顫抖反應（Levine, 1997）；（2）戰或逃反應，例如，一個保護性控制反應，像是逃跑（Henry & Wang,

1998）；（3）轉向安全的他人和地方（Tomova, von Dawans, Heinrichs, Silani, & Lamm, 2014）；以及（4）長期的蟄伏歷程（Sapolsky, 2004）。一段時期之後，慢性壓力反應可能對個人健康的感覺造成嚴重衝擊，這會造成免疫系統失調和其他健康問題（Clyde Findlay, 2008）。

第一個反應，僵化是原始制動反應，與副交感神經系統的過度活動有關。第二個的戰或逃反應，是強勢而興奮的交感神經系統反應。它們是由杏仁核和交感／腎上腺髓質軸（sympathetic/adrenal medulla axis，簡稱 SAM）所協調。交感神經系統反應也牽涉由腎上腺釋放的去甲腎上腺素（noradrenaline）的分泌。第三，社會性反應涉及副交感、冷靜反應。

第四個的長期壓力反應，代表內分泌耐力狀態；會對被界定為是不受控制的事件做出反應，及引發的無助和絕望感（Henry & Wang, 1998）。壓力可由下視丘—腦下垂—腎上腺（hypothalamic-pituitary-adrenal，簡稱 HPA）軸和腎上腺皮質醇（secretion of cortisol）的分泌所調節。腎上腺皮質醇會關閉所有不是立即需要的功能，保留能量來應付目前的狀況。腎上腺皮質醇能非常有效率地應付壓力，就彷彿它允許我們去遺忘，並藉此理想性地協助關閉壓力反應和增加保護性對應。然而，持續性地分泌腎上腺皮質醇代表著阻礙壓力反應的失敗而有不利的影響（Sapolsky, 2004），包括構成的免疫力，以及認知、記憶和執行的功能（Popoli, Yan, McEwen, & Sanacora, 2011）。除非壓力解除，否則這樣的長期壓力可能導致心理健康、認知和生理上的崩潰（Sapolsky, 2004）。

相反地，好的壓力源能引發對愉悅和親近感的尋求，因此能促進改變生理和心理狀態的再平衡（Esch & Stefano, 2005）。因為神經的可塑性，這可導致內在依附表現的改變（Roisman, Padrón, Sroufe, & Egeland, 2002）。就心理上而言，使用藝術的果決或正向的反應來平衡逃避或負向無助的反應，能讓個案重獲他們的控制感。

Sophia 的盒子

　　負向的自我評判、壓力、憤怒和未解除的長期哀慟，讓 Sophia 在煩燥感或麻木之間搖擺掙扎。這些反應是由促成她內在和外在世界不相符的表達性逃避所合成。為了透過讓內在經驗和外在反應相符合以減少她的壓力，治療師要 Sophia 裝飾一個盒子的內部和外殼。她選擇拼貼，那些她黏在外殼的圖像顯示出其他人如何看待她應對這些壓力源，而那些內部的圖像則表現出她內在對壓力的感知（圖 19.6）。

　　Sophia 使用同一個曾經代表負面的象徵──一座海洋中的火山以及橘色來代表應對狀態，暗示著主導權和能力成長的感覺。她也選擇朋友來代表應對；這很有趣，因為在痛苦的時候，女人比男人更可能向他人求援（Tomova et al., 2014）。在治療師和她分享這個訊息後，Sophia 加入一些額外的女人圖像。她很有智慧地說現在她瞭解為什麼她的丈夫在他們爭吵之後總想要離家，而她則

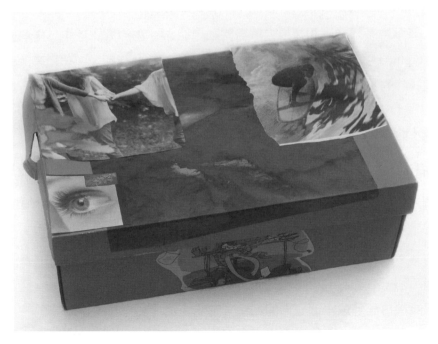

圖 19.6　「我的內在─外在盒子」

會想要親近他。

在接下來的會談中，Sophia 的盒子內部揭露出兩個相反的狀態：以一個小小孩圖像呈現的脆弱感，以及一個美麗柔軟、較年輕的，向內沉思的自己（圖19.7）。

Sophia 談到她過去所面對的挑戰，尤其是她在很小的時候就已經失去了母親。她和治療師一起反思到盒子的蓋子可以被蓋上或打開，看起來不像火山，因此對她那不安的神經系統發展出主導和控制之感。Sophia 將盒蓋一會兒開一會兒關的做實驗，說到當她在盒內和盒外間吸一口氣時，她可以把盒外的圖片放到裡面，而把盒內的圖片拿到外側。她特別對盒內讓她可應付每天日子的孩子的創造性好奇心感興趣。她也放了另一個女人的圖像在盒子裡，解釋說這象徵著愛護自己內在人格的自己，同時也正完成著對她母親的哀悼。讓她的治療師驚訝的是，她也把她的嬰兒和布料作品「全部包起來」放在她的拼貼盒內（圖19.8）。

Sophia 新發現的計畫——安全地抱著她的嬰兒，代表著自我認同和同調的增加，還有她尋找適應和復原力解答的動態能力。在治療關係中，這些同形的（isomorphic）表達和涵容事件可以提供矯正性的情緒經驗，並伴隨著改變生理和心理狀態的希望。

轉變性整合

原則描述

圖像的轉變性整合和自傳式記憶會隨著時間發生。這需要對成功且支持性的心智化、同調和感官表達，以及安全的情感關係經驗加以反覆聯想。因此對運動知覺表達和視覺傳達意義的探索，伴隨著非語言和語言的確認，讓腦內的情緒和認知中心的功能得以整合。然後，透過理解、行動和接納，一個負向的記憶可能被再詮解成一個正向的經驗。記憶的形成和維持是不安定的，也就是說在回想和去穩定性的情況下，已經穩固和建立好的記憶要改變和重新鞏固是容易的（Schwabe, Nader, & Preussner, 2014）。透過 ATR-N 治療，Sophia 回想

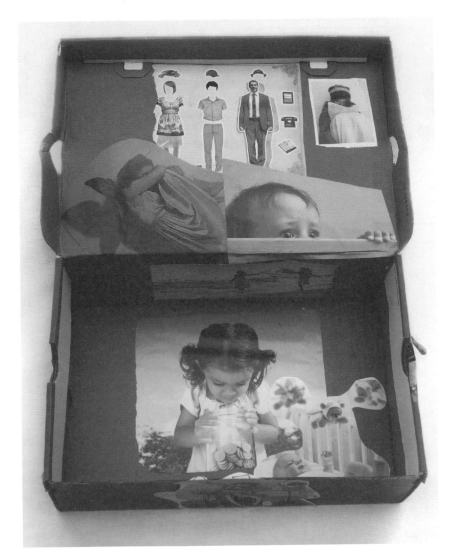

圖 19.7 「我的盒子內部：躲貓貓」

並建立起關於母親的情緒爆發和失落的困難記憶，這些都被友誼、連結、壓力減少、成長和希望的新經驗所取代。

關係性精神科學：縱向和橫向整合

ATR-N 指令和個案對作品的敘事更進一步地使得自我的整合功能和社會性

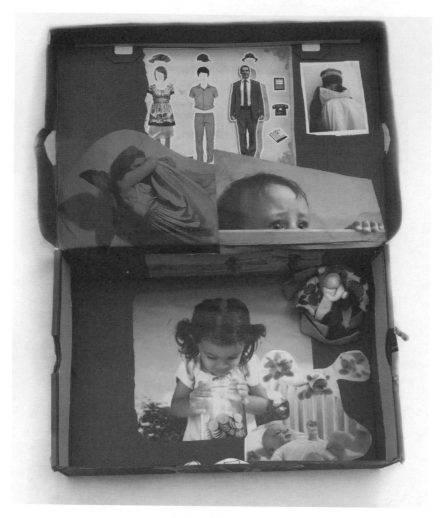

圖 19.8 「盒子內我的雕塑：感覺幼小」

心智化歷程更加具體化。這種轉變的整合綜合著像是對注意力和洞察等的身體經驗、觸覺經驗、情緒、動機和動作控制的認知功能。此外，個案和治療師共時的心理生物性同調促進了神經整合的各個方向。

　　情緒表達和分享需要窮盡資訊處理，然後可以與下皮質對皮質認知的覺察連結，對所增加的覺察、接納和互動有所貢獻。命名、討論創作歷程和作品能深化覺察以及理解。如此的縱向整合在協調人際關係和在空間移動時發生，是

由適應在別人面前自我揭露的警覺所促進的。另一個關鍵功能涉及皮質接納再活化的自傳式依附記憶。

作品的表達和解釋能統整右半腦全面性的思考模式與左半腦分析性語言為基礎的處理。因此，藝術創作需要右半腦視覺空間的知覺和非語言影像的活化，同時也要有左半腦對語言和文字反思的線性處理。這個橫向整合，也受心智關係再現理論所暗示，有如一張兩人共同的畫。

整合也發生在中線腦迴路，它位在皮質和邊緣系統的交界地帶。中線腦迴路和執行前額葉功能都參與了自傳式記憶的有效整合、心智理論、心智化功能和創造力。創造力與預設模式網絡產生的另一個觀點或是想像的場景有關（Beaty et al., 2014）。這個整合涉及視覺中心前緣區域的活化，強調了表達性藝術的重要角色。

同理心和同情心

原則描述

正念、同理和同理的注意力為同情心提供一個入口，並滋養想釋放自我和他人痛苦的欲望（Neff & Germer, 2013）。同理心是富有同情心地去設身處地為他人著想。傾向社會性的同理心涉及有意識地鏡映一個人的思想轉移、感覺和知覺，也採用性善的價值觀。這些精心的動作會促進安全依附，正向地轉變人我之間的辯證。這些活動和技巧對那些治療師使用創造性體現、關係性回應、表達性溝通之優勢來工作的個人特別重要，且在治療開始時會是個挑戰（Hass-Cohen, 2016a）。

藝術治療師的同理心，包括嵌入關係互動的敏感度，與提供和分享藝術媒材以及對作品無條件的接納有關。治療師用她的第三隻手、第三隻眼或第二個心智，明顯而象徵性地同理個案的需要。拿著個案的紙、修補易破的作品、小心地包起完成的物件並安全的保存作品，這些都傳達出深層的關係上的關心。鏡映、複述和模仿個案手的姿勢傳達的是瞭解和同理。不同觸碰作品的方式或

是提及它質地的性質，傳達出關係上的興趣和關心。個案同時也有機會仿效治療師手的姿勢和工作，傳達理解和同理。這樣雙向顯性的對話使個案向預期和體驗到助力的經驗挪移。

關係神經科學：鏡像系統、欣賞喜悅和創意的功能

同理心的能力是神經廻路功能整合後的一種反射，同時包括去甲腎上腺素、催產素和多巴胺的活化。同理也與鏡像神經元對熟悉動作的反應，以及對由如家人般熟悉的關係所喚醒的鏡像神經系統（mirror neuron system，簡稱 MNS）的激動相連結。MNS 因回應他人的痛苦而活化（Rizzolatti & Craighero, 2004）。舉例來說，當疼痛被加諸於所愛之人，自己的疼痛廻路也會同時會被活化（Singer, 2004）。雖然我們並不是真實感受到加諸在我們所愛之人身上的疼痛，但我們難堪地感同身受。瞭解這些鏡映反應讓我們對作品的同理反應得以體現和甦醒。所得到的同理和自我同情狀態是一個互為主體性的經驗，這只有在我們自己曾有過同樣的經驗時才會發生。

我所憐愛的過去、現在和未來

經驗過長期壓力和創傷事件的人常常很難在治療中有所進展。這或許是因為生存已根深蒂固，以及神經化學變更的原因（Lanius, Frewen, Vermetten, & Yehuda, 2010）。有過慢性的持續性壓力或創傷的個人，常常自責且有罪惡感，而這又加重他們的憂鬱和與他人的隔閡。這種缺乏自我同理也呈現復發的危險。有時候讓像 Sophia 這樣的個案，透過記起和想像他人的支持和同理來獲得積極性是較容易的。

為了支持 Sophia 對自己、對她未出生的嬰兒以及正在形成中的家庭的愛憐之心，治療師建議她用愛她的人的眼光來創作三幅作品：過去、現在和未來。這個指示同時具有刺激個案去期許一個正向未來的好處，因此強化了自傳性功能。

　　以此順序作畫幫助 Sophia 傾向以友善和慈愛的影像來與他人連結。畫作激起 Sophia 視覺的、象徵的和關係的力量。與表現出她對懷孕的恐懼的第一幅畫（圖 19.3）相比，現在的畫是詳盡、有細節的，用有自信的線條所畫出的。關於第一幅作品的討論是，它代表 Sophia 旅行和工作過的地方已不再造成她的記憶或再現變成破碎的模樣，像在「畫一張妳的世界的地圖」的指示那樣（圖 19.2）。這項去經驗他人友愛的同理之要求，喚起 Sophia 的重要關係資源，這是她在未來可以運用的，也確認了她拼貼畫中的視朋友為一種應對資源。

　　第二幅 Sophia 懷孕的畫作讓人驚訝於它的完整性和吸引力。相較於她初始透明、漂浮的畫作，這個人像穩坐在畫紙的中央，臉部的細節較多，帶著笑和愛意撫摸著她的肚子。第三幅畫像是 Sophia 的未來，顯出她先前影像的整合；她那個用撕紙做的巢和她的嬰兒包在布料裡，而現在包括她的丈夫和嬰兒，全在一個像巢一樣的擁抱裡（圖 19.9）。

　　首次在她的火山繪畫中出現的橘色，被 Sophia 用來突顯她的畫作，也暗指她能量和主控感的整合。中間那幅畫中，右上角橘色太陽的出現以及它延續到第三幅作品，暗示著左右半腦功能的整合。再次出現的像巢似的、慈愛的未來圖像則指向安全感的增加。這個「巢」成為她對未來意圖的象徵；她與可信任他人連結的能力，以及她與她的嬰兒逐漸加深的連結。如 Sophia 的改變所展現的 ATR-N CREATE 原則：創造性體現、關係性共鳴、表達性溝通和適性反應可作為轉變性整合、社會傾向同理和同情心的門道。

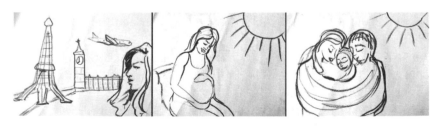

圖 19.9　「我所憐愛的過去──我的歷險」（左圖），「我所憐愛的現在──我和我的肚子」（中圖），「我所憐愛的未來──我的巢」（右圖）

參考文獻

Baizer, J.S. (2014). Unique features of the human brainstem and cerebellum. *Frontiers of Human Neuroscience, 8*, 202.

Beaty, R., Benedek, M., Wilkins, R.W., Jauk, E., Fink, A., Silvia, P.J., . . . & Neubauer, A.C. (2014). Creativity and the default network: A functional connectivity analysis of the creative brain at rest. *Neuropsychologia, 20*(64C), 92–98.

Carr, R. (2008). Neurotransmitters, neuromodulators and hormones: Putting it all together. In N. Hass-Cohen & R. Carr (Eds.), *Art therapy and clinical neuroscience* (pp. 76–91). London, UK: Jessica Kingsley.

Chapman, L. (2014). *Neurobiologically informed trauma therapy with children and adolescents: Understanding mechanisms of change.* New York, NY: Norton.

Clyde Findlay, J. (2008). Immunity at risk and art therapy. In N. Hass-Cohen & R. Carr (eds). *Art therapy and clinical neuroscience.* London, UK: Jessica Kingsley Publishers.

Demaree, H.A., Everhart, D.E., Youngstrom, E.A., & Harrison, D.W. (2005). Brain lateralization of emotional processing: Historical roots and a future incorporating "dominance." *Behavioral and Cognitive Neuroscience Reviews, 4*(1), 3–20.

Diamond, L.M. (2001). Contributions of psychophysiology to research on adult attachment: Review and recommendations. *Personality and Social Psychology Review, 5*, 276–295.

Ekman, P. (1992). An argument for basic emotions. *Cognition and Emotion, 6*, 169–200.

Esch, T., & Stefano, G.B. (2005). The neurobiology of love. *Neuroendocrinology Letters, 3*(26), 175–192.

Fredrickson, B.L., Mancuso, R.A., Branigan, C., & Tugade, M.M. (2000). The undoing effect of positive emotions. *Motivation and Emotion, 24*(4), 237–258.

Fury, G., Carlson, E.A., & Sroufe, L.A. (1997). Children's rep-presentations of attachment relationships in family drawings. *Child Development, 68*(6), 1154–1164.

Gray, J., & McNaughton, N. (2003). *The neuropsychology of anxiety: An enquiry in to the function of the septo-hippocampal system* (2nd ed). Oxford, UK: Oxford University Press.

Hass-Cohen, N. (2006a). Art therapy and clinical neuroscience in action. *GAINS Quarterly, Premier Edition*, 10–12.

Hass-Cohen, N. (2006b). Markers of insecure attachment classifications in eight to nine year family drawings: Applications from research. *GAINS Autumn Quarterly*, 20–23.

Hass-Cohen, N. (2007). Cultural arts in action: Musings on empathy. *GAINS Summer Quarterly*, 41–48.

Hass-Cohen, N. (2008a). CREATE: Art Therapy Relational Neuroscience principles (ATR-N). In N. Hass-Cohen & R. Carr (Eds.), *Art therapy and clinical neuroscience* (pp. 283–309). London, UK: Jessica Kingsley.

Hass-Cohen, N. (2008b). Partnering of art therapy and clinical neuroscience. In N. Hass-Cohen & R. Carr (Eds.), *Art therapy and clinical neuroscience* (pp. 35–36). London, UK: Jessica Kingsley.

Hass-Cohen, N. (2016a). Art Therapy Relational Neuroscience clinical guidelines for adaptive and resilient responding to chronic trauma. In J. King, *Art therapy, trauma and neuroscience: Theoretical and practical perspectives*. London, UK and New York, NY: Routledge Publishers.

Hass-Cohen, N. (2016b). Review of the neuroscience of chronic trauma and adaptive resilient responding. In J. King. *Art therapy, trauma and neuroscience: Theoretical and practical perspectives*. London, New York: Routledge Publishers. In Press.

Hass-Cohen, N., & Carr, R. (Eds.). (2008). *Art therapy and clinical neuroscience*. London, UK: Jessica Kingsley.

Hass-Cohen, N., & Clyde Findlay, J. (2015). *Art therapy and the neuroscience of relationships, creativity, and resiliency*. New York, NY: Norton Publishers.

Hass-Cohen, N., & Loya, N. (2008). Visual system in action. In N. Hass-Cohen & R. Carr (Eds.), *Art therapy and clinical neuroscience* (pp. 92–110). London, UK: Jessica Kingsley.

Henry, J.P., & Wang, S. (1998). Effects of early stress on adult affiliative behavior. *Psychoneuroendocrinology, 23*(8), 863–875.

Hughes, A.E., Crowell, S.E., Uyeji, L., & Coan, J.A. (2012). An emotion dysregulation and social baseline theory. *Journal of Abnormal Child Psychology, 40*(1), 21–33.

Jung, R.E., Mead, B.S., Carrasco, J., & Flores, R.A. (2013). The structure of creative cognition in the human brain. *Frontiers in Human Neuroscience, 8*(7), 330.

Kalat, J.W. (2012). *Biological psychology* (11th ed.). Belmont, CA: Thomson/Wadsworth.

Konarski, J.Z., McIntyre, R.S., Grupp, L.A., & Kennedy, S.H. (2005). Is the cerebellum relevant in the circuitry of neuropsychiatric disorders? *Review of Psychiatric Neuroscience, 30*(3), 178–186.

Koziol, L.F., Budding, D., Andreasen, N., D'Arrigo, S., Bulgheroni, S., Imamizu, H., . . . Yamazaki, T. (2013). Consensus paper: the cerebellum's role in movement and cognition. *Cerebellum, 13*(1), 151–177.

Lanius, R.A., Frewen, P.A., Vermetten, E., & Yehuda, R. (2010). Fear conditioning and early life vulnerabilities: Two distinct pathways of emotional dysregulation and brain dysfunction in PTSD. *European Journal of Psychotraumatology, 1*, 5467.

LeDoux, J.E. (2003). *The synaptic self: How our brains become who we are*. New York, NY: Penguin.

Levine, P. (1997). *Waking the tiger: Healing trauma: The innate capacity to transform overwhelming experiences away from stress*. Berkeley, CA: North Atlantic.

Lieberman, M. (2007). Social cognitive neuroscience: A review of core processes. *Annual Reviews of Psychology, 58*, 259–289.

Linley, P.A., & Joseph, S. (2004). Positive change processes following trauma and adversity: A review of the empirical literature. *Journal of Traumatic Stress, 17*, 11–22.

Machin, A.J., & Dunbar, R.I.M. (2011). The brain opioid theory of social attachment: A review of the evidence. *Behavior, 148*, 9–10.

Maddi, S.R. (2006). Hardiness: The courage to grow from stressors. *The Journal of Positive Psychology, 1*(3), 160–168.

McEwen, B.S. (2013). The brain on stress: Toward an integrative approach to brain, body, and behavior. *Perspectives on Psychological Science, 8*(6), 673–675.

Moon, B.L. (2008). *Introduction to art therapy: Faith in the product* (2nd ed.). Springfield, IL: Charles C. Thomas.

Mukamel, R., Ekstrom, A.D., Kaplan, J., Iacoboni, M., & Fried, I. (2010). Single-neuron responses in humans during execution and observation of actions. *Current Biology 20*, 750–756.

Neff, K.D., & Germer, C.K. (2013). A pilot study and randomized controlled trial of the mindful self-compassion program. *Journal of Clinical Psychology, 69*(1), 28–44.

Panksepp, J., & Burgdorf, J. (2006). The neurobiology of positive emotions. *Neuroscience and Biobehavioral Reviews, 30*(2), 173–187.

Popoli, M., Yan, Z., McEwen, B.S., & Sanacora, G. (2011). The stressed synapse: The impact of stress and glucocorticoids on glutamate transmission. *Nature Reviews Neuroscience 13*(1), 22–37.

Porges, S.W. (2001). The polyvagal theory: Phylogenetic substrates of a social nervous system. *International Journal of Psychophysiology, 42*(2), 123–146.

Raichle, M.E., & Snyder, A.Z. (2007). A default mode of brain function: A brief history of an evolving idea. *Neuroimage, 37*, 1083–1090.

Rizzolatti, G., & Craighero, L. (2004). The mirror-neuron system. *Annual Review of Neuroscience, 27*(1), 169–C-4.

Rizzolatti, G., Fadiga, L., Gallese, V., & Fogassi, L. (1996). Premotor cortex and the recognition of motor actions. *Cognitive Brain Research 3*, 131–141.

Roisman, G.I., Padrón, E., Sroufe, L.A., & Egeland, B. (2002). Earned-secure attachment status in retrospect and prospect. *Child Development, 73*(4), 1204–1219.

Sapolsky, R.M. (2004). *Why zebras don't get ulcers: An updated guide to stress, stress-related diseases, and coping* (3rd ed.). New York, NY: W.H. Freeman.

Sbarra, D.A., & Hazan, C. (2008). Coregulation, dysregulation, self-regulation: An integrative analysis and empirical agenda for understanding adult attachment, separation, loss, and recovery. *Personality and Social Psychology Review, 12*, 141.

Schore, A.N. (2000). Attachment and the regulation of the right brain. *Attachment and Human Development, 2*(1), 23–47.

Schupp, H.T., Stockburger, J., Bublatzky, F., Junghöfer, M., Weike, A.I., & Hamm, A.O. (2007). Explicit attention interferes with selective emotion processing in human extrastriate cortex. *BMC Neuroscience, 8*, 16–28.

Schwabe, L., Nader, K., & Pruessner, J.C. (2014). Reconsolidation of human memory: Brain mechanisms and clinical relevance. *Biological Psychiatry, 76*(4), 274–280.

Seligman, M. P., & Csikszentmihalyi, M. (2000). Positive psychology: An introduction. *American Psychologist, 55*(1), 5–14.

Siegel, D.J. (2012). *The developing mind: How relationships and the brain interact to shape who we are* (2nd ed.). New York, NY: Guilford.

Singer, J.A. (2004). Narrative identity and meaning making across the adult lifespan: An introduction. *Journal of Personality, 72*(3), 437–460.

Spreng, R., & Grady, C.L. (2010). Patterns of brain activity supporting autobiographical memory, prospection, and theory of mind, and their relationship to the default mode network. *Journal of Cognitive Neuroscience, 22*(6), 1112–1123.

Stocco, A., Lebiere, C., & Anderson, J.R. (2010). Conditional routing of information to the cortex: A model of the basal ganglia's role in cognitive coordination. *Psychological Review, 117*(2), 541–574.

Tomova, L., von Dawans, B., Heinrichs, M., Silani, G., & Lamm, C. (2014). Is stress affecting our ability to tune into others? Evidence for gender differences in the effects of stress on self-other distinction. *Psychoneuroendocrinology, 43*, 95–104. doi: 10.1016/j. psyneuen.2014.02.006.

Vanni-Mercier, G., Mauguiere, F., Isnard, J., & Dreher, J. (2009). The hippocampus codes the uncertainty of cue-outcome associations: An intracranial electrophysiological study in humans. *Journal of Neuroscience, 29*(16), 5287–5294.

Wise, R.A. (2008) Dopamine and reward: The anhedonia hypothesis 30 years on. *Neurotoxicity Research, 14*, 169–183.

第六部分
系統取向

20

家族藝術治療 _{陸雅青 譯}

Barbara Sobol、Paula Howie

　　我們的生命啟始和開展自家庭的情境脈絡，而在多數的情況下，家庭也形塑和支持了我們的發展。然而，直到第二次世界大戰之後，家族治療才成為顯著而可行的治療模式，有著許多新近的應用。其焦點日益超越自我（self）和其衝突的封閉系統，並朝向該個體更開放、更廣大的系統。「就病人早期生命中與重要他人的接觸和其所有的情緒作用都是源自於家庭的假設而言，我們以一個關係的觀點來看待個別病人」（Singer, Klein, & Bernard, 1992, p. 16）。

家族治療的歷史

　　家族治療根源自社會工作、人類學和精神分析式心理治療。Freud 在 20 世紀初放棄了他那誘惑人的理論，有效地讓精神分析社群從對家庭的真實事件和關係的焦點，轉移到對個人正在發展中的內在生命之研究（Masson, 1984）。直到 20 世紀中葉，與實際進行中家庭生命的關聯性才贏回大多數心理治療師的想像和審查。在 1950 年代，兒童精神科醫師和精神分析師 Nathan Ackerman 催生了對兒童個案之整個家庭的治療（Ackerman & Sobel, 1950）。大約在這個時期，John Bowlby（1988）和他的同儕開始概念化早期母嬰依附的重要性，以及其對正常發展的意義。同樣於 1950 年代，幾位受過分析訓練重要的精神科醫師致力於思覺失調症病因學的臨床研究。其中包括：Murray Bowen 在馬里蘭州 Bethesda 市的國家心理衛生學院（National Institutes of Mental Health，簡稱 NIMH）、Bowen 在 NIMH 的繼任者 Lyman Wynne，以及在 Chestnut Lodge 醫院的 Don Jackson。對個別病人的研究擴展到包含對他們家庭的觀察。充斥著大量的否定與扭曲的家庭溝通模式被研究來決定，若非支撐或造成思覺失調症的

症狀，其對於思覺失調症的影響程度有多大。

在 1959 年，Don Jackson 加入了人類學家 Gregory Bateson、精神科醫師 John Weakland，和社會學家 Jay Haley 在加州 Palo Alto 市的心理研究學院（Mental Research Institute，簡稱 MRI），那是個有一大筆補助去研究溝通本質的更廣泛議題的機構。從這個早期折衷性的合作，由 Jackson 對思覺失調症的研究興趣、Bateson 的控制論（cybernetics，封閉資訊系統和其自我修正屬性之科學）研究，以及 Haley 對精神分析師 Milton Erickson 透過自相矛盾論觀點和催眠來有效改變的技術之迷戀所驅動，一個新的家族系統理論於是開始形成。

當 Bowen 和 Wynne 仍致力於探討家庭的歷史以揭示當前的情緒系統時，MRI 團隊做了個根本的概念上和方法上的轉變，將焦點只放在家庭系統此時此刻的運作上（Kerr, Hoshino, Sutherland, Parashak, & McCarley, 2008, p. 32）。家族治療運動的幾位領航者發展出一些治療介入的方法——干預、擴大或在其他方面干擾家庭中正在進行的運作，或以組織一個家庭系統來作為介紹新的或較健康互動模式的第一步。Jay Haley（1991）和 Cloe Madanes（1981）提倡**策略派家族治療**（*strategic family therapy*），無論有多麼想要改變的善意，家庭仍會卡在維持困擾行為的人際互動模式上。策略治療師利用戲劇化的自相矛盾指導語和其他創造性的行為指示，來鬆動一個反覆嘗試去解決所呈現的特定問題而一再被卡住、徒勞無功的家庭系統。

Salvador Minuchin（1974）在他與社會和經濟弱勢家庭的工作中，有系統地陳述了結構派家族治療（structural family therapy）。Minuchin 相信問題是由失功能的家庭構成所維持的。「結構派的治療被設計來改變家庭的構成」，讓家庭能更有能力去解決他們自己的問題。「治療的目的是結構上的改變」（Nichols, 2011, p. 129）。

大多數的這些新治療直言不諱是反精神分析的。頓悟被認為有很少、甚至沒有什麼價值；而對短期治療在維持治療師客觀而專業的立場，以及無論是直接或似是而非的、試著去跨越整個家族系統來刺激改變的行為介入，則給予高度的評價。

　　整個 1960 和 1970 年代，分析式家族治療和新的系統典範主要以平行的方式發展，且通常被認為是不相容的。然而，這兩個學派的想法無疑的是受益自跨界別的交流和新想法的注入。早期的系統理論深受女性主義的原則所撼動並依其來修訂（例如，見 Luepnitz, 1988; Walters et al., 1988），也受到社會主義的思潮（例如，見 Anderson, 1992）所影響，導致了治療師和家庭之間回歸到部分的主觀性以及有更高層級的個人投入和合作。以精神分析為基礎的家族治療藉由客體關係理論的影響，以及一些分析社群願意承認系統取向的價值，尤其是策略和結構的構想，而獲得了新的豐富性（參照 Slipp, 1984）。

核心概念

　　在所有家族治療所發展的概念與原則之中，有一些已歷經一段時間，且無論多麼不同，多少已成為所有學派的系統性理念。每個概念描述一個家庭生活的關鍵面向；它們已被組織成一個家族藝術治療的工具——「觀看家庭的八個面向」（Eight Ways of Looking at A Family）（Howie, Prasad, & Kristel, 2013）。此「八個面向」模式創造了有用的透鏡，透過它藝術治療師能觀察到一個家庭，且發展對此家庭動力更透徹的瞭解。稍後在本章我們將運用這「八個面向」來組織我們對在一次家族的藝術療程中所蒐集到的圖畫之觀察。

　　以下每個所描述的概念範疇反映家族治療中幾個主要取向的重要理論觀點：一種發展式取向；一個以力量為基礎的復原力取向；文化的影響；溝通與行為理論；結構的理論；一些與家庭生活為潛意識所支撐的理論取向（心理動力；客體關係；依附理論）；一種藝術即治療的取向；以及對「系統中的自己」之認可（Nichols, 2008）。

「觀看家庭的八個面向」

生命週期

　　每個家庭都有一個自然**生命週期**（life cycle）的發展，那是清晰可辨的，

有著可預期的階段和危機點（Carter & McGoldrick, 2004）。前幾代的事件和動力深刻地影響著家庭如何處理在其發展中的重大轉折點。一個在生命週期階段過得順利的家庭（舉例而言，照顧一位嬰兒），不見得在下一個階段過得順利（例如，與一位青少年相處）。不同系統面向學派的治療師，從 Bowen 學派到策略學派，都結合生命週期的概念，使用家系圖（genogram，一個三代的家庭地圖）去邀請家庭來認識和探索它自己的發展和歷史。

復原力

每個家庭都有其力量或復原的特質來支撐該家庭和其個別成員度過困難的時刻（Walsh, 2002）。家庭的復原力（resilience）即便在最艱難的處境也可以是一項資源，能協助去保護家庭成員免於受一再發生的諸如貧窮、精神疾病和生理疾病等不幸的影響。以力量為基礎的取向能幫助家庭去識別他們所擁有的資源，像是幽默、相互關心，和一起工作的能力。

文化中的家庭

每個家庭都在一個文化和社會下運作，兩者對它都有影響，而它們也受周遭的社會所影響（McGoldrick, Giordano, & Garcia-Preto, 2005）。文化對家庭的影響不可低估。家庭在一個可以為它添加復原力，或者是有著不斷拉扯的衝突來源之情境脈絡中存在。種族是一個考量，而它對家庭成員的「認同發展」或有深切的影響。

溝通／行為

在每個家庭，所有的行為無論是口語或非口語的、積極或被動的，都**是溝通**（Watzlawick, Beavin, & Jackson, 1967）。在家庭系統中，溝通都是以一種循環或來來回回的方式，而非一種線性或簡單的因果樣式來開展。家庭通常傾向藉由開啟一些互動來回應那些偏離他們日常循環而造成不舒服或難以接受的

（且可能是失功能的）行為模式，這樣的互動經常是非語言的暗示，將「叛逆」的成員拉回到順從而熟悉的相處方式。當家庭的自動暗示對矯正偏差行為失靈時，危機便可能發生。

結構

每個家庭都有可識別的結構，那即是：「它的成員間彼此以一種有組織、反覆性的方式互動……此行為模式可被抽象地當作支配家庭生活的原則」（Jackson, 1965, p. 116）。舉例而言，家庭中身體和情緒的界限是其結構的一部分，在某種程度上決定家庭中沒有用文字書寫下的家庭慣例或規範，哪種行為或互動是可以的，而哪些是不可以接受的。為了要能在現場做觀察，家族治療師可邀請家庭來創作一個**重演**（reenactment），即是在療程中彼此像在家裡一樣地互動（Nichols, 2008）。

家庭的潛意識生命

每位家庭成員大半都有著潛意識、主觀的內在生命，即是關於依附、思想、情緒和內在所經驗到自己和他人的表現。這個潛意識的活動深刻的影響著此時和此刻。它可能大大的決定家庭中的特定結構是如何形成的，成員如何表達他們的情緒和經驗他們的關係。內在投射的網絡、期待和願望可以用健康或不健康的方式將家庭綁在一起。運用到這種原則的治療師在他們與家庭的工作上通常是探討性和詮釋性的，有著將家庭歷程中的潛意識部分帶到意識層面來沉思與回顧的意圖（Nichols, 2008）。

主題與隱喻

在一個超越言語與行為的層次，每個家庭能在透過使用表達性藝術所創造出來的主題與隱喻上來表達其情緒生命。隱喻和主題對家庭而言，可以是可意識到的重要想法和願望；它們也可能是來自家庭成員潛意識內在生命非蓄意的

溝通,而這會讓創作者和其他人感到驚訝。明顯的主題包括那些像是結盟、保護一位較小或較失能的成員、焦點上的不同,以及其他的像是一位離婚家庭的成員對回歸到早些時候生活的期望。當強大但非蓄意的主題意象在藝術治療療程中出現時,創作者可能會承認、否認或改變這明顯的意涵。

系統中的個體

每個個體都可被視為是整個系統的一部分,同時也是單獨的一個人(Nichols & Schwartz, 1991)。通常是家庭中一位成員的症狀壓垮了那個家庭的適應資源,因而把家庭帶進了治療(Nichols, 2008)。當我們將系統視為一個整體時,要將其獨特性特質牢記在心,千萬不要忽略個人對家庭的影響。這個成員是叛逆者、支撐者,或是被家庭拖垮的人?相反地,這個家庭在個別成員的發展上,是幫助的或是以微妙或公然的方式在阻礙?

家族藝術治療的發展

家族藝術治療無疑的自 Hanna Yaxa Kwiatkowska 的工作與著述(1978)開始,她在 1958 年至 1972 年間於 NIMH 擔任藝術治療師,且與 Lyman Wynne 有密切的合作。

身為 Wynne 研究罹患思覺失調症青少年計畫的成員,她發展了一種改編自 Elinor Ulman(1996)的對個人的評估工具——家族藝術評估(*Family Art Evaluation*,簡稱 FAE)。她同時也創建了家庭附屬藝術治療和將藝術治療作為主要處遇的模式。Kwiatkowska 在 NIMH 和喬治華盛頓大學(George Washington University)訓練了一批藝術治療師,其中有幾位在 Walter Reed 軍事醫療中心創立了家族藝術治療,而該醫療中心直到 2002 年仍引用 FAE 作為家族介入的典範。

在 Kwiatkowska 之後,有為整個家族(Landgarten, 1987)、伴侶(Wadeson, 1987),以及有幼童家庭(Rubin & Magnussen, 1974)的其他藝術治療評估相繼發展。更包括 Consoli(1994),改編了 Kwiatkowska 的 FAE。1989 年,美

國藝術治療學會在其年會中的一場座談認可了家族藝術治療。1990 年中葉，
AATA 也辦理了一場區域性的家族藝術治療研討會，彰顯了它在全美國藝術治
療師訓練的重要性。

今日的家族藝術治療

家族藝術治療師融合著使用圖像表達來促進心理療癒和成長以及**系統地**來
思考的承諾。家族藝術治療師瞭解到個案的症狀無可避免的與其現在最親近的
環境正在進行的動力有關，因而秉持徹頭徹尾**創造改變**家庭系統的治療目的，
讓個案的某些家人或全家一起參與藝術創作。

Shirley Riley（Riley & Malchiodi, 1994）追溯自己身為一名家族藝術治療師
的發展，認為藝術治療是個流動模式，它可以調適來支持任何不同的理論取向
來進行家族治療（p. 17）。家族治療與藝術治療兩者激增的想法和技術讓確切
的家族藝術治療的「樣貌」或有很大的理論基礎和方法上的差異。

舉例而言，「家族藝術治療」可能描述 Kwiatkowska（1978）對一個家庭
18 個月的工作，其中她使用藝術來探索情感和關係，也做了些以分析為基礎的
詮釋（pp. 137-175）。它也可能形容 Carol Cox（1992）的短期治療，其中她運
用藝術和策略派治療的指導語來闡述家庭中一位遭遇性侵成員的苦痛餘秧。類
似地，它可引用短期危機的介入模式（Linesch, 1993）；依隨社會建構或敘事治
療的結構（Riley & Malchiodi, 1994, pp. 17-36; Kerr et al., 2008, pp. 193-219）；
運用自相矛盾理論原則的模式（Kerr et al., 2008, pp. 87-118; Sobol, 1982）；在遊
戲治療脈絡中持續不斷創作藝術的模式（Gil & Sobol, 2005）；與貧民區非裔美
國家庭工作之結合個案經營和藝術治療的模式（Doby-Copeland, 1999）；以及
以家庭風景來描寫家庭成員經驗間的象徵距離之模式（Arrington, 2001）。所有
的這些都相當符合寬廣的家族藝術治療的定義。

運用 Kwiatkowska 的家族藝術評估來做評估與治療

Hanna Kwiatkowska（1978）的理論取向和評估程序，持續提供強而有力的

基礎來治療有青少年和幼兒的家庭系統。無論是作為評估程序或一系列的臨床介入，FAE 讓藝術治療師對本章先前提到八個家庭生命的核心面向有所瞭解。

隨著家庭一系列的 FAE，多重面向的「模型」開始浮現，闡明了這個家庭獨特的關係經驗。這一系列的繪畫或也可被理解成是隱喻的家庭模式之重演，家庭面對不熟悉情境下的壓力反應之視覺化敘事，或甚至可被視為開展中的、透過家庭成員的圖像而說出來的「交談」。此外，一位接納的藝術治療師能確立這個療程「情感中心」的所在——在家庭中捕捉到一個深刻、但通常未被明白地說出來的、與情感關係有關的事實之明確時刻、意象或一組影像。

本文作者使用一個改編自 Kwiatkowska 原始 FAE 的表格，來作為教學和臨床實務的模式。改寫的內容成為包括結合 Kwiatkowska 原始的兩個程序——再現的家庭肖像和抽象的家庭肖像——到一個單一的程序，並縮短完成「個別塗鴉」的時間，之後再進入到「聯合塗鴉」。做這樣的變化主要是考慮到縮短完成整個療程所需要的時間。對一個小家庭做整個改編過的 FAE，約需花費一到一個半鐘頭。在其間，家庭成員畫出對他們自己內在的提示，以及對整個家庭團體的不斷溝通之回應。

細心閱讀 FAE 所獲得的資訊能幫助藝術治療師規劃那些成果範圍寬廣的臨床介入，包括從行為的改變到深刻的洞察。家族藝術治療師可能使用非指導性的取向，或以新創或改編過的技法來與家庭工作，包括家庭壁畫（Rubin, 1978）、雜誌拼貼（Landgarten, 1987; Linesch, 1993）、家族繪本（Junge, 1985）、構成方案（Riley & Malchiodi, 1994）、黏土工作（Keyes, 1984; Kwiatkowska, 1978; Kerr et al., 2008）以支持臨床的目標。以下的案例說明在 FAE 所畫的圖像或可如何揭示家庭中的關係且指出藝術治療的方向。

案例：Darrell

（備註：Darrell 這位青少年一開始是作者 Sobol 的個案。之後 Sobol 和 Howie 在她們於喬治華盛頓大學的教學中引用這個個案。在此用第一人稱來描述和評論，以反映兩位作者的想法。）

　　Darrell 在一年間被轉介到我所服務的兒童與青少年公共衛生診所兩次。身為藝術治療師，我被期待要能在個別治療、家族治療、藝術治療和個案管理間取得平衡。最初轉介時，這位資賦優異的非裔美國男孩因破壞性和唱反調的行為，以及很差的學業表現正瀕臨被高中退學的邊緣。Darrell 是她單身母親的唯一兒子，她在 16 歲時生下他。在轉介當時，她剛從古柯鹼成癮中復原且在從事秘書的工作。

　　當 Darrell 不在學校時，大部分的週間時間他都自己待在家裡。在週末，他則大部分待在鄰近鄉下的外祖父母家。他的父親在他的生活中只是邊緣的涉入。Darrell 的母系家族和他們的教會有很強的連結；身為一位有天分的歌手，他經常是教會合唱團的獨唱。Darrell 同時也有注意力缺陷症的病史。小學六年級在嘗試服用利他能（Ritalin）一陣子而不見療效之後，他的母親拒絕讓他去服用更多的藥物。

　　在 Darrell 最近打破校規被退學，而後快速的轉到一所公立的替代學校之前，總共只做了三次的家族治療。在唯一一次所有家庭成員全都到齊的療程中（Darrell、媽媽、外公、外婆），一種母親與外婆間不堪的動力曝光。當家庭在討論關於 Darrell 的規劃時，外婆看起來是惱怒和批判的。Darrell 的母親，無法涵容一輩子被拒絕經驗的怨恨，讓療程的主題由解決問題偏離到直接面對自己的痛苦。

　　當 Darrell 一轉到替代的高中，新學校的心理衛生小組即接手個別和家族治療。他們使用了結構派家族治療的模式企圖讓母親增能，讓她成為 Darrell 的主要權威角色，而要求外婆扮演較不重要的角色。雖然剛開始時相當樂觀，但就在三個月內 Darrell 被永久逐出替代學校，以及過不久，他被永遠且合法的從郡內公立學校系統撤出。這個家庭又再次被轉介到我的診所，這是當時在郡內系統中唯一可做治療的場所。

　　在回顧第二次的轉介時，我讀到媽媽對她新近所被賦能的角色興致勃勃，但未能維持她的承諾。因為她從被要求的家族療程中消失，Darrell 也就越來越藐視大部分學校課程的基本規則。由於 Darrell 母親的缺席，讓此事看起來像是

當試著針對「問題」提「解方」時，一些關於家庭關係中情感面向重要層次的訊息是消失不見的。或許因為這個原因，所有解決行為問題的企圖注定要失敗。

我回想起早期在我診所家族療程中他們這個未經修飾、懷恨的，幾近出軌的激烈情緒。我決定做一個 FAE，希望此家庭在用藝術來揭露他們更多情感的同時，能以象徵的形式來承載它們。這個家庭瞭解這個 FAE 的過程將會被錄影，且被我的藝術治療研究生所觀察。在做 FAE 的當晚，Darrell 的母親和外公不約而同地分別打電話告訴我他們無法出席這次療程。母親的缺席在我的預料之中，我設想若更進一步暴露她的情感或許會被她經驗成難以承受之痛。再說，額外一層觀察的雙眼（除了她自己的家人外，那些學生）或許是她決定不出席的原因。

這次的 FAE 主要是由 Cheryl Doby-Copeland，當時是在研究所就讀的一位藝術治療師，和我本人所執行。在這次 FAE 改編版（Modified FAE）的療程中，家族成員在比鄰而立的畫架上工作，每人使用粉彩筆和黑色簽字筆在白紙上畫五張圖。所有的圖都依照如下順序：自由畫；寫實的或抽象的家族肖像；「暖身」的個別塗鴉；共同發展的家族塗鴉畫；以及最後一張自由畫。

FAE 療程

這個療程從頭到尾，Darrell 和外婆之間彼此都很逗趣，經常低聲交談，以至於其他人只聽到很輕的聲音，但聽不到說什麼話。對於第一項任務，外婆，一位很會講話的女性，用出奇虛弱的手畫了一個簡單的火柴棒人。Darrell 以大膽的風格用力地畫。他譏諷、嘲弄的態度很明顯，透過他的開玩笑和他的圖像，傳達了情感上的距離。他所畫的是一位男性的啦啦隊隊長，一位穿著裙子、有著刺蝟頭髮的「古怪傢伙」（圖 20.1）。

在第二項任務中，Darrell 和他外婆的家族肖像畫延續之前的風格，某些程度上，像是第一個程序中的主題。外婆用顫抖的手很輕的畫下的家族肖像，還是幾個浮在半空中的火柴棒人，難以辨識誰是家裡的誰──除了她那叼了一根菸的女兒之外。Darrell 的家族成員（圖 20.2）畫得很細膩，是有高度個人風

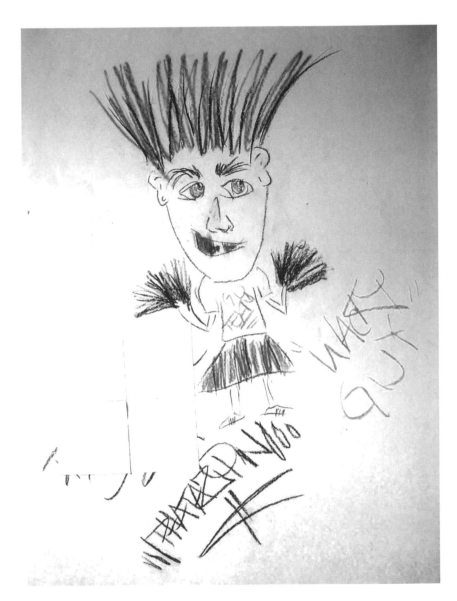

圖 20.1　「古怪傢伙」

格的卡通；而他的評論則同樣帶有嘲弄或自我嘲諷的意味。他把自己畫成穿著嘻哈風的服飾——寬鬆下垂的褲子、墨鏡、棒球帽。在他旁邊的較小人物是他的外婆，穿著一件簡單、沒什麼裝飾的衣服。空間上看來，他們自成一組。與

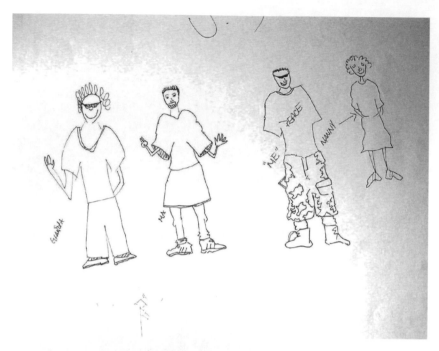

圖 20.2　Darrell 的家庭肖像

他們相隔幾吋的第二組，Darrell 的媽媽和外公，同樣也是穿著嘻哈風的服飾。
Darrell 自己的人物，在服裝和姿態上虛張聲勢，但卻沒有雙手。

　　聯合塗鴉，需要所有成員聚在一起合作畫，通常會激發家庭中的焦慮程
度。當 Darrell 和他的外婆共同來發展她的塗鴉時，他反而卸下尖銳的譏諷，明
顯的比之前較不那麼焦慮。雖然持續在開玩笑，他看起來越來越投入畫畫。他
嘲笑，然後引導他的外婆畫了一張占滿整張紙面、彎下來慢慢咀嚼著青草的馬
的側臉（圖 20.3），但以一個正面畫法的銳利眼睛和半個微笑面對觀者。至於
這張畫的標題，在她外婆的要求下，他寫下「放牧」，然後再簽下他的小名和
他叫她的稱謂「阿嬤與小可愛」。

　　這種變化──從譏諷到伴隨而來的投入之落差──持續到最後一張圖。最
後這張圖的任務通常扮演著「復原圖畫」（recovery drawing）的角色，給予家
庭成員在那緊張的共同作畫後，有時間回去他們各自的畫架。外婆嘗試在這個

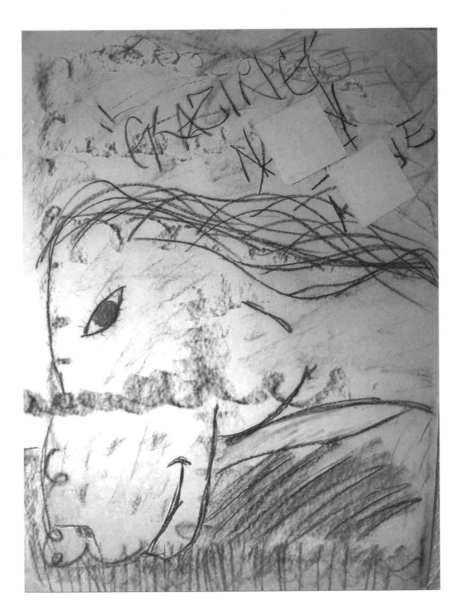

圖 20.3　聯合塗鴉

困難的任務中畫一架飛機（圖 20.4），然而它顯現了可能的認知或年紀相關的困難。Darrell 把自己的位置調到可以看到她工作的位置，然後畫了一張她在畫架前的寫實而精確、有著細節的肖像畫（圖 20.5）。

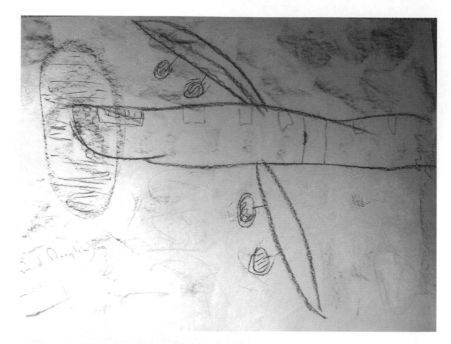

圖 20.4　外婆最後一張畫了一架飛機

得自藝術作品的繪畫推斷

　　這療程的下一次，藝術治療師會發現將整套圖畫依據任務、以格線形式將之置放在牆面上是受用的，不只可謹慎的看到個人的圖畫，更可以看到整體的畫作。她或許開始去看出兩張畫或幾張畫之間的關係，回想在療程中它們是如何形成關聯。有一些圖像可能會特別突顯，且可能引發治療師強烈的主觀情緒。關於家庭關係推論的工作需要同時具備對畫作和互動的主觀反應和仔細而客觀的觀察。藝術治療師的客觀描述揭露了兩張或多張畫作之間形式、主題的或隱喻式的連結；她主觀的情緒反應能幫助她形成通往家庭重要情緒議題的橋梁。

　　學生和我使用「八個面向」示範來作為組織我們對藝術的主觀和客觀反應的框架。這些畫作暗示了如下幾個與家庭生命的每個核心概念有關的議題。以我們對藝術的主觀反應作為引導，我們對家庭肖像畫和那張馬的圖像特別留意。

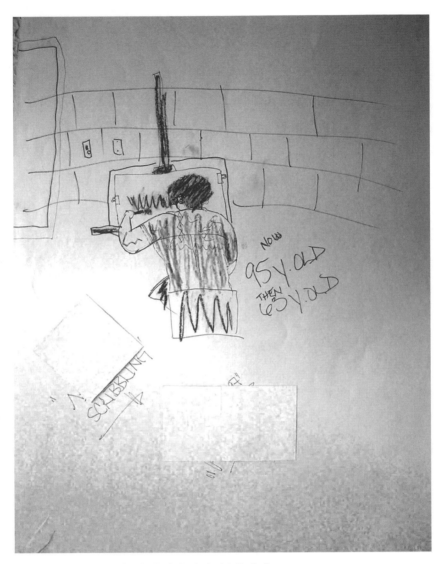

圖 20.5　Darrell 畫她外婆在畫架前的肖像

透過「八個面向」示範所看到的 Darrell 之家庭 FAE

　　生命週期： 在家庭肖像中所畫的母親形象是位青少女，與他畫他自己形象的年紀和態度相仿。在此家庭的生命週期中，看起來母親的青春期到成人期的過度，以 Bowen 的術語而言，是件**未盡之事**（unfinished business）。Darrell 他

自己重演著一些母親的歷史——就像她不被允許完成高中學業——可能過早進入到成人的人生。家族或許需要為了他讓這個轉變和緩下來；他們或許需要再去看母親的過早離家，並重新協商她往成年邁進。

復原力：在此特定療程中，較少感覺到復原力的存在。所有在場的人都注意到 Darrell 的母親和外公在最後一分鐘的取消動作。我們都注意到 Darrell 的伶牙俐齒、防衛性的態度和外婆圖畫中外形上的脆弱（薄弱、猶疑不決的線條品質）。接著，我們好奇於 Darrell 和外婆之間的這對跨世代組。這可以被視為對他成長的一個障礙——對其所經驗到的失落的一種補償，讓他無法經驗到它們的重要。早期古典的結構派理論對這種跨世代的聯盟會很謹慎。然而，結構派理論後來則允許在家庭結構中有些許的彈性，以作為可能的療癒要素，成為對他父母不在身邊的健康的補償。

文化上的考量：如同上述的復原力，在這些 FAE 畫作中比較看不到文化的資訊。我們從家庭介紹中知道 Darrell 成長在一個都市勞工階級的單親家庭中。從第一次療程所繪製家系圖的家庭歷史中，我們知道 Darrell 的家庭與他們的浸信會教堂有強烈的連結。社區的教會已經融入他們的生活，成為他們靈性支持與連結的中心。在這些畫作中並沒有明顯的教會或宗教的參照，我們只能揣測教會文化對他們生活的影響。在 Darrell 譏諷的姿態下是否隱含著一種靈性的或文化上的危機？他所畫的朋友或同儕是在教會家庭中的其他人，或是在自己所信任的社區界限之外所結交的一般朋友？宗教和教會對 Darrell 的母親而言是一種庇護和支持嗎？Darrell 和她外婆並未畫出他們的教堂，是因為要探討或暴露在這些實質上是陌生人的治療師面前，這實在是太個人的主題嗎？

溝通／行為：Darrell 在前三個藝術任務中維持一個防衛、有距離的姿態，不只是他那種挑逗式的幽默，也與他所畫的漫畫圖像的姿勢有關，他所畫的許多人物是戴墨鏡的，與觀者保持情感上的距離。在聯合塗鴉時，這種態度看來有所軟化。他使用「小名」暗示肢體上與外婆的靠近或已幫助他卸下一些姿態。此種親近的感受似乎讓那個有著直接睜大眼的馬的圖像浮現，也讓 Darrell 在之後最後一個程序中坦然地望著他的外婆。他的開玩笑倒是不曾停歇，在畫最後

一張畫時，他用尖酸刻薄的態度開了這個時間過程一個玩笑。

結構：當 Darrell 和他的外婆從家庭肖像換到馬時，圖像本質和風格的改變暗示了某些家庭的結構。Darrell 將他的媽媽、外公和自己畫得像青少年，並把外婆畫在他旁邊的背景中。這樣的安排以及在之後那張畫馬的圖中更靠近外婆且實際結盟，意味著 Darrell 能靠近外婆，對她的關注感到自在，而也把他媽媽的身分降級，一併忽視她的存在。然而，他們相似的衣著和身體姿勢或也暗示著 Darrell 與母親的認同。母親在家庭中的地位不明或許導致了 Darrell 的混淆和行事衝動。

家庭的潛意識生命：這張馬的意象和在其創作歷程中的明顯自在，意味著 Darrell 和他外婆之間的**安全依附**（secure attachment），可感覺到外婆為她的外孫提供了依客體關係的術語，一個**抱持性環境**（holding environment）。母親在這個療程的缺席暗示外婆可能未能提供她，依 Winnicott 的術語，一個**夠好的**（good enough）抱持環境。對母親的那些描述和多少貶抑的口吻同時也提出了可能的關於**投射性認同**（projective identification）的問題。假如 Darrell 的母親在此家庭中經驗到像是被逐出家門的「壞女孩」，我們會懷疑這是否是來自於她母親已經內化的自我形象之投射。Darrell 的形象（直接或間接的自我）——從開放和誠實，到瘋癲、困惑、酷，甚至稀奇古怪（他的暖身塗鴉），意謂著他正在掙扎且不確定他在家裡是個「好」的或是「壞」的小孩。這是否有著來自母親和外婆不同且衝突性的投射？

主題與隱喻：對藝術治療師而言，那匹有著善意微笑和正眼凝視的馬是不可思議的。到那張畫為止，Darrell 展現了他畫漫畫的天分，也是位嘻哈文化的敏銳觀察者。他所畫的主題取自他的周遭環境——服飾、大搖大擺的走路姿勢、和將他與他人真的連結擋住的墨鏡。他也將自己畫成有著小丑般特質的（「古怪」傢伙），其外形與周遭的文化不符，看起來不協調、混亂，且幾乎是虛構的。然而他那張馬的圖像與觀者如此的靠近，且它的柔軟線條和色彩是如此不同，或許意謂著他讓別人所窺見的，是其在認同上尚未完全成型，較不是那麼難以相處、那麼戒備的男孩。其凝視的視覺隱喻一直帶到他的最後一張畫，暗

示著潛藏的情感連結或對關愛的渴望，這些透過個別藝術治療來探索比在家族情境更為容易。

　　系統中的個體：身為一位 16 歲的少年，Darrell 已然在他的家庭環境中，為正成為年輕成人的自己奮鬥不已。他的畫作暗示著混淆；他的行為指向他在找尋社交和學業位置上的失敗。我們的治療團隊認為除了這個重要的家族治療外，他還需要個別的療程，讓他可以開始安全的談論他最個人的感受。我們要求做一個憂鬱的評估。Darrell 那既憂鬱又憤怒、隔絕於家庭系統之外的母親，在家族治療之前或和家族治療同時進行時，或許是做個別治療的恰當人選。

後續療程

　　在 FAE 療程之前，已明顯可見在這個家庭有些未探討到的情緒議題，在為 Darrell 的退學尋求行為解方時呈現出來。在這個繪畫的療程之後，看起來在提出一個好的行為計畫或任何重新架構家庭角色的努力之前，家庭的情緒生命需要先被處理。

　　在療程中，隨著那匹馬的出現而有的情緒轉折，暗示治療應探討 Darrell 和外婆兩人被那匹馬的圖像所激發的感受和想法。當我們邀請 Darrell 來談一下那匹馬時，他從椅子上探身往前，改變了先前懶散的姿態。Darrell 提到那匹馬「是強壯的，有一個自由的心靈，平靜的，出於自然……當我和外婆在一起時，通常我是快樂和平靜的。這對眼睛和微笑……是……她的部分，因為她總是照顧著我。當我做了什麼好事時，她便對我微笑。我的外婆就像是我的守護天使。」當談及在最後一張圖他看著她畫時，他說「……她有智慧，是我主要能聚焦的人。我常常把她放在我可以看得到的地方，就像在我心中。」在這個空想之後，Darrell 又回到他之前的「酷」和戒備的態度。看了他所畫的母親肖像後，他陷入椅子，聳了下肩，說「那正是她的樣子；我無法改變她，所以也懶得擔心。我只是隨她去，繼續過我的人生。」

從 FAE 到臨床處遇

心理學家 Ellen Wachtel（2004）表示在一個家族治療的整合取向中，是要對心理動力做簡潔陳述，而不是要去病理化一個孩子或家庭，「增強做出好行為和系統介入的能力」（Wachtel, 2004, p. 153）。在 Darrell 的案例中，從 FAE 獲得的圖像讓藝術治療師得以同時從分析和系統的觀點來瞭解家庭，為治療提供了很多彈性。

FAE 療程為 Darrell 提供了一個情感上夠安全的環境來放鬆他的防衛姿態，而在聯合塗鴉時讓他的想像力能產出微笑的馬。我們懷疑若有他的母親和外公在場，他是否仍然可以如此開放。稍後，在追蹤療程中，看著馬的圖像的行為似乎勾起他在畫那幅圖時同樣的幻想。他能夠容許自己表達出一種脆弱的依賴，以及一種邁向成人的努力。令人驚異的，這位酷酷的青少年找到了形容這個疊合了外婆和自己心像的內在意象範圍的字眼。

但看起來會有這個平靜也是他母親所付出的代價，她或許在情感上無法出席這個療程，也或許多少被阻礙來參與。外婆和 Darrell 似乎想減化或避免一種失落感。Darrell 對她母親的那種「隨她去」的截然拒絕，雖然在某種程度上是成熟的，看起來也像是他外婆否定她女兒的一種尖銳迴響。Darrell 於他外婆關照的光輝下感到舒適的能力留下了一塊尚未被指出的家庭痛處。

運用這個理解來作為家族藝術治療的啟始點，我們得以形成兩個基本目標以及處遇方向。第一個目標是去創造一個安全的治療情境——一個可以涵括 Darrell 母親的抱持環境。邀請母親來以瞭解其藝術的圖像語言，可擴展至剛開始只有她自己的個人療程，然後再讓她在其他家人面前出席。

第二個目標包含結構和行為的部分——以確保這位「大聲的嚼」（chomping at the bit，意指躍躍欲試、迫不及待）的 Darrell 能被恰當的管束和引導度過他這段風暴式的青春歲月。假如藝術治療師只在意動力的探索而忽視其行為上的危機是有勇無謀的；同樣地，忽視潛藏和支撐著這些失功能行為的情緒網絡也非明智之舉。隨後的家族藝術治療，因而會運用兩種參考架構，隨著需求和機會的出現而轉換工具。舉例而言，在系統結構下的其他藝術治療案例，可

見 Riley 與一位思覺失調症少女的工作（Riley & Malchiodi, 1994, pp. 67-86）、
Arrington 與一個暴力傾向家庭的工作（Arrington, 2001），以及 Sobol 和 Howie
與一位行動化少年的工作（Howie, Prasad, & Kristel, 2013）。

結論

　　家族藝術治療在本質上是自相矛盾的。首先，雖然家庭集合起來做治療以
減緩系統內的緊張，但通常都聚焦在一位被看成是有「問題」的成員身上。「藝
術治療師的任務之一是去做到或創造出一個介於有一位「生病」的成員，和一
個以系統觀來看待所有成員，並給予同等的尊重與地位之間拉力的平衡。自藝
術治療專業的早期，我們便知道在任何團體中創作會產生同樣的平等，無論是
最不會說話的，或年紀最小的，或那位被推說是「有病的」，都被賦予同樣的
機會來透過其藝術發聲。然而即便在這刻意營造安全空間的家族藝術治療，每
張畫都同時有著機會和危險。創作者同時冒著想被人聽見的期待和擔心會被暴
露或羞辱的危險。

　　其次，當每位成員被邀請從自己最深刻的個人動機或經驗來作畫，每個人
都可能大大的受到身旁家人的畫所影響。當所有的 FAE 圖畫被掛起來併陳，刻
意被視為整體來看時，藝術治療師經常能看到一位家庭成員的畫作如何能引發
另一位成員的強烈情緒反應或造成其情緒上的當機——所有的這些都可能在逐
漸形成的圖像中顯現。

　　第三，由於藝術治療師將永遠不會看見家庭在其自然情境中的運作（那即
是，在家中且無外人的監視），成功的治療有賴家庭能將其關係——顯而易見
的和隱藏著的兩者——帶進治療室接受監視，以便能被瞭解和有所改善。如同
所有的治療，在治療師一加入系統的時刻，關係便已有了改變。

　　藝術創作的過程促成視覺語彙的發展，而浮現的圖像「會談」，則可能同
時包括熟悉的和一些頗為新奇、令人訝異的元素。藝術有時或可協助參與者在
彼此間產生距離，但它也可以滴定（titrate）關係，讓一些家庭成員能忍受以
此非尋常的方式聚在一起。如同我們在 Darrell 的案例中所觀察到的，在家人面

前創作，並觀看由重要他人所創作的圖像能顯現深厚的連結感（Darrell 和他的外婆），同時也可能揭露無盡的沉默和空虛（家庭對話中 Darrell 母親的不堪缺席）。透過許多不同的介入，從廣泛表達性的到聚焦在特定處，藝術治療師對家庭動力獲得了可以協助她引導家庭改變的深刻理解。

參考文獻

Ackerman, N.W., & Sobel, R. (1950). Family diagnosis: An approach to the preschool child. *The American Journal of Orthopsychiatry, 20*(4), 744–753.

Anderson, W.T. (1992). *Reality isn't what it used to be: Theatrical politics, ready-to-wear religion, global myths, primitive chic, and other wonders of the postmodern world*. USA: HarperOne.

Arrington, D.B. (2001). *Home is where the art is: An art therapy approach to family therapy*. Springfield, IL: Charles C. Thomas.

Bowlby, J. (1988). *A secure base: Parent–child attachment and healthy human development* (Reprint edition). New York, NY: Basic Books.

Carter, B., & McGoldrick (Eds.). (2004). *The expanded family life cycle: Individual, family, and social perspectives* (3rd ed.). Boston, MA: Allyn & Bacon.

Consoli, J. (1994). *A three-step family systems approach for assessment, confrontation, and treatment planning* (Vol. 24). AATA National Conference.

Cox, C.T. (1992). *Take back the night: Healing trauma through short-term family art therapy*. Bowling Green, OH: WBGU Television Learning Services at Bowling Green State University.

Doby-Copeland, C. (1999). *African-American families in art therapy: A strengths-based approach* (Vol. 105). AATA National Conference.

Gil, E., & Sobol, B. (2005). Engaging families in therapeutic play. In C.E. Bailey (Ed.), *Children in therapy: Using the family as a resource*. New York, NY: W.W. Norton.

Haley, J. (1991). *Problem-solving therapy* (2nd ed.). San Francisco, CA: Jossey-Bass.

Howie, P., Prasad, S., & Kristel, J. (Eds.). (2013). *Using art therapy with diverse populations: Crossing cultures and abilities*. London, UK: Jessica Kingsley.

Jackson, D. (1965). The study of the family. *Family Process, 4*(1), 1–20.

Junge, M. (1985). "The book about Daddy dying": A preventive art therapy technique to help families deal with the death of a family member. *Art Therapy, 2*(1), 4–10.

Kerr, C., Hoshino, J., Sutherland, J., Parashak, S.T., & McCarley, L.L. (2008). *Family art therapy: Foundations of theory and practice*. New York, NY: Routledge.

Keyes, M.F. (1984). The family clay sculpture. *The Arts in Psychotherapy, 11*(1), 25–28.

Kwiatkowska, H.Y. (1978). *Family therapy and evaluation through art*. S.l. Springfield, IL: Charles C Thomas.

Landgarten, H.B. (1987). *Family art psychotherapy: A clinical guide and casebook*. New York, NY: Routledge.

Linesch, D.G. (Ed.). (1993). *Art therapy with families in crisis: Overcoming resistance through nonverbal expression*. New York, NY: Brunner/Mazel.

Luepnitz, D.A. (1988). *The family interpreted: Feminist theory in clinical practice*. New York, NY: Basic Books.

Madanes, C. (1981). *Strategic family therapy*. San Francisco, CA: Jossey-Bass.

Masson, J.M. (1984). *Assault on truth: Freud's suppression of the seduction theory*. New York, NY: Farrar Straus & Giroux.

McGoldrick, M., Giordano, J., & Garcia-Preto, N. (Eds.). (2005). *Ethnicity and family therapy* (3rd ed.). New York, NY: The Guilford Press.

Minuchin, S. (1974). *Families and family therapy*. Cambridge, MA: Harvard University Press.

Nichols, M. (2008). *Essentials of family therapy* (4th ed.). Boston, MA: Allyn & Bacon.

Nichols, M. & Schwartz, R. (1991). *Family therapy: Concepts and methods*. Boston, MA: Allyn & Bacon.

Nichols, M. P., & Schwartz, R.C. (2002). *Family therapy: Concepts and methods* (2nd ed.). Boston, MA: Allyn & Bacon.

Nichols, M.P. (2011). *The essentials of family therapy* (5th ed.). Boston, MA: Allyn & Bacon.

Riley, S., & Malchiodi, C.A. (1994). *Integrative approaches to family art therapy*. Chicago, IL: Magnolia Street Pub.

Rubin, J.A. (1978). *Child art therapy*. New York, NY: Van Nostrand Reinhold Company.

Rubin, J.A., & Magnussen, M.G. (1974). A family art evaluation. *Family Process*, *13*(2), 185–200.

Singer, D.L., Klein, R.H., & Bernard, H.S. (Eds.). (1992). *Handbook of contemporary group psychotherapy: Contributions from object relations, self psychology, & social systems theories*. Madison, CT: International Universities Press.

Slipp, S. (1984). *Object relations a dynamic bridge between individual and family treatment*. Northvale, NJ: Jason Aronson.

Sobol, B.S. (1982). Art therapy and strategic family therapy. *American Journal of Art Therapy*, *21*(2), 43–52.

Sobol, B., & Schneider, K. (1996). Art as an adjunctive therapy in the treatment of children who dissociate. In J.L. Silberg (Ed.), *The dissociative child: Diagnosis, treatment, and management* (1st ed.). Lutherville, MD: Sidran.

Ulman, E. (1996). A new use of art in psychiatric diagnosis. In P. Dachinger & E. Ulman (Eds.), *Art therapy in theory & practice*. Chicago, IL: Magnolia Street Publishers. Retrieved from http://eric.ed.gov/?id=ED408236

Wachtel, E.F. (2004). *Treating troubled children and their families* (1st ed.). New York, NY: The Guilford Press.

Wadeson, H. (1987). *Art psychotherapy*. New York, NY: Wiley.

Walsh, F. (Ed.). (2002). *Normal family processes: Growing diversity and complexity* (3rd ed.). New York, NY: The Guilford Press.

Walters, M., Carter, B., Papp, P., & Silverstein, O. (1988). *The invisible web: Genteer patterns in family relationships*. New York, NY: Guilford Press.

Watzlawick, P., Beavin, J.H., & Jackson, D.D. (1967). *Pragmatics of human communication: A study of interactional patterns, pathologies, and paradoxes.* New York, NY: W.W. Norton & Company.

21

團體藝術治療 蔡汶芳　譯

Katherine Williams、Tally Tripp

　　團體治療成為公認的治療模式，很大程度是因為由一或兩位治療師能一次在一個空間中治療許多病患的效率推論，同時這些特徵是它持續被運用的主要原因。然而，除了其實用性，團體治療的功效在於提供一種可以促進個人顯著成長和改變的獨特學習機會。儘管團體經驗不是一個成員家庭的重新創造，參與者仍承載和帶著他們的歷史前來。成員慣用來尋求慰藉和觀看世界的方式被不同的描述為，僅舉一些例子，如內射、組織原則、病理調節或習得的依附策略。然而，不論使用什麼術語，無可置疑的是在團體中引發每位成員特殊的思考、感覺和行為模式，且提供其以新方式經驗這個世界的可能性。觀察和促進這個歷程的機會拓展了團體臨床工作者診斷和治療的裝備。

一些團體治療取向的簡史

　　雖然 Freud 曾書寫過團體歷程，但他並未從事團體治療，而是第二次世界大戰期間和之後返回英國以及美國的眾多創傷軍人，帶來了對以團體作為有用模式的特別關注。Bion（1959）在團體治療中首創社會系統的取向。他視個人為團體不可分割的一部分，儘管連結其所屬團體是個令人畏懼的任務，伴隨著希望和恐懼，也因而導致退化。Bion 的重要貢獻之一是他歸納這些退化信念的方式，他把它們描述成三個基本假設：**戰或逃**（fight/flight）、**依賴**（dependency）**以及基本假設配對**（basic assumption pairing）。這些信念能被一個人、一些人或是所有成員在任何特定時間經驗到。它們可能對一系列的團體有重要影響，也可能是它們的其中之一或是所有的都出現在單次的團體聚會中。當一位成員裝出一個重要的角色，並表現出**如同**任何的這些假設都是真實的樣子，則該人

可能經由累積其他成員分裂而投射到他或她身上的力量，而被賦予極大的權力。領導者的工作便是去闡明這種隱蔽和潛意識的，阻礙其學習關於自我與他人關聯的歷程。

Bion 的工作後來結合社會科學家如 Lewin（1951）和 Rice（1969）的理論，將系統理論運用到團體屬性和活動上。這個觀點的價值在於提高領導者對團體在大型系統中位置的覺察，以及領導者在處理此團體和系統間界限的責任，注意到在界限處的活動對於團體的影響。這提供團體領導者經由此去觀看團體歷程的更廣闊視野，並強調團體成員對為彼此帶來改變之影響的重要性。然而，團體領導者仍然被視為是團體經驗之意義的主要闡述者。

另一個相繼的是 Yalom（1983; Yalom & Leszcz, 2005）的理論，他以一種可以運用在各種理論取向的方式來描述團體本質上的有用歷程。Yalom 列出了 11 個療效因子，那些是他相信在所有團體治療中構成改變的基本機制。它們是「灌注希望、普同感、資訊傳達、利他主義、早期家庭經驗的重整、社交技巧的發展、行為模仿、宣洩、存在性因子、凝聚力和人際學習」（p. 1）。他認為不同理論觀點的治療師將強調不同團體中的這些因子，而不同的病患族群與其對應的目標也將會更強調其中的某些因子。

不像早期系統理論聚焦在領導者的方式，這是個以團體為中心的取向，在其中帶領者的目標是隨著時間逐漸脫離中心，做些鼓勵成員參與團體工作的介入。Yalom 承認在短期團體環境中與嚴重混亂病患工作的領導者，會比正在進行的、由較健康個體組成的團體之領導者更為主動。然而，根植於存在治療鑲嵌的信念，他相信無論在任何特定團體的任何程度上，智慧存在於每位成員。雖然領導者和成員都處於設法解決這些議題（意識或潛意識的）所產生的焦慮，他們全是團體的一部分，無從區隔，所有的人都是「同行的夥伴」（fellow travelers）（Yalom & Leszcz, 2005, p. 106）。

領導者的任務不是去詮釋，而是去照亮此時此刻展開的歷程。這包含聚焦在團體中任何特定時刻所發生的互動、中斷歷程，並請團體觀察發生了什麼事；且當發展出關於自己和同行成員歷程的好奇心時，協助成員瞭解和整合此理解。

關於時間的議題（在特定療程以及在團體生命中）、團體成員的穩定度、目標，以及環境將會決定團體如何發展。對於住院病人團體，任何團體的生命可能只是單次會面，因而目標可能是協助病患能投入，以至於他們之後可能尋求治療；協助他們注意到與他人連結的模式，這可能是接下來治療聚焦的範圍；以及協助他們減少因為人在醫院而引起的焦慮。

關係和互為主體的理論是以我們生而為關係的、且所有的關係和學習是共同被創造的概念為基礎。因此，我們的生命本質上是生活在團體中、從團體來生活也透過團體在過活。Mitchell（1988）寫道人類往連結的持續推進和伴隨在此追尋中的危險、脆弱性和失落。Stolorow、Atwood 和 Orange（2002）談及所有人類共同創造的行為。

後現代理論對系統理論的影響，拓展了包含所有的生命經驗鑲嵌在單一或多個系統當中的焦點。Cohn（引自 Grossmark & Wright, 2014）堅稱系統理論視角提供一個均衡與同理的感受——身為一個或是許多更大系統的成員，即使我們自己那麼認為，我們也並不孤單。不僅僅是領導者而是任何「觀察者」都可能改變焦點，他們因而汲汲於尋找和提供意義。這與 Riley（2001）在本書第二版此章中的評論是一致的，她指出後現代採取系統理論使得領導者免於成為系統中知識的必要持有者，並允許他或她在「不知情」（not-knowing）的創造性狀態下與病患合作。

團體藝術治療

先前所提及的團體治療模式沒有加入藝術創作，雖然它能被整合到任何的架構中。但是團體藝術治療呢？它如何被區別？Ranaken（2014）書寫關於治療師、病人和藝術作品本身之間的關係，增加一個獨特的三角面向。在團體中創作藝術的經驗與藝術作品的持久本質也增加了複雜性。許多文章——包含本書的一些章節——描述藝術治療與個人的工作對比於他們在團體中被治療的背景，並沒有注意到團體對他們創造作品所產生的影響。我們主張無論團體結構是什麼，藝術創作的引入將對團體和藝術產生相互影響。

調查文獻，基本上將發現三種類型的藝術治療團體：**工作室或社區為基礎**（studio or community based）的團體、**主題或任務聚焦**（theme or task focused）的團體，以及**歷程導向**（process oriented）的團體。

工作室或社區為基礎的藝術治療團體

在工作室為基礎的團體中，人們聚在一起創作藝術且在某些方面受他人在場的影響，但重點是個人藝術創作的歷程和最後的藝術成品。團體帶領者通常不會提供特定的主題或任務，反而像是一名與個案以一種夥伴關係工作的「合作者」（Moon, 2002）。領導者維持工作室的空間，讓它是井然有序和安全的，決定媒材的儲存和取用方式，以及視情況提供對藝術創作的情感支持或技巧協助。最早在醫院進行的藝術治療團體，像是由 Ulman（1975）在 1950 年代所帶領的就是這樣，而近期則有 Allen（1995）、C. Moon（2002）和 B. Moon（2010）投身於此種以社區為基礎的工作室環境取向。這種團體可能與具有共同背景、議題或任務的個案，例如有醫療疾病的人、有學習障礙的青少年，或是社區團體，在各式各樣的環境中共同去創作一幅壁畫。即便在通常用做其他用途的環境中，藝術治療師也能創造一個治療性的工作室環境（C. Moon, 2002）。

在工作室的環境中，藝術創作能促進自我表達，且在增進成長的環境中提供社交互動。Czamanski-Cohen（2010）描述與幾位從家園撤離、被重新安置的以色列青少女的藝術治療。女孩們以共同合作的模式來處理被強迫重新安置的創傷，探索原本難以討論的議題和感受。她們將團體稱為「課程」而非「治療」，強調工作室藝術取向可能如何規避傳統治療團體的潛在污名。

Lark（2005）為不同社會、文化、種族和政治背景的成人團體提供以社區為基礎的工作坊。參與者使用各式各樣的媒材以及現成的物件去彩繪和拼貼壁板，創作關於「種族歧視經驗」的主題。創造和見證這些沿著鋼牆的壁板布置促進覺察，以及對某些人來說，試圖去處理這些問題的決心。在藝術創作和口語表達間的來回移動協助團體掌控來自跨文化和種族間相遇的張力。Lark 提供

主題的措施比許多工作室團體更有結構，但因該主題是有機的從成員所處的種族背景和狀態中產生，它提供了能促使她們共同努力的邀請和允許。

結構性／任務導向團體

在美國，主題或以任務為主的團體似乎占大多數，特別在住院環境、日間治療方案或特殊學校，多數文獻描述在其中和特定族群的工作。在結構性的團體中，如英國 Liebmann（1986）的團體之領導者可能提供一個讓成員能選擇回應或不回應（而這本身就是一種回應，或能協助其聚焦在對他們而言重要的事情上）的任務、團體指令或主題。指令能鎮靜團體成員或領導者的焦慮，從而減少了經營上的挑戰，創造一個讓領導者和成員都能感到自主性的環境。

通常建議給處理相似議題，如母親處理產後嬰兒死亡的團體，一些任務聚焦的指令（Speert, 1992）。在關於失落的撕紙拼貼中所建構的相互性，提供了支持以及共享的失落感。在住院環境中，創傷倖存者可能被給予主題，因為維持安全和穩定的環境對情感調節是最重要的。Rankin 和 Taucher（2003）的取向是階段導向的模式，其中治療師測量（titrates）個案對創意表達的要求，以維持其在 Siegel（1999）所稱的「容忍之窗」（window of tolerance）範圍內，讓這種被喚起的總量與能處理的新訊息一致。Pifalo（2009）與一些揭露其家庭中性侵事件的女性照顧者工作，協助團體成員經由視覺地圖的繪製活動來探索家庭的溝通風格和模式，創造他們的創傷敘事。

像是阿德勒學派的藝術治療師 Sutherland（2014）使用公約去模擬團體的合作和尊重，目的是讓這個經驗能類化成為社會意識與民主的互動能力。當領導者個別問候每位進入房間的團體成員之後，便採取如共同在同一張紙上創作或以指令的方式工作的活動。正如同藝術經驗本身受到重視，其歷程也被結構的聚焦——像是成員聽見指令的多重方式，或是感到被包含和被理解的經驗——因為藝術活動被選來提供成員體驗到歸屬於團體，以及對他人有憐憫之心的感受。

Vick（1999）身為短期藝術治療團體的領導者，積極地連結對在療程中正

在進行之歷程的觀察。他提供前結構（pre-structured）的圖像（照片、拼貼圖片、紙等）作為住院青少年病患藝術創作的刺激因素而非主題。團體結構由所選擇和使用的這些藝術媒材來決定，提供每位成員很大的自我表達彈性。在處理抗拒的藝術作品時，透過觀看刺激元素中的相似性和主題來產生連結。

Riley（2001）探討與嚴重燒燙傷且處於性心理發展潛伏期兒童之短期團體工作，經由行動導向的藝術治療技巧去處理他們的情緒傷痕，強化其復原力、重建社交自信和管理壓力。她使用相對容易進行的活動以減少壓力，維持每位兒童的興趣，並發展連結和凝聚力。例如創造一幅團體成員「把不好的感受和回憶關到監獄去」的壁畫，協助團體表達強烈的感受，同時獲得掌控和創造一些與創傷的距離（p. 74）。

Noble（引自 Riley, 2001）在學校和自閉症的兒童及青少年以小團體形式工作，視藝術的功能像是「口語或非口語兩者社交互動的膠……」（p. 91），跨越孤立和挫敗的藩籬。她結合輪流、不競爭的遊戲與簡單的藝術指令，提供了連結的機會和有社交樂趣的特殊經驗。

有時候團體有初始結構的議題，然後療程演變成有更深度的人際性。例如作者之一（Tripp）近期在空軍戰士營隊（Air Force Warrior Camp）為有肢體和心理受傷的退伍軍人帶活動。在簡介藝術治療後，播放輕柔的音樂，參與者被邀請自由的在圓形的輪廓內彩繪或描繪。即便有些懷疑、遲疑和少許防衛性的幽默，每位都能體驗藝術媒材並創造一幅曼陀羅。即使有些人對指令提供具體或表面的回應（「我用藍色和金色畫，因為那是我部隊的顏色」），一位特種部隊戰士卻以一個視覺時間表圍繞在他的曼陀羅的方式來呈現他在阿富汗的創傷經驗。在他感人的敘述後，其他人開始更深入的談論他們自己艱難的回憶以及他們當前療癒的焦點。療程的最後，一位觀察歷程的軍官站起來說他發現這些受傷的戰士是「勇敢中最勇敢的」，並對他們分享故事的勇氣表達感謝。

歷程導向團體

許多關於歷程導向團體的早期文獻來自英國，Waller（1993）書寫關於互

動式團體藝術治療，以及 Skaife 和 Huet（1998）論及分析式團體藝術治療，然而在美國 Wadeson（1980）和 Riley（2001）也描述歷程導向的團體。在團體中歷程是最重要的，而其焦點放在成員與彼此以及與領導者之間的互動。Moon（2010）描述藝術創作在團體中作為「感覺的」（sensual）歷程喚起和強化了當下的感受。例如「這不尋常，沒人回應 Jane 戲劇化的圖像」的表態，用來促使團體有關係上的參與。這樣的團體通常是長期的，只有當成員終止時人數才有變動；其他則有相當長的時間有穩定的成員人數與預定的結束日期。雖然任何事情都可能被討論到，成員往往經由藝術表達本身的內容或歷程來與彼此互動。

例如，由作者之一（Tripp）所帶領的藝術治療團體中，當一位成員獨自在工作室的角落對著她的紙猛戳時，變得焦躁不安。其他的成員以他們自己的方式來回應：一位表現出對噪音的不滿，一位表現出對這樣的能量感到退縮和害怕，然而另一位則伸出援手來安慰那位害怕的成員。談及這樣的經驗為討論帶來即時性，而這能被推論到成員存在於世界的方式。治療師協助團體成員觀看自己和他人的回應，鼓勵成員經由已被表達與未被表達的藝術或語言，在當下回應彼此。還有很難去忽視撕下的紙片、紅色的刮痕或粉彩粉塵——那些情緒性藝術創作的副產品。

McNeilly（2006）聲明，分析式藝術治療師最重要的功能之一，是去促進成員間持續的分享和連結，其中被視為一個整體的團體是主要的關注焦點，而個人經驗的詮釋則是次要的。包含「視覺證據」的藝術團體更能協助在療程中的圖像和口語之間，或在微觀和後設觀點之間的歷程移動。

來自所有取向的貢獻

將團體藝術治療分成三種取向是相當武斷的。在現實中，藝術治療師通常混合這些取向。例如，在醫院中可能進行工作室團體，即使領導者為了確保身體和情緒的安全性而扮演有效管理團體的角色，其中的歷程元素仍會被注意到。在社區的工作室團體中，有時會需要強而有力的引導與指令。雖然人們往往認

為實際上同質性——像那些在醫療機構、遊民收容所或創傷治療中心的族群，能自有共享中心主題的團體獲益；也同樣重要的是必須記得總是存在多樣性的種族、社經地位、年齡和性向，所有這些在團體歷程的每個面向都必須要考量到。

總體而言，無論如何，當個人從工作室團體到主題團體、到互動式團體藝術治療，對系統和歷程的議題越來越感興趣。當團體從工作室改變成互動式取向時，也變得不以領導者而更以團體為中心。這不是個階級結構，而是一個在藝術治療團體中發生什麼的歸類方式，以強調治療師所做的每種選擇都必定有所犧牲的事實。看清這些選擇協助治療師如同佛教徒所言的「保持清醒」（be awake），而非盲目的遵循慣常的做法。

將藝術創作整合進團體治療所產生的益處與挑戰

其優點是顯著的。圖像的產生與處理是經由口語表達不盡然可及的大腦區域；藝術創作可能會發現沒被意識覺察到的感受和主題。團體共同製作壁畫可展現出適合探索的互動模式，像成員對彼此和對藝術媒材感到舒適的程度、個人界限的需求或對非語言線索的反應。另一個在團體中創作藝術的優點是所有成員能同時表達自己，而不像在口語團體中成員必須照順序發言。圖像持久且可以回溯去看，為每位成員保持隱喻的空間並闡明團體歷程，有時能連結單次團體到其先前和接續的團體療程，從而表達團體的主題（Harris & Joseph, 1973）。

在任何團體中，治療師需要考量如是否為長期或短期、與什麼族群、有多久的時間、在什麼空間、為了什麼目標以及使用什麼理論取向等議題。藝術治療師有額外的考量，諸如，個案的發展程度或是他們安全的使用媒材的能力，以及獲得該環境的許可（例如，在醫院禁止使用粉筆灰，或是對掙扎於自我傷害或有自殺意念的個案使用尖銳物件的限制）。這些以及其他變數影響「需要有能力同時記住許多截然不同的元素，並且瞭解到對一個元素的回應行動將會影響其他元素」的複雜歷程部分之決定（Deco, 引自 Skaife & Huet, 1998, p.

105）。

在口語治療團體中多種歷程同時發生，而在團體**藝術**治療中，那些歷程大大的增加。藝術治療師必須要考量是否為了個別和團體的藝術表達來組織團體，和假如需要的話，要如何來做，以及必須思考藝術創作的歷程與成品將會對團體成員有何影響。個人可能在工作室空間的不同區域各自創作藝術作品，也許在一個桌子並排工作，或是直接在同一方案中彼此合作。團體的首要任務之一，是確認其期待如何使用空間與時間。藝術治療師能夠在引導活動上是重要的，或者如 Skaife 和 Huet（1998）所描述的，隨著團體的開展能像「奏鳴曲形式」（sonata form）般考慮周到，但卻吝嗇於引導這些轉變。一個顯著的主題通常出現在最初的討論，或許由另一個所增強，而這些主旋律在藝術經驗中被闡述，然後在討論中重提。與此奏鳴曲協調的藝術治療師將引導她的介入由動作到動作的過渡，同時會克制她自己對在藝術創作時歷程的評論。在最後的部分，團體會討論藝術創作的歷程、在房間裡對其他人的回應，以及產出的圖像內容。

團體中的每個元素都有許多面向。例如，聚焦在創作歷程，使個別成員參與自己在創作藝術時經驗的探索、此刻其藝術作品呈現出自己像是什麼樣子，以及其他人對其作品有何反應。一位成員經由暴力的使用媒材來表達憤怒而感到滿足，卻讓另一位成員認為這對她安全空間的需求是破壞性的經驗時，便是團體歷程的沃土。雙方的觀點能否在團體歷程中被包容？一位成員能否經由理解她的行動對他人的影響而體驗同理？一位成員能否在她所經驗的混亂中體驗到為自己提供安全空間的掌握？以及藝術治療師領導者如何決定與這些潛在的狀態工作？

深思熟慮的藝術治療師之進一步考量

藝術治療師提供一個主題的原因可能有許多。她這麼做可能是因為病患在他們生命的這個時刻無法產生有成效的想法，以及因為他們的疾病或是缺乏治療經驗，而依賴她提供結構和教育。她可能想創造出一種氛圍來促進 Yalom 所提出的一些療效因子，如普同感、人際學習和團體凝聚力。在急性精神醫療情

境的團體中，病人可能常遲到或是突然被帶離開去做其他治療，治療師可能會決定要保持連貫性的唯一方式是圍繞在一個共同的主題工作，如此讓新的團體成員可能更容易加入或其他人可能不干擾人的離開。

　　一位自體心理學家可能依據團體成員去理想化領導者的發展需求來選擇一個主題或方案——在成員把自戀的脆弱自我帶到團體時為他們提供一個自體客體的功能。一位關係治療師可能會在團體生活脆弱的時刻使用「作業」，以保護她自己和團體成員不被捲入由他們未知解離部分所激起的混亂重演。

　　然而，以一項指定任務來開啟的團體是被概念化的，藝術治療師和團體雙方都認為成員的改變是來自於遵守指令，而不是由盡力解決彼此的連結之不確定性而來。後者可能對藝術治療師和成員同樣是不舒服的，並可能是比她所陳述的目的還更精確的原因。或者，她可能感受到要比其他臨床工作者更快想出重要診斷素材的壓力，以便證明藝術治療的成效或促進她在系統中的權威，而沒有考量到 McNeilly（1983）的提醒——一個主題實際上可能會引發病患尚未準備好來處理的強烈感受。總而言之，藝術治療師辨識迄今尚在潛意識的恐懼，可能允許她將它們帶到意識中，在意識中，它們將對她有較少的影響力且提供身為領導者的她更多的復原力。

　　雖然有些著作在將 Yalom 的取向納入到藝術治療團體寫得令人信服，但仍然相當結構化（如 Sprayregan, 1989），全然開放團體允許其互動的影響力引發許多議題。藝術歷程影響和調解在團體中發生的所有事，構成口語團體不必面對的挑戰。Skaife 和 Huet（1998）書寫關於分析式團體藝術治療，問道「什麼是治療師在團體中採取〔一個顯然〕被動角色的含意，而這個已有活動在進行的團體，有需要至少到什麼時候和等多久才需要去提供些結構？」（p. 24）。他們呼應 Yalom 所提出沒有領導者提供初始的結構，團體可能會解體的主張，所以他們確實提供足夠的結構幫助團體開始。然而，他們將藝術創作的時間分配及藝術創作的內容留給團體決定，相信「團體會運用圍繞在活動的改變張力去展現權力和權威的議題」（p. 25）。

　　無疑地，有些團體的成員無法處理這種程度的張力和不確定性。而且，

雖然說明團體成員的角色與其早期家庭模式的關係會是有助益的，但也會減少藝術創作的歷程。如果討論持續太久將不會有足夠時間去創作藝術；事實上，任何討論都占用可能被用來創作的時間；即便從任何互動式藝術治療團體的單次療程中所產生的作品，也很少被完全意識到。因此，藝術治療師需要選擇是否像 McNeilly（1990）給予時間使用上的某些結構，或是如同 Skaife 和 Huet（1998）及 Waller（1993）在有些時候，會允許團體逐漸接受自己設定或不設定這些限制。

然而，隨著適當的團體組成和足夠的時間來發展信任，一個關係歷程導向的藝術治療團體能成為改變的媒介。作者之一（Williams）帶領這樣的一個團體，其中成員逐漸瞭解對時間的管理以及對自己歷程感到好奇的發展是成長的重要工具。一個在團體生活中的重要時刻出現——當一位憤怒的成員憤憤不平的表示她要離開團體，因為她從沒有機會去談論她的作品，而且領導者和其他成員沒有協助為她騰出空間。這位團體成員在團體中一直很重要，因為儘管她保留自己的想法和憂慮，她有協助他人的能力，且成員對此爆發感到震驚。在隨之而來的沉默後，另一位團體成員終於說，「這就像妳在自己的家裡面覺得沒人對妳感興趣，而且妳的母親從來沒有保護過妳。別走，讓我們一起來找出我們做了什麼讓妳沉默，以及妳正做了什麼讓我們變成一樣令妳失望的家庭。」能出現這種程度的理解是來自團體關係中無時不刻的觀察和沉浸——經由話語、聲調、肢體反應，以及當然的，藝術本身的體驗所慢慢累積的瞭解。

探討作品

如前所述，藝術作品能夠涵容尚未被意識到的訊息，且這些圖像被多樣的展現出來；所以，即使一位成員不說話，他或她的圖像仍能與其他成員溝通，且為其創造者存在的象徵性體現。這能豐富團體的生活，或者，有時被一屋子大量的圖像刺激而使團體不知所措。在許多互動式團體中異於尋常的是，作為團體歷程象徵的自發展現之圖像的發生頻率。當然，如果團體歷程是有爭議的，該象徵將會有所反映；所以我們假設的藝術治療師必須能涵容焦慮與因其所產

生的衝突與張力，且在其中仍能起作用。

　　但是，假設藝術治療師決定討論作品，一旦圖像完成，如何最好的為它增添語言？談論藝術作品為互動式團體治療師帶來真正的挑戰，她必須知道這個任務隱含的所有假設。例如，她和成員是否相信所有的人都必須有機會談論他們的作品？若是如此，這減少了討論的深度，也抑制了由一位成員的圖像所引發之相關議題的自發性團體互動。若非如此，則可能會有被創作出來的圖像沒被討論到的挫折感。

　　如果藝術治療師想做到公平，她是否提供一個足夠穩定和舒適的容器，讓團體成員感到足夠安全去說或者不說，從而提供一個建立更重要的自我意識的機會？或者，她與成員共謀，藉由促進一種緩和以避免真正連結的討論方式，從以作品與彼此連結的團體任務中逃離？在互動式團體藝術治療中，藝術治療師幾乎總是選擇評論歷程而非去結構化歷程，而她每次的評論就會鼓勵團體邁向口語模式，而這意味著從藝術歷程中離開。

　　此外，每當藝術家討論一幅作品，總是描述其在剛才所畫的與所想的。這能有用的從探討困難的素材中提供一些距離，從而減輕交感神經系統的活動，為被創傷史後遺症驅使的病人，創造出發展心智化能力的機會。另一方面，聚焦於病患藝術作品的討論會排除團體互動的立即性，且團體會恢復枯燥乏味的展示與說明的模式，除非藝術治療師能引導成員注意到在團體當下講述這些素材的經驗。這只是所有派別藝術治療師可能使用的系統或歷程導向，去仔細審查他們團體設計和經驗的少數幾個方式。

　　然而，一旦藝術治療師仔細考量以上變數，記得藝術本身能強而有力的溝通將能如釋重負，它通常引導團體處理可能在較口語或智能互動上不是那麼明顯的議題。藝術作品可能會激起我們的關注，或是呼喚被看見、被理解或被質疑。什麼藏在箱子中？這個象徵有什麼意義？為什麼這個形體那麼小？為什麼這個作品有那麼多黑色？在每種情況下，藝術是藝術家的代表，但也是團體成員投射想法、幻想和感受的空間。對有實體的藝術作品之假設和聯想，可能比以口語為主要溝通方式的團體中所發生的，有更快速或戲劇性的改變歷程。

　　例如，作者之一（Tripp）所帶領的一個持續進行的門診病患創傷焦點藝術治療團體的療程早期，成員被邀請將她們的作品擺放在一起討論。集合六位婦女創作的藝術作品提供了一個隱喻的團體展現，反映了恐懼、未解決的創傷、破碎和解離的共同主題（圖 21.1）。

　　然而，一件作品因為它是明亮的紙雕塑而引人注目，表面上似乎反映較為快樂的主題。這件作品被注意的另一個原因是，因為和其他作品放在桌上時，它是立起來的。

　　一位成員表達對此件**不一樣**的作品感到好奇，暗示著它——以及可能聯想到它的創作者——是「與我們其他人不一樣。」事實上，這位正被討論作品的成員最近才經歷了創傷的失落，且對團體開放的聚焦在令人不安事件的細節或分享他們的創傷史，並不完全感到舒坦。當團體的注意力集中在她多彩的作品時，這位成員似乎不舒服且選擇不參與討論。

　　在接下來一週的療程，這位之前沉默的藝術家承認她對其作品所受到的回應感到受傷，這觸發她重新去體驗她感覺要迴避的個人歷史。她陳述她對分享

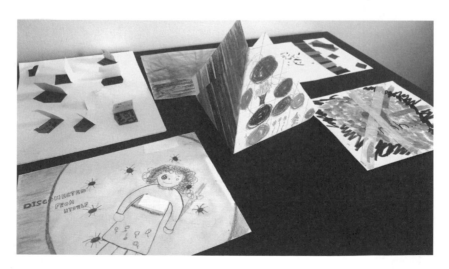

圖 21.1　團體成員的藝術作品
一件作品引人注目且成為焦點，導致對此不一樣的討論。

這些感覺的矛盾心理，甚至考慮不回到這個令她感到不「適合」的團體。

隨後的討論，運用藝術作為隱喻，允許成員處理，例如融入團體組成、接受或擁抱多樣性、處理衝突、表達需求、瞭解他人感受以及建立凝聚力的主題。令人懷疑的是，如果沒有**不一樣**藝術作品的隱喻和藝術家關於團體反應的感受，這些婦女能否如此深入的參與。藉由藝術探索讓所有成員表達她們對彼此獨特性的欣賞，以及注意到一旦關於對這些議題的擔憂被分享時，衝突和恐懼便能減少。

結論

顯而易見的，雖然**在團體中運用藝術治療**和**團體藝術治療**是兩個不同但有相關的經驗，它們有共同的領域。團體成員聚集在一起，且不同程度的能進入與自我的對話，無論多麼短暫，從中產生某種程度代表自我的圖像——即便是以將自我隱藏在其中之表現性的方式再現。藝術創作是個「在另一個人面前獨自存在」（Winnicott, 1958）的經驗，與僅只單獨存在是非常不同的經驗，而且是許多病患在早年生命中所錯過的。即便在工作室團體沒有指定共同的主題或媒材的情形下，有時仍可能看見圖像的共鳴——顯示團體成員之間有一定關係的象徵趨同（convergence）。在更結構化團體的藝術治療師，試圖藉由提供一個共同的主題或任務，來營造可能的發生條件；而在互動式團體的藝術治療師，則使用圖像的相似性和相異性來探索團體歷程。

在團體中創作藝術，提供團體成員在特定脈絡中去經驗自尊和羞愧兩者的機會（Wadeson, 1980），而在其中，在專注的見證人面前，有可能活出羞愧而邁向自尊。處於團體的焦慮促使成員藉由與藝術媒材以及產於此歷程的圖像互動，進一步的突顯出他們的慣性思考和行為模式，也更明顯的展現他們自己。矛盾的是，當成員投射內在心理素材到藝術作品中時，團體也提供慰藉，其中（有些）它被象徵化、「被承認和探索」，且與自我和其他團體成員連結。這些素材於是能被承認和接受成為自我的一部分，進而帶來改變（Greenwood & Layton, 1987, 引自 Waller, 1993, p. 17）。

也有實例是團體成員可以看來好像是最低程度的參與藝術歷程，或僅是被包含在面前有圖像的團體內。Allen（1983）書寫為新來團體或當時無法參與的病患建立一個觀察者的角色。她似乎認為這是在團體參與的初始階段。作者之一（Williams）所工作的住院病房有一位病人定期來到團體但從未創作。他有嚴重的憂鬱、滿臉鬍鬚和穿著浴袍，雖然他總是準時抵達且常協助她將媒材推回他封閉病房的儲物櫃。最終，他出了院，且從未有口語或藝術的參與。

大約八個月後，一位穿著得體的年輕男性在大廳和她打招呼。當她無疑地認不出他時，他表明他是在她藝術治療團體中的憂傷男人。不可思議的是，他因為這個團體而感謝她，提及他從中獲得許多，並詳細描述對他有最重大影響的其他病人的作品。似乎在他憂鬱狀態時，圖像能對他說話並停留在他的腦海中，儘管當時他沒有辦法與團體成員互動。

對所有上述歷程可能發生的存在狀況，藝術治療師對團體設計的每個面向、他們在團體中的行為，以及他們對團體中發生什麼的理解，必須要有著像他們要評論一件藝術品一樣仔細推敲的強度。系統和歷程的觀點在此努力中是有益的工具，且可不同程度的運用在理解任何理論取向的團體上。樂於開放自己透過參與團體藝術治療去學習關於自己和其病患的藝術治療師，能意識到當我們選用與固有屬性有關聯的媒材來共同創造一個圖像或形狀時，我們共同創造了與彼此的關係。由於我們對媒材的好奇比我們對彼此的好奇較少引起強烈的反應，藝術往往有著可以打開被我們個人歷史封閉之連結的可能性。往好的方面說，創作圖像與觀看他人的圖像能提供深度的連結感，以及充分的理解推動或阻礙關係的動力。共同創作藝術可發展出一種圖像語言，讓人以通常只用口語無法達到的方式與彼此溝通。

參考文獻

Allen, P. (1983). Group art therapy in short-term hospital settings. *American Journal of Art Therapy, 22*, 93–95.

Allen, P. B. (1995). *Art is a way of knowing*. Boston, MA: Shambhala.

Allen, P.B. (2005). *Art is a spiritual path*. Boston, MA: Shambhala.

Bion, W. (1959/1961). *Experiences in groups*. New York, NY: Basic Books.

Czamanski-Cohen, J. (2010). "Oh! Now I remember": The use of a studio approach to art therapy with internally displaced people. *The Arts in Psychotherapy, 37*, 407–413.

Grossmark, R., & Wright, F. (2014). *The one and the many: Relational approaches to group therapy*. New York, NY: Routledge.

Harris, J., & Joseph, C. (1973). *Murals of the mind: Image of a psychiatric community*. New York, NY: International Universities Press.

Kohut, H. (1997). *The restoration of the self*. Madison, CT: International Universities Press.

Lark, C. (2005). Using art as language in large group dialogues: The TREC model. *Art Therapy: Journal of the American Art Therapy Association, 22*(1), 24–31.

Lewin, K. (1951). *Field theory and social science*. NY: Harper and Row.

Liebman, M. (1986). *Art therapy for groups: A handbook of themes, games and exercises*. Newton, MA: Brookline Books.

McNeilly, G. (1983). Directive and non-directive approaches to art therapy. *The Arts in Psychotherapy, 10*, 211–219.

McNeilly, G. (1990). Group analysis and art therapy: A personal perspective. *Group Analysis, 23*, 215–224.

McNeilly, G. (2006). *Group analytic art therapy*. London, UK: Jessica Kingsley.

Mitchell, S.A. (1988). *Relational concepts in psychoanalysis*. Cambridge MA: Harvard University Press.

Moon, B.L. (2010). *Art-based group therapy: Theory and practice*. Springfield, IL: Charles C. Thomas.

Moon, C. (2002). *Studio art therapy: Cultivating the artist identity in the art therapist*. London, UK and Philadelphia, PA: Jessica Kingsley Press.

Pifalo, T. (2009). Mapping the maze: An art therapy intervention following the disclosure of sexual abuse. *Art Therapy: Journal of the American Art Therapy Association, 26*(1), 12–18.

Ranaken, M. (2014). Clients' positive and negative experiences of experiential art therapy group process. *The Arts in Psychotherapy, 41*, 193–204.

Rankin, A., & Taucher, L. (2003). A task-oriented approach to art therapy in trauma treatment. *Art Therapy: Journal of the American Art Therapy Association, 20*(3), 138–147.

Rice, A.K. (1969). Individual, group and intergroup processes. *Human Relations, 22*, 565–584.

Riley, S. (2001). *Group process made visible: Group art therapy*. New York, NY: Routledge.

Rubin, J.A. (2001). *Approaches to art therapy: Theory and technique*. Ann Arbor, MI: Sheridan Books.

Siegel, D. (1999). *The developing mind: How relationships and the brain interact to shape who we are*. New York, NY: Guilford Press.

Skaife, S., & Huet, V. (Eds.). (1998). *Art psychotherapy groups*. New York, NY: Routledge.

Speert, E. (1992). The use of art therapy following perinatal death. *Art Therapy, 9*(3), 121–128.

Sprayregan, B. (1989). Brief inpatient groups: A conceptual design for art therapists. *American Journal of Art Therapy, 28*, 13–17.

Stolorow, K.D., Atwood, G.E., & Orange, D.H. (2002). *Worlds of experience: Interweaving philosophical and clinical dimensions of psychoanalysis*. New York, NY: Basic Books.

Sutherland, J. (2014). *The use of art in Adlerian group counseling*. Unpublished paper.

Ulman, E. (1975). A new use of art in psychiatric diagnosis. In E. Ulman & P. Dachinger (Eds.), *Art therapy*. New York, NY: Schocken.

Vick, R.M. (1999). Utilizing prestructured art elements in brief group art therapy with adolescents. *Art Therapy: Journal of the American Art Therapy Association, 16*(2), 68–77.

Wadeson, H. (1980). *Art psychotherapy*. New York, NY: Wiley.

Waller, D. (1993). *Group interactive psychotherapy*. New York, NY: Routledge.

Winnicott, D. (1958). *Collected papers: Through paediatrics to psychoanalysis*. London, UK: Tavistock.

Yalom, I. (1983). *Inpatient group psychotherapy*. New York, NY: Basic Books.

Yalom, I., & Leszcz, M. (2005). *The theory and practice of group psychotherapy* (5th ed.). New York, NY: Basic Books.

第七部分
整合取向

22

發展取向藝術治療 吳亭君　譯

Susan Aach-Feldman、Carole Kunkle-Miller

　　我們的發展取向藝術治療是依據許多不同的觀點，包含對性心理的分析式想法（Freud, 1905）以及對社會心理（Erikson, 1950）的發展，尤其是對分離─個體化（separation-individuation）過程的觀察（Mahler, Pine, & Bergman, 1975）。我們也使用認知發展（Bruner, 1964），特別是 Piaget（1951, 1954）的研究；以及一般在藝術發展歷程的研究（Di Leo, 1977; Golomb, 1974; Harris, 1963; Kellogg, 1969; Lowenfeld, 1957; Rubin, 1978）。正常發展歷程是我們用來理解那些沒有依照正常期待來發展的案主，而能有所介入的基本框架（見表 22.1）。

　　與藝術的表達處於早期發展階段者工作時，思考 Piaget 所研究的 0 ～ 7 歲正常發展的兒童在「感覺動作」（sensorimotor）和「前運思」（preoperational）時期的發展很重要。對於那些有嚴重認知、生理和情緒障礙的個案，治療師對他們這階段的發展具備充分的理解是需要的。我們透過使用傳統和前藝術（pre-art）材料來滿足他們的需要（Lonker, 1982）。我們也依據「表達性治療架構」（expressive therapies continuum）（Kagin & Lusebrink, 1978）的運作層次理論來分析藝術行為，以「媒材層次架構」（media dimensions variables）的概念（Kagin, 1969）來描寫媒材在不同層次的互動，並做為評估和選用媒材的準則。

評估

　　前象徵期（presymbolic）個案在選擇、表達情緒或是恰當的運用傳統藝術媒材的能力上可能相當有限。當某人假設個案會從結構性面談中獲益，我們建議評估（assessment）可以由非指導性到架構化的方式進行。

表 22.1　發展取向藝術治療主要發展理論簡表

各年齡預期達到的技能

理論	0～2歲	2～4歲	4～7歲
Erikson	• 信任 vs. 不信任分離經驗的一致性	• 自主 vs. 分享（2～3歲）學習控制和放手	• 主動性 vs. 罪惡感（3～5歲）內化父母的禁令發展出是非判斷
Piaget	• 感覺動作期探索經由親身嘗試錯誤的歷程習得物體的恆存性	• 前運思期（2～7歲）以自我為中心，學習用象徵替代物去分類	
Lowenfeld		• 隨意塗鴉 • 控制塗鴉命名塗鴉	• 蝌蚪人／房屋／樹木／動物的樣式化前期表現 • 無特定的基礎
Hartley、Frank、和 Goldenson	• 探索和實驗操作玩水和堆積木	• 作品過程階段，操作過程無意創造出偶發的形狀 • 作品本身是重要的，而非其所代表的意義	• 圖像的表現帶有意圖，幻想的開始
Golomb	• 愉快的行動，對材料的移動和觸感產生興趣	• 浪漫階段，使用媒材像是它有形狀似的 • 宣讀階段，找出形狀並一一為其命名	
Rubin	• 操作說出材料形成更有意識的控制	• 根據形狀聯想命名 • 描寫物體的質感 • 涵容界限之創造	• 實驗，探索不同的做事方法
Williams 和 Wood	• 第一階段：以引起感官愉悅感受的美術材料來回應周遭環境媒材作為學習信任形成動機和方法	• 第二階段：學習能成功地使用基本美術工具和材料的技巧 • 開始出現形狀	

　　我們尤其建議在一個面談裡結合以下兩項或三項：（1）應用傳統和前藝術媒材的非指導性工作；（2）運用傳統藝術媒材的結構性工作；（3）運用前藝術媒材的結構性工作。有些人一小時內可以完成評估，其他人可能需要多次晤談。在療程的尾聲，可再次安排評估會面以衡量進展。

　　在非指導性的部分，治療師提供廣泛的媒材選擇，包含傳統和前藝術的材料（如水、刮鬍膏、豆子、米等）。在這個階段，若可能的話，藝術治療師讓個案自己選擇媒材和決定活動、主題和內容（Rubin, 1978）。這個階段所需的時間不一，而且要看個案本身的主動性和回應能力來決定。

　　在指導的部分，治療師展示傳統藝術媒材，並伴隨明確的指令。指派任務時，目的是鑑別個案技巧發展的層級。以陶土創作活動為例，技巧從需要操作陶土（壓、捶、捏），到塑形，到雕塑出一個人。

　　另一個可能是運用前藝術材料來做結構性評估，觀察個案的媒材參與度，包括方向感、操作性和組織性。評估方向感時，我們呈現不同質地（流質或固態）的媒材並注意其反應（厭惡或喜歡）。其他的工作檢驗與媒材有關的操作（如挖、倒、撞）和組織（如組合、收納）技巧。透過這整個評估，我們蒐集個案在使用媒材時的發展層級；對媒材屬性的回應；使用結構性或非結構性形式；和表達情感能力等資訊。

運用結構性和非結構性格式

　　為了評估最佳創造性功能所需的組織程度，我們比較個案在「高結構計畫」和「低結構計畫」評估中努力的成果（Kagin, 1969）。我們觀察在退化或組織、依賴或主動的差別，專注力持續度，以及動機，以決定治療初期的「計畫結構」。

表達情感的能力

表達情感的能力可以由口語和非口語表達來評估。有些人可以談論他們的創作。即便是前象徵期個案可以回答塗鴉「可能是什麼」，它「看起來像什麼」，或者操作媒材的過程讓他們想到什麼。因為智能受損的成人能對適齡的議題，諸如性幻想，進行「命名聯想」（Kunkle-Miller, 1978），我們假設其他類型發展障礙的個案也存在同樣的可能。

非口語行為也提供了重要情感表達的資訊；對某些人來說，這可能是唯一的訊息來源。個案對治療師的親密或疏離、臉部表情、姿勢、態度和全身肌肉的緊張程度，都不受限制的揭露了任何人的情緒反應，特別是那些緘默的人。

為了去辨識個案擅長的表達模式，我們提供視覺、聽覺、觸覺、動覺、嗅覺和味覺等經驗，然後注意其反應，以研擬可以吸引個案注意和維持其興趣的治療策略。例如：善用聽覺自我刺激的個案（如，發出口齒不清的聲音、喃喃自語）較有可能正面回應藝術治療師的聽覺刺激（如，捶打陶土、在紙上敲打馬克筆，或是拍手）。某些身心障礙者，可能不只一個表達管道受損；所以確認哪一個管道是「通的」是治療介入時的基本工作。

治療：感覺動作期

Piaget 所提出的第一階段，通常是 0 ～ 2 歲，包括基本動作、認知和情緒成長，奠定後續發展的基礎。在這個階段，正常發展的嬰兒從完全未分化階段，發展到能更清楚地區分感覺和知覺，以及反射和動作行為的階段。本階段的發展尾聲，兒童可以區分自己與他人，有多種簡單的基模（schemas），並對因果關係有基本的理解。

辨別人我的能力從緊密依附和信任關係中產生。瞭解因果關係也從與主要照顧者和像是和玩具等物品的互動中產生。瞭解因果關係和積極地探索環境表示發展已達到此階段尾聲（Williams & Wood, 1977）。

不同年齡層的個案有可能表現出如 0 ～ 2 歲嬰幼兒的發展特質。一般來

說，正常的好奇心會驅使孩子不斷地去研究環境，並從探索中獲得快感，而這通常是發展遲緩的個案所缺少的。啟發發展落於此時期個案的動機是項困難的任務，需要考慮個案的功能層級、興趣，和實際年齡的議題。

媒材

在感覺動作期一開始，孩子最主要的興趣是自己的身體，再來是母親的身體；Freud 稱這身體是「第一個玩具」。這些早期經驗讓兒童學習辨別各式動覺和感覺的刺激，以及對自己（self）有一個基本的「我與非我」（me v.s. not me）的定義（Winnicott, 1971）。對所有年齡層的個案，身體經驗提供建立基本忍受力、自我安慰，和熟悉各樣感官和動作刺激之身體感受的管道。剛開始**沒有運用任何材料**的練習動作（手的開合和擠壓）之後能被運用來操作媒材。

在**動作**（kinesthetic）層次的遊戲發展可以是探索和操作媒材的催化劑。這個過程或許需要從前藝術媒材開始（圖 22.1），其主要目的是「擴張感官、知覺和動作的範圍」（Wilson, 1977, p. 87）。許多發展落在感覺動作期的個案會表現出「抗拒外在刺激」，和需要更簡單的步驟以「接受較複雜的刺激」（p. 89）。

Lonker（1982）相信藉由提供那些**越來越接近**（successive approximations）傳統藝術媒材的媒材可以減少阻抗。前藝術媒材包括安全（可食用）和可捏塑材料，如「麵粉、玉米粉、鹽巴、香料、玉米片、燕麥片、布丁、果凍、刮鬍膏、瘋狂泡沫（crazy foam）、砂紙、毛皮、羽毛、豆子、麵條、義大利麵、沙子、水等」（p. 14）。對於嚴重障礙個案，運用前藝術媒材需要有所限制。例如：一位嚴重智能不足的個案可能不明白為什麼在治療時可以塗抹布丁，但在吃飯時卻不能這樣做。

對傳統藝術媒材的興趣通常開始於感覺動作期的尾聲。早期在媒材的嘗試中，對感覺和動作的興趣可以從開始使用蠟筆和顏料觀察出來。因為有些個案仍有口含或吞嚥材料的傾向，評估材料的安全性是必要的。材料的種類應該有限度的介紹，因為有些個案無法一次接受太多新的刺激。治療師需要更全面地

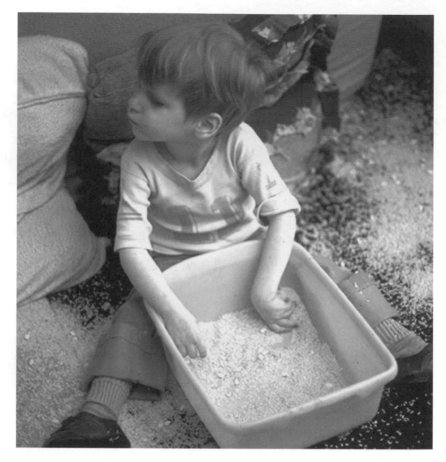

圖 22.1

從簡單平面到立體的藝術媒材中選擇。

培養依附與區別他人、我和物品

　　發展停留在感覺動作期的個案與年幼的嬰兒相似；但基於各種原因，解決嬰兒期的發展任務可能是有限的。產生依附、分別自我、他人和物體的能力或許已受損。分辨的能力可以從對人的覺察不佳看得出來（口語和非口語的回應性和主動性嚴重不足）；對物體亦然（使用媒材時沒有界限）。

　　為了研擬出恰當的治療處遇，即便是與較年長的發展遲緩個案工作時，嬰兒時期的情緒發展提供了有用的指導原則。Mahler 等人（1975）描述從一個完全依賴（**一般自閉**，normal autism）、到平行運作（**正常共生**，normal symbiosis）、到相對獨立（**分離─個體化**，separation-individuation）時候的進展。我們辨識出三種運用藝術媒材的階段，從**極端依賴**到**自行操作**，每一階段都需要不同的介入。

　　對表現出極端依賴和精神混亂的個案，治療師會給予推動力，和媒材一起作為遊戲過程的媒介。他／她可能以身體直接引導，透過對自然素材如豆子或葉子的探索來刺激個案。探索行為的動作包括用手觸摸、鼻聞、耳聽、眼觀，甚至用嘴來品嚐它們。

　　對於對**人際互動線索**能有所反應的個案，治療師促進遊戲歷程中的交互作用（例如：鏡映、模仿），讓個案能有所預期並重複某些行為。要建立相互性的遊戲，可運用感官模式來提醒。例如：治療師或許會「鏡映」（mirror）個案手的動作（如：向前、往後或向側邊）或他拍打陶土的節奏。

　　在遊戲中可以表現出**主動和相互性**的個案，治療師會與個案輪流給指令、交換相互的角色，在提供最少量的媒介和示範的同時，仍持續維持過程的順暢。例如：一個拿著蠟筆的個案，治療師可以幫助個案注意在塗鴉的過程，增加其主動性，或促進其顏色的選擇。

　　在感覺動作期的個案需要密集和持續的介入以促進對材料的興趣。雖然她／他的損傷嚴重，還是可以探索和學習認識環境，但是前提是治療師要「加入玩的行列」（Rubin, 1984, p. 237），還有「比平常更主動地幫助個案學習使用……媒材」（Wilson, 1977, p. 87）。

　　治療師需要調整許多媒材的呈現方式，以幫助這樣的個案來做探索。為了幫助腦性麻痺的個案擴展其動作範圍，藝術治療師或許會將刮鬍膏或手指膏放在一個托盤裡。媒材的流動性增大塗抹動作的範圍，同時托盤也提供了涵容。我們留意**動機、提示、練習步驟**和**增強**。Lonker（1982）之「固有結構」的使用對促進在這個層次的調查有所助益。

獲得正向的感官傾向和簡單的動作樣式

　　基礎感官資訊的整合和基本動作樣式的改善，是感覺動作期的一般發展，對前象徵時期的個案而言卻是被抑制的。Lonker 建議藝術治療師在工作時要像是位「感官的領路人」，「引介媒材，使之減少莽撞的觸摸……〔同時注意個案的〕感官限制，以便能發展信任的關係。」她也建議「漸進式地介紹各種質地或材料，伴隨著『說話』，增加一些聲音表情和手勢」（1982, p. 13）。藝術治療師因而能開啟讓個案「情緒性的減敏」原先所厭惡的觸覺經驗之歷程。最終的目的是希望對多樣品質的不同媒材建立正向的傾向。

　　為了促進獨立操作和改善多種簡單的動作樣式，治療師或許第一次需要運用玩具和自然材料來評估動作功能的多種面向。在感覺動作期典型的動作樣式表現在像是擊球、搖晃、敲打、張口說話、推、轉等動作。

發現因果關係

　　隨著對感官和動作之意識和協調能力的發展，經過不斷地練習，在創作活動和其他地方顯現出對因果關係的興趣。與身心障礙者工作時，其感知系統或許不能提供足夠的資訊，或者身體的障礙可能抑制探索的動作。藝術治療師因此需要提供有「順序性」和「秩序感」的藝術經驗，讓個案可以「發現」在其中的因果關係，像是顏料的混色（Silver, 1973）。

感覺動作期的個案研究：Matthew

　　Matthew 是位全盲、發展遲緩，正接受個別藝術治療的四歲孩子。他是「觸覺防禦」型（厭惡觸摸和被觸摸），也有語言（選擇性緘默症）、認知（嚴重智能遲緩）和移動（半癱）上的困難。他的心理年齡約在 20 ～ 35 個月（Stanford Binet 測驗）。他的情緒發展是在最早期的階段，區分人我的能力差，也缺乏自我照護和探索環境的獨立性。由於 Matthew 的發展遲緩不僅是反映在器質障礙上，也包括情緒困擾，因此提升能力是可能的。

Matthew 的行為在早期的療程中反映出他的情緒問題。他有多樣的自我刺激行為（拍手），而少有口語或非口語的互動。Matthew 用尖叫、哭泣和收回手的動作來回應媒材的刺激。因為自發性的活動很少，藝術治療師因而運用結構性的治療介入。

時間的區隔在一開始就利用歌曲來界定：「這是藝術時間」，及在結束的時候「跟藝術時間說再見」。一樣用歌曲，Matthew 和治療師一起用身體相互指認和打招呼。目標是促進他指認和區別事件（藝術）和個人（治療師）的能力。經過九個月，Matthew 從發出機械似的聲音和拍手，到隨著節奏哼歌，到能「瞬間」唱出部分的歌。例如：治療師會說「這是……」，Matthew 就會回應「藝術時間」。

在一開始的問候後，治療師主動引介有趣的活動去誘發正面的反應和鼓勵信任，例如擁抱、撫摸、搔癢、彈跳、觸摸……等。有時也用音樂，像是唱著「Eentsy, Weentsy Spider」配合輕柔的動作在 Matthew 的腳、軀幹、手臂上搔癢（圖 22.2）。焦點是放在動作和觸摸，而不是在材料上。雖然治療師是主動者，但藉由每一次輪到 Matthew 遊戲時等候他的回應，來誘發他的主動性。

大約經過三個月後，Matthew 開始展現享受的樣子。不多久，在「暫停時間」時，他開始做出像是在要求再做一次活動的動作或發出一些聲音。接下來，治療師會等待 Matthew 提出「請求」，才再做一次遊戲。此種請求行為的出現可視為邁向開始互動性遊戲和理解因果關係的一個大躍進。

為了降低 Matthew 的觸覺防禦，治療師運用前藝術媒材。過一陣子，治療師介紹不同材料，包括水（液體）、刮鬍膏（可塑形）和種子（顆粒狀）。透過一再的指引和歌唱，Matthew 被鼓勵有像是敲打、撫摸、輕拍等探索的動作。九個月後，Matthew 開始自行探索流質性像是水的媒材。他也開始容忍去探索其他種類的媒材。雖然當治療師不順他意時，他還是會持續抗拒、努力把手收回來，但他尖叫和哭泣的次數明顯減少。

Matthew 需要一個結構化的介入去增加對自己和他人的覺察，去學習瞭解行為的因果關係，和增加自主的感官和行為探索。Matthew 漸漸地擔任起一些

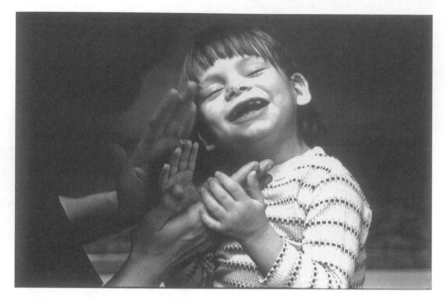

圖 22.2

在遊戲中的主動者角色。隨著互動性遊戲和媒材探索活動的增加，Matthew 自我刺激的行為也隨之減少。

治療：前運思期

在這個階段的個案功能介於 2 ～ 7 歲。在看待媒材的態度上有顯著的改變，展現出辨別和組織感覺動作的反應。同時有邁向表現和自我中心似符號使用的進展，呈現出個體的主觀真實。能標記想法和感受的語言開始發展，讓治療變得容易。隨著這些技巧的發展，個體漸漸有能力也期待有更自主的運作。

媒材

有更多的材料可以體驗，雖然沙和水持續提供重要的探索機會，以及表達和釋放壓力的出口。同時，醉心於發明組織和控制環境的方式，特別像是用可以成功引用的柔性媒材，如水和沙。這些前藝術媒材活動可作為使用傳統藝術媒材的構成和組合的先兆。

廣泛的媒材選擇（蠟筆、顏料、陶土）現在是適宜的；雖然重新引導不恰當的反應（如口含）、示範，和指導的練習是必要的，以培養符合發展階段的使用法。經由模仿和扮演遊戲的出現也促進了成長，因此藝術媒材可以在他們假定其表象的潛能具有重要性前，先透過遊戲來體驗。

促進自主性

生理的成熟提供個體有能力和慾望更自主地去完成日益複雜的工作。「肌肉的成熟設置了兩種同時發生的社會功能舞臺：堅持和放手」（Erikson, 1950, p. 251）。Hartley、Frank 和 Goldenson（1952）注意到兒童的遊戲反映出對諸如將水或沙倒進和倒出杯子的順序之著迷，那是一種文化上可接受、對於消除歷程之好奇的探索方式。個體在此階段嘗試以哭泣與抱住（如：死纏不放）、抗拒、推開（放手）去修通與母親的分離。一個處於前運思期而實際年齡較大的個體或許不需要擔心如廁問題，但是控制和分離議題依然是重要的。

即便重度與極重度障礙的個案也期待某些程度的獨立運作，所以自主性的提升很重要。之前藝術治療師是遊戲歷程中的執行者，現在則鼓勵彼此替換，並增強個案的主動性。為使身心障礙者能獨自操作媒材，有些順應方式或許是需要的，例如像是在畫刷手柄上黏貼一塊橡膠把手。

一個謹慎設計的活動方案可以產生一個成功的經驗，並建立自信。為了促進個案在尋找和選擇材料上有最佳的自主性，媒材供給的儲藏和陳列方式必須與感覺動作的技巧一致。我們考慮到工作檯面和儲藏空間的距離、材料的容易取得（開啟和關緊的容器、高或矮的格層），和足夠分量的材料。

促進表達和分辨感受

當個體發展到前運思期時，他們便更能認知到情感的狀態，分辨出感受及其前因。他們也漸能區分和澄清那些之前被通稱為「痛苦」或「不好」的，諸如生氣、悲傷和害怕的感覺。因為這不是件容易的任務，治療師通常需要提升個案對特定感覺狀態的覺察。此需要發展出對情感表達的敏感度，從一種開心

地尖叫到生氣地捶打，他／她因而能命名這種感覺。

　　例如，個案生氣的捶打陶土，而治療師評論「你今天對陶土真的很生氣」。語言受損的個案或許需要很特定和具體感覺狀態的範例。照片，特別是拍個案的，展示出不同情感（生氣、傷心、開心、害怕、孤單）的照片，或許對命名有用，例如「請指出能告訴我你今天感受的照片」。

感覺辨識和知覺形成的發展

　　運用前藝術媒材和藝術媒材的活動可以增進感覺的辨識和知覺的形成。使用像是水或種子和容器素材，個案可以被引導去注意和識別「滿」和「空」的特性。運用陶土，或麵粉和水，便能檢視像是「濕」和「乾」的特性。治療師也可以鼓勵個案去付諸在屬性上能促進改變的行動。

　　藉著描述和標記個案的努力，治療師增強了對這些概念的認同。以一種好玩的方式提供個案這樣的回饋可增強注意力和動機。例如，治療師可以即興創作歌曲去反映和伴隨個案的努力。當個案在探索過程中扮演主動的角色，藉由這樣一個對感官辨識的實證取向，他便能發展出觀察、詮釋和辨別的技巧。

　　治療師首先必須確認使用各種媒材所需要的技能；然後分析特定活動所需要的連續動作。例如：要將積木黏到紙板上，個案必須伸手拿漿糊將它塗在積木上，將積木翻過來，然後把它往下壓。治療師能以口語提示協助個案做練習，例如：「去用漿糊，把它塗在積木上……等」。治療師也可以運用音樂來提示，例如：以「Hokey Pokey」改編的「黏黏歌」：「將你／妳的手指放進去，將你／妳的手指拿出來，將你／妳的手指放在積木上，然後把它摩擦一下，把積木翻過來，然後把它壓下去，這就是你／妳如何把它黏住！」事先計畫，將材料一致地排列在工作檯面上也有助益，空間上的次序引導個案以正確的順序操作。

發展象徵的能力

　　對於前象徵期個案，**象徵化**能力的發展仰賴於**模仿、聯想**和**近似**（approximation）。**模仿**需要對身體或行為的特性有所感知，且透過扮演（發現類似之處）來發明等值的簡單形狀。這些知覺必須與藝術創作的過程有所「連結」或有所**聯想**，以便能將它們轉化成象徵性的表現。當創作出來的形狀可以與感覺和想法結合，**近似**人和物件的特徵便變得可能。前象徵期個案對抽象思考過程，像是模仿和聯想有困難。因為協調能力、自我發展、或智力上的受限，產生象徵的形狀和明白地說出其特色通常是複雜難懂、令人沮喪、和難以理解的。

治療師可以從操作和使用媒材中來增進生活經驗的**類比**（simulation），幫助個案發展**模仿**（imitation）的技巧。利用戲劇性的遊戲，治療師幫助個案去模仿動作（吃）、物件（車子），或者人（母親）。透過運用姿勢和聲音的模仿遊戲，個案可以練習模擬想法、動作和物件。個案可以將一個「形狀」（form）與想法或經驗串連，開始去瞭解表象和抽象的歷程。**模仿**因而提供一種可將形式和想法關聯起來的機制，是象徵的第一步。

前象徵時期個案也需要以藝術媒材、創作過程或作品來給予方向和支持去**關聯**感覺、物件和事件。治療師可以專注在視覺、觸覺或動作的部分。例如，蠟筆輕敲可能提醒個案雨滴聲，或者咖啡色和紅色讓個案聯想到花生醬和果凍。對線條或形狀的專注也會引發聯想，像是臉、物件或動物。

最後，培養**近似**的能力是促進象徵性藝術作品的必要條件。能夠近似意味著可以分辨重要細目的特徵。Roth（第 12 章）以 3D 的模型作為「概念參考」（conceptual references），來幫助情緒困擾、智能障礙的個案。她用模型去界定個案所喜愛描繪之物件的特定屬性。

「近似」也取決於對**技能**的理解。前象徵時期的個案通常不擅於創作特殊的形狀和樣子。為了鼓勵表現出作品的特色和屬性，教導特殊技巧或許是需要的。當一位盲童想要製作一個玩偶，他需要學習以混泥紙漿（papier-mache）來做結構的基本技巧。當因為動作上的障礙而技能受限時，治療師應該評估媒材和調整活動方案的結構。倘若用塑像用黏土（plasticine clay）去塑一個人過於困難，治療師可以展示如何以培樂多黏土（play dough）來組合一個人。楔形塊可以切成六份，讓個案去辨別身體的不同部分。然後運用一樣的粗動作，讓個

案能試著連結和安置這些部分。

前運思期的個案研究：Henry

　　Henry 的故事描繪一位前運思期的孩子，從前象徵時期的遊戲過渡到象徵性表達的恰當介入。Henry 是一位在精神療養院住院的五歲發展遲緩兒童。他的症狀是沒有語言發展、自我照顧能力遲緩（大便失禁）、以及在陌生的環境與陌生人一起時有非常高的焦慮。雖然他的心理年齡是 3 歲 11 個月，他的情緒問題是典型的較年幼的孩子有的，像是分離焦慮、否定和爭取掌控。Henry 表現出潛力，但是他的語言和情緒障礙似乎阻礙了他的成長。

　　Henry 的行為在一開始的療程反映出他的情緒困擾。他從治療師身邊跑開、避免眼神接觸、拒絕去看材料，以及躺在地上用手遮住臉。雖然在任何治療的第一步都是建立信任，但對 Henry 的治療它更顯重要。尊重他對距離的需求，藝術治療師後退並開始在畫架上作畫；扮演其好榜樣，評估他模仿和非語言互動的能力。Henry 作勢靠近畫架，然後開始畫畫。他塗上棕色顏料，然後在它上面用其他沒有形狀的色塊交疊（圖 22.3）。他的動作基模是控制型塗鴉，而他反映了一些跟大便失禁（塗抹棕色）有關的情緒議題。

　　當 Henry 感到夠自在做眼神接觸時，藝術治療師採用「全面溝通」的處理——聲音、肢體動作、手語和歌唱。以他的程度用沒有字的手語溝通，有助於信任關係的發展。唱歌是最沒有威脅性，可以引起他的注意和給予指令的方式。

　　所有溝通的目的也是為了教導語言和聯想的概念，或者是「命名」。治療師口語強調 Henry 正在「做」或「創作」的。「你在畫圈，你可以在圈圈上加入什麼？」其目的是為了促進創作行為和下一階段繪畫技能的發展。終極目標是 Henry 表達情緒的困難，這或許需要象徵性基模的發展來促成。

　　因為 Henry 很難與人建立關係，因此畫出人臉基模的能力似乎是決定性的。為了提升這個想法，治療師創造了一個用在「躲貓貓」遊戲的原始面具。整個治療的重心是放在容許情緒衝突的表達和解決之技能的發展。為了能有所進展，特別強調操作和認知的技巧，以及情感的表達。

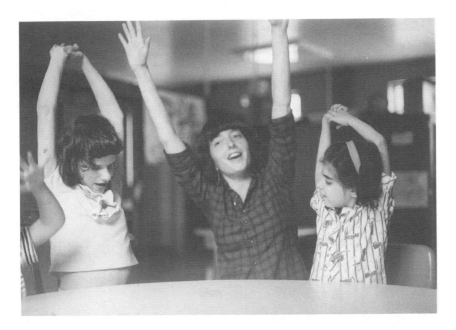

圖 22.3

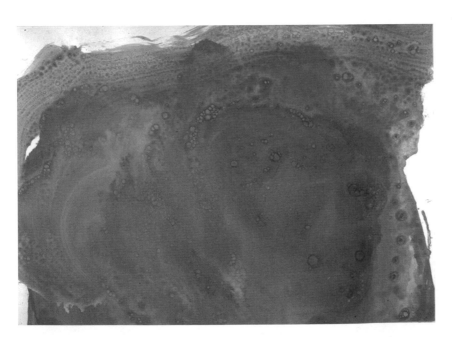

圖 22.4

　　經過為期三個月每週一次的藝術治療，Henry 開始畫更多可辨識出的形狀和用更清楚的顏色。他畫形狀，從圓形到 H 字母（他說那是他的名字）、到一棟房子、到一個人的臉（圖 22.4）。在他治療課後期的某一次，Henry 畫了一個有著大黑嘴的人臉輪廓，然後用馬克筆在上面用力捶打。對一位不會說話的孩子而言，這個嘴巴讓他回想到他的挫折（圖 22.5）。這陣捶打可能是 Henry 象徵性地表達對自身障礙感受的方式。

　　Henry 與治療師的互動也戲劇性的改變，從原本的極端逃避到有彼此的互動。隨著「符號」（signs）和其他溝通的方式增加，Henry 透過藝術來表達基本概念的能力也跟著提升（圖 22.6）。他的繪畫技巧從控制塗鴉進展到前樣式化期的表現（Lowenfeld, 1957）。

　　Henry 將藝術作為一種表達自己的語言。發展取向藝術治療讓他能做這樣的過渡——從只是探索、無任何去創作形狀的意圖，到創作出代表與自身和環境連結的基本圖像，到能表現出他的擔憂的象徵性圖像。藉由分辨情緒、發展

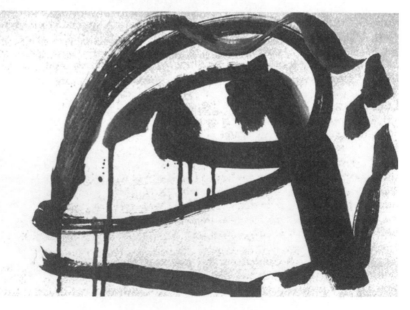

圖 22.5

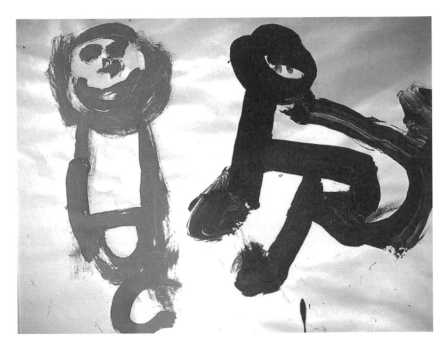

圖 22.6

動作基模，和學習創作出基本符號，Henry 改善了他處理情緒和與人互動的方法。

結論

　　發展取向藝術治療建立在對認知、情緒和藝術表達圓熟的理解上，對處於前象徵表達階段的個案特別有用。本章個案研究的案例即說明這種取向對兩位孩子的介入：一位處於感覺動作期，另一位則在前運思期階段。

參考文獻

Bruner, J. (1964). The course of cognitive growth. *American Psychologist, 19*, 1–15.
Di Leo, J. (1977). *Child development*. New York, NY: Brunner /Mazel.
Erikson, E. (1950). *Childhood and society*. New York, NY: Norton.

Freud, S. (1905/1962). Three essays on the theory of sexuality. In *Standard Edition* (Vol. 7). London, UK: Hogarth.

Golomb, C. (1974). *Young children's sculpture and drawing.* Cambridge, MA: Harvard University Press.

Harris, D.B. (1963). *Children's drawings as measures of intellectual maturity.* New York, NY: Harcourt, Brace & World.

Hartley, R., Frank, L., & Goldenson, R. (1952). *Understanding children's play.* New York, NY: Columbia University Press.

Kagin, S. (1969). *The effects of structure on the painting of retarded youth.* Unpublished master's thesis, University of Tulsa, OK.

Kagin, S., & Lusebrink, V. (1978). The expressive therapies continuum. *Art Psychotherapy, 5,* 171–179.

Kellogg, R. (1969). *Analyzing children's art.* Palo Alto, CA: National Press Books.

Koppitz, E. (1968). *Psychological evaluation of children's human figure drawings.* New York, NY: Grune & Stratton.

Kunkle-Miller, C. (1978). Art therapy with mentally retarded adults. *Art Psychotherapy, 5,* 123–133.

Kunkle-Miller, C., & Aach, S. (1981). Pre-symbolic levels of expression. In L. Gantt & S. Whitman (Eds.), *The fine art of therapy.* Alexandria, VA: American Art Therapy Association.

Lonker, S. (1982). *A sensorial approach to art: Pre-art discovery with severely and profoundly impaired children.* Harrisburg: Arts in Special Education Project of Pennsylvania.

Lowenfeld, V. (1957). *Creative and mental growth* (3rd ed.). New York, NY: Macmillan.

Lyons, S. (1981). Art in special education. In L. Kearns, M. Ditson, & B. Roehner (Eds.), *Readings: Developing arts programs for handicapped students.* Harrisburg: Arts in Special Education Project of Pennsylvania.

Mahler, M., Pine, F., & Bergman, A. (1975). *The psychological birth of the human infant.* New York, NY: Basic Books.

Piaget, J. (1951). *Play, dreams and imitation in childhood.* New York, NY: W.W. Norton.

Piaget, J. (1954). *The construction of reality in the child.* New York, NY: Basic Books.

Rubin, J.A. (1978). *Child art therapy: Understanding and helping children grow through art.* New York, NY: Van Nostrand Reinhold (2nd ed., 1984; 3rd ed. 2005, Wiley).

Rubin, J.A. (1984). *Child art therapy* (2nd ed.). New York, NY: Van Nostrand Reinhold.

Silver, R. (1973). *A study of cognitive skills development through art experiences: An educational program for language and hearing impaired and aphasic children.* (ERIC Document Reproduction Service No. ED 084 745).

Williams, G., & Wood, M. (1977). *Developmental art therapy.* Baltimore, MD: University Park Press.

Wilson, L. (1977). Theory and practice of art therapy with the mentally retarded. *American Journal of Art Therapy, 16,* 87–97.

Winnicott, D.W. (1971). *Playing and reality.* New York, NY: Basic Books.

23

圖像中的課題 吳亭君　譯

創意教育中的藝術治療 David Henley

當我們在精神生活中為模糊而難以言談的事歸位時，學習便跟著興旺起來。

— William James

　　某天早晨，在收容精神障礙青少年的學校中，16 歲的 Mel 正在閱讀《紐約時報》做時事探討，專注在一篇關於在二次世界大戰期間轟炸德勒斯登的文章。雖然該城市並不具有軍事價值，盟軍仍對它珍貴的中世紀建築進行轟炸，以此恐嚇並打擊德國人民的信心。這場轟炸奪去數千條人命，也是美國與英國部隊所犯下的少數戰爭罪行之一。此篇文章報導了近期的一場恐怖轟炸 50 周年紀念的和平燭光遊行。

　　Mel 受此報導影響，表示「歷史是由有權力的勝利者所撰寫的」，且他自己經常受到「自以為是、當權的大人」不明是非的攻擊。他描述「自己的戰爭」如同對抗掌權者的戰爭，那些人「從來不必擔心犯錯的後果」，就像盟軍與他的老師們。

　　在時事探討活動中，這些青少年的權力與權威的問題被擴大，我建議針對這篇文章製作一些影像。Mel 用色鉛筆畫了一張燃燒的蠟燭（圖 23.1），有著一朵煙霧雲並滴落著紅色的蠟油。雖然 Mel 不願多談，但他說明影像中的分岔處：蕈狀雲代表世界大戰曾帶來的威脅，而蠟燭則象徵著對世界和平的一種表示。

　　他一邊說話一邊以其特有的風格來塗鴉，加入了某些大麻意象，沿著滑雪板吹出一朵「和平野草」的煙環朝向沸騰的雲。這些毒品的意象與蠟燭的影像被嚴肅地看待，因為它們是這個隱喻的主要部分。在討論這個議題時，我們能

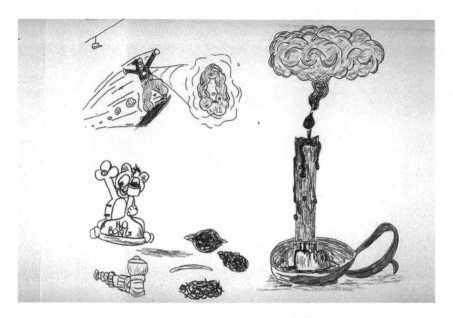

圖 23.1　Mel 閱讀盟軍轟炸德勒斯登的自由聯想回應圖。豐富的脈
絡引用可看出其核心是蠟燭，代表對實際儀式的回憶以及個人與全
球未來會「融化」的擔憂。

藉此探討 Mel 有時對權威所爆發的敵意，以及此敵意與幾乎吞噬他、將他當小
孩一樣看待的母親和缺席的父親的關係。

　　正如這個短文所說明的，幾乎任何有意義的學習經驗都可以成為治療性成
長的管道。教育的目的在於獲得學術技能，但也可以延伸到有更多的治療性支
持；特別是當暴力、藥物濫用與其他問題已有相當的比例在校園蔓延時。我相
信教育的工作可以當作解決情緒問題的跳板，所以我發展了「治療課程」與「治
療性批評」的做法（Henley, 1997, 1998, 1999, 2004, 2012a）。

　　這類課程的關鍵是依兒童自身的興趣來量身打造教育活動，無論他們行為
表現有多麼消極或不當。對問題青少年來說，這些行為包括消極、無政府主義、
毒品與暴力，都可以藉由當今的媒體看到這些貧乏的表現力。如同莎士比亞的
作品，也像當代任何電視或電腦遊戲一樣，充滿大量的圖像暴力、性變態、違
法與迷幻意象！如同治療，這個課程「以孩子為中心」，運用任何可以吸引孩

子參與的內容來學習。就像莎士比亞能夠把對母親的亂倫與強暴的生動描述寫成《哈姆雷特》，不安的孩子也可將自己負面的看法與感受改造為具有詩意與震撼力的作品。

治療性教育與藝術的簡史

在 1799 年，一位名叫 Jean Itard（1802/1962）的年輕醫師接受了馴服與教育一名「野孩子」的挑戰。這位處於原始狀態、疑似患有自閉症的男孩被發現在法國的森林中漫遊，全身赤裸並傷痕累累。他發展出高度動物性，沒有語言和人類習性，而 Itard 則細心和善地對待他。他教育與開化這位野孩子的方法為日後發展人道主義的治療取向預備了康莊大道。

經過一個世紀後，教育學家 John Dewey（1916）強調在學習中個人參與的重要性：「當人們對深入探討某議題感興趣時，就會激起一些從過往經驗所衍生而來的態度與體認。當它們在討論活動中被激發出來，這就會轉化成有意識而帶有感情色彩的想法」（Dewey, 1934, p. 65）。Dewey 也體認到潛意識在創意教育中所扮演的角色：「唯有在過程中形成正確的、讓它們能進入的門道，新的想法才會被意識到。所有人類努力留下的軌跡都看得到潛意識的成熟先於創造性。」（p. 65）

精神分析的概念經由 Margaret Naumburg 在實驗性的 Walden 學校中展開。Naumburg（1917）在哥倫比亞大學受教於 Dewey，之後在美國創辦藝術治療，落實她透過自發性創意表達來促進學習的理念。為達到此目標，她聘請她的姊姊，Florence Cane（1951），以獨特的情感表達方式來教藝術。

在 1930 年代，藝術教育的先驅 Viktor Lowenfeld（1939）開始在歐洲對盲童進行開創性的工作。受到以孩童為中心的教師 Franz Cizek 的影響，他強調動機是創造性表達的核心。Lowenfeld 透過運用情緒、身體感受、回憶與想法的自我表達，增加知覺的感受強度（1957）。且他培育了一個治療性聯盟，強調提高兒童的參與度和他們在創作上的冒險意願（Ulman, 1987）。Henry Schaeffer-Simmern（1948）也強調感官的參與：

　　即使是最簡單的圖畫，只要這是視覺想像的結果，通常即代表
著畫者與所呈現主題間的關係。就是此創作主題與藝術形式間最內
心深處的連結，根源自一個人天生創作能力的自然流露。

（p. 154）

　　在教育情境裡的藝術治療，隨著 Edith Kramer 在 Wiltwyck 學校所採用的
「藝術即治療」取向的工作開始熱絡了起來（Kramer, 1958）。她與這些情緒障
礙孩童的先驅工作集中在為造福自我（ego）而做的衝動控制，以透過藝術過程
達到自我成長和昇華——這亦是治療性課程的重心所在。

案例背景與情境

　　為了說明治療性課程，我先回到 Mel，用在公立學校的一天共同課程替代
以行為取向為基礎的特教課程。這方案適用於年齡 5 ～ 21 歲，因行為與情緒問
題讓他們在一般課程中難以發揮的孩童。Mel 是位聰明、具創造力、迷人的青
少年，但他棘手的負面行為導致難以在公立與私立學校中生存。他的是一個複
雜的臨床樣貌，有著 ADHD 和邊緣性人格與躁鬱症的不完全症狀。在情感上，
Mel 因經常的退化性行為而發展受限。

　　他的 ADHD 症狀包括好動、衝動、對單調或低報酬的工作（多數是學校的
工作）漫不經心，以及頻繁的情緒波動。Mel 對於身體—自我（body-ego）的界
限模糊，會常因衝動地侵犯到老師與同學的個人空間，而被抱怨「總是在他們
面前」。也有幾次因無窮盡的關愛需求遭受挫折而自殘。有時候，梅爾會在言
語上使壞，將攻擊轉向自己或他人，或者是退縮起來。

　　Mel 跟許多問題青少年一樣，經常企圖自己使用娛樂性藥物。這些嬉鬧聚
會的後遺症範圍，小自邋遢、不穩定的情緒，大到拉扯頭髮、摳皮膚和割腕。
就像其他有著類似病症的人一樣，他擁有如同「孤島」般的能力；有著異常豐
富的世界知識（他閱讀與觀看新聞的速度很快）和洞察力。他早熟的繪畫能力

因猛烈的諷刺感而更有看頭。他對教師與行政人員強硬的諷刺畫和漫畫，顯示出敏銳的觀察力和批判性。這種諷刺他人的能力，使他在同儕社會中得以獲得特殊的地位。

在該課程中，我是一位教師／治療師，此意味著身為跨專業支援團隊的一員，我將著手進行教育與治療工作。由於這是另類的實驗學校，我可以自由地編排將藝術治療灌輸到校園生活各個面向的課程。治療方法也是採折衷方式──行為、認知、客體關係、精神動力取向──依不同情境實施以如下所述的適合方式。

治療性課程描述

校園一天的開始就像任何的過渡時間一樣，特色是高焦慮和低效率。學生們擠在一起聊天，細數著夜遊時發生的「戰爭故事」，也交換八卦。晨間例行的熱飲、零食、音樂影片播放，被用來涵容和舒緩這個過渡期。最後，學生們才被集合來告知當天的規劃。

第一節課：產生想法與議題

每日在校生活，都會以全班一起閱讀《紐約時報》探討時事作為開端。喝著茶，翻閱報紙，我們就像一個在晨間做例行公事的大家庭。此一儀式不僅讓社區更緊密，也有助於涵容分心、不安或激動的行為。對於那些睡眼惺忪瞪著報紙看的人而言，看報紙──即使只看體育的比分或電視節目表，也透過適當的方式默默地將不活躍偽裝其中。

報紙也提供了他們所關心議題的內容，因為新聞總是充斥著危言聳聽、引人注目的題材，包含性與暴力方面的消息。透過真實生活中的實在題材，這些故事可被當作他們自己投射與焦慮的管道。《紐約時報》也提供了如何把原本具挑釁的內容轉化成一種容易理解又具詩意表現的模式。寫作的詞彙因而設定了標準，特別是因為《紐約時報》的寫作風格近來已變得較為輕鬆。

在本文一開頭，我介紹了 Mel 如何理解轟炸德勒斯登周年紀念日的文章。他自選的議題可能是他自己焦慮的隱喻——對被毀滅和對當權者極權的恐懼。Mel 與其同儕一樣，並非總是如此敏銳。情緒不安的孩子通常會在不同的運作模式間搖擺，取決於內在的資源。虛弱的自我往往會導致放棄努力或混亂的釋放衝動能量，而這可能阻斷了推向頂點、創作出成品的歷程（Kramer, 1971）。

第二節課：在經典文學中找到議題

第二節課包括閱讀治療，學生們閱讀經典名著；作品主題與青少年相關，也與課業內容有關。通常議題會投射到角色上，特別是透過對加害者或受害者的認同。

某一天，這個團體看了一部他們已開始閱讀劇本——莎士比亞的「亨利五世」（*Henry V*）——一部蔓延著暴力、忠誠和政治陰謀，描述一位年輕人努力奮鬥成為國王的史詩影片。在這齣戲中，Henry 國王必須面質其兒時的好友 Bardolph，一位忠實但無可救藥的酗酒者，他被指控在 Agincourt 戰役中搶劫了法國的一所教堂。儘管 Henry 愛他的好友，但他還是必須將國王的職責置於個人的忠誠之上，讓 Bardolph 被宣判吊死。輪到 Mel 時他讀到：「……我們將處死所有的這些罪犯。因為當慈悲和殘酷在一個王國上演，溫和的玩家是最快的贏家。」

當老人被架起時，國王用淚眼凝視他，而他們共同生活的記憶則在眼前閃過。一些學生，包括 Mel，顯然受到這段文章的感動。他們大半想到當自己也曾必須在要保護他們自己或他們同儕團體的時候，決定是否要提報一名有罪的朋友。

Mel 受邀去寫或畫這個議題，他創作了圖 23.2，其中 Henry 國王面對著他的群眾緊握拳頭，情緒哽咽，但心意已決。在他左邊，劊子手揮舞著他寬闊的劍，以示對國王的擁護。可憐的 Bardolph 接受絞刑，作為世人需遵守社會道德法規的一個範例。國王背上似乎背著一個十字架，由於它偏向著屍體，也靠近國王的斗篷，或許可能指的是贖罪或救贖希望的象徵，儘管不瞭解救贖是為了

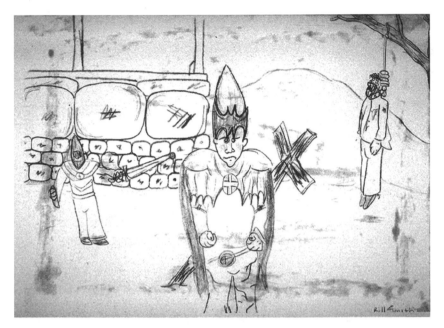

圖 23.2　以為情緒嚴重紊亂的青少年無法接受高水準文學作品的誤
解，看到 Mel 思索 Henry 國王複雜的議題，陷入在個人的忠誠與他
身為君王責任間的抉擇時就可釋懷了。

受害者、國王或兩者都是。無論它的象徵意義為何，Mel 都用了一種原型的比
喻來抵擋原始歷程（primary process）所施加的諸多壓力。

　　雖然這個主題具有緊迫和易於喚起情感的本質，Mel 仍維持一貫敘事和寫
實的繪畫風格。畫出國王兒時玩伴的死，可能激發了他自我毀滅的傾向或對滅
絕的恐懼；這些似乎都在他對此主題既學術性但不煽情的處理方式給抵消了。
彩色鉛筆的選擇，或許也有助於涵容他的情緒和衝突。由於理智和情感同時參
與其中，這個活動或許強化了他脆弱的自我。

　　這幅畫代表了高階防禦像是昇華的程度，部分的衝動能量被抵消了。此插
圖呈現了這種取向的某一個面向，透過就個人而言仍是強而有力且社交上有意
義的形式，自我去釋放強烈內在壓力的努力是被肯定的。因為這個作品不僅是
個人洞察力的紀錄；它也被團體成員所重視。就像所有偉大的藝術一樣，它成
為一種屬於 Mel 和同儕所共享的集體真實。

第三節課：聚焦想法

在第三節課，學生被鼓勵從個人閱讀或團體活動來發展想法。某一天，Mel 決定跟進另一篇《紐約時報》上的文章，黃石公園的狼群在滅絕 70 年後，又重現蹤跡。在課堂討論中，Mel 採取了自然應優先於人類短期經濟需求的立場。他宣稱，「侵犯者因著行為付出代價才會學到自律」。我鼓勵他把自己的熱情投注在課堂中現有的資源上，像是 Lopez（1978）對狼／人類行為的研究。

隨著這本書的閱讀，Mel 開始對狼神話感興趣，尤其是羅馬狼孩子—— Romulus 和 Remus 的故事。我接著引導他閱讀 Candland（1993）的研究報告，其中有關於狼群一起飼養人類嬰兒與幼狼的案例。Mel 醉心於這些野孩子的故事（如 Aveyron 的野男孩），他從 Lopez 的書中舉出了一個圖像。一個在中世紀手稿中所呈現的一幅狼人帶走一位男孩的圖（圖 23.3）。Mel 開玩笑地說，不知這對奇怪的組合能否被黃石公園的狼群所接受。後來 Mel 的神情轉

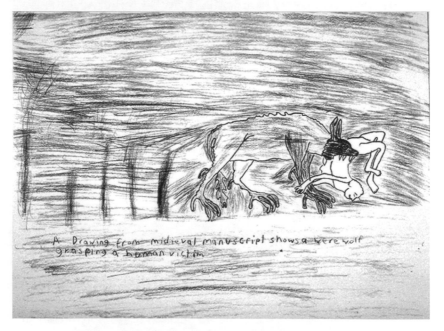

圖 23.3　透過所舉出的中世紀手稿，Mel 表達他自己和這種動物在關係上的矛盾：他會被吞噬生吃或者是受到保護？

為嚴肅，對被領養的幼獸經常遭到排斥，甚至被群體殺死而感到悲嘆。

　　Mel 利用書的插畫，草擬出一系列的動物姿態（抬高尾巴、露出牙齒、鞠躬），每一個都代表了接受或拒絕的信號。然後，他在課堂上畫出了生活中類似的情況，在那裡，「老大」或占主導地位、有影響力的雄性動物——就像超重且無吸引力的他——不知是否被認為是公平遊戲中被嘲弄或是接納的同儕。Mel 觀察到有時在班級中的男性老大是如何受到其他攻擊者的挑戰，創造出了一種不確定和緊張的氛圍，直到階級再次穩定下來——就像在狼群一樣。爾後 Mel 將他所畫的母狼稱為天生的「老大」，有著機警保護與溫柔養育的能力。

　　也許他利用這個議題來作為處理自己在班級地位的方式，那總是焦慮的一個源頭。考慮到 Mel 被遺棄的議題，與持續要父母關注的需求，他的圖像也清楚地訴說了一個全能的母親。注意到他所畫的母狼老大牢固但輕柔地用她的下顎咬著他。對 Mel 來說，在母親的吞噬／毀滅與母親的「涵容」、撫養和關愛之間，存在著微妙的界線。從這個圖像的笑容來看，依戀的特性似乎是一種幸福而不是恐懼。

　　雖然這些題材觸動了 Mel 對社會地位和母愛的焦慮，但在研究這個主題中，Mel 似乎獲得了相當程度的掌控。Naumburg（1947, 1966）認為影像讓原本仍消散在時間和空間中的潛意識素材被固定下來——在如此的藝術治療經驗中，洞察和成長變為一種可能。在這種情況下，透過在認知領域以編組理性力量的形式來獲得掌控，以中和潛在壓倒性的潛意識支配力。

第四節　課：克服寫作的阻力

　　在語言藝術中，任何形式的寫作，都可能會令有情緒或學習困難的學生感到痛苦。面對像日記或評論文章的工作，他們一般來說意願不高，也不願做什麼努力。即便是創造性寫作也需要額外的刺激，好讓這些學生能專注在這項功課上。Lowenfeld（1982）告知我們當給予學生一種新奇的動機去點燃他們時，學生通常便能克服抗拒。攝影治療便是這種刺激，用來幫助這門課的學生組織視覺上的想法，然後再將其轉譯為散文。

第一個任務是學習真正的去「看」，用相機的鏡頭來取景。我向他們展示了藝術家如畫家 Georgia O'Keefe 與攝影師 Alfred Steiglitz 的作品；他們使用諸如裁剪、取框和放大影像等手法。受督導下的幾個小組，便被允許以相機探索校園，尋找適當的題材來拍攝。

多數學生都能拿捏住自由的尺度，但即便在嚴密的監控下，Mel 依然喧嚷地闖入綜合辦公室，而在那裡見到校長。他把相機對準校長的臉，然後開始猛拍。雖然他有依照作業要求，以有趣的方式裁剪被拍者的頭像，這張照片（圖23.4）精準地捕捉到校長個人隱私被侵犯時的不悅感受。

貼印照片（contact sheet）被洗出來並放大後，Mel 寫了一首散文詩描述這張像面具的頭像。以他選用校長為題來看，即再次針對權力和權威的議題。但這個有含意的主題促成了原始歷程素材的侵入，此由他寫作中所瀰漫的妄想，甚至偏執的特質可見一般。在他流暢的自由詩文中，Mel 形容校長為「一位具

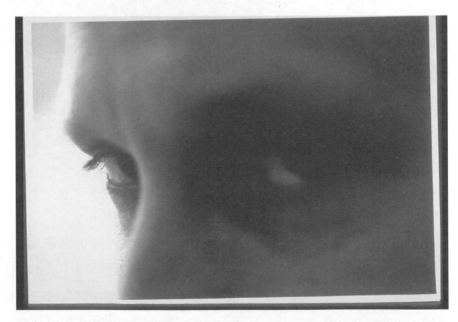

圖23.4　攝影治療可以解放一種未加工的表達反應。梅爾對一位權威人物挑釁但有效的裁剪可以視為對一種優勢刺激之屈服。他的攝影詭詐的侵犯了校長怒目而視的個人空間。

有超然聽覺和嗅覺能力的廁所間諜，知道每個人在那裡發生的所有事情，沒錯，你可以聽到他的笑聲和耳語傳遍整個廁所間，」等等。

在閱讀他的狂野詩文的草稿時，我提出了一些建議以緩和其誇張的特性。但下一個版本不僅沒變，甚至惡化到包括性猥褻等內容。Mel 很快就失控了，他大聲朗讀他的作品給全班同學聽。我告誡他，他當時違反了「個人表達原則」（Henley, 1992, 1995），其中規定了具淫穢或暴力本質的創作只能私底下發表。任何形式的展覽都不被允許，因為這樣的作品可能會干擾到他人，或不利於學校社群。我進而平靜地說，他的作品在現階段需要被審查。Mel 不顧警告，繼續朗讀這首詩，即興做出不同聲調以取悅同儕。

Mel 之個別化教育計畫（IEP）的部分要求，是他需遵守雙方所訂的行為契約之規範，這份條款詳列處理偶發性失控行為的因應方式。經過數次要求他自我控制但他都置之不理後，Mel 被強制安置於暫時休息（time-out）區。他挑釁地貼近我的臉，做出對著我吹菸的動作，然後再次拒絕。我引用了一個校規（根據每個學校的政策），請警衛前來護送他到休息區（一個在走廊上的小隔間）。Mel 情緒激動到某種失去自制力的程度，讓人對這個活動的激勵產生質疑。

第五節課：行為的後果

因為 Mel 被強制帶離時並無相當的好攻擊，依約定他可以帶著他的筆和素描本到休息區。在被強制「冷靜」的這節課程，他多半安靜地在畫畫。在說服我他能在團體中克制自己後，我請他回到班級。在這段隔離期間，Mel 畫了幾幅暗示著我們的對峙的圖像（圖 23.5）。他畫自己陰森森地逼近我，作勢要將菸灰輕彈到我臉上，而在他的 T 恤上則宣稱「無趣！」（No life!），他寬大的立姿、威脅性的手勢，和充滿不悅的表情在在都記錄了他目中無人的態度。再次的，Mel 能表現出某種自我力量：這張素描的形式即便傳達了強烈的情緒，依然顯著的完整。這張特別的諷刺畫以優雅的輪廓線一氣呵成。其充滿自信的繪製、誇張的視角，和複雜多層次的意涵，都有助於作品的表現力道。

通常，Mel 會不發一語地給我看他的素描，但是他的舉止暗示了和解的姿

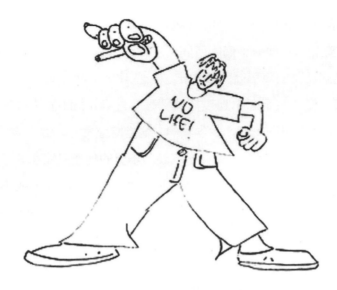

圖 23.5　這張按照遠近比例、描繪當你的面輕彈
菸灰的圖，是熟練地用一筆輪廓線畫完的，此自
畫像為 Mel 的受苦做了個總結。

態。用畫畫去表達他的悔改，他可以迴避權威議題又同時「保留面子」。Mel
藉著美術為語言去表達他內心深處的痛苦，能透過一件如同 Kramer（1971）所
定義的「完形的表達」（formed expression）作品，去完成一項「終極整合行
動」。素描具方法上的簡約性、內在的一致性和真實感，同時也傳遞出別人可
以辨識得出來的情緒衝擊和力量。這些成功的元素加總在一起暗示已完成昇華
（Henley, 2012b）。

　　這系列的第二件作品比較退化（圖 23.6），帶著一種洩氣到要順服和自憐
的挑釁意味。兒時自我慰藉相關的物品環繞著他：套圈圈、積木、隨身聽，所
有的這些都與自創的描述字句並存。雖然這件作品的內容是較不成熟的，但這
並不影響將此圖像當作一種宣洩釋放的形式和完形的表達的進一步成就。

　　或許是我們治療性同盟的復原力允許這些相互矛盾的感受可以完全地表達
出來，如同它們被「涵容」在 Mahler 客體關係的感覺裡，不帶有我的論斷或責
備。反而，是我一直用攝影計畫過度刺激了 Mel。我們雙方都為之前的突發狀

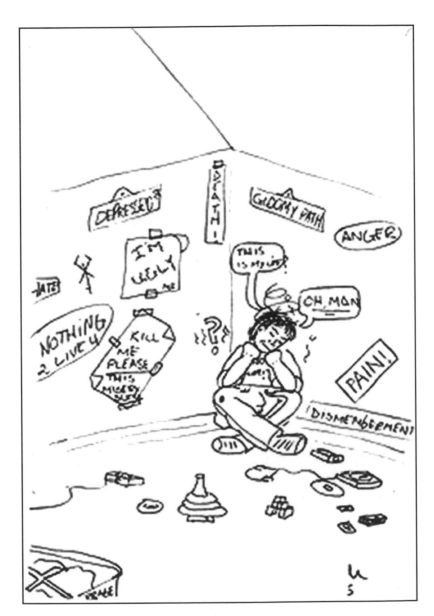

圖 23.6　行為後果的介入鮮少如此具美感修養和情緒處理過程。
數個月穩定的治療性支持與卓越和繪畫技巧使得 Mel 可以達到
某種程度的昇華。

況負部分責任，Mel 沒有被記過而回到班上，且被鼓勵在班上找到自己恰當的地位。

討論

在 1917 年一篇名為〈教育的直接教學法〉的期刊文章中，Naumburg 寫道：「直到今日，教育已經錯過對兒童行為的真正意義，只把表面的行為視為單獨的狀況來處理。忘了去認清行為的真正源頭，以至於難以有效地糾正和引導人們成長的欲望。」

在案例短文中，我們看到 Naumburg 所說明的原則。在每一個活動中，Mel 的議題被理解為是其所有學習經驗不可或缺的一部分。主題同時會刺激新的想法和長久以來的衝突，偶爾會激怒 Mel 導致他行為失控。

但是這種挑撥性的過程也是治療課程的核心——去承擔創造性和治療性的風險，正如同 Naumburg 所強調的，為了引起熱情的參與和深化行為的因果關係。然而在此同時，自制、自我監控和社會責任仍是重要的。這兩者之間所存在動力上的張力是本取向的一個主要部分。「個人相關」構件的一個可預期結果，是煩躁不安的反應可能會被誘發出來。任何人都必須謹慎使用那些動機可能會刺激孩子的議題。

一個比較悲慘的案例是 Kip Kinkel，他在歷經了多年情緒上的痛苦之後，於 1999 年謀殺了他的父母和好幾位同學。在他殺戮的暴力行動之前，Kinkel 的高中老師除了教導學生朗讀莎士比亞《羅密歐與茱麗葉》的劇本外，也使用了 MTV 形式的影片版。場景設在現代的洛杉磯，敵對的家庭是以附近的幫派來呈現，他們放肆的槍戰和暴力捕獲住學生們的想像，也變成 Kinkel 的一種執念。當警察進到他家發現被殺的父母，他們的嚴峻搜索指向了音樂。Kip 將影片原聲帶不斷地以最大音量播放。怪異的音樂籠罩著警官們，它的主題為這宗犯罪打造了戲劇性的背景。就一個教育上的介入來說，這名教師選擇了一個強而有力的刺激——一個以未料得到和悲劇收場的方式吸引了這名學生的興趣。

認知到此類刺激所具有的潛在力量，我們需要以兒童的理解能力來作為應付有挑釁意味主題的手段。藉由投注於理智，認知治療的取向能讓可能令人不安的素材在客觀處理的同時可以用來加強自我反思。扭曲的信仰系統、非理性的擔心、曲解的認知可以全部經由理性的探索而調節緩和。因此，當 Mel 逐漸變得投入在最近的時事、世界歷史或是文學時，他會利用理性去處理，也化解了自己的議題。

當理性介入無法中和低自尊孩子有如潮水般的情緒，然而，我們卻可以預期退化和衝動控制的崩潰。行為取向則或需強行介入。在梅爾這個案例，這就像是採用一紙雙方都同意、載明處理脫序行為應急方案之合約的形式。他瞭解在採取處置前，我們會協商和通融脫序行為的時間只有這麼久。因為他的問題與限制有關，這些告知需要非常清楚明白。只有如此，即便有時失控，Mel 才可以預料到他的行為後果而感到安心。有了明確的限制，我們的輔導工作便有較少的退化現象，且有較穩固的治療同盟關係。

與 Mel 的穩固同盟使我在必要時候可以設限，而不至於對我們的關係有嚴重的損傷。由於他傾向毀謗我是位全壞的（all-bed）「母親」，吸收這個負面移情且在每次的小插曲後傳達一種寬恕的感受至為關鍵。我的重點一直放在他能不帶著污點紀錄回到班上，擁有嶄新的開始。

然而，儘管有這樣的回應，Mel 分裂的防衛機制仍常處於發動的狀態。圖 23.7 反映出對他而言要維持我們的同盟是多麼大的一個壓力，尤其是當我們處於衝突的時候。這張圖是他在我們有過一個特別激烈衝突後隔天早上展示給我看的。在 Mel 的夢裡，我隱隱出現在他上面，傲慢的比劃著手勢，而他躲在被子底下被這個惡夢嚇得滿身大汗。我宣告說 Mel 已經處在一個「不容警告的情況」，意思是他的行為已經惡化到將他驅離班級而無須提出更進一步警告的程度。

我扮演著他附屬自我（auxiliary ego）和超我的聲音。Mel 帶著我們的行為公約進入到原始心理歷程的範疇，這些掙扎充分占據他的心靈，證實它們的分量。這個孩子已經內化了這個課程，而我相信這歸功於治療的效能。

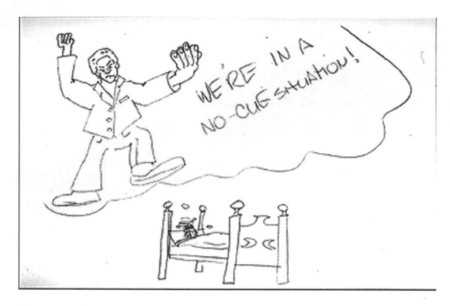

圖 23.7　在 Mel 的潛意識裡，老師／治療師是位懇求的、甚至催逼的角色，侵到他的夢境。理想自我如何能與夢境裡本我所衍生的部分角色整合在一起是件大工程。

結論

　　本章所描述的取向不單是在教育環境裡提供臨床支持的一種藝術治療實踐方式（參照 Bush, 1997）。在治療課程裡，治療工作與學習經驗密不可分，是一個持續整合不同表達形式：美術、攝影、詩詞和閱讀治療的過程。

　　治療性課程的任務，如同回歸主流（mainstreaming）法令中所堅持要求的，是在有「最少限制的環境」下去支持孩子。我對此法令的解釋是學校課程的內容應包含情緒問題解決的元素。只有如此，學校才能在持久穩定的基礎上全人教導孩子。因為學校生活至少為期 12 年（特教最多到 16 年），長期性治療工作就可以完成。此與醫療保險組織（Health Maintenance Organization）有盈利特色的「旋轉門」（revolving door）形成強烈的對比。

　　治療課程也能被改編來幫助「正常」學生處理生活上的壓力和過渡時期，而不必稀釋課業上的嚴謹。某些問題處於臨界門檻而無須接受個別教育計畫

（IEP）的學生，較為同理的介入也能加強他們的適應力和動機。與其為適應不良症狀產生後作為傷害控管的一種手段，此治療課程可以是積極和做預防的。且這個工作可以一直持續作為學校一般活動的部分。

我也曾在夏令營的情境中用它來教那些後來在一般團體活動中善於使用隱喻的 ADHD 孩子（Henley,1999）。例如：在帶領一群活潑的七歲孩子釣魚探險之後，我問他們是否曾感覺「像離開水的一條魚」。他們馬上領悟到他們自己的焦慮和這些被他們捕獲的魚之間的關聯，而把釣到的魚放進夏令營的水族缸裡。他們能將自己的感覺投射到魚身上，並去探討他們感到孤單、孤立或被遺棄的情境。他們畫出了擔心被留在奶奶家過夜、必須搬新家，或是當父母再婚後有新的手足。深刻的表達於焉產生，否則，那不過是個平凡的夏令營活動。

理想上，治療課程的介入是在發展上的形成階段，在此階段我們希望去促進能持續到成人期的健康適應能力。畢竟是我們的孩子未來將繼承和定義我們的文明和，更確切地說，文明世界的健康。

參考文獻

Bush, J. (1997). *A handbook for school-art therapy: Introducing art therapy into a public school system*. Springfield, IL: Charles C. Thomas.

Candland, K.C. (1993). *Feral children and clever animals*. New York, NY and London, UK: Oxford University Press.

Cane, F. (1951). *The artist in each of us*. London, UK: Thames & Hudson.

Dewey, J. (1916). *Democracy and education*. New York, NY: MacMillan.

Dewey, J. (1934). *Art as experience*. New York, NY: Minton Books.

Frank, T. (1983). Margaret Naumburg, pioneer art therapist: A son's perspective. *American Journal of Art Therapy, 22*(4), p. 113.

Henley, D. (1992). *Exceptional children: Exceptional art*. Worcester MA: Davis Publications.

Henley, D. (1995). Political correctness in the artroom: When limits get pushed. *Art Education, 48*(2), 57–66.

Henley, D. (1997). Expressive arts therapy as alternative education: Devising a therapeutic curriculum. *Art Therapy, 14*(1), 15–22.

Henley, D. (1998). Art therapy as an aid to socialization in children with attention deficits. *American Journal of Art Therapy, 16*(3), 40–50.

Henley, D. (1999). Facilitating socialization within a therapeutic camp setting for children with attention deficits. *American Journal of Art Therapy, 37*(2), 2–12.

Henley, D. (2004). The meaningful critique: Responding to art from pre-school to post-modernism. *Art Therapy: Journal of the American Art Therapy Association, 21*(2) pp. 79–87.

Henley, D. (2012a). Knowing the unknowable: Towards a multidisciplinary approach to art therapy. In A. Gilroy (Ed.), *Discoveries in art therapy assessment* (pp. 40–54). London, UK: Routledge.

Henley, D., (2012b). Working with the young outsider artist: Appropriation, elaboration and building self-narrative. In A. Wexler (Ed.), *Art education beyond the classroom*. New York, NY: Palgrave MacMillan.

Itard, J. (1802/1962) *The wild boy of Aveyron*. New York, NY: Appleton-Century-Crofts.

Kramer, E. (1958). *Art therapy in a children's community*. Springfield, IL: Charles C. Thomas.

Kramer, E. (1971). *Art as therapy with children*. New York, NY: Schocken Books.

Lopez, B.H. (1978). *Of wolves and men*. New York, NY: Scribner.

Lowenfeld, V. (1939). *The nature of creative activity*. London, UK: Routledge.

Lowenfeld, V. (1957). *Creative and mental growth* (3rd ed.). New York, NY: Macmillan.

Lowenfeld, V. (1982). *The Lowenfeld lectures* (Ed. John A. Michael). University Park: Penn State Press.

Naumburg, M. (1917). *A direct method of education* (Bulletin No. 4). New York, NY: Bureau of Educational Experiments.

Naumburg, M. (1947). Studies of the free art expression of behavior problem children and adolescents as a means of diagnosis and therapy. *Nervous and Mental Disease Monograph*, No. 71.

Naumburg, M. (1966). *Dynamically oriented art therapy*. New York, NY: Grune & Stratton.

Schaefer-Simmern, H. (1948). *The unfolding of artistic activity*. Berkeley, CA: University of California Press.

Silver, R. (1978). *Developing cognitive & creative skills through art*. Baltimore, MD: University Park Press.

Ulman, E. (1987). Introduction to "Therapeutic aspects of art education" by Viktor Lowenfeld. *American Journal of Art Therapy, 25*, 111–112.

24

潘朵拉的禮物 蔡汶芳　譯

在治療中運用想像力和所有藝術 Shaun McNiff

想像力的整合領域

在治療中運用所有藝術的想法，引發某些人的恐懼和其他人的興奮。或許這種差異與連結神話人物潘朵拉（Pandora）聲譽的方式有關，這個「全能給予者」（all-giver）從豐沛禮物的來源變成混亂（pandemonium）的源頭（Gaskell, 1960; Walker, 1983）。潘朵拉的「許多事情」被視為「過多了」。**混亂**（pandemonium）這個字為 pan（所有）和 demonium（惡魔的居所）所組成，意指惡魔／靈魂的全體解放，變成與一種不知所措的狀態聯想在一起。

線性的心智無法正面的回應從潘朵拉原始容器所流出的意象和感受流，那是個湧出祝福的甜蜜花瓶。由於對原始圖像的誤解，花瓶「直到中世紀晚期」變成盒子（Walker, 1983, p. 767）。當第一個女人潘朵拉「出於對新經驗的好奇」（Gaskell, 1960, p. 558）而打開她被禁止碰觸的容器時，世界上所有的不幸都被釋放。在她能關上蓋子時，只剩希望封存在裡面。潘朵拉變成混亂的象徵，而她的許多祝福都遺失了。

在普遍文化中，潘朵拉的意象已經發展成一個「我們不想做的事情」的提醒。諸如，別打開蓋子讓一切都被放出去；控制這一切等。然而，那些受到不同元素創造性相互作用所激發的人，更樂於接受潘朵拉原始意象所意味的無盡可能。關於潘朵拉意識面向的負面假設，可以藉由理解何以創造性想像是個整合的智慧來改變，這實際上**需要**所有成分能流暢的混合。潘朵拉許多有害的事情變成創造性整合的必要元素，它在有豐富多元的成分時發揮得最好。

在 17 世紀中期，經驗主義的哲學家 Thomas Hobbes 視想像力相對於機械式

的思考鏈，為有機運作的連結力量。想像力是整合所有能力和認知的方式——藝術、科學、理性、感知、記憶和情感所形成的力量。由 Hobbes 激進的經驗主義到更超越的浪漫主義，想像力是被視為一種中介的智能。Mark Akenside 在 1744 年描述想像力為介於感知和理性間的「中間地帶」，而 Samuel Taylor Coleridge（1907/1817）則強調想像力之「居中能力」的角色。

將想像力識別為中間領域，意味著它是一個意識狀態；不同元素在其中可以相遇、相互影響並創造新的互動模式。潘朵拉的許多事情的釋放，在一個能理解和保護想像力整合之自然發展的環境中，將找到它的秩序和創造性轉化的方式。

Jean Paul Richter 在 1804 年描述想像力為「能力中的能力」，他認為這與授粉的歷程類似：「在天賦中，所有的能力都同時綻放，而想像力不是花，想像力是為了新的混合品種而安排花萼與其花粉混合的花神」（1973, p. 35）。如 Richter 所表明的，想像力是創造性行動的「指揮」，是個經由建立先前獨立實體之間新連結運作的推力，總是開放和接受新的可能，同時永遠尋求機會。對於創造性的想像力，武斷的宣稱任何探索面向的限制性是徹底愚蠢的。作為流動於個人內在複雜的趨力和思想的「指揮」，想像力充當內在的領導者。

在 20 世紀期間，儘管有像是偉大的思想家 Albert Einstein 所宣稱的「想像力遠比知識更為重要」的證詞，想像力的智能已經被教育和心理學所忽略。我們多元向度的生活賦予了想像力概念一個能聚集與融合無限變化素材和想法之力量的新關聯。

在治療中運用所有藝術

Paolo Knill 創造了「互動式表達性治療」（intermodal expressive therapy）的方法，反覆的指出在治療中運用所有藝術為一種「紀律（discipline）」與更單一的側重在繪畫、鋼琴、詩或戲劇上有所區分。他強調我們非常需要更注意「人類基本需求或趨力使心靈的素材更具體化；也就是說，讓感覺和思考朝最佳的明晰性與精確性移動」（Knill, Barba & Fuchs, 1995, p. 30）。Stephen

Levine（1992）在治療中運用所有藝術的取向，相信有時候困難的和未整合的創造性想像的運作，對我們生病的心靈「存在著治癒」（p. 69）。在《表達性藝術治療概論》（*Foundations of Expressive Arts Therapy*）中，Stephen 和 Ellen Levine（1999）指出，儘管對所有藝術的「多元向度取向」就一堆不相干取向的組合而言，被「指控為折衷主義」（p. 11），創造性想像的歷程統合了經常導致我們情緒破碎的複雜經驗。

在治療中運用所有藝術的想法，持續引起了以這種方式工作的人是半調子——「樣樣通，樣樣鬆」的擔憂。我不否認這些對品質的擔憂。但，我們在創作與治療的目標不都是聚焦在整合我們生活中不同的元素嗎？到底我們最好將潘朵拉的發現牢牢的鎖在盒子中，或是學習如何以創意和持續改變的方式和它們一起發展？最完整的智力和創造的實踐，有可能不用到我們所有的資源嗎？

回應半調子挑戰的一種方式，是經由訓練出精於在歷程中整合諸多藝術形式的治療師[1]。我在 1974 年所創立的第一個研究所的課程目標就是為了達到這個成果。Paolo Knill 的互動式表達性治療和其他整合藝術的方式，就是從我們這個社群所發展出來的。我們研究在西方與世界上所有原民文化中不同表達性媒介被用來促進療癒的傳統（McNiff, 1979）。然而，如果唯一的目標是創造另一個心理健康專業和「品牌名稱」，整合藝術訓練的潛能將會受限。更吸引人的任務，是探索所有同時也是藝術家的治療師們，如何能夠將他們的工作開放成更完整的表達歷程。

在本章，我希望能展現藝術工作就像在所有創造性模式，均十分需要多元感官的活動。我在《藝術心理治療》（*The Arts in Psychotherapy*, 1981）也主張，自然的「在藝術表達的感官整合中」修復了「被遺忘的平衡」，此即療癒的基礎（p. ix）。因此，與其陷入關於半調子、折衷主義和專業協會對於專業準則的爭論，我將嘗試展現藝術治療實務如何被強化，更可說是「需要」，透過對所有感官的表達有更全面的理解來強化其實務。

我一直對在「藝術治療」社群鼓勵這些取向感到自在，不僅因為我是個畫家，也因為英語中「藝術」這個詞包含所有的藝術和藝術家們。正如 Susanne K.

Langer（1957）所說：「在所有不同形式的藝術中只有一個典型的概念，那就是藝術的概念」（p. 14）。我們可以說，如果藝術治療排除其他的藝術，那麼應該考慮更名為視覺藝術治療。

我們能否學習接觸多樣性——無論是在潘朵拉的盒子或在治療室——將之視為機會而非瘟疫？在支持兒童和成人創造性想像表達的環境中，通常混合著不同的模式。我們一再的發現不同感官表達的生態，不僅提高整體環境的創造性活力，也促進了在特定媒介更富想像力的表達。在我的工作室實務，我一直選擇運用不同的藝術，因為資源和媒材的廣度豐富了創造性的歷程，且讓參與者更為滿意。

我越來越常觀察到，藝術治療經驗的療癒作用與成功的啟動創造性「能量」有關。因此，我工作的主要目標一直是創造出一個能夠對身處其中的人起作用，可產生表達能量的空間。此與亞洲的療癒實踐是基於人體內「氣」的健康循環一致，我發現藝術歷程的創造性靈藥在自由和安全的環境之中，得以找到它們需要轉化狀態的方式（McNiff, 1998）。

在營造這個環境時，我關注在工作室的整體感覺。我努力創造一個促進接觸想像力領域的氛圍，經由其轉化的力量對我們起作用。當參與者繪畫或以視覺藝術媒介做創作時，我通常會打鼓或演奏其他的打擊樂器。這個高層次的情緒釋放和放鬆與敲擊連結，協助人們更自發的活動。參與者描述擊鼓如何使他們能以身體的方式工作；它如何刺激意象流；以及它如何協助他們與創意的能量連結。

例如，我發現打鼓幫助人們做出更大膽和更富表達性的動作。舉例來說，當我們鼓勵在大平面上使用寬的刷子或油畫棒自發的表達時，鼓聲促進整個身體的運用。打擊樂對小平面上的藝術表達和精確工具的運用也有類似的效果，節奏支撐著動作。

我不時的看見一開始膽怯揮動畫筆的人，在鼓聲的協助下變成一位「表現主義者」；其他畏懼表達者，其能夠鬆綁受限制的想法。輕微的或緊繃的線條和其他受抑制的跡象，通常是由於我們感到自己沒有去表達的價值所引起。人

們也會因感到技巧笨拙而受阻。隨著鼓的節拍前進，我們意識到能比我們自己單獨開始時更富表達性。作品能被創作來回應其他人的表達，或與其同步。

正如同節奏元素為樂曲提供連續性一樣，擊鼓也有助於維持繪畫中的表達。缺乏自信或不清楚要從哪下筆的人，能輕易的隨著鼓的節拍去下筆、輕拍和畫記。圖像經由漸進的動作自然流動而成形。節奏使我們能欣賞繪畫如何進行，就像音樂和舞蹈，涉及到在空間、時間和運動的脈絡中發生一系列表達性動作一樣。

繪畫本身可以從節奏的角度來觀看。視覺上的圖案、重複、往上或向下的線條以及其他特徵，都與音樂元素相關。當多種藝術形式被使用，我們可能更易於體驗自己在支持表達的環境中運用動作的表現。我相信，這種運用不同的藝術媒介創造出一種我稱之為創造性空間的環境能量，能真正對個人產生作用。這減少個人感到壓力或約束的普遍問題，因為表達完全來自於我們內在的信念。當我們感到空虛或阻塞時，環境本身就是刺激的泉源。

我運用所有藝術在治療中的工作始於回應精神病院病人的方式，我提供他們機會去創作視覺藝術，以及運用詩、戲劇、聲音和動作來自發的表達自己。我是要說這些溝通不受限制嗎？我是要關閉潘朵拉的盒子，或我要允許不同的表達發生，相信他們會找到自己創造性整合的方式？為了迎接在工作室環境中自然表達的內容，我是否必須是這些不同媒介的專家？我能否對自然多重模式的表達流開放自己與藝術工作室？不同藝術形式引入更廣泛的表達範圍，且它們清楚地表明了無法單獨被視覺藝術所完全滿足的溝通需求。

作為投入於視覺藝術意象的方式，故事、詩、創意寫作和想像對話一直在我的工作中扮演重要角色（McNiff, 1992, 1993）。然而，從我第一次藝術治療的經驗中，我發現口語解釋是如何的受限。我探索以藝術回應藝術的方式，且與Jung「積極想像」的實踐保持一致，我發現我們能經由進一步的想像，放大和聚焦我們與圖像的密切關係（McNiff, 1998）。解釋必然在藝術治療中有其位置，但我也經驗過它如何抑制創造性歷程的持續流動。完全使用口語作為連結圖像的模式往往讓我們停留在我稱之為「解釋主義」的領域中。即便我以想像

對話的嘗試，都受到敘事線性結構的限制（McNiff, 1992, 1993）。

在我的工作室中，我們運用動作、聲音表達和表演進行探索，以更完整的觸及由圖像所展現的創造性能量。當治療中運用所有藝術的形式其他同事給予所有媒介相對而言同等的重視時（Knill, Barba, & Fuchs, 1995; Levine, 1992; Levine & Levine, 1999），我總是以視覺藝術作為我所稱的「我的樹之樹幹」。我介紹其他藝術是為了更全面的感知和表達圖像的能量特質。例如，聲音和身體動作，幫助我們更緊密的與所感受到的色彩、動作和形式互動的能量領域之圖像的振動特質產生共鳴。在一幅畫中的物理學和心理學一樣多，且能量之藥有無須經由口語解釋便能達成的療癒力量。

潘朵拉的許多成分能在這樣的工作室氛圍中被釋放，且為了與創造性歷程的動力保持一致，他們被允許去尋找自己需求範圍的方法。創造力的療癒歷程相當於自然的生態力量。結果不能總被事先計畫，且我常對一個人做了什麼和如何解決問題感到驚訝。

談論作品永遠是藝術治療不可或缺的特徵。然而，我發現有時候以對應的動作去回應一幅有漩渦線條的畫將更有幫助，且鏡映、放大、縮小或重新引導視覺藝術作品的表達。聲音即興增加了我們對經驗一幅畫的另一個面向。這些多媒介的參與拓展了感官的相互影響，我們可以經由聲音和動作來回應任何視覺形態、畫面或色彩的組合。最簡單與最基礎的具象和非具象構圖，經常喚起其他媒介最直接和自發的藝術性回應。身體的動作和聲音的即興深化了我們與繪畫的關係，且實際上增加了我們對它們的理解。這個關於歷程詮釋和溝通的擴展，提醒我們圖像能比口語的解釋喚起得更多。

我的角色是保持這個空間的安全和創造性。這個歷程類似於 Winnicott 的努力去創造一個支持個人尋找理解的「抱持性環境」（holding environment）。當 Winnicott 意識到「深度的改變如何」會被他的介入所「妨礙或延遲」時感到沮喪。他的結論是，分析師的角色是去創造對人們有所作用的環境：「如果我們能等待，病人會達到創造性的理解和無限的喜悅，我現在享受這個，更勝於以前所感受到的自己夠聰明的感覺」（Davis & Wallbridge, 1981, p. 25）。

與強調為每個人做線性的處遇計畫相反，這個在治療中運用所有藝術的方式建立了影響人們創造性能量的環境。創造性氛圍是治療性轉變的原動力。然而，此「歷程之藥」能補充，但絕對無法取代常規的處遇計畫。在工作室的整體環境中，我依據個人獨特的需求來調整和計畫。為了創作更流動的繪畫，一個人可能需要肢體活動來暖身；而另一個人可能需要靜坐冥思，以從靜止和寧靜的關注中獲益。

早從我做藝術治療開始，我便聚焦在人們共同在工作室工作的療癒效果（McNiff, 1973）。Maxwell Jones（1953, 1982）的治療性社區實務和 Rudolf Arnheim（1954, 1972）對完形心理學的詮釋，協助我理解環境結構所產生的治療性力量。當其他人可能為了整合藝術而使用特定的系統時，我更感興趣的是在創造性表達的治療性社區中所發生的開放式「想像力生態學」（ecology of imagination）（Cobb, 1977），它鼓勵了無限變化的表達歷程。

即使藝術治療師選擇僅以視覺媒介工作，仍有需要更深入的瞭解在創造性歷程中不同感官模式間的相互影響。在接下來的部分，我將會聚焦在瞭解繪畫中的運動基礎如何促進視覺藝術治療中的表達。希望這個說明將展示不同的藝術如何告知（inform）和增強彼此，以及即便在最聚焦於特定一種媒介的實踐，亦能經由理解所有能力如何在創造性表達的歷程中共同工作而有所進展。

動作的首要性

我通常鼓勵人們以輕鬆的方式進行，先不考慮他們下一步要做什麼的來介紹繪畫和素描活動。當他們繪畫時，我力勸他們自由地開展畫作，而不是在一開始就考慮結果。當他們開始變得沉浸在繪畫活動中，他們也注意到動作將「開始引導它自己」。當我們把繪畫和素描當成動作去接觸時，這有助於它們的去神秘化。當我們繪畫，我們是在跳舞。當我們跳舞，我們是在雕塑瞬間的外形和創造瞬間的圖像創造一幅作品的歷程中無法不用到動作和碰觸。在我的經驗中，一幅作品的表現力會經由改善個人更自發和優雅的活動能力而增進。

　　我試圖讓人們專注於基本的動作。我鼓勵重複和簡單，瞭解結構和其他形式的溝通會從基本動作中產生，只要我們能與它們在一起，並放棄需要事先計畫所有事情的需求（McNiff, 1998, 2015）。我們把繪畫和詩當成動作去接觸，避免它們「應該是什麼」的抑制性想法。

　　我們都聽過兒童或成人說「我想不到要畫什麼」。當他們經由心智或甚至是視覺的計畫著手處理時，同樣的想法貧乏往往也適用於其他藝術。動作提供了一個必然發生的起點。與其聚焦在視覺圖像的品質，我建議著重於動作的特質及其引發的創造性能量。當一個人說「我想不到要做什麼」。我回答「沒關係。你不需要事先想好要做什麼事情。只要與媒材一起做動作。如果有幫助的話，閉上眼睛，去感覺動作以及藝術媒材與表面接觸的方式。想像這幅畫是一支舞蹈。聚焦在動作的品質。現在不必擔心這幅畫視覺上看起來如何。」

　　當我打鼓或使用其他打擊樂器來創造節奏時，人們開始放得開，且在其繪畫創作上變得更自發。不僅伴隨的音樂會促進繪畫，我也發現，人們通常隨著節奏同步的移動他們的畫筆和油畫棒。在某些情況下，顏料會經由音樂所引發的打擊動作、拍、敲、擦和其他手勢，敲擊的和有節奏的被塗上。所浮現的視覺記號和模式也有明顯的變化，與音樂的變化一致。繪畫、動作和觸覺感受自然的整合在一幅作品的創作中。音樂和聲音往往激發繪畫的歷程，我從未觀察過它們去控制或以任何干擾藝術家自由表達的方式存在。

　　以多重感官的活動來接觸繪畫，讓我們從更完整的表達性能量循環和生態中獲益。視每個動作為持續進行之動作流的一部分是有幫助的。一個特定的筆觸從其先前的筆觸中浮現，且接著變成另一個動作的來源。

　　人們需要學習如何從自己內在，由他們當下所處的特定地方移動。許多人認為創意的行動很困難，因為他們所試圖去的地方並非他們當下所在之處。他們失去了平衡，失去了在終將支持表達的環境力量中移動的能力。他們所期待的不是他們在特定時間正在做的，或是他們認為他們所做的不夠好。他們變得被卡住，陷入負面和混淆的思緒中。

　　當人們全然的專注、縱情於創作時，其在圖畫表面上的動作能變得相當迷

人。如果人們在做完了第一輪的動作後需要引導，我鼓勵他們只要以他們已經在做的事情為基礎。當我們開始以更放鬆的方式做動作時，動作不僅從彼此中產生，甚至彷彿完善了它們自己。改善的品質來自於動作本身。

簡單的動作經驗能協助我們看見，我們生活中的其他部分如何經常的計畫過頭。我可能會對需要方向的人說，「試著繼續移動，不要停下來，且相信新的動作總會在它之前的動作後出現。把你的所有一切投入動作中。即使你用你的手臂做了一個緩慢而精細的動作，也請用你所有的能量、全然關注的充滿它。全然的認同它。注意你的呼吸，且將靜止視為動作之間的暫停。讓另一個動作接續而來，且下一個動作從中而生。如果你能不考慮你下一步要做什麼，而持續地以放鬆的方式移動，你將發現動作會開始引導它自己。」

如果我們能放下用心智引導表達的需求，我們會發現動作在我們身上「發生」。當我們達到一種不僅僅是被我們意識心智單獨運作力量所趨使的狀態，我們就進入了**想像**的境界。那是我們的身體在移動，且它是被我們自身以外以及內在的力量所推動。正如 Ahab 在《白鯨記》（*Moby Dick*）中所說的，「Ahab 是 Ahab 嗎？到底是我、上帝或是誰舉起了這隻手臂？」

然而，沒有什麼會發生，除非有個從這一刻到下一刻的持續動作。方向不總是清晰，且其結果鮮少在一個表達性行動一開始就知道。最重要的是對開始有所承諾並對即將發生的事有所接納。藉由聚焦在以繪畫為基礎的動作，心智便隨著基本動作的引導來開展。

放手的同時仍保持專注

那些親身經歷過創造性想像力量與恩賜的人都知道，通常是過度控制的心智、過多的努力和狹隘的期待，限制了進入想像力的中間領域——這需要有一個在放手的同時仍能保持專注的矛盾紀律，並允許創造發生。

兒童的遊戲能教導我們許多關於創造性的歷程。正如 Hans-Georg Gadamer 所堅持的，遊戲的實現需要遊戲者忘情在遊戲中（1994, p. 102）。畏懼失去控制，是為什麼許多人不願意對未經計畫的表達開放自己的主要原因。當藝術創

作是伴隨著其他的表達形式時，這種恐懼可能更會被放大。

自由的動作能喚起一種原始的孤立或崩潰的感受，且自發的戲劇可能引發怯場的癱瘓或被暴露的恐懼。如果空間是安全的，且參與者確信他們的表達將會受到歡迎和尊重，這些恐懼能成為激發表達的力量。如果每個動作都能以欣賞甚至是神聖的感覺來見證，被拒絕和被評斷的終身恐懼能被逆轉。這是藝術治療工作室最顯著的特徵。

不讓自己像遊戲中的兒童一樣在創造性歷程中放手，我們最初保護自己免於「混亂」（pandemonium）。我們的防衛建立在那些壓倒性和混亂的真實生活經驗基礎上。打開潘朵拉的禮物不是沒有挑戰的。創造性探索可能是困難的，且有時是痛苦和破裂的。

然而，藝術創作的經驗始終如一的告訴我們，困擾我們最多的，也可能可以提供最多。在醫學上，毒素能變成抗毒素。同樣地，參與和瞭解憤怒、恐懼與狂喜的力量及痛苦，允許我們能在生活中利用它們的能量。我一再的發現我們所創造的圖像和表達從來不會傷害我們。確實，即使充滿痛苦，它們也會引導和強化我們。這種藝術治療取向的目標，是創造一個我們能開放自己對人類表達完整光譜的空間，相信創造性想像的智慧。

創造性活力可被視為一種我們的所有資源同時投入的狀態。轉化性整合的歷程，是健康以及創造的基本動力。這種藝術治療取向，有賴我們去創造一個這些創造性力量能被啟動，且在其中能轉而被它們所療癒的空間。

參考文獻

Akenside, M. (1744). *The pleasures of imagination.*

Arnheim, R. (1954). *Art and visual perception: A psychology of the creative eye.* Berkeley and Los Angeles: University of California Press.

Arnheim, R. (1972). *Toward a psychology of art.* Berkeley and Los Angeles: University of California Press.

Cobb, E. (1977). *The ecology of imagination in childhood.* New York, NY: Columbia University Press.

Coleridge, S. (1907). *Biographia literaria*, 1817. Shawcross, J., Ed. London, UK: Oxford University Press.

Davis, M., & Wallbridge, D. (1981). *Boundary and space: An introduction to the work of D.W. Winnicott*. New York, NY: Brunner/Mazel.

Gadamer, H.G. (1994). *Truth and method*. New York, NY: Continuum.

Gaskell, G.A. (1960). *Dictionary of all scriptures and myths*. New York, NY: The Julian Press.

Jones, M. (1953). *The therapeutic community: A new treatment method in psychiatry*. New York, NY: Basic Books.

Jones, M. (1982). *The Process of Change*. Boston, MA: Routledge & Kegan Paul.

Knill, P., Barba, H., & Fuchs, M. (1995). *Minstrels of soul*. Toronto, Canada: Palmerston Press.

Langer, S.K. (1957). *Problems of art*. New York, NY: Charles Scribner's Sons.

Levine, S. (1992). *Poesis: The language of psychology and the speech of the soul*. Toronto, Canada: Palmerston Press.

Levine, S., & Levine, E. (1999). *Foundations of expressive arts therapy: Theoretical and clinical perspectives*. London, UK: Jessica Kingsley Publisher.

McNiff, S. (1973). A new perspective on group art therapy. *Art Psychotherapy*, 3–4.

McNiff, S. (1979). From shamanism to art therapy. *Art Psychotherapy, 6*, 3.

McNiff, S. (1981). *The arts and psychotherapy*. Springfield, IL: Charles C. Thomas.

McNiff, S. (1992). *Art as medicine: Creating a therapy of the imagination*. Boston, MA: Shambhala Publications.

McNiff, S. (1993). Letting pictures tell their stories. In C. Simpkinson & A. Simpkinson (Eds.), *Sacred stories: Healing in the imaginative realm*. San Francisco, CA: Harper Collins.

McNiff, S. (1998). *Trust the process: An artist's guide to letting go*. Boston, MA: Shambhala Publications.

McNiff, S. (2015). *Imagination in action: Secrets for unleashing creative expression*. Boston, MA: Shambhala Publications.

Richter, J.P. (1973). *School for aesthetics*, 1804 (Trans. by M.R. Hale). Detroit, MI: Wayne State University Press.

Walker, B. (1983). *The woman's encyclopedia of myths and secrets*. San Francisco, CA: Harper and Row.

註解

[1] 如果我們就治療中更普及的使用所有的藝術這點來思考，我們會遭到治療師沒有適當的訓練就使用其他專業團體的媒介之合理批評。然而，有許多註冊和認證的藝術治療師在他們與個案使用的所有媒材上，也沒有高度發展的技巧。他們是否受限於只能提供他們所精通的媒材呢？

25

折衷取向藝術治療 張梅地　譯

Harriet Wadeson

　　在回應主編的邀請為這本書做點貢獻時，我的秘書代為回覆表示我很樂意寫一篇〈折衷取向藝術治療〉的章節。我沒有修正秘書的回覆，但我在邊緣處註明這真的是一件很具挑戰性的工作。而它也確實如此。折衷取向的優勢在於它在發展上是個人的本性。沒有什麼是理所當然的。我選擇折衷取向並鼓勵我的學生也這麼做，並非單純因為我認為很多理論都可以提供些想法，也不是因為僅持一個理論可能太局限──雖然以上兩者皆是事實。我所秉持的理由是更根本的，也就是我對治療這件事的基礎信念。

　　治療的手段是治療師這個「人」（self）與病人這個「人」的一致。我們的基礎工具不僅僅是顏料或刷子，更還有文字。Margaret Naumburg（1966）曾特別強調，藝術治療過程中所發生的任何事皆存在於移情關係的容器裡（psychoanalytic theory: Moore & Fine, 1968）。我同時相信治療性的努力是一種創造性的冒險。由於每位治療師的自我都是獨一無二的，在這樣的情況下每位治療師的創造性工作都承載著對那個「自我」（self）的認可，而其所有的生活經驗也影響著治療關係的每一刻。正如我的畫不同於你的（就算我們可能上同一所藝術學校），即便我們對心理動力和治療目標的看法相似，但我們的治療方式也會根據自己的風格而有所不同。

　　現有的每個理論或多或少會引領我們到不同方向。無庸置疑，這些理論是根據其創作者獨特的需求和生命經驗而發展出來的。因此，如果我們要將自己獨特的潛能發揮出來，就必須根據自己的需求和世界觀，從眾多的理論或治療模式中做出選擇並整合之。

　　值得強調的是，這是一個積極且持續的過程。身為一個折衷取向的治療師

所代表的，並不是套上一件現成的外衣然後就立即上工。這個過程其實需要很多的創造性。我們可能會從一間店裡選了帽子，從另一間店裡選了毛衣。我們希望鞋子不會跟整體造型不搭。我們可能發現它們不再適用或對某種風格失去興趣，而選擇更適合我們的。就是這樣，身為藝術治療師，我們創造出自己的風格。儘管如此，我們並不需要自己編織外衣。我們可以選擇已經做好的寬鬆便褲，只有在長度太長的時候改短它們。換言之，我們無須重蹈覆轍。

然而，當我們檢視所使用的理論時，必須去辨識出它們的差異性。它們並非皮膚、血管或骨頭，它們只是發展來達到某種目的。例如，沒有一個叫做「本我」（id）的實體（你曾見過本我嗎？）那只是一個概念。如果這個概念有助於我們組織我們的理解，那麼它就有其用處。另一方面，如果我們提及「自我」（self）所被「壓抑」的部分，其所涵蓋的層面不僅是「原始驅力」，我們可能會發現榮格的「陰影」是一種表達我們理解的方法。

選擇折衷取向治療是一條更難走的路。它包含了許多選擇，沒有一套統一的系統適合用來理解和改變人類複雜的心理動力。然而，對我而言，這卻是一條唯一的路。治療是一種成長，而這個成長是一個謎團，此和我的信念一致。藝術治療師參與了個案成長的過程，而藝術治療師自己也必須一同成長。成長的其中一個面向是持續地尋求理解，不斷地精煉自己的想法。這是一個主動的過程，關切各種可能的影響，包含了新的想法和理論。

至於所謂的謎團是什麼？成長的過程對我們而言最終是個謎團。它是創作過程的延續。身為一個藝術治療師，我對這個過程感到敬畏。身為一個試圖瞭解人類的創造和成長的搜尋者和尋求者，我必須對新的可能性保持開放（態度）。

我的折衷千層蛋糕

像這樣一個簡短的章節，不可能完整描述此時我對折衷取向藝術治療的看法。最好的概述方式似乎是對我自己理論的發展做一個歷史性的回顧。

如同我在其他地方所聲明（Wadeson, 1980），青少年時期我在精神科醫師

叔叔家當保母的那段期間，開始受到 Freud 的啟發。我從沒夢想過夢可以如此富有啟發性（Freud, 1900）。當我開始在國家心理衛生中心（NIMH）工作時，占絕對優勢的新佛洛伊德主義者和後來加入的家庭動力系統取向者，隨後共同發表了他們的研究（Bowen,1961）。當時我研讀 Jung（1959），不過覺得他太精神層次了。後來，我變得可以接受他的理論。我在 NIMH 與青少年工作，所以靠向了 Erikson（1950）的發展模式。

1960 年代中期，我開始從 NIMH 的醫療模式進入更人本主義的領域。我讀了存在主義哲學（Heidegger, 1962, 1964; Jaspers, 1952, 1963; Kierkegaard, 1957），而且開始用個體應為自己的生命負責這樣的觀點取代精神決定論。我開始認為感知是一個主動性、選擇性的過程。對我而言，這樣的觀點是比較具希望的，治療工作也因此展開了新的面向和可能性。我想我一直是一位潛藏的現象學家，但與存在主義的結合產生了新的驗證（Boss, 1958）。當我在 NIMH 承接的計畫從情感性疾患轉換成急性思覺失調症時，我直接的興趣是試圖去瞭解思覺失調症患者是怎麼一回事。已經有人做過很多關於急性思覺失調症病患的觀察，只是我比較想知道的是對病人來說它意味著什麼。所以我研究的是有關思覺失調症的現象學（Wadeson & Carpenter, 1976）。藝術治療就是一個表達內在經驗並將之具體化的自然管道。

與現象學一致的觀點是不再將病患視為一個物件。越來越顯而易見，病患並不會固著在一個特定的症狀裡。病患在我的藝術治療療程所表現出來的樣子，與他們在精神科醫師面前或在日間病房的行為非常不同。大部分我的病人被診斷為精神疾患，因為參與研究的關係沒有用藥，而他們行為的轉變通常十分戲劇化。因此我得以觀察治療師的影響力有多麼大。我越來越明白，若不去探索我的方程式中的另一半，我將無法了瞭解我和病患在治療中發生什麼事。於是我開始審視治療關係。

從實踐性的觀點來看，我發現 Fritz Perls（1969）的完形治療有幫助。專注於自己身體傳遞而來的訊息，讓我變得比較能在這樣的努力中自我覺察。這在藝術治療的療程中特別有用。舉例來說，我開始意識到有時候我的眼睛會失焦。

我開始理解到那意味著我感到無聊或不感興趣,而且這幾乎每次都與病人想保持一些距離所採取的策略有關。現在,每當我的眼睛又開始失焦的時候,我就會打斷病人的話並詢問發生了什麼事。

我發現完形治療中「不為自己所承認的部分」(disowned parts)相對於佛洛伊德理論中的「投射」(projection)以及榮格心理學的「陰影」(shadow)是一個有趣的夥伴。總而言之,這三個觀點建構了精神病理學或適應不良障礙的重要部分。這三個想法並不相互矛盾,相反地,它們是互補的,每一個觀點都對我們理解那些我們自己難以接受的部分增加了一個面向。

心理學三大學派,精神分析學派、人本心理學派和行為學派,我發現後者較不被重視。但我也借用了這個學派。我相信在我每次治療當中,沒有一次不使用正向增強。特別是伴侶之間的性議題,我通常會使用行為取向的方式重新建構他們的互動。

最近,我把焦點放在團體動力。我發現藝術的表達對反映和帶領團體進程有其特別的價值。藝術活動讓每個人都變成了團體參與者。尤其是 Yalom 將團體治療理論和實務所做的整合(1975, 1983)令我覺得更清晰明確。透過直接從藝術創作內容可看到的共同性來促進普遍性的經驗,並藉由藝術表達對此時此地加以探索,讓團體治療與藝術治療的結合是一個動態的聯盟。

最後,在形塑人類經驗發展條件裡有兩個有時在心理治療理論中被忽略的顯著影響力。一個是生理方面的。我所附屬的 NIMH 之大部分研究的結論,是生物化學變量與精神病理學之間有著顯著的相關性。鑑於這些資訊,加上針對某些臨床綜合症狀與遺傳相關的流行病學研究,精神疾病中遺傳傾向的可能性非常高。

第二個影響力是社會方面的。它是如此隨處可見,很難簡單地定義。希望兩個例子就足以說明。在我看來,大多數情感問題源於不適或不配的感覺。在我們的社會中,孩子們通常在一個獨立的核心家庭中成長,往往被迫要達到預期的目標,而且很少因為單純做自己而被讚賞。不同的文化有不同的育兒方式,例如在一個大家庭,父母溺愛成長中的小孩。因此,在我們的文化中,育兒模

式以及經濟壓力和社會價值的迅速變化都有可能會導致情緒障礙。

　　第一個例子涉及病因學，第二個則有關性格傾向。無論是何種處遇，治療的成果只有在後來患者生活的世界才能夠做出評斷。例如某些情況下，一個孩子可能不得不回到不友善的父母處或一名成人面臨失業。對我來說這似乎很明顯，在理解我們治療的病人和該使用何種治療方法時，必須先辨識出生理和社會因素對他們的影響。

　　總而言之，我僅僅提到了我折衷主義內容的源頭。但願以下的例子將提供一些觀點，來理解折衷主義在臨床情境如何發揮作用。當你審視它們時，請記住折衷取向並非支離破碎的。如果藝術治療師要有一個理解治療過程的基礎，並以有意義的方式引導它，那麼來自不同來源的片段必須整合成一體。

藝術治療案例

　　Susan 是一位聰明且有能力的老師，她曾是我所帶領的藝術治療團體的八位女性成員之一。在治療進行的第三個月，在 Susan 的帶頭下，團體成員討論了他們對我的感覺：對當時 34 歲的 Susan 而言，在我面前她覺得自己幼稚得難以置信。其他成員也被此鼓舞，紛紛表達他們的感受。所以我就建議他們來畫張圖代表他們和我的關係。圖 25.1 是 Susan 畫的。

　　她說到她感覺自己很年幼，需要我的保護、關愛和肯定，她畫一個小孩來代表自己，我在她身邊用手臂圍繞著她。會畫出右邊那個圖則是一個意料之外的事，那個圖所代表的是她對身為一個需要被照料的小孩的蔑視和憤怒。我已經不在她身邊，而且她的樣子大很多。我問她想不想把這張圖演出來，她同意了。首先她假定自己是那個小孩，然後我將手臂環繞著她。接著我坐了下來，然後她假定自己是那個比較大的她。她回應她覺得在第一個位置的時候比較緊張而且有點害怕；在第二個姿勢時覺得好很多。

　　在 Susan 的治療中，用以瞭解我概念化和處理這個事件的理論架構基礎是意識到藝術表達所具有的促進功能。儘管在 Susan 開始作畫之前她已經認知到與我之間有種尷尬的感覺，但是在圖像形成過程中她覺察到另一種出乎意料之

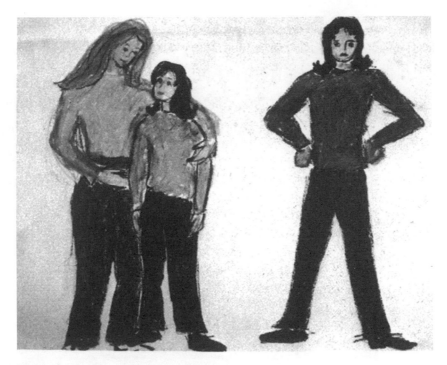

圖 25.1

外的情感。因此，別忘了藝術表達的重要性在於它是發掘潛意識的一項重要工具。以此作為根據，我將討論在 Susan 的治療中，針對這一事件我所用的理論架構：

1. **佛洛伊德的精神分析**。主題是移情作用。在 Susan 對我的反應中，她認知到童年與權威的關係和所涉及到的順應方式。治療的情境使她陷入了一段時間以來未再經歷的依賴感。

2. **完形治療**。我利用了 Perls 的夢境技巧（1969），要求 Susan「再現」（enact）她畫中的圖像。Perls 的觀點是，在夢中的物件（object）都是自我的再現，最好解析他們的夢的方式就是案主自己「成為」他們夢中的物件，從而重新擁有「不為自己所承認」的部分。我相信藝術表達或許該以同樣的方式被看待和使用。在 Susan 的案例中，這個重演加深了她當下「擁有」的感覺狀態，

形成了圖像與（身體）動覺之間的協同。

3. **榮格分析心理學**。需要被照料的小孩和憤怒反抗的成年人都具有「陰影」的概念（元素）（Jung, 1964）。這兩個不同面向的「自我」都不被 Susan 所接受，而且經常受到壓制，因為不被認可導致她出現難題。藉由將這些陰暗元素帶到檯面上，Susan 便能去面對處理，而不是無意識地讓這些被自我否定的部分給攪亂。

4. **發展理論**。在 Susan 的畫及其形成歷程中，我們看到她從需要被照料的小孩到叛逆青少年的進程。通過處理她的陰影，她能夠成長為成年人，不再依賴於我的批准或感到憤怒。她也能夠以更實際的眼光看待我。

5. **存在理論**。Susan 認知到她要對她的感覺負責。她很快意識到，她對我的感受是源自於她對我的看法，而不是因為我所做過的任何事情。她理解到自己是許多生活經歷的創造者，也意識到自己具有去改變它們的力量。

6. **團體治療理論**。根據 Yalom 的觀點（1975, 1983），團體治療應是基於人類在人際關係背景下的學習和發展的假設所衍生出來的理論（Sullivan, 1953）。順著這個主題，個體因而可以透過檢視與他人的關係來更瞭解自己。沒有比在團體治療中更能獲得這種此時此地（here-and-now）回饋的地方了。通常，病史詢問是不需要的，因為成員們在團體互動進程中已呈現出其關係模式的縮影。團體成員意識到他們經驗的普同性；感覺到自己比較不那麼被污名化，沒有那麼孤立和孤獨。

　　Susan 就是這樣的情況。在這個療程中，其他團體成員的畫作也顯示出對我的依賴跟／或怒氣。以社會縮影的觀點來說，Susan 的特質表現在她富冒險精神的行為上。在團體初期，她便毫不隱諱提到了對治療師的感覺這樣具敏感性的話題。她也是第一個演出畫中自己的人。在療程中並非每個人都像 Susan 那樣坦率或是願意冒險。她展現出一些她在人際關係上的優勢能力。

受困於理論

在下一個例子中，我的目的不是要故意扭曲或抹黑，而是提出一個有點極端的例子來說明理論界限。請記住，目的不是在於貶低一個整合良好的理論，而是指出狹隘遵守理論的問題。

當時我正在為不熟悉藝術治療的員工說明藝術治療。有一位資深精神科醫師對圖 25.2 印象特別深刻，這幅畫是由一名被診斷為急性思覺失調症的年輕女子 Vickie 所畫，描述了她自己的幻想。在接受醫院治療之前，她不斷的提到有一個「魁梧的黑人殺手」一直在暗巷裡跟蹤她的經歷。

透過畫出她腦海中此人的樣子，她能夠進一步的探討她的幻想並且辨識出什麼是真實的，什麼不是。這位沉默寡言的年輕女孩透過繪畫來表達這個之前難以啟齒的經歷。這位在住院治療之前將自己關在家裡數個月之久的女孩，藉著圖畫中的意象，以及我們隨後對圖像和此經驗的討論，顯著地削弱了這位患者的孤立狀態。

然而，資深精神科醫師對此圖畫有其他看法，他的解讀是陰道內的陰莖。在我看來，他的古典分析訓練讓他只尋求性的象徵符號。這真的是圖畫的深層意義嗎？我們如何知道？我相信這些問題使我們正視到一個更大的難題，那就是我們思考問題的方式：我們如何理解我們所看到的圖像、我們對案主的瞭解、以及這些瞭解在我們發展處遇目標和我們與案主關聯方式的塑造上有何結果。將圖 25.2 解讀為性交意象的精神科醫師，對病人心理動力的看法或許與我有所不同。也許精神科醫師會以不同的方式進行治療，並期待著案主能揭開被壓抑的性衝突。

我相信，重要的是要理解病人目前的狀況（社會工作理論和其他方面的基礎），並在病人和自己之間建立同理心的橋梁（Kohut, 1959）。在 Vickie 的例子中，要到達她所建構的隔離之島所仰賴的便是這座橋梁。跨越這種孤獨感顯得特別重要，因為精神病患者的妄想、不尋常的想法將他們與其他人所一致認同的現實感隔離。此外，藝術治療師的同理心往往可以提供「矯正性的情緒經驗」（Alexander & French, 1946），這是人本治療的基礎。

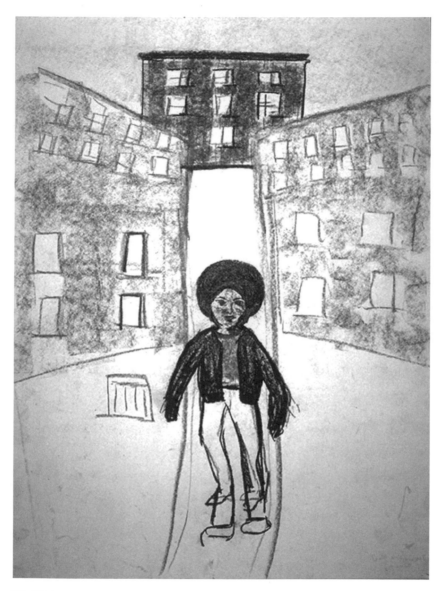

圖 25.2

　　但假設精神科醫師的解釋是正確的呢？我全力支持折衷取向的重要因素之
一，是我未曾發現任何一個單一理論可以充分解釋潛意識歷程。沒有無庸置疑
的答案。如同我們不能聲稱他的詮釋是錯誤的，也不能說它是正確的。那麼我
們如何找到答案？

身為一位現象學家，我仰賴患者的經驗，首先透過圖像，其次透過幻想。我會利用自由聯想（佛洛伊德學派）、積極想像（榮格學派），或許是行動演出（完形和心理劇）等等。我會使用多種的治療取向，利用患者最容易有回應的方式來介入。最終我可能會認知到某些領域仍舊有無解的謎團；但是身為藝術治療師的經驗告訴我，藝術的表達是如此豐富，因此沒有必要將神來靈感的推測變成不切實際的詮釋。

這個結論導致我對受困於理論有另一面向的擔心。一個理論內在的一致性讓臨床工作者能夠對案主的心理動力達到一個相對簡潔和易於理解的表述。當然，問題是，有時候我們會讓案主去配合理論而不是讓理論來適應案主。有一套動力的模式或許可以緩解治療師的焦慮，也可以作為建立治療工作的平臺。對各種可能性保持開放的態度，並且認知到我們不可能全然瞭解是更為困難的。

與其他臨床工作者相比，這種仰賴直覺而非固定模式，以及對各種可能性的開放態度，對藝術治療師而言是比較容易做到的。身為藝術家，我們可能有著 Frank Barron（1968b）在有創意的人中所發現的一些特性，尤其是對於模糊事物的耐受力還有對複雜性的偏好。

因此，意識到人類存在本質的複雜性，以及當我們被提供大量的訊息（圖像、陳述、行為）的情況下對模糊事物的容忍力，在試圖弄清案主的問題前，我希望我的焦慮不會促使我促下判斷。我相信折衷取向鼓勵我更廣泛地蒐集相關知識，而這些知識可以幫助我理解，並且花時間來融會貫通。希望透過折衷取向也可以防止我可能依據一個自己覺得已經過考驗且正確的理論，而做出不成熟的規劃。

未來藝術治療理論之走向

藝術治療師應用各種關於人類發展、精神病理學和心理治療的理論在他們的工作上。我們改變工作的方式來順應這些理論或是改變理論來順應藝術治療。許多人認為需要有一個整合人類心理學、創造性藝術表達和視覺意象之意涵的**藝術治療理論**。

　　簡短檢視一位精神病患者的藝術作品或許可為未來的理論指出一些方向。圖 25.3 和 25.4 是由 Craig 所繪製，他是一名在國家衛生研究所臨床中心（National Institute of Health's Clinical Center）接受我的治療的年輕偏執型思覺失調症患者。他當時被七名警察拖進醫院，且被醫護人員認為是具危險性的。他粗暴的外表和可疑的、具威脅性的眼光加深了人們的恐懼。藝術創作是他的重要出口。雖然畫作裡會透露出一些他不想讓人知道的「秘密」，但他對繪畫的熱愛和畫作提供的溝通管道減輕了他因不尋常的意念而造成的孤立感。

　　這裡複製的兩張畫作是 Craig 住院之前畫的。他說這張（圖 25.3）以鉛筆和藍色墨水在筆記本上畫出的優雅線條，是他在工作工廠的「一間破房子裡」畫的。圖 25.4 同樣是以鉛筆和藍色墨水在筆記本上繪畫。他對它的描述較為完整，說畫的就是他自己。底下的部分是「堅定與緊握」，球體是「無私」，代表了他的「心靈」。他解釋說根部緊抓著球體而底部顯示身體對心靈的「控制」。他說「為了讓心靈存在，身體需控制或安撫它」。

　　藝術治療理論應該能夠以多面向方式來解釋 Craig 的藝術創作活動。首先，我們可以瞭解為什麼以及何以一位嚴重精神病患者在入院時不像許多其他住院治療的患者那樣進一步的心力衰竭。很明顯的，創作藝術本身就是 Craig 自我穩定的過程。

　　其次，Craig 令人心生恐懼的外表，他對人們會把他的「秘密」拿走的擔憂，以及他那詳盡的妄想方式使得他與別人疏遠。但他的藝術為他創造了一座橋梁。工作人員和患者被他的作品吸引，表現出他們的興趣和欽佩。但更重要的是藝術治療療程所提供的機會。在療程中，透過我對他圖像意涵的興趣，他開始與我建立信任關係。在他的圖畫中，他描繪了一個奇怪生物的複雜內心世界和怪異的風景。妄想病患者的孤獨感再怎麼被強調都不嫌過分。藝術治療理論可以注意到藝術作為溝通橋梁的潛力。

　　當然，最顯著的是藝術治療理論有助於理解想像力的表達。圖 25.3 可看出這位令人心生恐懼、長相凶惡的年輕人所致力的畫作有著他敏感脆弱和溫柔的一面。這個圖像也明顯地看出他想要表明的一些像在圖 25.4 所提及的控制。

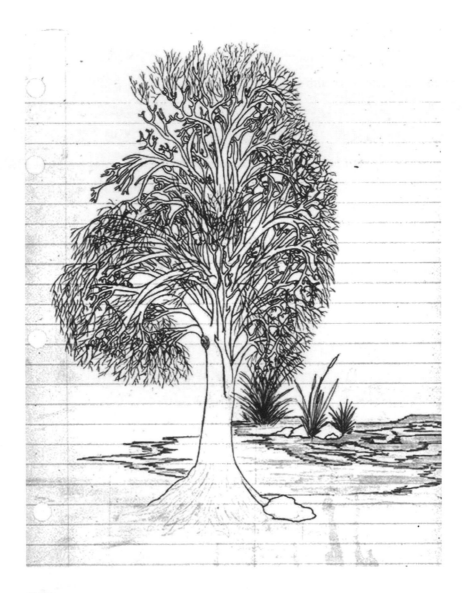

圖 25.3

後面這幅畫與前一幅畫有個有趣的對比。與圖 25.3 的較為傳統樹相的畫法相比較，圖 25.4 中地面上的樹明顯截短，並且有著不尋常的下半根部。這個地下部分是具原始、有創意、異乎尋常的。藝術治療的藝術性是鼓勵藝術表達，並幫

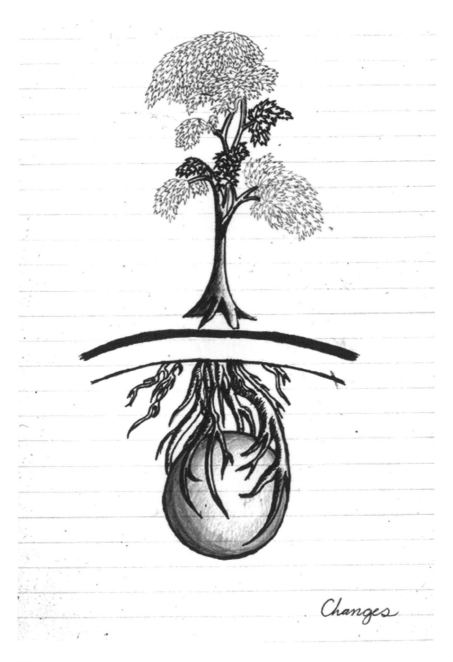

圖 25.4

助患者與其畫作做連結。在這個例子中，雖然 Craig 害怕披露自己的私人意涵，但藉由我們之間所建立的充分信任關係，使他能夠與他的畫作自由地連結。

　　但即使他的解釋不很清楚，我們如何理解這樣的圖像呢？希望藝術治療的理論可以提供方向。截至目前為止，我們談論到了地下根部的能量和重要性，那個被隱藏、看不到的部分。Craig 將畫作中的這個部分解釋為控制。他已經提到關於心靈和身體的層面，但對於控制力來源他的說明不是很清楚。根部似乎緊握著，且與地面上的樹相分離。從這張畫作的內容和他全部的作品風格中，我們感覺到 Craig 對自我控制的掙扎。無論是圖形上的還是主題上的，我們看到上下之間的分離。

　　我們看到一個具有高度原創力的年輕人，不適應這個社會，除了他的藝術治療師之外，幾乎每個人──他的家人、雇主、醫院工作人員──對他都心存恐懼感。即使一位擔任我們病房顧問、以思覺失調症著作聞名的精神科醫師，也因害怕 Craig 想要殺死他，不願意與他單獨會面。我認為 Craig 是個溫柔、敏感、非常有愛心的人。藝術治療理論可以讓我們理解這個差異性嗎？

　　最後有個關於創造力的問題。它是如何感動我們？何謂藝術創造的治療本質？對 Craig 來說它是有用的。什麼是以創造力作為核心的治療關係本質？也許是這種現象讓我瞭解到 Craig 不為其他人所看到的面向。

選擇性折衷

　　過去我曾偏離了「折衷主義的取向……」但終究是回歸到這個方法。我希望（的是，）隨著發展我們的專業領域，我們將學習和整合任何可能的智慧，並逐漸建立藝術治療理論。我們有許多範例，有著不只一種用以觀察我們複雜世界的透鏡。它們讓我們能夠在我們試圖理解的「現實」中看到幾個不同的關係。

　　我希望在本章之中我已明確表示，理論是藝術治療的重要基礎。折衷取向尊重許多理論家的貢獻，同時使臨床工作者能夠利用多樣的知識來源。因此治

療師負重大責任去整合不同的理論來建立一套功能性的綜合體，並以最有效的方式應用於實務上。

對於那些覺得藝術治療需要有它自己理論基礎的人，我相信本書開啟了一個發展與匯集不同理論以編織成藝術治療理論的過程。我們關注在人類成長與行為知識、超心理學觀點、精神病理學觀點與治療理念的連結。我們有豐富的傳承作為基礎。為此，我們必須加強理解何謂藝術治療的獨特性：圖像中的表達、使用藝術媒材、藝術創作中案主與治療師之間的關係、創作力在藝術治療中的位置。這真是一個激動人心的挑戰。

對於初學者，我想要回歸到最初的想法。我強烈的推薦她選擇性——折衷（Selectric-Electric）取向藝術治療。

如果我要在 2015 年更新〈折衷取向藝術治療〉這篇文章，我會增加最近幾個受到相當關注的議題來延展本章的觀點：

1. 創傷，既是問題的本身也是造成精神疾病的原因，正如大腦變化研究中所顯示的創傷所帶來的生理影響。
2. 許多不同類型的社區治療，包括地方群體以及大規模的介入，例如那些在 911 事件之後的介入。
3. 多元文化的議題，治療師必須不僅意識到文化差異，而且具有與價值觀和生活方式可能與治療師有很大不同的人一起工作的多元文化能力。

最後，重要的是藝術治療師運用自己的藝術創作來進行醫治的相遇，不僅僅進一步能瞭解到案主，也能更瞭解自己與案主的關係。

參考文獻

Alexander, F., & French, T. (1946). *Psychoanalytic theory: Principles and application*. New York, NY: Ronald Press.

Barron, F. (1968a). *Creativity and personal freedom*. New York, NY: Van Nostrand Reinhold.

Barron, F. (1968b). The dream of art and poetry. *Psychology Today, 2*(7).

Boss, M. (1958). *The analysis of dreams*. New York, NY: Philosophical Library.

Bowen, M. (1961). The family as the unit of study and treatment. *American Journal of Ortho-psychiatry, 31*, 400–460.

Erikson, F. (1950). *Childhood and society*. New York, NY: W.W. Norton.

Freud, S. (1900). *The interpretation of dreams*. New York, NY: Modern Library, 1950.

Heidegger, M. (1962). *Being and time*. London, UK: SCM Press.

Heidegger, M. (1964). *Existence and being*. Chicago, IL: H. Regnery Co.

Jaspers, K. (1952). *Reason and anti-reason in our time*. New Haven, CT: Yale University Press.

Jaspers, K. (1963). *General psychopathology*. Chicago, IL: University of Chicago Press.

Jung, C. (1959). *Basic writings*. New York, NY: Modern Library.

Jung, C. (1964). *Man and his symbols*. Garden City, NY: Doubleday & Co.

Kierkegaard, S. (1957). *The concept of dread*. Princeton, NJ: Princeton University Press.

Kohut, H. (1959). Introspection, empathy and psychoanalysis. *Journal of the American Psycho-analytic Association, 7*, 459–483.

Moore, B., & Fine, B. (1968). *A glossary of psychoanalytic terms and concepts*. New York, NY: The American Psychoanalytic Association.

Naumburg, M. (1966). *Dynamically oriented art therapy: Its principles and practice*. New York, NY: Grune & Stratton.

Perls, F. (1969). *Gestalt therapy verbatim*. Moab, UT: Real People Press.

Sullivan, H.S. (1953). *The interpersonal theory of psychiatry*. New York, NY: W.W. Norton.

Wadeson, H. (1980). *Art psychotherapy*. New York, NY: John Wiley & Sons.

Wadeson, H., & Carpenter, W. (1976). Subjective experience of acute schizophrenia. *Schizo-phrenia Bulletin, 2*, 302–316.

Yalom, I. (1975). *The theory and practice of group psychotherapy*. New York, NY: Basic Books.

Yalom, I. (1983). *Inpatient group psychotherapy*. New York, NY: Basic Books.

結語 陸雅青　譯

Judith Rubin

身為一名心理治療師，我發現在治療中運用藝術尤其能振奮人心的是，它似乎有著減少佛洛伊德學派、榮格學派、克萊恩學派和其他學派追隨者間分歧的作用……。藝術不只架起了內在與外在世界的橋梁，似乎也跨越了不同理論立場之間的鴻溝。

—Anthony Storr（1985）

當分歧的觀點能被「整合」成為概念的行動，且甚至能以折衷式的哲學加以合理化，其理由必不能因擁護自由而過於廣泛。整合分歧並不必要是「什麼都可行」。

—Bernard Levy（1974）

　　閱讀不同的藝術治療理論取向、受不同思考和工作風格的啟發都是件好事。但實務工作者要如何面對所有的這些資訊？最好是要選擇一個主要的取向嗎？選擇用任何特定時候感覺對的那種是較明智之舉嗎？或者有一種方式能將諸多種取向整合成可行的綜合法？

　　Elinor Ulman 在本書心理動力取向部分的貢獻（第六章）提醒我們早期藝術治療師所面臨的必須要去選擇由 Edith Kramer 所提倡的「**藝術即治療**」，或

是由 Margaret Naumburg 所發展的「*藝術心理治療*」之間的兩難。此兩種取向均以佛洛伊德的理論為基礎——一種強調藝術,另一種強調治療——哪種是臨床實務者要依循的方向？Ulman 不同於其他將它們視為矛盾的人,她堅持它們是相容的,並將之整合至她自己的藝術治療理論中。

晚一些進入這個領域的 Harriet Wadeson,在逐漸學習到看待人和心理治療的不同方法後,形容了她的兩難。在其折衷取向藝術治療中(第 25 章),她清楚說明了自己如何認識和評價不同理論,以及在她的臨床工作中如何解決在**哪時用哪種**。

許多藝術治療師,也許是絕大多數,依 Wadeson 所描述的,以視情境需求來變換工具之形式看待他們的工作。事實上,在我看來大多數的藝術治療師在根本上是自負的,他們選擇最適合治療當下的取向。在 Bob Ault 所製作的影片中,他描述了四種不同的取向,每種均依照是引人注意的個案或是個人中心(person-centered)觀點中*病人所需求的*來採用(Ault, 1986)。

多數被藝術治療吸引的人是因為他們喜歡藝術也喜歡親近人;他們通常有著好奇心,也是熱情和有創造力的。對某些人而言,他們的好奇心擴展超越他們所看到的人和其所創作的藝術,並對看起來在療癒上很受用的創作性歷程感興趣。此非凡組合能讓理論不斷的建立,對那些如此著迷的人有極大的吸引力。的確,我們有像本書的作者們那麼努力不懈的、樂於挑戰衍生理論的思想家是極為幸運的事。他們所有的人都透過綜合他們對藝術的療癒作用以及對一種或多種心理治療理論的瞭解,而做出了應用理論架構的一些方法。

多數的治療師渴望無須放棄他們自己的創造性核心便能在工作中找尋到意義並將它做好。對多數人而言,無論取向如何,創造力是心理衛生的同義詞;因兩者都反映著無論是對媒材或是對自己從容自在地負責的能力。事實上,有一位喜愛遊戲名叫 Donald W. Winnicott 的精神分析師,他在《遊戲與現實》(*Playing and Reality*)(1971a)中寫道「只有是在有創造性的當下,一個人可以發現到自己」。

Winnicott 簡要的「抱持性環境」(holding environment)之概念是本書中

多位作者都提及的，因為那描述了真正的創造力和成長所必要的空間。他對非分析式治療師的呼籲，或許是出於他在自己用圖像來與他的小病人溝通的方式──「塗鴉遊戲」（Squiggle Game）的發明和使用，顯示他是如此有創意的治療師的事實（Winnicott, 1964-1968; 1971b）。

　　如同 Winnicott，Carl G. Jung 的學說也被許多未接受分析訓練或非分析導向的作者所引用。Jung 對我所謂的「創造性潛意識」（creative unconscious）之瞭解，以及他對**圖像**（image）之推崇，對藝術治療師而言是強而有力的訴求。將雕塑、素描和繪畫作為自己自我分析之一部分的 Jung，也是一位藝術理論家。身為一名牧師的兒子，他強調分析式治療中神秘和靈性的要素；相反地，Freud 是一位理性主義者，決心去證實此當時根本是全新的深度心理學在科學上的效度。

　　諷刺的是，這兩種極端在心理衛生都是前所未有的重要。神經科學主宰當代的精神醫療，而認知行為治療取向因為有最多數量的實證研究來證明其療效，因而主導著目前的心理領域。

　　在此同時，處於數位化虛擬現實和溝通模式快速變遷的世界，人的價值似乎經常被蒙蔽，因而對尋求意義和深度連結的渴望也被更加強化。於是，靈性和冥思取向在所有訓練的療癒者間普遍的成長，這由一些自助式的素材被大眾一掃而光可見一般。

　　藝術治療，就繪畫即是藝術表達的一種形式而言，自遠古以來就存在於人類的心靈，提供了心靈真正表達一個絕妙地適切和引人入勝的管道。當我們表達自己時，即便是最理性的人也可以好好的從我們自己的畫中知道自己的深層內在。以及，雖然我們從許多不同的觀點在運作，其中橫跨我們所有理論之不同者便是人類的心靈，而這對我們創造的能力而言是非常重要的。我相信藝術確實是靈魂的簽名，而我們所創造的是「**心靈印記**」（Soul Print），一個未出版手稿的標題。

　　然而，如你所見，本書中的每位藝術治療師都有一些稍微不同的、對如何使用藝術來協助人們釋放心靈且更全然存活的想法。除了這些理論本身的優點

之外,在理論的部分有兩個主要的變項已被識別出來:病人與治療師,兩者各自在我們每位所發展出來的理論之均衡上扮演著重要的角色。

Arthur Robbins(1981)覺得要有超越分析理論而強調昇華觀點之需要,大半是因為他的經驗主要是與那些無法昇華的精神病患和邊緣性人格的病人工作。Mildred Chapin 對與那些問題源自於生命中最早的幾個月或幾年的病人特別提出自我心理學的適切性。相反地,Janie Rhyne 注意到完形藝術治療那種面質和追究的取向並不適用在那些心理狀態過於脆弱的人。同樣地,像 Shaun McNiff 那種高度刺激的工作坊亦是如此。

不同的理論如何發展在歷史上有個相似處。「心理治療學派之間經常被檢視的不同來源之一,且需要變得更明確的,是那些創辦人最初所依據來觀察的病人之不同類型」(Stein, 1961, p. 6)。在引用過幾個較知名的範例後(像是 Freud 看歇斯底里和 Sullivan 看思覺失調症的病人),作者持續引出邏輯性的結論:「有著這些基本數據和觀察來源之不同,每個學派應該要發展它自己的理論和技術一點也不讓人意外。」它因此也變得順理成章,「一個學派可能比其他的學派對特定類型的病人更為受用」(p. 7)——或者,一個人可能補充,關於一位病人的某個面向而非其他的面向。

許多治療師相信有種「用不同理論去解釋不同組的實證數據之需求〔也因此〕……即便是一組臨床觀察也沒有單一一種理論足以有效地處理」(Gedo & Goldberg, 1973, p. 172)。這樣的一個想法是不同心智的模式適合不同的病人,以及同一位病人在不同的時候有不同發展層次上的運作(參照 Rothstein, 1985)。

《心理治療中的傾聽觀點》(*Listening Perspectives in Psychotherapy*)(Hedges, 1983)一書中澄清能聽得懂病人在說些什麼,就病理根源的適切性而言是重要的。作者認為**傾聽觀點**(listening perspectives)是不同「臨床架構的參照」,它提供一個聽見病人口語的背景。另一本關於「學習從多重觀點來傾聽」的書(Frederickson, 1999)也依據精神分析理論的觀點大聲疾呼要有不同方式的傾聽。這個基本的想法雖然簡單但非常有力,而我相信有經驗的治療師針對

病人之所說、所做或所創造的，經常會自動的有如此參照架構上的改變。

　　除了要瞭解病人**所說的**，藝術治療師也需要發展一套適切的「留意觀點」（looking perspectives），我們因而能每次用真正貼近我們面前之過程或作品的方式來留意。的確，就像同樣的行為因所用來覺察的理論濾器不同而有不同的意義；同樣的繪畫、雕塑或創造的過程依據所用來留意的理論透鏡之不同而能有不同的意義。

　　在兩篇明顯的處理不同理論選擇的文章中（Ulman 和 Wadeson），兩位作者均強調關於治療師個別**風格**（style）的重要性。正如同理論學家發展適合他們個性和工作方式的想法；所以任何人作為一名藝術治療師的方式勢必與其真實的自己同時存在。真的不可能「假裝用」任何感覺不那麼「適配」的取向。

　　然而，在尋找一個「全然適合者」時，我們需要注意到我們所信奉的理論與方法並未隱瞞我們自己所尚未知曉的需求或衝突。這將非常容易找到或創造出一個幾乎是合於任何治療立場的理論，尤其是當一個人是善於表達時。而在此範圍內，我們的理論和實務是由我們未覺察到的力量所左右，而那其實是我們自己內心議題的外化。到這種程度，我們通常已經透過自己的治療來瞭解和接納這些力量。但願我們能掌控它們。

　　之後，我們可以試著根據我們所認知與瞭解到的，關於我們工作對象的人以及其藝術性需求來客觀的評估他們。只有在這個自我分析的程序之後，我們才準備好要去思考或談論關於這種在藝術治療中成熟而有創意的應用自己的方式。邁向那個目標的下一個步驟，是要對一個人如何覺知正在發生的事、如何接近病人，以及反應些什麼，抱持著開放的態度。然而，**開放**的心胸並非心中**空無**一物。那是種對所見所聞真正開放的心胸，也許是透過本書中的一些不同理論透鏡。

　　一個人越熟悉用不同可能的方式去看和聽，越有可能真正看見和聽見確實在那兒的事物，這是有道理的。當然，有時我們就是無法覺知到訊號，就像是那些音高超越人類聽覺範圍動物的聲音。然而更常發生的是，我們**能**看見和聽見那兒所發生的事，然而確無法如此做，因為不**知道**一個可行的參照（一種理

論）架構。本書的目的之一是去增加藝術治療師能運用在他們臨床「架構」上「透鏡」的數量，讓每位臨床工作者可能受用的「傾聽和留神的觀點」加倍，他或她因而能盡可能的接受、知覺、覺察和構思。

除了讓治療師能看到更多之外，不同的取向讓病人能**說**更多關於他們自己之更廣泛的不同論述。這被強而有力的展現在一個大量運用在心理治療訓練的影片《心理治療的三個取向》（*Three Approaches to Psychotherapy*）（Shostrom, 1965）上。其中，一位名叫 Gloria 的女士相繼接受三位觀點和技法取向非常不同的臨床工作者的面談——Carl Rogers（個人中心）、Fritz Perls（完形），以及 Albert Ellis（理情／認知）。如同我們可預期的，此三人不同的個性與他們的理論觀點相符。但令人訝異的是他們每人觸發了個案某些不同的面向。雖然從頭到尾都是 Gloria 一個人，她針對這三位面談者每個人的提問回應了不同面向的自己。而這與在 1977 年，Edith Kramer 和我於 Walter Reed 軍醫院在一個月之內使用藝術與同一位孩子面談時一樣。在這兩場有被錄影的面談中可清楚的看到 Lisa 和 Gloria 一樣，在分別與我們面談時呈現了不同樣貌的自己和創作。

因此有許多透過藝術來做治療之不同思考方式的門路是有益的。即便多重透鏡有多重層面的價值，但自相矛盾的，要熱情的去擁抱至少一個廣為人知的取向且要將它充分理解卻也有其道理……

> 一般綜合性或整合性的訊息通常傳達給學生要小心衡量、將所有觀點做全盤考慮的需求，且避免有特定的、一面倒的情感涉入……有別於此概念，我們強烈的建議學生在修習過可用的人格理論後，強力、熱情的接受，且毫無保留地採用特定的一種理論立場。讓這個人在要對理論批判地檢視之前，先對它充滿熱情且深受其影響。
>
> （Hall & Lindzey, 1977, p. 705）

對每位藝術治療師而言，如此對一種理論的擁抱不只有其邏輯上的意義，

在心理上更有其道理。找尋到一種適合每個人工作模式的重要性一再被關注到，然而不能被過度強調……

> 一個人必須找到對他的最佳才能而言是相投合的理論，無論它們是詮釋性的、詩意的、指導性的或其他的。假如他不這麼做，將會變成是無能的，且非常可能是虛假的……關於風格「正確」與否的主要問題，在於一個人是否能勇於承擔他所引發的結果並能有技巧的去面對它們……當然，〔一個人〕應該能意識到不大可能只發現該單一的〔最佳〕技法。

> （Polster, 1966, p. 5）

關於在藝術治療找到這種單一的最佳「技法」，我認為家族藝術治療先驅 Hanna Kwiatkowska 說得最好：「我很強的信念是**藝術治療的唯一技法便是透過藝術與病人產生關聯的方法**」（1974, p. 17, emphasis in organial）。Kwiatkowska 覺得藝術治療現場中持續有多得幾乎要破表的「技巧上的策略」或「指導語」，大多源於臨床工作者對假如採較開放的立場會有什麼事會發生的焦慮。不管原因為何，讀者宜將本書中所描述的取向仔細的看清楚。無論是什麼樣的理論取向，即便是最約定俗成者，也都被小心的設計來促進病人在創作自己藝術品時的創造性參與。

總是會有像 Aina Nucho（2003）、Vija Lusebrink（1990）、Diane Waller（2014），和 Paolo Knill（2004）一樣喜歡用理論去思考的個別藝術治療師，她們所有人均投入了相當多的時間去做努力。即便如此，在藝術治療圈也總是對建立理論有相當程度的抗拒，這或許是因為要那些用視覺思考的人用語言來思考會覺得比較不自在。

豪無疑問的，也有對理論正向和負向的「移情」，此乃依據個體過去與治療師、老師和督導的經驗而定。假如移情是正向的，則那個人所信奉的理論可能會被理想化，但若是負向的，一個特定的理論，或甚至所有的理論，可能被

看做是好爭論的或是無神論的樣子。

無論藝術治療師是公然擁護一種理論或是無神論的立場；不管做了什麼（所運用的「技法」），都暗示了一些潛在的理論假設。在實務之下總是存在著一種理論，即便它是沒被承認且未被發覺的。或換言之，是「源自意識或前意識理論本質的臨床評斷及活動的心流，而非剛好相反」（Deri, 1984, p. 218）。

再則，不管治療師的取向為何，病人帶著他發病徵兆的理論來做治療。

> 病人不只以他的文字和口語〔和藝術〕傳達了他受了哪些苦，也傳達了他自己的診斷和對於他的〔問題〕的解釋理論……。這些病人的解釋和理論不應被忽視，而是要把它當作難得與洞察相距不遠的資料。

> （Rangell, 1985, p. 81）

雖然本書中的作者沒有人特別講述病人的「理論」，所有的人均強調一個人對他們自己藝術的關聯與想法應該要被慎重地看待。

我就像精神分析師 Arnold Cooper 所講的「居間者」（lumper），在此提出一些關於大多數文章共同點的概況。在一場關於理論與技術之關係的討論中，Cooper 提出「『居間者』和『分離者』（splitters）之間的不同，〔且〕注意到在任何時刻我們能以一個特定目的的觀點，來決定我們是要對技法的不同有興趣，亦或認為所有的技法基本上是大同小異的」（Richards, 1984, p. 600）。無論「追尋共同點」是否比「審查不同處」實用（p. 600），我不得而知。在性格趨向上我是一位「居間者」，傾向在不同的取向中看到共同點而非不同處。而那或許便是引領我在諸多不同的理論與技術，就像是在本書中的那些，看到重要的學習之故。

不管如何，我相信在這個節骨眼上，除了那些已經注意到的，概略地辨識出一些共同的特質是恰當的。也許最重要的是所有的作者都認同以藝術去協助

和療癒的力量。他們的不同理論世界的探究集中在尋求對此種力量的解釋。事實上，一個去看本書中貫穿所有文章「紅線」（red thread）的方式，便是所有的都企圖去回應**藝術何以能療癒**以及**藝術如何療癒**的問題。

雖然每篇文章都是獨特的，本書所有的作者都找到了一個以他們所選擇的藝術治療取向來整合他們先前所受的訓練和經驗的方式。Elinor Ulman 在追溯三位藝術治療理論家的個人根源時，將此點申論得相當有深度。另一種顯而易見的自主性，是事實上本書的許多作者早已超越了他們主要的理論資源。舉例而言，Kramer 早在她最初提出藝術治療中昇華理論之重要性的論述之後，便探討其在動物行為學上的根源。

此外，所有的作者似乎都至少同意三點：

1. 圖像（image）的重要性。
2. 創造人們可以在其中安全的創造的治療性空間之需求。
3. 藝術治療中人和歷程兩者的複雜性。

然而，也有著重要的不同點。有些取向是較智性、講邏輯的，而有些則是較感性且直覺的；但所有的都嘗試在藝術的療癒性歷程中去整合情感與想法。而且，無論在任何作者的概念中是如何相對地強調藝術或治療，所有人都考慮到兩者。有些作者也明確的說明了他們的信念，認為任何切實可行、最終形成的藝術治療理論或應包括這個混合專業的兩種要素。

任憑近年來影像技術和我們對大腦如何運作之瞭解突飛猛進已影響了所有的治療（如同 Hass-Cohen 和 Gantt 以及他們的偕同作者們在其新文章中所陳述的跡象），藝術治療仍有難以言喻的一部分是不可或缺且強大有力的。換言之，我們的「藥」，雖然可能真正的有神經學上的證據，並非是化學的，反而是較接近煉金術（alchemical）的，即是藝術的**魔力**。無論我們如何瞭解它的功能或它如何運作，我們仍然認為它是從遠古以來社會對「圖像神奇力量」的信念。類似地，當我們對創傷和文化位置錯亂的影響有所警覺時，我們所提供的並非

是用口語去「詢問情況」，而是以一種「言而不說」的方式，一種新的、有「補救」潛能的經驗，且毫無疑問的是在大腦本身的層級運作。的確，如同在新增的幾篇以神經科學基礎為取向的文章中所建議的，我們對過去幾十年來所發現的藝術創作如何改變大腦的瞭解才剛起步，而這比我們曾經有的假設更具無限的可塑性——對所有種類的治療都有希望的一個發現（Kandel, 2012）。

不管我們如何產生想法，藝術治療遠遠大過於只提供場地讓藝術本身所蘊含的療癒透過一個真正創作的過程來發生。它同時也是在另一個人面前創作藝術，無論我們將自己視為教師、導師、見證人、夥伴、合作者、容器、移情的客體，或任何在本書中所識別出來的眾多可能的樣子。

無論我們在藝術治療歷程中如何解釋到底發生了什麼，我們有責任讓那些被支持對象對其人生道路哪裡出了錯、要如何補救有些清晰的想法。理論讓任何治療師能對其所接收到的資料有所瞭解，且對要用的技法有所深思。只有當藝術治療師對其所做的有個一致性的觀點，他或她才能充分地運用藝術中的療癒力量。我相信要能有效地整合藝術與治療需要有一個內在的參考架構。理論協助藝術治療師磨練其思考和臨床技法。事實上，只有當我們已經能精確地掌控一些心理運作和心理治療的理論，讓它「深植於心」時，我們才能以最有益的方式來應用我們的創造性直覺。

我同時也相信在探索任何變更或替代方案之前，堅定地立足在一個關於人們如何運作，以及如何協助他們變得更好的一些一致性的理論是必要的。它與在嘗試做編改、抽象或其他種變化之前，先學習素描、繪畫和寫生的需求類似。如此一來，這種熱情的擁抱和對一種主要參考架構的深度理解，便提供了一個可能採用或順應其他理論的必要搖籃。像本書一樣的著作的功能之一，便是讓「養成中」（becoming）的藝術治療師能熟悉許多不同的取向，讓他或她能依據個人的特性與價值，聰明地在許多的可行理論中做選擇。

而且，如同一再聲明的，用不只一種方式去看待人及其藝術的無窮複雜現象有許多好理由。只能說，任何藝術治療師對不同取向的理解越廣博，他或她便有更多用來留意的臨床透鏡。就像在顯微鏡載玻片上的一個污點，確定地說，

理論能讓治療師看到原本看不到的東西。且如果他或她能從不同的角度來看待一個問題，便經常能從新的觀點看到可能的解方。對治療師而言，一個杯子可以被視為是半空或半滿的，是種「再框架」（reframing），這對病人也可以是如此。那或許是為什麼如此多人，就像本書文章的作者們一樣，一直很努力地去回應如何去瞭解和做藝術治療這樣困難的問題，以便盡可能透過藝術來協助他們所服務的人群。

　　期待這本有著多種帶著不同探索、發現、創造和治療方法「地圖」的書，將能讓藝術治療師們開始追尋什麼對他們最適配。我也期待這能迅速的增加他們可自在地應用在其臨床「架構」中，去傾聽和留意之「透鏡」的數量。每個取向為治療師和病患雙方提供了重要的「門道」，一條新的通往探索與發現的大道。

　　就如同任何理論需要透過一段時間的實踐來被瞭解和整合；發展完備的「技法」也不只是一個眾多想法的收藏，而是根深蒂固且可輕易地取用者。Elinor Ulman 在 1971 年的書寫中指出了這一點：「一點點的學習可能比什麼都沒學還要糟。假如那是要快速的告知決定，我們的理解必須要好好的融會貫通」（Ulman & Levy, 1981, p. 28）。一位好的藝術治療師努力讓理論與技術兩者「深植於心」，因而「透過藝術與病人產生關聯」能真正是自發、有彈性且是具藝術性的。

　　本書旨在協助所有的藝術治療師對他們的所做所為能有所深思，進而能將工作做得更好。我希望本書同時也能幫助人們對他們所不知道的學會謙虛，無論他們已經有多少年的經驗，且能對新的思考方法抱持開放的態度。事實上，我確信做一名可以做到最棒的藝術治療師是一輩子的功課。幸運地，它同時也是絕妙地有創意的，就像透過藝術幫助病人找到他們真實自己的這種振奮人心的工作。

參考文獻

Ault, R. (1986). *Art therapy: The healing vision* [VHS videotape]. Topeka, KS: Menninger Video Productions.

Deri, S.K. (1984). *Symbolization and creativity.* New York, NY: International Universities Press.

Frederickson, J. (1999). *Psychodynamic psychotherapy: Learning to listen from multiple perspectives.* Philadelphia, PA: Brunner/Mazel.

Gedo, J.E., & Goldberg, A. (1973). *Models of the mind: A psychoanalytic theory.* Chicago, IL: University of Chicago Press.

Hall, C.S., & Lindzey, G. (Eds.). (1977). *Theories of personality* (3rd ed.). New York, NY: Wiley.

Hedges, L.E. (1983). *Listening perspectives in psychotherapy.* New York, NY: Jason Aronson.

Kandel, E. (2012). *The age of insight: The quest to understand the unconscious in art, mind, and brain, from Vienna 1900 to the present.* New York, NY: Random House.

Knill, P.J. (2004). *Principles and practice of expressive arts therapy: Toward a therapeutic aesthetics.* London, UK: Jessica Kingsley.

Kwiatkowska, H.Y. (1974). Technique versus techniques. *American Journal of Art Therapy, 14*(17).

Levy, B.I., Kramer, E., Kwiatkowska, H.Y., Rhyne, J., & Ulman, E. (1974). Symposium: Integration of divergent points of view in art therapy. *American Journal of Art Therapy, 14,* 12–17.

Lusebrink, V. (1990). *Imagery and visual expression in therapy.* New York, NY: Plenum Press.

Nucho, A. (2003). *Psychocybernetic model of art therapy* (2nd ed.). Springfield, IL: Charles C. Thomas.

Polster, E. (1966). A contemporary psychotherapy. *Psychotherapy: Theory, Research and Practice, 3*(1), 1–6.

Rangell, L. (1985). On the theory of psychoanalysis and the relation of theory to psychoanalytic therapy. *Journal of the American Psychoanalytic Association, 33,* 59–92.

Richards, A. (Reporter). (1984). Panel: The relation between psychoanalytic theory and psychoanalytic technique. *Journal of the American Psychoanalytic Association, 32,* 587–602.

Robbins, A. (1981). Integrating diverse theoretical frameworks in the identification process of an art therapist. Paper presented at AATA Conference.

Rothstein, A. (Ed.). (1985). *Models of the mind: Their relationships to clinical work.* New York, NY: International Universities Press.

Shostrom, E. (1965). *Three approaches to psychotherapy: Parts 1, 2, 3.* Corona Del Mar, CA: Psychological & Educational Films.

Stein, M.I. (Ed.). (1961). *Contemporary psychotherapies.* New York, NY: The Free Press of Glencoe.

Storr, A. (1985). *The art of psychotherapy.* London, UK: Routledge.

Ulman, E., & Levy, C. (Eds.) (1981). *Art therapy viewpoints.* New York, NY: Schocken Press.

Waller, D. (2014). *Group interactive art therapy: Its use in training and treatment* (2nd Ed.). London, UK: Routledge.

Winnicott, D.W. (1964–1968). The squiggle game. In C. Winnicott, R. Shepherd, & M. David (Eds.), *Psycho-analytic explorations—D.W. Winnicott* (pp. 299–317). Cambridge, MA: Harvard University Press.

Winnicott, D.W. (1971a) *Playing and reality* (pp. 1–25). New York, NY: Basic Books.

Winnicott, D.W. (1971b) *Therapeutic consultations in child psychiatry*. New York, NY: Basic Books.

國家圖書館出版品預行編目（CIP）資料

藝術治療取向大全：理論與技術 / Judith Aron Rubin 主編；
陸雅青等翻譯.--初版.--新北市：心理, 2019.03
　　面；　　公分.--（心理治療系列；22168）
譯自：Approaches to art therapy: theory and technique/3e
ISBN 978-986-191-855-6（平裝）

1.藝術治療

418.986　　　　　　　　　　　　　　　　108000380

心理治療系列 22168

藝術治療取向大全：理論與技術

主　　編：Judith Aron Rubin
審 閱 者：陸雅青
譯　　者：陸雅青、陳美伊、蔡汶芳、呂煦宗、許玫倩、謝湘蓁、周怡君、張梅地、吳亭君
執行編輯：高碧嶸
總 編 輯：林敬堯
發 行 人：洪有義
出 版 者：心理出版社股份有限公司
地　　址：231026 新北市新店區光明街 288 號 7 樓
電　　話：(02) 29150566
傳　　真：(02) 29152928
郵撥帳號：19293172　心理出版社股份有限公司
網　　址：https://www.psy.com.tw
電子信箱：psychoco@ms15.hinet.net
排 版 者：辰皓國際出版製作有限公司
印 刷 者：辰皓國際出版製作有限公司
初版一刷：2019 年 3 月
初版四刷：2024 年 1 月
I S B N：978-986-191-855-6
定　　價：新台幣 680 元